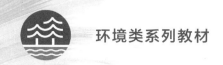

环境类系列教材

# 环境毒理学

## （第四版）

孟紫强　主编

中国教育出版传媒集团

高等教育出版社·北京

**内容提要**

本书是普通高等教育 "十五" 国家级规划教材。根据环境类专业教学、科研的需要和特点，修订后的第四版以实际应用为出发点，除了新增应用性较强的章节内容外，全书各章均以环境污染物的毒性及其对健康的危害作为主线进行论述。

全书共十六章，第一至三章，主要介绍环境毒理学基础知识及其应用，包括人体对环境化学污染物的吸收、体内分布、代谢转化及排泄，环境化学污染物的毒性作用和特殊毒性作用（致癌、致畸及致突变作用）等。第四至七章，阐述环境毒理学的主要分支学科——大气环境毒理学、水环境毒理学、土壤环境毒理学及工业环境毒理学（新增）的内容。第八至十五章，论述各种主要环境污染物的毒性。第十六章详细介绍环境健康风险评价方法。

本书可供普通高等学校环境类专业、公共卫生类专业的本科生学习，也可供相关专业的学生和环境保护与公共卫生领域科研工作者及管理人员学习参考。

**图书在版编目（CIP）数据**

环境毒理学／孟紫强主编. --4 版. --北京：高等教育出版社，2024. 6

ISBN 978 - 7 - 04 - 062198 - 3

Ⅰ. ①环⋯　Ⅱ. ①孟⋯　Ⅲ. ①环境毒理学–高等学校–教材　Ⅳ. ①R994. 6

中国国家版本馆 CIP 数据核字（2024）第 095520 号

HUANJING DULIXUE

| | | | | | | | |
|---|---|---|---|---|---|---|---|
| 策划编辑 | 张梅杰 | 责任编辑 | 张梅杰 | 封面设计 | 王　洋 | 版式设计 | 徐艳妮 |
| 责任绘图 | 黄云燕 | 责任校对 | 高　歌 | 责任印制 | 高　峰 | | |

| 出版发行 | 高等教育出版社 | 网　址 | http://www.hep.edu.cn |
|---|---|---|---|
| 社　址 | 北京市西城区德外大街 4 号 | | http://www.hep.com.cn |
| 邮政编码 | 100120 | 网上订购 | http://www.hepmall.com.cn |
| 印　刷 | 北京新华印刷有限公司 | | http://www.hepmall.com |
| 开　本 | 787mm×1092mm　1/16 | | http://www.hepmall.cn |
| 印　张 | 21.5 | 版　次 | 2003 年 12 月第 1 版 |
| 字　数 | 520 千字 | | 2024 年 6 月第 4 版 |
| 购书热线 | 010-58581118 | 印　次 | 2024 年 6 月第 1 次印刷 |
| 咨询电话 | 400-810-0598 | 定　价 | 50.00 元 |

# 本书编委会成员

## （以姓氏笔画为序）

白剑英　刘汝涛　安　艳　李瑞金　张全喜

张志红　孟紫强　郝卫东　郭新彪

# 第四版前言

本书从 2003 年出版以来，至今已经走过了 20 年。其间有关环境污染对人群健康的影响及其毒理学作用与防护的研究取得了很多新的进展，环境毒理学教学也取得了许多新的经验。为了适应新的教学和科研形势，本书于 2010 年、2018 年进行了第二、三版修订，现为第四修订版。本书从第一版作为普通高等教育"十五"国家级规划教材起，以及以后的历次修订均以提高大学教材的学术水平、保证本科教学质量为宗旨，在编著中除了强调论述基本概念、基本理论和基本技能之外，还重视介绍环境健康科学研究的新成果，尤其重视介绍环境分子毒理学研究的新进展，使本书面向本科生教学具有一定的难度、深度和实用性。此外，由于本书是以环境污染对人群健康危害为中心来论述环境毒理学效应及其机理的，所以本书也可以称为"环境毒理与健康"或"环境健康毒理学"。因此，本书既适于环境类专业和公共卫生类专业本科生和研究生教学使用，也适于环境保护与公共卫生领域研究人员和管理者在工作中参考。

为了使本书不但能够更好地服务教学和自学，而且也能够在环境污染与健康的研究和实践中发挥应有作用，各位编者从理论与实践相结合、学以致用的观念出发，竭力打造一种内容扩展、内涵丰富、形式多样的立体化新形态教材，既包含传统的以纸质为载体的文字论述，又包含可以扩展阅读的电子资料。因此，本书不仅便于在校学生的学习，而且在其毕业后的环境健康工作中也有参考价值。例如，考虑到读者在毒理学基础理论的学习中对细胞生物学和人体解剖学知识的需求，在本书相关页边以二维码的形式设置有细胞学或组织解剖学电子图片，以便于读者对相关毒理学理论的深入学习和理解。为了便于读者扩充知识、拓宽视野，将有关重要文献、图片及专题短论等电子资料以二维码的形式设置在相关论述的页边。例如，将化学污染物一般毒性和特殊毒性的试验与评价方法、环境健康风险评价中化学物质暴露水平的计算方法等电子资料以二维码的形式置于相关页边，便于读者扩展学习，以进一步掌握这些环境毒理学重要方法和技术。同时，还将每章的电子教案和参考文献等电子资料以二维码的形式置于该章之后，以便于教师教学参考和学生进一步学习。此外，主编还组织和邀请我国几个著名高校的环境毒理学任课教师一起录制了环境毒理学慕课，至今已经在"中国大学 MOOC"等慕课平台开课多次，供大家通过视频进行学习和讨论，期待大家积极参与。

本书共有 16 章，在教学课时较少的情况下，可以采用"7+X"教学法，即本书的第一章至

第七章必讲(因为这七章基本涵盖了环境毒理学的主要基础知识);而对第八章至第十六章来说,主讲教师可以根据本校的实际情况和特点选择部分章节进行讲授。此外,也可以采用线下/线上混合教学的方式,老师重点讲解与同学线上慕课自学相互结合的方法,在较短的教学时数下完成本课程的教学任务。

参加本书编写的有(以章节出现先后为序):山西大学孟紫强(第一、二、四、八、九、十章,第三章第一、二、三节)、北京大学郝卫东(第三章第四节、第十四章第一节)、山西医科大学张志红(第五章)、山东大学刘汝涛(第六章)、山西大学张全喜(第七章)、北京大学郭新彪(第十一、十三章)、苏州大学安艳(第十二章)、包头医学院贾玉巧(第十四章第二节)、山西大学李瑞金和孟紫强(第十五章)、山西医科大学白剑英(第十六章)。此外,上述各位编者及北京大学尚静、北京林业大学洪喻、华中师范大学李睿、郑州大学张慧珍等教授均为本书撰写了相关页边二维码电子资料。全书由主编统稿。

本书在编写出版过程中,教育部高等学校环境科学与工程类专业教学指导委员会和山西大学等有关高校领导均给予了很多关心与支持,高等教育出版社的编辑给予热情鼓励并提出宝贵建议,全体编著人员对此表示衷心感谢。

限于我们的业务水平,本书不足之处在所难免,希望有关专家、老师及同学们随时提出宝贵意见,不胜感谢。

孟紫强

2024.01.16 于太原

# 第三版前言

    本书第一版是普通高等教育"十五"国家级规划教材,2003 年出版以后,于 2010 年进行了第二版修订。至今又经历了 8 年的快速发展,这期间,有关环境污染对人类健康的影响及其毒理学作用与防护的研究取得了很多新的进展,环境毒理学教学也取得了许多新的经验。为了适应新的教学和科研形势,本书进行了再次修订。本次修订不仅吸收了新的研究成果和教学经验,而且根据环境保护事业对人才需要的特点,新增了应用性较强的工业环境毒理学和环境健康风险评价两章内容,对其他章节也进行了完善并增加了环境与健康的内容,力求学以致用。同时,对第二版中不宜课堂讲授的内容,如一些毒性试验或评价方法,则不再保留。

    为了使本书更好地为教学和自学服务,各位编者竭尽所能致力于打造一种立体化教材,将有关扩展阅读、图片、文献资料等以二维码的形式设置在相关页边,以便于学习者扩充知识和拓宽视野。此外,在每章之后还以二维码的形式将该章电子教案和参考文献列出,以便于教学和进一步学习。与此同时,主编还组织和邀请我国几个著名高校的环境毒理学任课教师一起以本书为主要脚本录制了环境毒理学慕课,供大家通过视频进行学习和讨论,期待大家积极参与。

    本书共有 17 章,实际教学中并不要求全部讲授。可以采用"7+X"教学法,即本书的第一章至第七章必讲(因为这七章基本涵盖了环境毒理学的基础知识);而对第八章至第十七章来说,主讲教师可以根据本校的实际情况和特点选择部分章节进行讲授。

    参加本书编写的有(以章节出现先后为序):山西大学孟紫强(第一、二、四、八、九、十章,第三章第一、二、三节)、北京大学郝卫东(第三章第四节、第十五章第一节)、山西医科大学张志红(第五章)、山东大学刘汝涛(第六章)、山西大学张全喜(第七章)、北京大学郭新彪(第十一、十四章)、青岛大学马爱国和山西农业大学郭掌珍(第十二章)、苏州大学安艳(第十三章)、包头医学院贾玉巧(第十五章第二节)、山西大学李瑞金(第十六章)、山西医科大学白剑英(第十七章)。此外,李睿、尚静、张慧珍和洪喻分别撰写了一篇短文,均以电子资料二维码的形式分别设置在第四章第一、四节及第五章、第十一章正文相关页边。最后由主编统稿。

    本书在编写出版过程中,教育部高等学校环境科学与工程类专业教学指导委员会和有关高校领导予以很大关心与支持,特别是高等教育出版社陈正雄副编审给予了热情鼓励和支持,全体编著人员对此表示衷心感谢。

　　限于我们的业务水平和编著经验,本书可能存在疏漏和不足之处,欢迎有关专家、老师及同学们随时提出宝贵意见,不胜感谢。

孟紫强

2018.3.25 于太原

# 第二版前言

本书第一版是普通高等教育"十五"国家级规划教材,自出版以来,环境毒理学的科研和教学又有了较大发展,尤其是生态毒理学的迅速兴起,促使人们对这两门学科的定义、研究范畴、教学目的和内容等科学问题进行深入研究和重新审度。通过研究和实践,近年来学科领域对于这些问题的认识更为科学、更为确切,更易于操作。以往认为,环境毒理学是研究环境污染物对生物有机体的损害作用及其规律的科学;而目前则认为,环境毒理学是研究环境污染物对人体和人群及相关生物的损害作用及其规律的科学,生态毒理学是研究物理、化学及生物因素特别是环境污染物对非人类生物及其生态系统的损害作用及其规律的科学。根据当前对环境毒理学概念、研究目标和任务的最新理解,本书以环境污染对人体健康的危害为主线,对第一版进行了较大的修改,力求全书内容均符合现代环境毒理学的新概念、新范畴。

环境毒理学是运用物理学、化学、医学和生命科学等多种学科的理论和方法,研究各种环境因素,特别是化学污染物对人体和人群及相关生物的损害作用及其规律的一门新兴学科。它是研究和理解环境与健康、环境与生态平衡、环境与生物多样性等重要问题的工具和手段。因此,学习和掌握环境毒理学的基本理论和方法,对于认识环境问题的实质并寻求解决环境问题的途径是必不可少的。

本书主要介绍现代环境毒理学的基本概念、理论基础和研究方法,全书内容在第一版的基础上新增三章一节;对水环境毒理学和土壤环境毒理学两章作了重新编写;根据当前物理和生物污染日益严重的实际情况,本书除增加环境化学致癌物、肥料的毒性新章节之外,还新增环境光污染、环境噪声污染、环境生物污染等章节,对农药的毒性进行了重新编写,从而使本书的教学适用范围比第一版更为广泛。为了满足读者对环境毒理学和生态毒理学试验方法和技术的需求,我们建议另外编写专门的实验教材,为此在本书中不再设实验课程内容。

近年来,随着生态毒理学及其课程的出现,有人会提到这样的问题:在什么情况下选择开设"环境毒理学"课程或"生态毒理学"课程? 我们认为,一般来说,"环境毒理学"课程适合在环境类专业开设,而"生态毒理学"更适合在生态类专业和资源类专业设置;然而也应根据每个学校的专业特色或侧重点、教学基础、实验条件、师资力量等具体情况来定。生态毒理学和环境毒理学有各自不同的目标、任务和内容,对于当前人类面临的严重的环境和生态问题的理解和寻求解决方法都是必不可少的,如果条件允许,两门课程都开设应是更佳选择。

本书由孟紫强(第一、二、三、七、十、十一章)、郝卫东(第四章、第五章第一、二节、第十八章第一节)、马爱国(第五章第三节、第十四、十五章)、郭新彪(第六、十三、十七章)、张志红(第八、九章)、张波与孟紫强(第十二章)、朱茂祥(第十六章)、贾玉巧(第十八章第二节)及李瑞金(第十九章)等教授编写。最后由孟紫强教授修改定稿。对于各位教授的友情支持和在编著过程中付出的辛劳,作为主编深表谢意。

本书在编写出版过程中,得到教育部高等学校环境科学与工程教学指导委员会和有关学校领导的关心,特别是高等教育出版社陈文编辑给予了热情的鼓励和支持,责任编辑谭燕提出了宝贵的修改意见。为此,全体编著人员表示衷心感谢。

限于我们的业务水平和编写经验,本教材可能存在疏漏和不足之处,希望有关专家、老师及同学们随时提出宝贵意见,使之更臻完善。

孟紫强

2009.3.25

# 第一版前言

本书是普通高等教育"十五"国家级规划教材,是环境类专业的专业基础课教材。

环境毒理学是运用物理学、化学、医学和生命科学等多种学科的理论和方法,研究各种环境因素,特别是化学污染物对生物有机体的损害作用及其规律的一门新兴边缘学科。它是研究和理解环境与健康、环境与生态平衡、环境与生物多样性等重要问题的工具和手段。因此,学习和掌握环境毒理学的基本理论和方法,对于认识环境问题的实质并寻求解决环境问题的途径是必不可少的。

本书主要介绍环境毒理学的理论基础和实验方法。它是各位编者在长期教学实践中所用讲义的基础上,参考了近几年来国内外出版的有关环境毒理学、卫生毒理学及毒理学教材和专著,结合近年来环境毒理学的发展和环境保护工作对毒理学知识的需求编写的。全书共十六章,介绍了环境毒理学的理论基础和基本实验技术,论述了它的主要分支学科——大气环境毒理学、水环境毒理学及土壤环境毒理学的主要内容,并对不同环境因子的毒性进行了阐述。此外,还介绍了环境类激素的毒性、环境基因组计划等前沿内容。收录了十六个重要的实验研究方法供教学实习和科研选用。

本书由孟紫强(第一、二、三、七、十章)、郝卫东(第四章和第五章的第一、二节)、马爱国(第五章第三节、第十一、十二章)、郭新彪(第六、十四、十六章)、刘静玲(第八章)、花日茂(第九、十三章)等教授编写。此外,还请耿红博士编写了第十五章并收集整理实验一至实验十一,刘静玲教授收集整理实验十二至实验十六。最后由孟紫强教授统稿。

由于编者业务水平和编写经验有限,书中难免存在疏漏和不足之处,希望有关专家、老师及同学们随时提出宝贵意见,使之更臻完善。

孟紫强

2003. 6. 16

# 目录

# 第一章　绪论

## 一、环境毒理学概念及其与生态毒理学的关系

### （一）环境毒理学概念与学科地位

#### 1. 环境毒理学概念

环境毒理学（environmental toxicology）是研究环境中物理性、化学性和生物性污染物，特别是化学性污染物对人类健康的毒性作用及其机理的科学。环境毒理学不仅要研究污染物对人类个体健康的毒性作用，更要研究污染物对人群健康的毒性作用及其防治对策，而且要研究污染物对人类暴露的不同类型或途径，包括污染物通过人类的食物链/网对人类健康造成的危害及其防护。

环境污染物（environmental pollutants）是指由于人为的或自然的原因进入环境并使环境的正常组成和性质发生改变、直接或间接有害于人类与其他生物的物质。环境污染物的种类繁多，但主要是由于人类生产和生活活动造成的，包括物理性、化学性和生物性污染物：物理性污染物如电离辐射、电磁辐射、光污染及噪声污染等；生物性污染物如细菌、病毒、寄生虫及生物毒素等；化学性污染物如工业化学品、农用化学品、食品添加剂及日用化学品等。据统计，2009 年美国化学学会美国化学文摘社（Chemical Abstracts Service，CAS）登记的化学物质已达 5 000 万种，从收录 4 000 万种化学物质到第 5 000 万种，CAS 仅仅用了 9 个月的时间。相比之下，CAS 经历了漫长的 33 年，直到 1990 年，才收录到第 1 000 万种化合物，这足以表明当前化学合成的发展之迅猛。据估计，当今已有 10 万余种化学物质进入了生态系统，其中常用化学物质有 7 万余种。这些化学物质在给我们的生活带来方便的同时，也对生态环境及人类健康构成了严重的威胁。

由于环境化学污染物（environmental chemical pollutants）是环境污染物中种类最多、污染最严重、分布最广、对人类健康及人类生态系统危害最严重的物质，所以环境化学污染物是环境毒理学的主要研究对象。为了叙述的方便，环境化学污染物，在本书中，简称化学污染物。

化学污染物属于外源化合物（xenobiotics）的范畴。外源化合物是一类"外来生物活性物质"，又可称为外来化合物，以区别于机体内代谢过程中形成的产物和中间产物——内源化合物（endobiotics）。外源化合物不是人体的组成成分，也非人体所需的营养物质或维持正常生理功能所必需的物质，但它们可通过一定途径与人体接触并从环境中进入人体，从而

产生一定的生物学作用。外源化合物是环境毒理学、生态毒理学等毒理类学科最常用的专业术语之一。

人类与环境
统一关系的
形成与破坏

随着对环境毒理学学科理论研究的深入,环境毒理学的概念也不断得到完善和发展。环境毒理学最早被定义为"环境毒理学是研究污染物,特别是化学污染物对生物有机体,尤其是对人体的损害作用及其机理的科学"。这个早期的概念反映了环境毒理学与生态毒理学尚未分离为各自独立的两个学科,且把生态毒理学的部分内容划归于环境毒理学之中。直到2006年,《生态毒理学原理与方法》一书提出环境毒理学与生态毒理学均为独立的学科并论述了二者的不同定义、任务、研究范畴及区分标准,把环境毒理学定义为"环境毒理学是研究环境污染物,特别是化学污染物对人体和人群的损害作用及其机理的科学",这个定义的进步意义主要在于使环境毒理学与生态毒理学彻底分离。

食物链与毒
物链

近年来,随着人类的食物链/网对健康影响研究的深入,《现代环境毒理学》一书又重新定义环境毒理学是"研究环境污染物,特别是化学污染物对人类健康及其生态系统的损害作用与防护的科学",把人类生态系统(human ecosystem)物质交换、能量传递和信息交流等功能(特别是食物链/网对环境毒物的传递和富集功能)对人类健康影响的研究纳入环境毒理学范畴。展望未来,虽然环境毒理学与生态毒理学的概念将随着学科的发展而不断完善,但环境毒理学是以研究环境污染对人类健康的危害为核心、生态毒理学是以研究环境污染对非人类生物(动物、植物、微生物)的危害为核心的研究内容和任务不会改变。

2. 环境毒理学的学科地位

环境毒理学是环境科学、毒理学、生命科学和环境医学的分支学科。环境科学是研究人类与环境相互作用及其规律的科学,而环境毒理学的核心内容就是研究环境污染对人类健康损害作用及其机理的科学,因此它是环境科学的重要组成部分。毒理学(toxicology)的研究范围要比环境毒理学宽泛,它是研究物理、化学和生物因素对生物机体的损害作用及其机理的科学,环境毒理学是它的组成部分之一。环境毒理学,应用现代生物学理论和技术,不仅要研究环境污染物对人体的损害作用,而且要研究人体对环境污染物的生物学反应,包括人体对环境污染的主动适应性,在探索人体与污染物的交互作用中研究生物与环境之间的矛盾和统一、损伤和进化。因此,环境毒理学也是生命科学、环境医学的重要组成部分,环境毒理学不仅属于应用科学,而且也属于基础理论科学。

(二)环境毒理学与生态毒理学的关系

环境毒理学与生态毒理学学科的提出或诞生至今已经经历了50余年,然而很多研究者或者把这两个学科视为同一学科,或者认为生态毒理学包含了环境毒理学,或者认为环境毒理学包含了生态毒理学。

环境毒理学和生态毒理学经过长期的快速发展,各自都积累了大量独特的理论和研究方法,如果仍然混用不清,必然严重影响学科的发展和学术交流。在此学科发展的形势下,环境毒理学与生态毒理学之间的本质差别首先在中国得到了全面、系统的论述,在2006年出版的《生态毒理学原理与方法》《生态毒理学学报》(第一卷第二期)及有关教学会议的报告中,提出环境毒理学和生态毒理学是两个独立的学科并对二者在概念、任务、内容和研究范畴等方面的差异及其鉴别标准进行了论述。环境毒理学与生态毒理学是两个独立学科的主要依据归纳如下：

（1）研究对象、范畴和目标任务不同：环境毒理学是以研究污染物对人类健康的危害与防护为核心内容和任务的科学，以保护人类健康为目标；生态毒理学是以研究有毒有害因素特别是污染物对非人类生物（动物、植物、微生物）及其生态系统的危害与防护为核心内容和任务的科学，以保护生态环境为目标。二者不但各有不同的核心内容，而且都具有庞大的知识体系，因此独立发展是必然趋势。

（2）环境的概念不同：环境毒理学所指的环境是以人类为主体的环境，而生态毒理学所指的环境是指以非人类生物为主体的环境。

（3）学科地位不同：虽然二者均为毒理学的分支学科，但是环境毒理学也是环境科学—环境医学下的分支学科，而生态毒理学也是生态学的分支学科。

（4）科研队伍不同：环境毒理学的研究队伍以环境医学和环境健康学工作者为主，而生态毒理学的研究队伍以生物学和生态学工作者为主。

（5）各有独立的学科发展史：两个学科的早期研究是在同一时期、同一条起跑线上开始的，二者的发展历史自始至终都是独立而平行发展的历史。从19世纪工业革命引起严重的环境污染开始，污染物对动植物危害的研究和污染物对人体健康危害的研究始终都是独立进行的。二者几乎是同时诞生的，环境毒理学诞生于1968年，而生态毒理学在1969年6月也诞生了。因此，认为环境毒理学包括了生态毒理学，或者说生态毒理学包括了环境毒理学的观点，或者说谁脱胎于谁的观点，都与两个学科发展的历史实际不符。

从上述可见，有充分的理由和证据说明环境毒理学与生态毒理学是两个独立的学科。为了环境保护这个共同的目标，二者的分离必然迎来更高速度的发展，二者相互补充、相辅相成，是学科发展的必然趋势。

2006年，中国首先系统地论述并提出环境毒理学与生态毒理学两个学科的区分标准。教育部在批准《环境毒理学基础》（高等教育出版社，2003）为普通高等教育"十五"国家级规划教材的基础上，又在2008年批准《生态毒理学》为普通高等教育"十一五"国家级规划教材，并于2009年由高等教育出版社正式出版，为两个学科的独立发展奠定了基础，创造了条件。从此，这两个学科首先从教学体系彻底分离，中国教育界率先实施两个学科的独立发展。因此，把环境毒理学与生态毒理学独立发展是中国的智慧。随着这两个学科理论研究的深入和知识的快速积累，二者之间的区别将会愈来愈突出，二者的协同发展也将会愈来愈重要。

## 二、环境毒理学研究对象、任务和内容

环境毒理学的研究对象是对人类健康产生危害的天然的和人为制造的各种环境污染物，包括物理性、化学性及生物性污染物，其中以化学性污染物（简称化学污染物）为主要研究对象。

环境毒理学的主要任务是：应用环境毒理学理论和方法，为有效防治环境污染对人类健康的危害提供对策；为制定环境卫生标准、环境保护法律法规和化学污染物管理条例等提供科学依据。总之，环境毒理学的最终任务是保护人类及其生态环境的健康和持续发展。

环境毒理学研究的主要内容有：① 环境毒理学的概念、理论和方法；② 化学污染物在

人体内的吸收、分布、转化和排泄规律及其对人体的一般毒性作用与机理;③ 化学污染物及其转化产物对人体的致突变、致癌、致畸等特殊毒性作用与机理;④ 化学污染物的毒性评定方法,包括急性、亚急性、亚慢性和慢性毒性试验,代谢试验,蓄积试验,繁殖试验,迟发神经毒试验,以及致突变试验、致癌试验及致畸试验等;此外还包括对化学污染物物理、化学特性与毒性关系的研究,例如,化学物质结构与毒性关系的研究等;⑤ 环境健康风险评价方法,包括工程项目的环境健康风险评价方法和环境污染健康风险评价方法等;⑥ 研究化学污染物对人类环境和人体健康作用的生物标志物及对人体损害作用的早发现、早防治的理论、方法和措施;⑦ 研究化学污染物对人类生态系统的危害和防护,特别要研究化学污染物通过食物链富集而危害人体健康的规律和预防措施,此外还要研究化学污染物对人类无机环境的破坏与防护对策等。

### 三、环境毒理学应用

环境毒理学不仅是研究生命本质的理论科学,更是一门应用非常广泛的应用科学。近年来,环境毒理学主要在以下几个方面的应用取得了重要进展,展望未来,其应用将在更多方面快速发展。

1. 在化学污染物安全评价方面的应用

对化学污染物进行毒性测定、安全性评价和危险度评价,为化学污染物的管理提供科学依据。我国从 1980 年起就陆续对各种化学品毒性的测定和评价方法进行规范,明确规定新化学物质的审批必须提供合格实验室出具的毒理学检测数据及其报告。

2. 在环境生物监测和环境工程方面的应用

环境毒理学理论和技术是环境生物监测的理论基础,环境毒理学监测也是生物监测的重要组成部分。环境毒理学检测数据不仅可以评估环境污染状况及其对生态系统的危害,而且可为环境治理的必要性和治理效果的评价提供科学依据。例如,我国不少地区对饮用水致突变性的检测已经为当地水源水去除致突变物、致癌物的治理和评价做出贡献。

3. 在制定环境卫生标准中的应用

由于环境毒理学试验可以在人为控制化学污染物的种类、暴露浓度和时间等条件下,在分子、细胞、组织、器官、动物个体和群体等不同生物学水平下进行,并对多种指标进行研究,所以它花费较短的时间就可以确定化学污染物的主要毒性及其基本数据,提出受试化学污染物在不同环境介质中最高允许浓度的基准值,作为管理部门制定环境标准(environmental standards)和环境卫生标准(environmental health standards)的依据。在我国已颁布的各种环境标准和环境卫生标准的制定中,环境毒理学研究资料均作为主要依据而发挥重要作用。

4. 在生物标志物方面的研究和应用

环境毒理学研究是探讨和发现生物标志物的重要手段。生物标志物(biomarker, biological marker)既可用于环境治理、环境监测与评价,又可用于人体健康损伤的早期指标,对于早期受害者,可及时采取措施,对保护人体健康具有重要意义,所以生物标志物一直是环境毒理学研究的热点之一。生物标志物可分为:① 暴露标志物(biomarker of exposure),指生物材料或样品中可以反映体内外污染物浓度的指标。暴露标志物可用于环境污染水平、体内剂量及生物有效剂量的估算,进而依据该污染物毒性作用的特点和靶器官来确定检测指标。例如,检测生物材料中的污染物及其代谢物并与适宜的参比值进行比较,估算环境污染物水平和人体或实验动物的暴露水平,以及个体对污染物的吸收水平和体内代谢情况,从而推断对人体健康的影响并确定适宜的健康检测指标。最常用的人的生物材料如血液、尿、粪、呼出气、唾液、精液、毛发及指甲等,而对实验动物还可采用其不同器官和组织进行测定。② 效应标志物(biomarker of effect),指环境污染物引起的早期反应,以及在环境污染引起的公害病中细胞、生物化学和分子生物学发生改变的指标。效应标志物可用于确定剂量-反应(效应)关系和危险度或健康风险评估,同时也有助于对污染物引起机体损伤机制的研究。③ 易感性生物标志物(biomarker of susceptibility),指表示机体对环境污染物反应敏感性的指标,可发现对污染物敏感的个体和群体,对保护易感人群有重要价值。

5. 在环境性疾病病因和毒性作用机制研究中的应用

纵观环境毒理学发展的历史,许多环境性疾病的病因阐明与环境毒理学研究密切相关。例如,在水俣病病因研究中,通过环境毒理学试验发现水环境甲基汞污染及其在鱼体内的富集是其发病病因;在痛痛病研究中,通过环境毒理学试验发现镉的土壤污染及在水稻的富集是其主要致病因素,而在四日市哮喘疾病的研究中同样是通过环境毒理学试验发现严重的空气 $SO_2$ 的污染是诱发本病的主要元凶。

在化学污染物引起急性、慢性中毒的机制研究中,环境毒理学研究也发挥了重要作用。环境毒理学研究不仅可以从群体和个体水平上揭示化学污染物损害人体健康的规律,而且可以从器官水平、细胞水平、分子水平揭示化学污染物对健康危害的毒性作用机理。例如,环境毒理学对 $SO_2$ 及其衍生物(亚硫酸氢钠)毒性作用机理的研究结果发现,该化学物质可引起全身所有器官的脂质过氧化损伤、蛋白质氧化损伤、DNA 损伤及超微结构损伤,从而得出 $SO_2$ 及其衍生物不仅是呼吸系统毒物,而且是全身性毒物。由此可知,对 $SO_2$ 损伤作用的防护应从全身性考虑,而不能仅仅考虑对呼吸系统的防护。

又如,环境流行病学不同研究者对 $SO_2$ 与哮喘发病关系的研究结果存在分歧,甚至观点相反。为此,环境毒理学采用大鼠哮喘模型进行 $SO_2$ 与哮喘发病关系的研究,结果发现,单一的低浓度 $SO_2$ 吸入不能诱发正常大鼠发生哮喘,而能使正常大鼠对致哮喘的物质(如卵蛋白)的敏感性增加,从此推断,单一 $SO_2$ 吸入虽然不能诱发正常大鼠发生哮喘,但由于它能提高大鼠对致敏剂的敏感性,从而可以间接引起哮喘的发生率增加。此外,这一研究还发现,$SO_2$ 对已患哮喘症的大鼠有加重哮喘的作用。为了从作用机理上进一步阐明 $SO_2$ 与哮喘的关系,他们对 $SO_2$ 与大鼠气管支气管组织或人类支气管上皮细胞株哮喘基因表达的关系进行研究,结果发现 $SO_2$ 能促进哮喘相关基因如黏蛋白 5AC(mucin 5 subtype AC, MUC5AC)、表皮生长因子(epidermal growth factor, EGF)、表皮生长因子受体(epidermal growth factor receptor, EGFR)、细胞间黏附因子 1(intercellular adhesion molecule 1, ICAM-1)、环氧合酶-2(cyclooxygenase-2, COX-2)、白介素-13(interleukin-13, IL-13)等基因的表达,但对哮喘大鼠的促进作用远大于正常大鼠。这一研究不仅从个体水平,而且从分子水平揭示了 $SO_2$ 与哮喘发生的关系,不论对 $SO_2$ 毒性作用机理的阐明或是对哮喘的防治均有一定价值。

随着分子生物学技术特别是高通量技术在环境毒理学研究中的应用,环境基因组学和毒理基因组学将为环境毒理学研究提供重要的理论和技术支持,在此形势下,环境毒理学在环境性疾病病因研究和化学污染物毒性作用机制研究中的应用必将有更大的发展。

### 四、环境毒理学分支学科

随着科学研究的深入发展,环境毒理学从不同层次和不同方面形成越来越多的分支学科。从学科知识结构来看,环境毒理学可分为理论环境毒理学、实验环境毒理学及应用环境毒理学。从环境的种类出发,环境毒理学可分为大气环境毒理学、水环境毒理学、土壤环境毒理学、室内环境毒理学、工业环境毒理学、食品环境毒理学、生物环境毒理学等。

从环境污染物的种类出发,环境毒理学可分为金属(环境)毒理学、农药(环境)毒理学、石油(环境)毒理学、有机溶剂(环境)毒理学、肥料(环境)毒理学、颗粒物(环境)毒理学、纳米(环境)毒理学、二氧化硫(环境)毒理学等分支学科。

从不同应用领域和行业的角度,环境毒理学可分为工业环境毒理学、农业环境毒理学、城市环境毒理学、矿区环境毒理学、交通环境毒理学等分支学科。

随着环境毒理学的发展,由于环境毒理学与多种行业、领域及学科密切相关,将有更多的环境毒理学分支学科出现和发展。

### 五、环境毒理学研究的基本方法

环境毒理学的研究方法随研究目的和对象的不同而异。一般常以模式动物、模式植物、模式微生物,尤其常以哺乳类动物或其培养细胞为主要研究模式生物进行体内研究和体外试验。根据分子、细胞、组织、器官、个体和群体等不同生物层次的研究,环境毒理学研究的基本方法主要可分为以下几个方面。

（一）体内（整体）试验

体内试验多在整体动物中进行,也称整体动物试验。一般采用的实验动物有大鼠、小鼠、家兔、豚鼠、仓鼠、狗和猴等哺乳类动物,根据研究目的也可采用鸟类、昆虫、鱼类及其他生物种类。

环境毒理学研究中实验动物的选择和常用染毒方法

体内试验一般应按人体可能接触的剂量和途径,使实验动物在一定时间内接触环境污染物,然后观察动物形态和功能的变化。整体动物试验不仅可以反映环境污染物的综合生物学效应,而且可以反映在动物整体状态下不同环境污染物引起的各种生物学效应。

体内试验按照染毒时间的长短可分为急性、亚急性、亚慢性和慢性毒性试验;按照试验目的的不同可分为繁殖试验、蓄积试验、代谢试验及“三致试验”(即致癌变、致畸变和致突变试验)等。

（二）体外试验

体外试验可采用器官灌流技术,将受试化学物经过血管流经特定的脏器,观察化学污染物在脏器内的代谢转化和毒性作用;也可以将某个脏器从体内取出再制成原代游离细胞,进行环境污染物对细胞毒性作用的研究;还可以利用在体外经过多次传代的细胞株,例如HeLa细胞、CHO细胞、V79细胞等,对化学污染物进行一般毒性和特殊毒性研究。采用离心技术,可将细胞器或其组分(如内质网、线粒体等)分离纯化,研究化学污染物对这些亚细胞组分的毒性作用。

### （三）环境分子毒理学研究方法

不断地将现代生物化学和分子生物学的最新技术应用到研究中从而形成了一系列环境分子毒理学现代研究方法。有关酶、核酸、蛋白质的生物化学理论和方法早已渗透到环境毒理学研究的各个领域。DNA 序列分析、DNA 甲基化、PCR 基因扩增、基因表达、蛋白质翻译及单克隆抗体技术等分子生物学的概念和方法已成为环境毒理学研究的重要工具。

近年来，基因组学、转录组学、蛋白质组学、代谢组学、相互作用组学及表型组学等技术平台的建立，把环境毒理学推向一个崭新的"组学时代"。组学研究比传统毒理学试验省时省力、高通量、敏感性和特异性高。现代环境分子毒理学研究的特点之一就是利用组学技术在基因水平上研究环境与基因的相互作用，探讨环境因素-基因-疾病之间的联系。在这方面最典型的例子是首先在美国开展的环境基因组学和毒理基因组学研究。

环境基因组学研究主要是利用高通量的生物芯片技术，对选择的靶基因在不同人群中进行再测序，研究基因多态性与环境性疾病之间的关系，寻找疾病的环境应答基因（environmental response gene）和环境易感基因（environmental susceptible gene），明确这些基因在疾病发生发展中的作用及其影响因素，从而采取有效干预措施，对相关疾病进行预防和治疗。

毒理基因组学是采用 DNA 芯片（基因芯片）、RNA 芯片、蛋白芯片和转录因子芯片等统称为生物芯片技术的高通量研究技术，从基因组整体出发，研究化学污染物在多基因/多因素作用模式下，对基因表达谱和基因产物的分子生物学效应及其交互作用；即通过检测细胞基因组表达和细胞内容物的变化，把特定基因表达、蛋白质表达或某种/某些代谢物变化的特征作为一种特定指纹来判断环境毒物的作用方式和机制。这些研究结果不仅可应用于该化学污染物的安全性评价，也可应用于类似化学物在相关种系或不同种系的毒性作用及其机制的预测，甚至进行种属间毒性作用的外推，包括外推到人。由于毒理基因组学研究比传统毒理学鉴定毒性的组合试验更简单、省时和省力，所以它可以使多种化学物混合暴露后的效应研究成为可能。因此，毒理基因组学技术已经成为环境毒理学研究的主要工具。环境基因组学和毒理基因组学研究的结合，将会导致环境毒理学研究的新突破。

### （四）环境毒理学研究中的现代物理学和化学方法

在环境毒理学研究中也常常采用现代物理学和化学的新方法，这对环境毒理学的产生和发展均起到了很大作用。例如，不断涌现的新的物理的和化学的分析方法，使对化学污染物的分析更加精确、灵敏；膜片钳技术的应用使化学物对细胞膜离子通道作用的研究取得了很大进展；荧光分光光度法已用于细胞膜结构和功能的研究；电子自旋共振（electron spin resonance，ESR）技术已成为直接测定自由基的工具；采用核磁共振（nuclear magnetic resonance，NMR）技术可研究生物大分子的构象变化和直接探索环境污染物在动物体内的代谢转化。随着环境毒理学的发展，将有更多的现代物理学和化学新技术被应用于环境毒理学的研究，这将对环境毒理学研究起到巨大推动作用。

### （五）环境毒理学研究中的流行病学方法

环境毒理学研究的历史进程表明，在环境与健康研究的早期，往往是环境流行病学研究首先发现问题，提出环境类疾病的病因假设或假说，再通过环境毒理学的试验研究来确定真实的病因，例如，水俣病、痛痛病、四日市病等环境污染公害事件均是先有流行病学调查而后进行毒理学研究的典型案例。当今，环境毒理学对许多环境污染物毒性作用的全面研究和深刻理解,使它由早期的接受环境流行病学研究的启示而被动进行毒理学研究的阶段,转变为主动采用环境流行病学的方法在人群中对环境毒理学研究结果进行验证的阶段,即根据环境毒理学对某种环境毒物毒性作用的研究结果而采取环境流行病学方法对该毒物在人群中可能产生的健康效应进行调查研究。

在环境毒理学发展到现阶段,环境流行病学调查已经是把环境毒理学研究成果外推于人群并加以验证的必不可少的研究方法之一。根据环境毒理学对环境污染物毒理作用的研究结果,进行环境流行病学研究,选用适当的观察指标,对接触该污染物的人群进行调查,分析环境污染与人群健康损害之间的规律和因果关系,从而使环境毒理学研究更有效地为保护人类健康做贡献。人群调查可以获得污染物对人体毒性作用的直接观察资料,但由于人群往往同时接触多种环境污染物,加之不同个体的遗传性和非遗传性差异大,例如,不同个体在吸烟、饮酒、用药、营养等生活习惯和社会生态条件的不同和变化,将会对调查结果产生影响,因此在对调查结果评定时必须去伪存真,并结合环境毒理学研究进行综合分析,才能得出正确的结论。

（六）环境毒理学研究中的生物调查方法

环境污染物对人类生态系统及其组分（动物、植物、微生物）的损害,可通过生物群体调查和测试的方法进行研究。例如,调查在人类生态系统中环境污染引起的动物和植物种群的变化,森林的破坏,果树、蔬菜和农作物的生长和产品情况等,并研究这些变化对人类健康可能产生的影响。此外,特别要调查和研究环境污染对人类食物网组成物种的影响,以及化学污染物在食物链中的传递情况等。

## 六、环境毒理学展望

环境毒理学诞生 50 余年来,发展极为快速,展现了强大的生命力,取得了许多影响深远的科研成果,形成了现代化的学科体系,培养了大批应用型和研究型人才。经济发展、社会进步和人类健康对环境毒理学知识的迫切需要,是学科蓬勃发展的强大推动力。

展望未来,在人类面临环境问题的严峻形势下,环境毒理学将会越来越得到政府部门和广大公众的关注和支持,将会如同以往继续高速发展、大踏步前进,因此它必将在未来经济发展、社会进步和保护人类健康及其生态系统的宏伟事业中发挥重要作用。在国家层面上将会制定有关环境毒理学的重点研究方向和大型研究计划,建立多学科、多部门、多省区联合攻关研究模式,团结和调动全国环境毒理学工作者的科研积极性,以获取原创性、基础性和应用性的高水平研究成果为目标,进行高效率、高水平的合作科学研究,为国家的可持续性发展、生态文明建设和人类的健康而努力,同时也为环境毒理学学科的发展做出重要贡献。

展望未来,环境毒理学基础与应用研究将进一步得到关注和加强。大气、水体、土壤环境中与人体健康密切相关的环境污染物,特别是各种新兴化学污染物仍将是本学科的重要研究对象。在继续对大气环境毒理学和淡水环境毒理学研究予以重视的同时,海洋环境毒理学和土壤环境毒理学研究将进一步受到关注。在环境污染物毒性作用机制的研究中,将继续鼓励使用分子生物学新技术,应用组学技术和其他高新生物技术研究环境污染引起的基因结构与功能学方面的问题,筛选环境敏感基因,探索它们和疾病发生之间的因果关系。

此外,将继续鼓励探索环境毒理学新的研究技术,为本学科发展提供技术支持。例如,探索环境污染物低水平、长期、慢性暴露对健康影响(特别是"三致"作用)的研究技术,探索对多种污染物联合毒性作用的研究方法,研究和改进环境污染对健康影响的环境质量评价方法,研究和改进环境痕量化学物毒性快速检测方法及其应用等问题。在环境毒理学应用的研究中,环境污染对健康危害的预防和环境公害病治疗的研究也将更加受到重视和加强。

展望未来,随着社会的发展,公众对环境毒理学知识的渴求将会迅速增长,环境毒理学的普及度将会逐渐提高。环境毒理学教育将会越来越受到教育界、科技界等社会各界的重视,环境毒理学领域各类人才的数量将有大幅度增加,我国在环境毒理学领域中的科研和应用必将走在世界的前列,为环境保护和人类的健康事业做出重大贡献。

## 思　考　题

1. 名词解释:

外源化合物,体外试验,三致试验,环境基因组学,暴露标志物,易感性生物标志物,环境应答基因,生物调查。

2. 为什么说环境毒理学与生态毒理学是独立的学科? 举例说明。

3. 试述环境毒理学的研究对象、任务和内容。

4. 环境毒理学有哪些应用? 举例说明。

5. 环境毒理学的分支学科是如何形成的? 举例说明。

6. 简述环境毒理学的主要研究方法及其发展。

电子教案

参考文献

# 第二章 化学污染物的人体吸收与体内生物转化

化学污染物通过不同途径和方式与人体接触后,一般可经历人体的吸收、分布、代谢和排泄等生物学作用过程。化学污染物被机体吸收后进入血液,通过血液循环分布到全身各组织器官,在组织细胞内发生化学结构和性质的变化,形成代谢物。化学污染物本身及其代谢产物或贮存在体内或通过不同途径从体内排泄到体外。化学污染物在吸收、分布和排泄过程中,反复通过生物膜的过程,统称为生物转运(biotransport)。化学污染物在体内发生的结构和性质的变化过程,称为生物转化(biotransformation)或代谢转化(metabolic transformation)。化学污染物对机体毒性作用的大小和部位,与其在人体的吸收、分布、代谢和排泄过程有密切关系。因此,研究化学污染物在体内的生物转运和生物转化过程,有助于了解其在体内的转归、毒性效应和致毒作用机理。

## 第一节 化学污染物的人体吸收、分布及排泄

化学污染物在人体内的生物转运(吸收、分布和排泄)过程,均需通过各种生物膜屏障才能进出细胞、组织和机体。因此,只有对生物膜的结构和功能有充分的了解,才能深刻理解化学污染物的生物转运过程。

### 一、生物膜的结构与功能

生物膜是将细胞或细胞器与周围环境分隔开的一层半渗透性薄膜,它除了能保持细胞和细胞器内部理化性质的稳定外,还可选择性地允许某些物质透过,以便吸收和排出一些物质;生物膜还能够传递信息;生物膜上的酶类(如混合功能氧化酶类等)还对化学物质的生物转化过程起催化作用等。

包围在细胞外的膜称为细胞膜,亦称质膜(plasma membrane)。细胞核和各种细胞器(如线粒体、溶酶体、内质网等)外面也包有膜。细胞膜(质膜)和各种细胞器的膜结构统称为生物膜(biomembrane)。各种生物膜的结构与功能基本上是相似的,其厚度一般为 $7\sim10$ nm。

目前认为生物膜主要由液晶态的脂质双分子层和蛋白质构成(见图 2-1)。生物膜具

流动性,膜蛋白和膜脂均可侧向运动;各种膜蛋白的分布具不对称性,有的附着在膜表面,有的嵌入或横跨脂质双分子层。脂质的主要成分为磷脂。脂质分子的一端为头部,由磷酸和碱基组成,具亲水性,朝向膜的内、外表面;另一端为尾部,由两条脂肪酸链组成,具有疏水性,朝向膜的中部。

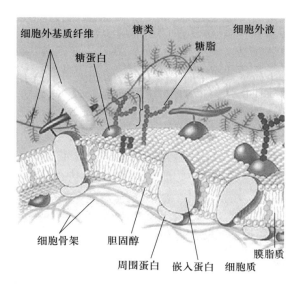

图 2-1　生物膜的结构

总之,脂质双分子层是生物膜的基本骨架,生物膜的功能主要通过蛋白质来完成。镶嵌在脂质层中的蛋白质有的是物质转运的载体,有的是接受化学物质的受体,有的是能量转换器,还有的是具有催化作用的酶等。因此,生物膜在物质转运、能量转换、物质代谢、细胞识别及信息传递等过程中起着重要作用。

有许多化学物质的毒性作用与生物膜有关,特别是大多数毒性较强和作用较为专一的毒物。例如,氰化钾主要作用于线粒体内膜细胞色素 C 氧化酶,有机磷化合物作用于半嵌入在质膜的乙酰胆碱酯酶。又如,有的镶嵌在膜上的蛋白质是某些有毒化学物质的专一受体,它是某些化学污染物作用的靶,能使化学物质有选择地作用于一定的细胞(靶细胞)和靶器官。

## 二、生物膜的转运方式

化学污染物通过生物膜的转运方式可分为两类:① 被动转运(passive transport):生物膜对物质的转运不起主动作用,如简单扩散、滤过作用等;② 特殊转运(specialized transport):生物膜对物质的转运起主动作用,如易化扩散、主动转运、吞噬作用和胞饮作用等。

### (一) 被动转运

1. 简单扩散

生物膜两侧的化学物质分子从浓度高的一侧向浓度低的一侧(即顺浓度梯度)扩散,称为简单扩散(simple diffusion)。大多数化学污染物可以此方式通过生物膜,影响简单扩散的主要因素如下:

（1）生物膜两侧化学物质的浓度梯度：膜两侧的浓度梯度（concentration gradient）越大，化学物质通过膜扩散的速度就越快，二者成正相关。

（2）脂/水分配系数（lipid/water partition coefficient）：一种物质在脂质中的溶解度与其在水中的溶解度之比称为脂/水分配系数。脂溶性大、水溶性小的物质，即脂/水分配系数愈大的物质，一般愈易透过生物膜。因此，若某化学物质的脂溶性极低，仅具水溶性，则不易通过简单扩散进入细胞，如葡萄糖、氨基酸、钠和钾等离子。但是，脂溶性高而水溶性极低的物质，即脂/水分配系数过大的物质，也不易经简单扩散进入细胞，如磷脂。这是因为生物膜两侧之外一般均为水相，化学物质通过生物膜的扩散，除需通过生物膜本身的脂相外，还需要通过与膜相依的水相，才能使该化学物质不断离开膜进入水相，从而进入细胞内或排出细胞外。因此，只有不但脂溶性高而且具有一定水溶性的物质才更容易以简单扩散的方式透过生物膜。

（3）化学物质的解离度和体液的pH：许多化学物质如弱酸、弱碱的盐类，在溶液中呈离子状态时脂溶性低，不易经简单扩散透过生物膜；而呈非离子状态时脂溶性高，较易经简单扩散透过生物膜。因此，物质在体液中的解离度愈大，就愈难以简单扩散的方式透过生物膜。

体液的pH可影响弱酸（如苯甲酸等有机酸）和弱碱（如苯胺等有机碱）的解离度。当pH降低时，弱酸类化合物的非离子型百分比增加，易于经简单扩散透过生物膜，而弱碱类化合物的离子型百分比增高，不易透过生物膜；当体液pH升高时，则发生与上述相反的过程。

2. 滤过

滤过（filtration）是化学污染物透过生物膜上的亲水性孔道的过程。生物膜上有一些亲水性孔道或间隙，它们由嵌入脂质双分子层中的蛋白质结构中某些亲水性氨基酸构成。当在膜的两侧存在着流体静压或渗透压差时，水就能携带小分子溶质经亲水性膜孔顺压差透过生物膜。凡分子直径小于膜孔直径的化学物质，均可随同水流透过生物膜。细胞膜亲水性孔道（膜孔）的大小随不同组织器官而异，其直径一般约为4 nm，凡分子量小于200的化合物均可通过。肾小球毛细血管内皮细胞的亲水性膜孔较大，约为70 nm，一般分子量大于60 000的分子不可以通过，如血浆白蛋白的分子量为69 000，故不能通过肾小球毛细血管；其余溶于血浆中的分子量小于60 000的物质均可透过肾小球毛细血管的亲水性孔道而进入肾小管。

（二）特殊转运

某些非脂溶性的、分子量较大的化学污染物，不能通过上述方式转运，而需通过生物膜上的特殊转运系统转运。

1. 主动转运

化学物质伴随能量的消耗由低浓度处透过生物膜向高浓度处转运的过程称主动转运（active transport）。其主要特点是：① 需有载体（或称转运系统）参加。载体一般是生物膜上的蛋白质，可与被转运的化学物质形成复合物，然后将化学物质运至生物膜另一侧并将其释放。与化学物质结合时载体构型发生改变，但组成成分不变；释放化学物质后，载体又恢复原有构型，以进行再次转运。② 化学物质可逆浓度梯度而转运，故需消耗一定的代谢能量，因此代谢抑制剂可阻止此转运过程。③ 载体对转运的化学物质有一定选择性，化学物质分子必须具有一定适配的基本结构才能被转运；结构稍有改变，即可影响转运过程的进行。④ 载体有一定容量,当化学物质达到一定浓度时,载体可以饱和,转运即达到极限。⑤ 如果两种化学物质分子结构相似,又需要同一载体进行转运,则两种化学物质之间可出现竞争性抑制。少数化学污染物由于其化学结构和性质与生物体内某些营养物质或内源化学物相似,可以借助后者的载体进行转运,例如铅可利用钙的载体,铊可利用铁的载体,5-氟尿嘧啶可利用嘧啶转运系统等。

主动转运对化学物质在胃肠道中的吸收,特别是对已吸收入生物体内的化学污染物在体内的不均匀分布及通过肝、肾从体内排出等均具有重要意义。不易溶于脂质的化学物可通过主动转运透过生物膜。主动转运载体(如钠钾泵、钙泵等)对维持细胞内正常的钠、钾、钙浓度有重要作用。又如铅、镉、砷等化学物,可通过肝细胞的主动转运进入胆汁并排出体外。已知肾有两种主动转运系统,肝中有三种,可进行化学污染物的主动转运而排出体外。

2. 易化扩散

不易溶于脂质的化学物,利用载体由高浓度处向低浓度处转运的过程,称为易化扩散(facilitated diffusion),又称帮助扩散或载体扩散。由于易化扩散不是逆浓度梯度由低浓度处向高浓度处转运,所以不消耗代谢能量。由于利用载体转运,所以易化扩散对化学物质有一定的主动性和选择性,具有主动转运的某些特性;但易化扩散只能从高浓度处向低浓度处转运化学物质,故又具有简单扩散的性质。

易化扩散的转运机制是,载体特异地与某种化学物质结合后,其分子发生构型变化形成适合该化学物质透过的通道而使其进入细胞。一些水溶性分子如葡萄糖的转运,由肠道进入血液、由血浆进入红细胞或由血液进入中枢神经系统均通过易化扩散。

3. 吞噬和胞饮

一些固态颗粒物质与细胞膜上某种蛋白质具有特殊亲和力,当其与细胞膜接触后,可改变这部分膜的表面张力,引起外包或内凹,将异物包围而进入细胞,这种转运方式称为吞噬作用(phagocytosis)。液滴异物也可通过此种方式进入细胞,称为吞饮或胞饮作用(pinocytosis)。吞噬和胞饮作用可合称为入胞作用(endocytosis)或膜动转运(cytosis)。

吞噬细胞吞噬模式图

## 三、吸收

化学污染物经各种途径通过机体的生物膜而进入血液的过程称为吸收(absorption)。化学污染物主要通过消化道、呼吸道和皮肤进入人体,但在毒理学试验中也采用注射的方法让机体染毒,如腹腔、皮下、肌肉和静脉注射等。

1. 经消化道吸收

饮水和食物中的化学污染物主要是通过消化道而进入人体的。消化道的任何部位均有吸收作用,但主要是小肠。

化学污染物通过口腔黏膜的吸收极少,在胃内主要通过简单扩散的方式被吸收。胃液酸度极高(pH 1~2),弱有机酸类物质(如苯甲酸)多以未解离的形式存在,较易通过简单扩散的方式被吸收;而弱有机碱类物质(如苯胺)在胃内酸性条件下解离度较高,一般不易通过简单扩散的方式被吸收。化学物质在小肠内的吸收也主要是通过简单扩散的方式。小肠内酸碱度趋向于中性或弱碱性(pH 6.6~7.6),弱有机碱类物质在小肠内主要是以非解离状态存在,容易通过简单扩散而被吸收,而弱有机酸类则相反。总之,有机酸主要在胃内被吸收,有机碱主要在小肠内被吸收。但由于小肠具有极大的表面积,绒毛和微绒毛可使其表面积增加 600 倍左右,因此小肠也可吸收相当数量的有机酸类化合物。小肠黏膜细胞膜上亲水性孔道直径很小,只可滤过吸收小分子化合物。胃肠道上皮细胞还可通过胞饮或吞噬作用吸收一些颗粒状物质。

消化系统
模式图

消化道对化学污染物的吸收过程,受很多因素的影响:① 消化道中的多种酶类和菌丛,可使某些化学污染物转化成新的物质而改变其毒性。如小肠内的菌丛能将芳香硝基化合物还原成可疑致甲状腺肿和致癌的芳香胺类化合物。又如,婴儿胃肠道 pH 较高并存在有大肠埃希氏菌等菌丛,可将硝酸盐还原成亚硝酸盐,亚硝酸盐是氧化剂,吸收入血后可以使红细胞内血红蛋白分子的辅基血红素中的亚铁氧化成三价铁,即成为高铁血红蛋白(MHb),使其失去携氧功能。因此,婴儿饮用含高浓度硝酸盐的水容易导致高铁血红蛋白血症,而成

小肠肠管
结构模式图

人则不会发生此种疾病。② 胃肠道内容物的种类和数量、排空时间及蠕动状态都会影响消化道对化学污染物的吸收。当胃肠蠕动减弱时,其内容物通过胃肠的速度缓慢,吸收增加;而蠕动增强时,其内容物通过加速,吸收减少。③ 化学污染物的溶解度和分散度也是影响吸收的因素。溶解度较大的污染物较容易被吸收。分散度较大的细颗粒物质与胃肠上皮细胞接触密切,有利于吸收。

2. 经呼吸道吸收

空气中的化学污染物主要经呼吸道进入机体。经呼吸道吸收的化学物质不经门静脉血液进入肝,故未经肝的生物转化过程,而直接进入体循环并分布到全身。

气管支气管
结构模式图

从鼻腔到肺泡,不同部位对化学物质的吸收情况各异,愈入深部,面积愈大,化学物质停留时间愈长,吸收量愈大。因此,肺是呼吸道中最主要的吸收器官。人体肺泡数量多(约 3 亿个),表面积很大(50 ~ 100 m²),相当于皮肤吸收面积的 50 倍左右。肺泡周围布满总长约 2 000 km 的毛细血管网络,血液供应很丰富,毛细血管与肺泡上皮细胞膜很薄,仅 1.5 μm 左右,有利于化学污染物的吸收。气体(如 CO、NO₂、SO₂ 等)、挥发性液体(如苯、四氯化碳等)的蒸气及超细颗粒物、硫酸雾等化学污染物,被肺吸收的速度很快,仅次于静脉注射。

肺泡结构
模式图

肺泡对气态物质的吸收主要通过简单扩散的方式,其吸收速度受如下因素的影响:

(1) 分压差和血/气分配系数:按扩散规律,气体从高分压(高浓度)处向低分压(低浓度)处扩散,肺泡气和血液中该气态物质的分压(浓度)差愈大,吸收愈快。随着吸收量的增加,分压差逐渐减小,吸收速度逐渐减慢。当肺泡膜两侧该气态物质达到动态平衡时,吸收量不再增加,此时气态物质在血液内的浓度与在肺泡气中的浓度之比称为该气体的血/气分配系数(blood/gas partition coefficient)。血/气分配系数愈大的气体愈易被吸收进入血液。例如:乙醇的血/气分配系数为 1 300,乙醚为 15,二硫化碳为5,则乙醇远比乙醚和二硫化碳易被肺泡吸收。

(2) 分子量:非脂溶性的物质通过亲水性孔道而被吸收,其吸收速度主要受分子量大小的影响,分子量大的化学物吸收较慢。可溶于脂质的物质,吸收速度与分子量大小关系不

大,而主要决定于其脂/水分配系数,在一定范围内此系数大者,吸收速率较高。

（3）肺的通气量和血流量的比值:肺泡通气量与血流量的比值称通气/血液比值。当气温较高或体力劳动强度较大时,肺泡通气量增加,使通气/血液比值增大,气体被吸收的量增大。

（4）脂/水分配系数:脂溶性较高的气体和蒸气,如氯仿,其脂/水分配系数为15,每次呼吸时,肺泡中的氯仿,几乎完全被血液吸收,故增加通气量,即呼吸次数和深度增加,可使其吸收到血液中的量增加;相反,脂溶性较小的气体和蒸气,如乙烯,其脂/水分配系数为0.14,每次呼吸时,肺泡气中的乙烯只有一小部分被吸收进入血液,故增加通气量并不能使其吸收明显增加;必须增加血流量,即增加心脏搏出量,才能使乙烯吸收量增加。

（5）空气颗粒物的大小:呼吸道对空气颗粒物的吸收主要受颗粒大小的影响。空气进入呼吸道后,流速减慢,方向多变,较大的颗粒阻留在上呼吸道表面,由于呼吸道表面纤毛运动使其逆向移动,最后由痰咳出或咽入胃肠道。纤毛运动速度随在呼吸道的部位而异,一般1 mm/min～1 cm/min,在1 h内可清除黏膜表面的沉积物达90%以上。颗粒物直径大于10 μm者,因重力作用在体外即迅速沉降,被吸入后因惯性碰撞而大部分沉积在上呼吸道;直径5～10 μm者因沉降作用而大部分阻留在气管和支气管;直径为1～5 μm者可随气流到达呼吸道深部,并有部分到达肺泡;颗粒直径小于1 μm者,可在肺泡内扩散而沉积下来或者被吸收入血。到达肺泡的颗粒物质有3个去向:① 较大而不能被毛细血管吸收的金属颗粒、炭黑及难溶的无机粉尘等颗粒物可长期留在肺泡内,形成肺泡灰尘病灶或结节。② 被免疫细胞吞噬。进入肺泡的病菌(病毒)团可以被免疫细胞吞噬处理,然后经过正常的代谢途径排出体外。一些游离的或被吞噬的颗粒物也可透过肺的间质进入淋巴系统。③ 超细颗粒物如金属微粒、二氧化硅微粒及其吸附的化学污染物包括一些致癌物如某些多环芳烃(包括BaP)、煤焦油等可以直接从肺泡吸收入血液,对健康造成严重危害。

3. 经皮肤吸收

一般来说皮肤对化学污染物的通透性较弱,是将机体与外界环境隔离的良好屏障。但确有不少化学污染物可通过皮肤吸收引起全身毒性作用。例如,四氯化碳可通过皮肤吸收而引起肝损害;不少农药(如某些有机磷农药)可经皮肤吸收,引起中毒甚至死亡。

皮肤结构
模式图

化学污染物经皮肤吸收主要通过两条途径:一是表皮,二是毛囊、汗腺及皮脂腺。但后者只占皮肤表面积的0.1%～1%,所以后者的吸收不如前者重要。化学物质通过表皮吸收需通过三层屏障:① 表皮角质层,一般分子量大于300的化学物不易通过无损伤的表皮角质层;② 连接角质层,能阻止水、电解质及某些水溶性物质通过,但允许脂溶性物质通过;③ 基膜,位于表皮和真皮连接处,对化学物质的屏障作用较弱,仅能阻止某些物质透过。角质形成细胞具有旺盛的分裂增殖能力,呈单层排列,它借基膜从真皮乳头层毛细血管处吸收营养,同时大多数化学污染物通过表皮后可经真皮的乳头层毛细血管进入血液。化学污染物穿过真皮的速度显著高于穿过角质层的速度。

皮肤吸收的主要方式是简单扩散,其影响因素很多:① 化学物质透过表皮角质层的速度与化学物分子量的大小、脂/水分配系数及角质层的厚度有关。脂溶性高、分子量小者,透过角质层的速度较快。然而,化学物质必须有一定的水溶性才能透过基膜和真皮而进入血液,因为血浆是一种水溶液。目前认为,同时具有一定脂溶性和水溶性的,即脂/水分配系数接近1的化学物质易被皮肤吸收而进入血液。② 不同种属的动物皮肤通透性不同,可能与其表皮角质层的厚度不同有关。大鼠与兔的皮肤通透性较猫的皮肤高,豚鼠、猪及猴的皮肤通透性与人的皮肤相似。各种杀虫剂对昆虫外壳的通透性远高于对哺乳动物和人皮肤的通透性。因此,DDT注射染毒时,昆虫和哺乳动物的$LD_{50}$几乎相等,而经皮肤染毒时对人的毒性远较昆虫为低。③ 高温促进皮肤血液和间质液流动,使化学物较易被皮肤吸收。在高温、高湿和无风环境下,皮肤表面有大量汗液分泌,化学污染物易于溶解和黏附,与皮肤接触时间延长,有利于吸收。④ 角质层损伤因子。角质层对皮肤通透性有决定性作用,角质层被擦破,可使各种化学污染物(无论分子大小、水溶性或脂溶性高低)通透性大大增加;酸、碱和芥子气等造成表皮损伤的化学物,可增加皮肤通透性;二甲基亚砜(DMSO)等脂质溶剂可增加角质层的通透性,从而促进化学污染物被皮肤吸收。这可能是由于DMSO能去除角质层的脂质部分,使表皮细胞膜出现孔洞或损伤所致。

经毛囊吸收的物质不经过表皮屏障,化学物可直接通过皮脂腺、汗腺和毛囊进入真皮。例如,电解质和某些金属,特别是汞,可通过毛囊、汗腺和皮脂腺而被吸收。

## 四、分布与贮存

### (一) 分布

化学污染物进入血液或体液后,随血液和淋巴液的流动分散到全身各组织器官的过程称为分布(distribution)。同一种化学污染物在体内各组织器官的分布是不均匀的,不同的化学物质在机体内的分布情况也不一样。这是因为化学物质在体内的分布与各组织的血流量、亲和力及其他因素有关。有些化学污染物由于与某种组织的亲和力强,或具有高度脂溶性而在某种组织浓集或蓄积。浓集或蓄积的部位可能是其主要毒性作用部位即靶器官,也可能不呈现毒性作用而成为贮存库。贮存状态的化学物质与其游离状态部分呈动态平衡;贮存的化学物质释放入血液成游离状态时,即可呈现毒性作用。研究化学物质在体内的分布规律和归宿,可以了解化学物质的亲和组织、靶器官和贮存库。

吸收入血液的化学物仅少数呈游离状态,大部分与血浆蛋白结合,随血液到达所有器官和组织。因此,在化学物质吸收入血液而进行分布的开始阶段,血液供应愈丰富的器官,分布的化学物质愈多,其起始浓度可达到很高,如肝。但随着时间的延长,化学物质在器官和组织的分布,愈来愈受到化学物质与组织器官亲和力的影响,从而形成化学物质的再分布(redistribution)过程。例如,铅染毒2小时后,约50%剂量的铅分布在肝内;然而,一个月以后体内残留铅的90%分布在骨中,与骨盐晶格结合在一起。又如,静脉染毒亲脂性化学物质[如2,3,7,8-四氯二苯并对二噁英(TCDD)]5 min后,15%的剂量分布在肺部,约1%的剂量在脂肪组织中。然而,24 h后,20%的TCDD分布在脂肪组织中,留在肺中的仅占0.3%。总之,化学物质在组织器官的起始分布取决于血流量,而最终分布取决于化学物质与组织、器官的亲和力。

导致化学污染物在体内分布不均匀的另一重要因素是在体内特定部位存在的、对化学污染物转运有阻碍作用的体内屏障(barrier)。主要的屏障有血脑屏障和胎盘屏障。

#### 1. 血脑屏障

血脑屏障(blood-brain barrier)是指中枢神经系统(central nervous system,CNS)中的血管壁和其周围的星状胶质细胞构成的一种紧密组织,它的功能在于:对化学污染物的渗透性较小,对毒物进入 CNS 有阻止作用,能使许多在血液中浓度相当高的化学物质不能进入脑细胞。血脑屏障在解剖学和生理学上的特点是:① CNS 的毛细血管内皮细胞间相互连接很紧密,几乎无空隙。② CNS 的毛细血管周围被星状胶质细胞紧密包围,化学物质必须通过这些屏障才能进入脑细胞,其透过速度与脂/水分配系数成正比关系。解离的极性化学物分子脂溶性很低,不易透过血脑屏障。例如,按每日 0.1 mg/kg(体重)剂量隔日给大鼠注射硫酸汞时,2 周后大鼠脑细胞中汞含量为 0.024 mg/kg(脑组织);而注射甲基汞时,则为 0.755 mg/kg(脑组织),差异显著。但是,一些脂溶性化学物质(如 TCDD)也不易进入大脑,其机理尚不清楚,可能是由于它和血浆蛋白或脂蛋白紧密结合后分子量过大,使之不可通过血脑屏障之故。③ 在 CNS 间液中蛋白质浓度很低,故在化学物质进入脑细胞的过程中,与脑蛋白质结合这一转运机制就不能发挥作用。新生儿和初出生动物血脑屏障尚未发育成熟,因此有许多化学污染物对他们的毒性高于对成年机体的毒性,例如,铅可引起新生大鼠发生脑脊髓病,而不会引起成年大鼠得此病。

血脑屏障
超微结构
模式图

胎盘结构
模式图

2. 胎盘屏障

胎盘屏障(placental barrier)是指母体与胎儿之间的胎盘组织,它具有进行营养物质、氧、$CO_2$ 及代谢产物交换的功能,还具有阻止一些化学污染物由母体进入胚胎,保护胎儿正常生长发育的作用。母体血液中的营养物质通过主动转运方式透过胎盘进入胎儿,而大部分化学污染物透过胎盘的方式是简单扩散。胎盘屏障由位于母体血液循环系统和胚胎之间的几层细胞构成。细胞层数常随动物种类和妊娠阶段而异。例如,马和猪有 6 层,大鼠和豚鼠只有 1 层;家兔在妊娠初期有 6 层,到妊娠末期只有 1 层。细胞层数较少的胎盘,毒物较易通过。大鼠胎盘较人类为薄,化学污染物较易通过,故用受孕大鼠进行致畸试验可能较为敏感。

此外,皮肤是机体最大的屏障。一些器官也存在阻止化学污染物通过的屏障,如血-眼屏障、血-睾丸屏障等,可减少环境化学物对这些器官的损害。

母亲与胎儿
通过胎盘进
行血液交换
模式图

(二) 贮存

进入血液的环境化学物大部分与血浆蛋白或体内各组织成分结合,积聚在特定部位。有的化学物质对其积聚的部位可直接发挥毒性作用,该部位称为靶部位,即靶组织或靶器官(target organ)。如甲基汞积聚于脑、百草枯积聚于肺,均可引起这些组织的病变。有的部位化学物质含量虽高,但未显示中毒效应,这些部位称为该化学物质的贮存库,主要有以下几种:

1. 血浆蛋白

进入血液中的化学污染物可与血液中的蛋白质(特别是白蛋白)结合,与蛋白质结合的化学物质不易透过细胞膜进入细胞产生毒性作用,同时对化学物质的排泄、转化及再分布也有影响,这就使血浆蛋白成为化学物质的贮存库。化学污染物与血浆蛋白的结合大部分为可逆性的非共价结合,结合的化学物质可以解离出来,随血液循环进行分布或再分布。非共价结合的方式有多种,例如,金属与蛋白质间两种电性不同离子间的结合,含有羟基、羧基、咪唑基、氨基、甲酰基的蛋白质分子与化学污染物形成的氢键或离子键结合等。

胎盘血液
交换超微
结构模式图

不同的化学物质与血浆蛋白的结合能力不同,有的不能与蛋白质结合(如安替比林),有的结合力很强(如杀虫剂狄氏剂)。血浆蛋白与化学物质结合的位点有限且特异性不强,如不同化学物与血浆蛋白的同一部位结合,使它们对蛋白质的结合相互有竞争作用,一种被结合的化学物质可被结合力更强的化学物质所取代,使原来结合的化学物质解离出来而呈现毒性。例如,DDE(DDT 的代谢产物之一)能竞争性置换已与蛋白质结合的胆红素,使其在血中游离,出现黄疸。

当其他生物大分子或组织成分与化学污染物的结合力大于血浆蛋白时,或者这些生物大分子虽与化学污染物的结合力不高但其浓度较高时,均可与血浆蛋白发生竞争并形成新的结合,使化学污染物与血浆蛋白解离,导致化学污染物进入靶器官或新的贮存库。

2. 肝和肾

肝和肾的组织成分可与许多化学物结合,所以肝和肾也可作为化学污染物的贮存库。肝和肾的细胞中含有特殊的结合蛋白,能将化学污染物从结合的血浆蛋白上夺取过来。例如,肝细胞中有一种配体蛋白(ligandin)能与多种有机酸、有机阴离子、皮质类固醇及偶氮染料等结合,使这些物质进入肝。肝、肾还含有金属硫蛋白(metallothionein)能与锌、镉等金属结合。肝与化学污染物的结合极为迅速。例如,染毒铅后 30 min,肝中铅的浓度比血浆中高50 倍。肝、肾既是许多化学污染物的贮存场所,也是其代谢转化和排泄的重要器官。

3. 脂肪组织

许多环境有机化学物质是脂溶性的,易被吸收并贮存在体脂内而不呈现生物学活性。例如,各种有机氯农药(如 DDT、六六六、氯丹)和有机汞农药(如西力生、赛力散)等。

一般来说,体脂可占肥胖者体重的 50%,占消瘦者体重的 20%。化学物质在脂肪中的贮存可降低其在靶器官中的浓度。因此,这类化学物质对肥胖者的毒性,尤其是急性毒性要比对消瘦者的毒性小。但当脂肪迅速消耗时,贮存的化学物质大量释放入血液,可使该化学物质在血中的浓度突然增高而引起中毒。研究指出,长期接触有机氯农药的实验动物,经短期饥饿后可出现中毒症状。

4. 骨骼组织

骨骼组织中某些成分与化学污染物有特殊的亲和力,使骨骼成为这些物质贮存沉积的场所,如氟化物、铅、锶等能与骨基质结合而贮存其中。氟离子($F^-$)可取代骨中羟基磷灰石晶格中的 $OH^-$ 而贮存在骨中;铅、锶也可取代骨质中的钙而贮存在骨中。据分析,体内 90%的铅贮于骨中。

骨中贮存的化学物质是否对机体有毒,随化学物质的不同而异。铅对骨质的毒性较小,而氟增多可引起氟骨症,放射性锶可引起骨肉瘤及其他肿瘤,故骨骼也是氟和放射性锶的靶组织。

有毒物质在体内贮存的毒理学意义是双重性的。一方面对急性中毒有抑制或减缓作用,贮存库使毒物在体液中的浓度迅速降低,减少了到达毒作用部位的毒物量;另一方面贮存库可能成为一种在体内提供毒物的来源,具有慢性致毒的潜在危害。如铅的毒作用部位在软组织,铅贮存于骨内对软组织有保护作用,但在缺钙、体液 pH 下降或甲状旁腺激素分泌增多等促进溶骨作用的病理条件下,骨质的破坏会使骨内贮存的铅释放入血而引起软组织慢性中毒。

## 五、排泄

排泄是化学污染物及其代谢产物由体内向体外转运的过程。排泄的主要途径是经肾随尿液排出,及经肝随同胆汁通过肠道随粪排出。此外,化学物质也可随各种分泌液(如汗液、乳汁、唾液、泪液及胃肠道的分泌物)等排出;挥发性物质还可经呼吸道排出。肾是最主要的排泄器官,经肾随尿液排出的化学物质数量超过其他各种途径排出量的总和。但其他途径往往对某种或某些化学物的排泄具有重要意义,例如,由肺随呼气排出 CO,由肝随胆汁排泄 DDT 和铅等。

（一）经肾随尿排泄

肾是排泄化学污染物最重要的器官(图 2-2),其主要排泄机理有三:肾小球的被动滤过、肾小管的重吸收和肾小管排泄。

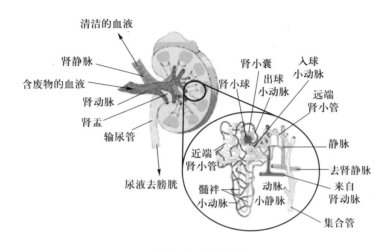

图 2-2 肾的结构

注:肾小管可以分为近端(肾)小管曲部、近端小管直部、细段、远端小管直部、远端小管曲部,其中近端小管直部、细段、远端小管直部构成髓袢。近曲小管是近端小管的前段,也就是近端小管的曲部。

1. 肾小球的被动滤过

肾小球毛细血管内皮细胞的亲水性膜孔较大,孔径约为 70 nm。心脏输出血液量的 25% 流经肾,其中 80% 的血浆被滤过。除与大分子蛋白结合的化学物以外,几乎所有分子量小于 60 000 的化学物分子都能通过肾小球滤过进入肾小管。有些化学污染物也可通过简单扩散由血浆进入肾小管,但由于肾小球的滤过速度远超过简单扩散,所以简单扩散在肾排泄中意义不大。进入肾小管的物质,一部分被肾小管重吸收而重回血液,一部分不被肾小管重吸收的物质则随尿液排出体外。

2. 肾小管的重吸收

肾小管的重吸收对化学物质的排泄起重要作用,肾的结构见图 2-2。经肾小球进入肾小管中的滤液,其中含有的氨基酸、葡萄糖、某些阴离子和有机酸类可被肾小管上皮细胞通过主动转运的方式重吸收;水分、氯化物及尿素等可通过简单扩散的方式透过膜上亲水性孔道被重吸收;这些营养物质在近曲肾小管(又称近曲小管)基本上全部被重吸收而回到血液。一部分化学污染物也可被重吸收,脂溶性的未解离的化合物比水溶性的解离的极性化合物更易被重吸收。脂溶性的化学污染物的主要吸收地点为近曲肾小管部分,故被重吸收的毒物对肾的损害也多在此发生。化学物质的解离度与尿液 pH 有关,尿液呈酸性时有利于碱性毒物的解离和排出,呈

肾的结构
彩图

碱性时有利于酸性毒物的解离和排出。因此,用药物调节尿的 pH 有助于化学物质的排出,如苯巴比妥中毒时可服用碳酸氢钠,使尿呈碱性而促进排泄。

### 3. 肾小管排泄

男性泌尿-
生殖模式图

肾小管排泄也称肾小管分泌(tubular secretion)。肾小管上皮细胞可将血液中的毒物及其代谢产物以主动转运的方式分泌到肾小管中,再经输尿管随尿液排出体外。肾小管排泄主要是通过近曲肾小管的两种主动转运系统进行:有机阴离子转运系统和有机阳离子转运系统。如对氨基马尿酸(p-aminohippuric acid)就是通过有机酸转运系统排入尿中的。有些胺类物质在生理条件下呈阳离子状态,可通过有机碱主动转运系统排泄,如 N-甲基烟酰胺、儿茶酚胺等在尿中的排出量远较肾小球过滤的量大。初出生的婴幼儿,肾功能尚未发育成熟,对化学污染物的排泄速度较慢,故其毒性反应比成年机体大。

### (二) 经肝随胆汁排泄

肝、胆系统也是排泄化学物的主要途径。来自胃肠的血液携带着所吸收的化学污染物,先通过门静脉进入肝,然后再进入全身循环。这样,消化道吸收的化学污染物先在肝经生物转化,所形成的一部分代谢产物可被肝细胞直接排入胆汁,再随胆汁进入小肠。

肝胆结构
模式图

随胆汁进入小肠的化学污染物有两种去路:一部分随粪排出体外,一部分进入肠肝循环。有些脂溶性的、易被吸收的化学污染物或其代谢产物,可在小肠中重新被吸收入血,再经门静脉系统返回肝,又随同胆汁排入小肠,即进行肠肝循环(enterohepatic circulation)。有的水溶性化学污染物或其代谢产物随胆汁进入肠道后,也可能在肠液和菌群产生的酶作用下,脂溶性增大而被肠道重吸收,然后返回肝,进入肠肝循环。肠肝循环有重要的生理学意义,它可使一些机体需要的化合物重新被利用,例如,各种胆汁酸约有 95% 可被小肠重吸收和再利用。而在毒理学方面,肠肝循环导致毒物的重吸收,使毒物在体内停留时间延长,排泄减慢、导致毒性作用增强。例如,甲基汞主要通过胆汁从肠道排出,由于肠肝循环,其生物半衰期平均达 70 d;因而在治疗水俣病时,常利用泻剂或口服多硫树脂(polythiol resin)使其与汞化合物结合以阻止汞的重吸收,并促进汞的随粪排出。

胆汁排泄
模式图

化学污染物从肝细胞排泄入胆汁的过程,主要是通过主动转运的方式。与血浆蛋白结合的,以及分子量大于 300 的极性强的化合物,均可通过此途径排出。有时化学物质在胆汁与血浆中的浓度之比可高达 10~100 倍。各种有机氯农药,如 DDT、六六六等代谢产物主要通过这一途径从胆汁排出。肝至少有三个转运系统,通过主动转运分别将有机酸类、有机碱类及中性有机化合物由肝实质细胞转运入胆汁。此外,可能还有另一主动转运系统,负责金属的转运排泄。

新生动物的肝排泄系统发育尚不健全,导致其对某些毒物的反应较成年动物大。如乌本苷(ouabain)对新生大鼠的毒性比成年的毒性大 40 倍。

### (三) 其他排泄途径

(1) 一些气体和挥发性物质,如 CO、醇类等可通过简单扩散的方式经肺排出。在血液中溶解度较低的气体(如 $N_2O$)经肺排出较快,而溶解度较高的(如乙醇)经肺排出较慢;乙醚虽在血液中溶解度高,但挥发性强,如加大通气,则经肺排出极为迅速。

(2) 有些脂溶性化学物质可通过简单扩散进入乳汁,而极性和水溶性强的化学物质较难随乳汁排出。有机氯杀虫剂、多氯联苯、乙醚、咖啡碱和某些金属有机化学物均可随同乳汁排出。毒物可经乳汁由母体传给婴儿,也可由牛乳传给人。按单位体重计算,婴儿通过乳汁摄入的毒物往往大于一般人群。牛食用含黄曲霉毒素 $B_1$ 的饲料,可在牛奶中出现黄曲霉毒素 $B_1$ 的代谢产物黄曲霉毒素 $M_1$,后者的毒性虽低于前者,但仍具有致癌作用。

(3) 有些毒物如重金属可通过指甲和毛发排出。

(4) 经口摄入未被胃肠道吸收的化学污染物可随粪便排泄。

# 第二节　化学污染物的体内生物转化

化学污染物在生物体内经过一系列生物化学变化并形成其衍生物的过程称为化学污染物的生物转化(biotransformation)或代谢转化(metabolic transformation),所形成的衍生物又称代谢物。一般情况下,化学污染物经生物转化后化学物的极性及水溶性增加而易于排出、毒性降低甚至消失。因此,过去常将生物转化过程称为生物解毒(bio-detoxication)或生物失活(bio-inactivation)过程。但并非所有的化学污染物都如此,有些化学污染物的代谢产物的毒性反而增大、水溶性降低。例如,对硫磷、乐果等生物转化后形成的对氧磷和氧乐果的毒性增加;磺胺类化合物在生物转化过程中与乙酰基结合,水溶性反而降低;有些不致癌或致癌性很弱的化学物,经生物转化后产生的代谢产物具有致癌作用或致癌性增强如多环芳烃类化学物质。由此可见,生物转化具有两重性,化学物质的毒性不仅与其本身的理化性质有关,也与其在体内的生物转化有关。

同一化学污染物在生物转化中,可能有多种转化途径,生成多种代谢产物,表现出生物转化的复杂性和多样性;同一化学污染物的生物转化过程常常是多个生物化学反应连续进行的,表现出生物转化的连续性。

化学污染物的生物转化过程是酶促过程,需特定的酶类催化才能进行。生物转化主要发生在肝,此外在肺、肾、胃肠道、胎盘、血液、睾丸及皮肤中也有一些较弱的代谢转化作用,称为肝外代谢过程。

## 一、反应类型

化学污染物的生物转化过程主要包括 4 种反应类型:氧化、还原、水解和结合。前 3 种反应往往使分子上出现一个极性基团,使其可与一些内源性化学物在酶的催化下发生结合反应,其反应产物一般易溶于水,利于排泄。氧化、还原和水解反应是化学污染物经历的第一阶段反应(第一相反应,phase Ⅰ reaction),而化学物质经历的结合反应即为第二阶段反应(第二相反应,phase Ⅱ reaction)。

### (一) 氧化反应

化学污染物在体内的氧化反应主要包括:① 微粒体混合功能氧化酶系(microsomal mixed function oxidase system,MFOS)催化的氧化反应。② 非微粒体混合功能氧化酶系催化的氧化反应。③ 前列腺素生物合成过程中发生的共氧化反应。在此,对这三类氧化反应介绍如下。

1. 微粒体混合功能氧化酶系(MFOS)催化的氧化反应

(1)微粒体的来源与 MFOS 的分布

MFOS 对化学物质的特异性很低,进入体内的各种化学污染物几乎都要经过这一氧化反应转化为氧化产物。MFOS 主要存在于肝细胞内质网中,所谓微粒体(microsome)并非独立的细胞器,而是内质网在细胞匀浆中形成的碎片。粗面和滑面内质网形成的微粒体均含有 MFOS,且滑面内质网形成的微粒体活力更强。此外,MFOS 在小肠、胰、脑、肺、肾上腺、肾、骨髓、肥大细胞、皮肤、卵巢及睾丸等多种组织和器官均有分布。

(2)MFOS 的多酶构成

MFOS 是由多种酶构成的多酶系统,其中包括细胞色素 P-450 依赖性单加氧酶、还原型辅酶Ⅱ(NADPH)细胞色素 P-450 还原酶、细胞色素 b5 依赖性单加氧酶、还原型辅酶Ⅰ(NADH)细胞色素 b5 还原酶及环氧化物水解酶等。与细胞色素 P-450 相似的还有细胞色素 P-448,而细胞色素P-448 依赖性单加氧酶催化的氧化反应更易形成有致突变性和致癌性的活性代谢物。

此外,微粒体还含有黄素单加氧酶(flavin monooxygenase,又称黄素蛋白单加氧酶),此酶不依赖细胞色素 P-450,而依赖黄素腺嘌呤二核苷酸(flavin adenine dinucleotide,FAD),在单加氧反应中同样需要 NADPH 和氧分子。黄素单加氧酶对底物的专一性要求更不严格,可催化较多的化学物进行氧化反应;它的底物与细胞色素 P-450 单加氧酶的底物有些是共同的,只是反应过程不完全相同,有的可导致代谢产物不同。与细胞色素 P-450 单加氧酶相反,黄素单加氧酶不能被苯巴比妥或 3-甲基胆蒽所诱导,而能被孕酮诱导、被睾酮抑制。

在 MFOS 的多酶系统中,以细胞色素 P-450 依赖性单加氧酶、还原型辅酶Ⅱ细胞色素 P-450 还原酶等所构成的细胞色素 P-450 酶系统,又称细胞色素 P-450 系统(cytochrome P-450 system;P-450,CYP)最为重要。

细胞色素 P-450 由一个蛋白质和一个血红素组成。当将 CO 气泡通过由联二硫酸钠所还原的鼠肝微粒体悬浮液时,在该悬浮液的差视光谱中可出现一个峰值在 450 nm 的强吸收峰,该吸收峰与其他血红蛋白/一氧化碳结合物的吸收峰位置不同(后者峰位在 420 nm 左右),故将此种细胞色素命名为 P-450,意即一种在 450 nm 光波处有最大吸收峰的细胞色素,P 是 pigment(色素)的缩写。

(3)MFOS 催化氧化反应的特点

MFOS 催化的氧化反应特点是需要一个氧分子参与,其中一个氧原子被还原为 $H_2O$,另一个氧原子与底物结合而使该底物氧化,故称此酶为混合功能氧化酶或微粒体单加氧酶(microsomal monooxygenase),可简称为单加氧酶,其反应式如下:

$$RH + 2\,NADPH + O_2 \xrightarrow{\text{MFOS}} ROH + 2\,NADP^+ + H_2O$$

底物  还原型                   氧化   氧化型
　　  辅酶Ⅱ                   产物   辅酶Ⅱ

在上式反应中,还原型辅酶Ⅱ(NADPH)可提供电子使细胞色素 P-450 组成成分血红素中的铁还原为 $Fe^{2+}$,这样产生的还原型细胞色素 P-450 与分子氧形成"活性氧"复合体,其能氧化内源性或外源性化学物质(底物)包括化学污染物,形成氧化产物、氧化型辅酶Ⅱ和水。还原型辅酶Ⅱ细胞色素P-450还原酶可使氧化型辅酶Ⅱ(NADP$^+$)还原为NAD-PH,从而使P-450催化的氧化反应继续进行。

（4）MFOS催化的氧化反应类型

① 羟化反应:主要在细胞微粒体(即内质网)内进行,有以下三类反应。

a. 脂肪族羟化:脂肪族化合物侧链(R)末端倒数第一个或第二个碳原子的氢被氧化,形成羟基。

$$\text{R—CH}_3 \xrightarrow[\text{MFOS}]{2\text{NADPH} + \text{O}_2 \quad\quad 2\text{NADP}^+ + \text{H}_2\text{O}} \text{R—CH}_2\text{OH}$$

脂肪族化合物         羟基化合物

例如,有机磷杀虫剂八甲磷(schradane,OMPA)经此反应生成羟甲基八甲磷,毒性增高。巴比妥也可发生此类反应。

b. 芳香族羟化:芳香环上的氢被氧化形成羟基,生成酚类化合物。

$$\text{RC}_6\text{H}_5 \xrightarrow[\text{MFOS}]{2\text{NADPH} + \text{O}_2 \quad\quad 2\text{NADP}^+ + \text{H}_2\text{O}} \text{RC}_6\text{H}_4\text{OH}$$

芳香类         酚类

例如,苯可经此反应氧化为苯酚,苯胺可氧化为对氨基酚和邻氨基酚,萘也可经此反应氧化。

苯     苯酚

c. N-羟化反应(N-hygroxylation)是化学污染物的氨基(—NH$_2$)上的一个氢与氧发生结合的反应。由于是在氨基上加入一个氧原子,所以也称为N-氧化反应(N-oxidation)。苯胺经N-羟化反应形成N-羟基苯胺,后者的毒性增高,可使血红蛋白氧化成为高铁血红蛋白。有些芳香胺类化合物本身并不致癌,经N-羟化后才具有致癌作用。例如,致癌物2-乙酰氨基芴(2-acetylaminofluorene,AAF)也可发生N-羟化反应生成近致癌物N-羟基-2-乙酰氨基芴,再转化为终致癌物。然而,如AAF的羟化反应发生在芳香环上,则其产物7-羟基-2-乙酰氨基芴不具有致癌作用。

$$\text{R—NH}_2 \xrightarrow[\text{MFOS}]{2\text{NADPH} + \text{O}_2 \quad\quad 2\text{NADP}^+ + \text{H}_2\text{O}} \text{R—NH—OH}$$

胺类化合物         羟胺类化合物

苯胺     对氨基酚     邻氨基酚     羟基苯胺

② 环氧化反应(epoxidation):在 MFOS 催化下,化学污染物的两个碳原子之间与一个氧原子形成桥式结构,生成环氧化物。环氧化物多不稳定,可继续分解。但环氧化反应在生物转化过程中较为常见,具有一定的重要性。例如,黄曲霉素 B1 或多环芳烃类化合物[如苯并(a)芘]所形成的环氧化物可与生物大分子发生共价结合,诱发突变或癌变。

$$
\underset{\text{底物}}{R-CH_2-CH_2-R'} \xrightarrow[\text{MFOS}]{2NADPH+O_2 \quad 2NADP^++H_2O} \underset{\text{环氧化物}}{R-CH-CH-R'}
$$

③ 脱烷基反应:一些有机化学物在 N、O、S 原子上带有烷基,易被羟化,进而脱去烷基,生成醛和脱烷基产物,称此反应为脱烷基反应。

a. N-脱烷基反应(N-dealkylation):胺类化合物分子中,与氨基 N 相连的一个烷基被氧化并被脱去,生成醛和脱烷基产物。

$$
\underset{\text{胺}}{R-N\binom{CH_3}{CH_3}} \xrightarrow{[O]} \left[ R-N\binom{CH_3}{CH_2OH} \right] \longrightarrow \underset{\text{脱烷基产物}}{R-N\binom{CH_3}{H}} + \underset{\text{醛}}{HCHO}
$$

氨基甲酸酯类杀虫剂如西维因(carbaryl)、致癌物偶氮色素奶油黄和二甲基亚硝胺(dimethyl nitrosamine)皆可发生此种反应。二甲基亚硝胺经 N-脱烷基反应后,进一步形成游离甲基($\cdot CH_3$)可以使核酸等生物大分子发生烷化作用,引起细胞突变甚至癌变。

b. O-脱烷基反应(O-dealkylation):在醚类化合物分子中,与 O 相连的烷基易被氧化并被脱去,生成醛和脱烷基产物——醇类化合物。

$$
\underset{\text{醚}}{R-O-CH_3} \xrightarrow[\text{MFOS}]{2NADPH+O_2 \quad 2NADP^++H_2O} R-O-CH_2OH \longrightarrow \underset{\text{醇}}{ROH} + \underset{\text{醛}}{HCHO}
$$

c. S-脱烷基反应(S-dealkylation):在硫醚类化合物分子中,与 S 相连的烷基易被氧化并被脱去,生成醛和脱烷基产物——巯基化合物。

$$
\underset{\text{硫醚}}{R-S-CH_3} \xrightarrow[\text{MFOS}]{2NADPH+O_2 \quad 2NADP^++H_2O} R-S-CH_2OH \longrightarrow RSH + \underset{\text{醛}}{HCHO}
$$

d. 烷基金属脱烷基反应(metalloalkane dealkylation):曾经用作汽油防爆剂的四乙基铅[$Pb(C_2H_5)_4$]可在 MFOS 催化下脱去一个烷基,形成三乙基铅[$Pb(C_2H_5)_3$],毒性增高,可引起脑组织中 5-羟色胺积聚。三乙基铅可继续脱烷基形成二乙基铅。另外,四甲基铅在体内的生物转化与四乙基铅类似,但急性毒性较低。

$$
Pb(C_2H_5)_4 \longrightarrow Pb(C_2H_5)_3
$$

④ 硫氧化反应和氧化脱硫

a. $S$-氧化反应(sulfoxidation):多发生在硫醚类化合物(thioether),其代谢产物为亚砜(sulfoxide),亚砜可继续氧化为砜类(suifone)。

$$R—S—R' \xrightarrow[\text{MFOS}]{2NADPH + O_2 \quad 2NADP^+ + H_2O} R—SO—R' \longrightarrow R—SO_2—R'$$

硫醚　　　　　　　亚砜　　　砜

某些有机磷化合物可进行 $S$-氧化反应,如杀虫剂内吸磷(一〇五九,demeton)和甲拌磷(三九一一,phorate)等,氨基甲酸酯类杀虫剂如灭虫威(methiocard,灭梭威)和药物氯丙嗪(chlorpromazine)等。农药内吸磷经过硫氧化生成亚砜型内吸磷,毒性增加 5~10 倍。

b. 氧化脱硫反应(desulfurization):有机磷化合物可发生这一反应,使 P=S 基氧化形成P=O 基。如对硫磷(parathion)经脱硫反应形成对氧磷(paraoxon),毒性增大数倍。

$$\begin{array}{c} RO \\ RO \end{array} P \overset{S}{\underset{OR'(\text{或}SR')}{\diagup}} \xrightarrow{[O]} \begin{array}{c} RO \\ RO \end{array} P \overset{O}{\underset{OR'(\text{或}SR')}{\diagup}}$$

$$\begin{array}{c} C_2H_5O \\ C_2H_5O \end{array} P \overset{S}{\underset{O—\bigcirc—NO_2}{\diagup}} \xrightarrow{[O]} \begin{array}{c} C_2H_5O \\ C_2H_5O \end{array} P \overset{O}{\underset{O—\bigcirc—NO_2}{\diagup}}$$

对硫磷　　　　　　　　　对氧磷

⑤ 氧化脱氨反应(deamination):伯胺类化学物在邻近氮原子的碳原子上进行氧化,脱去氨基,形成醛类或酮类化合物,如:

$$R—CH_2—NH_2 \xrightarrow[\text{MFOS}]{2NADPH + O_2 \quad 2NADP^+ + H_2O} RCHO + NH_3$$

伯胺类化学物　　　　　　　　　醛类　氨

⑥ 氧化脱卤反应(oxidative dehalogenation):在 MFOS 催化下,卤代烃类化合物可先形成不稳定的中间代谢产物,即卤代醇类化合物,再脱去卤族元素。例如,DDT 经还原脱卤和氧化脱卤反应形成 DDA。DDA 的毒性很小,几乎是无毒的。

$$R—CH_2X \xrightarrow[\text{MFOS}]{2NADPH + O_2 \quad 2NADP^+ + H_2O} R—\overset{X}{\underset{}{C}}HOH \longrightarrow RCHO + HX$$

又如,氯仿经氧化脱卤反应可脱掉一个氯原子。

2. 非微粒体酶催化的氧化反应

非微粒体氧化酶包括醇脱氢酶、醛脱氢酶及胺氧化酶类,主要催化醇、醛、胺类化学物的氧化反应。此类酶多在肝细胞线粒体和胞液(cytosol)中存在,肺、肾也有存在。

(1) 醇脱氢酶(alcohol dehydrogenase):此类酶可催化伯醇类(如甲醇、乙醇、丁醇)进行氧化反应形成醛类,催化仲醇类氧化形成酮类。在反应中需要辅酶 I (NAD$^+$)或辅酶 II (NADP$^+$)为辅酶。一般来说,醇类经醇脱氢酶的氧化反应最终生成有机酸,具有解毒或降毒作用。但也有例外,如甲醇经醇脱氢酶的氧化可形成甲酸,毒性增大。

$$RCH_2OH + NAD^+ \longrightarrow RCHO + NADH + H^+$$
伯醇类　　　　　　　　　醛类

（2）醛脱氢酶（aldehyde dehydrogenase）:肝细胞线粒体和胞液中含有醛脱氢酶。醛类的氧化反应主要由肝组织中的醛脱氢酶催化,它以 $NAD^+$ 为辅酶催化醛类氧化形成相应的酸类。

$$RCHO + NAD^+ \xrightarrow{H_2O} RCOOH + NADH + H^+$$
醛类　　　　　　　　　　酸类

乙醇进入体内经醇脱氢酶催化而形成乙醛,再由线粒体乙醛脱氢酶催化形成乙酸。乙醇对机体的毒性作用主要来自乙醛。如体内醛脱氢酶活力较低,可导致饮酒后乙醛聚积,引起酒精中毒。

（3）胺氧化酶（amine oxidase）:主要存在于线粒体,可催化单胺类和二胺类发生氧化反应形成醛类。因底物不同可分为单胺氧化酶和二胺氧化酶。

① 单胺氧化酶（monoamine oxidase,MAO）主要存在于肝线粒体中,肠、肾和脑也有存在。在脑中单胺氧化酶主要参与神经递质的代谢。单胺氧化酶可将伯胺、仲胺和叔胺等脂肪族胺类氧化脱去氨基,形成相应的醛并释放出氨。

$$RCH_2NH_2 \xrightarrow{[O]} RCHO+NH_3$$
胺类　　　　　　　　醛类　氨

② 二胺氧化酶（diamine oxidase,DAO）为可溶性酶类,以磷酸吡哆醛和铜为辅酶,主要催化二胺类氧化为醛类,再进一步氧化为酸类。例如,赖氨酸在肠道中的腐败产物腐胺和尸胺均为二胺类,可在二胺氧化酶的催化下发生氧化反应。该酶在肝中活力较强,肾、肠及胎盘中也有存在。

3. 前列腺素生物合成过程中的共氧化作用

体内某些氢过氧化物或脂质过氧化物在过氧化物酶的催化下,同时氧化一些外源性化学物,这一过程称为共氧化作用（cooxidation）。共氧化作用不需要 NADPH 和 NADH 的参与。体内存在多种过氧化物酶可促进化学污染物发生共氧化作用,前列腺素合酶（prostaglandin sunthetase）家族中的过氧化物酶就是其中之一。

在机体内的花生四烯酸（arachidonic acid）经氧化作用可形成前列腺素（prostaglandin）。在此氧化过程中,某些外源化合物可同时被氧化,即共氧化作用（cooxidation）。花生四烯酸为多不饱和脂肪酸,分子中有 20 个碳原子和 4 个双键。前列腺素的合成分为两步,第一步是在脂肪酸环加氧酶催化下花生四烯酸被氧化形成前列腺素 $G_2$（$PGG_2$）;第二步是过氧化物酶催化 $PGG_2$ 氧化形成前列腺素$H_2$（$PGH_2$）。在第二步氧化反应中一些外源化合物可同时被氧化,即发生共氧化反应。例如,氨基比林的 $N$-脱甲基反应、对乙酰氨基酚的脱氢反应,苯并（$a$）芘的羟化和 7,8-二氢二醇苯并（$a$）芘的环氧化反应等均可以在前列腺素合酶家族中的过氧化物酶催化下,通过共氧化作用完成。

$$花生四烯酸 \xrightarrow{脂肪酸环加氧酶} PGG_2 \xrightarrow[（共氧化反应）]{过氧化物酶} PGH_2$$

上述前列腺素合成中的脂肪酸环加氧酶和过氧化物酶均属于前列腺素合酶家族,位于内质网膜上,也属于微粒体酶。在微粒体细胞色素 P-450 氧化酶和黄素单加氧酶含量较少的组织中,含有较多的前列腺素合酶,如精囊组织中前列腺素合酶的含量较高。前列腺素合酶还存在于肾髓质细胞、血管内皮细胞、膀胱上皮细胞及脑、肺、胎盘等组织。

共氧化反应与其他过氧化物酶及微粒体单加氧酶对外源性化学物所催化的氧化反应产物类似或相同,故在外源化合物转化、活化及解毒过程中具有同样重要性。苯并($a$)芘等外源化合物在共氧化反应中,可形成亲电子化合物,后者可与 DNA 等生物大分子结合,从而导致基因突变或细胞癌变。例如芳香胺类化学物在膀胱上皮细胞内、对乙酰氨基苯乙醚在肾内均可发生共氧化,形成终致癌物。因此,共氧化反应在毒理学上有较为重要的意义。

## (二) 还原反应

一般情况下,机体组织细胞处于有氧状态,所以在生物转化过程中,微粒体混合功能氧化酶起主导作用,以其催化的氧化反应为主。还原反应可在下述条件下发生:① 某些还原性化学物或代谢物在一定的组织细胞内积聚形成局部还原环境,使还原反应能够进行。② 在化学污染物的生物转化过程中,即使在细胞色素 P-450 单加氧酶系催化的氧化反应中,也有电子的转移,有些化学污染物存在接受电子的可能性,以致被还原。还原型辅酶Ⅱ(NADPH)细胞色素 P-450 还原酶就与此类还原反应有关。③ 氧化还原反应中的可逆反应即为还原方向的反应。如醇脱氢酶催化的醇类氧化($NAD^+$ 或 $NADP^+$ 为辅酶)的逆反应为还原反应(以 NADH 或 NADPH 为辅酶)。

催化还原反应的酶类主要存在于肝、肾和肺的微粒体和胞液中,肠道菌丛中某些还原菌也含有还原酶。此外,体内还存在非酶促还原反应。由于肠道属于厌氧环境而有利于还原反应,故化学污染物经口或胆汁进入肠道后,可在肠道中发生还原反应。肠道菌丛还原酶催化的还原反应所占的比重可能超过肺、肾等组织器官内还原反应的总和。

根据化学污染物的结构和反应机理,可将还原反应分为以下几类:

### 1. 羰基还原反应(carbonyl group reduction)

在醇脱氢酶和羰基还原酶的作用下,醛类和酮类化合物可分别还原成伯醇和仲醇。羰基还原酶是一类非微粒体的 NADPH 依赖酶,存在于血液、肝、肾及脑等组织。

$$RCHO \longrightarrow RCH_2OH$$
$$\text{醛} \qquad\qquad \text{伯醇}$$

$$RCOR' \longrightarrow RCHOHR'$$
$$\text{酮} \qquad\qquad \text{仲醇}$$

$$CH_3CH_2OH \underset{}{\overset{\text{醇脱氢酶}}{\rightleftharpoons}} CH_3CHO$$
$$\text{乙醇} \qquad\qquad\qquad \text{乙醛}$$

### 2. 含氮基团还原反应

(1) 硝基还原反应(nitroreduction):化学污染物分子中的硝基基团($-NO_2$),特别是芳香族硝基化合物如硝基苯,在还原反应历程中先形成中间代谢物亚硝基化合物($-NO$)和羟胺,最后还原为相应的胺类($-NH_2$)。催化硝基化合物还原的酶类主要是微粒体 NADPH 依赖性硝基还原酶、胞液硝基还原酶、肠菌丛的细菌 NADPH 依赖性硝基还原酶。NADPH 和 NADH 是供氢体,前者比后者更有效。典型的硝基还原反应可以硝基苯为例:

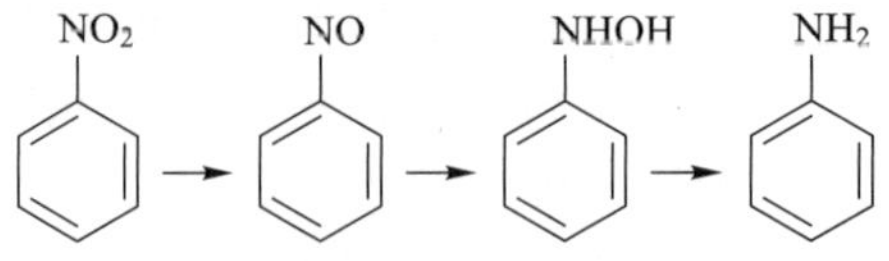

硝基苯　　　亚硝基苯　　　苯羟胺　　　苯胺

（2）偶氮还原反应（azoreduction）：由偶氮还原酶催化此类反应，主要在肝微粒体及肠道中进行。各种偶氮化合物可进行此类反应，如：偶氮苯→苯肼→苯胺。有些偶氮色素还原后具有致癌作用。

### 3. 含硫基团还原反应

二硫化物、亚砜化合物等可在体内被还原。如杀虫剂三硫磷（carbophenothion）被氧化形成三硫磷亚砜，后者在一定条件下可被还原成三硫磷。在此反应中，需硫氧还蛋白依赖性酶类催化。

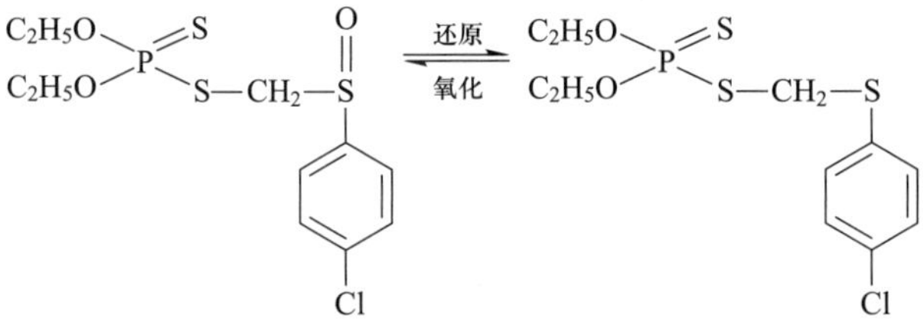

三硫磷亚砜　　　　　　　　　　　　三硫磷

### 4. 含卤素基团还原反应

在此类反应中，与碳原子结合的卤素被一氢原子所取代。例如，四氯化碳在体内被 NADPH-细胞色素 P-450 还原酶催化还原，形成三氯甲烷自由基（$\cdot CCl_3$），该自由基对肝细胞膜脂质结构有破坏作用，可引起肝脂肪变性和坏死等。

$$CCl_4 + NADPH \xrightarrow{\text{NADPH细胞色素P-450还原酶}} \cdot CCl_3 + NADP^+ + HCl$$

### 5. 无机化合物还原

典型的例子如五价砷化合物可在体内被还原为毒性作用更强的三价砷化合物。

### （三）水解反应

水解反应（hydrolysis）是在水解酶的催化下化学污染物与水发生化学反应而引起化学物分解的反应。许多化学污染物（如酯类、酰胺类等）极易水解。血浆、肝、肾、肠、肌肉和神经组织中均含有许多水解酶。酯酶、酰胺酶等是广泛存在的水解酶。根据化学物质的结构和反应机理，可将水解反应分为以下几类：

### 1. 酯类水解反应

酯类在酯酶的催化下发生水解反应生成相应的酸和醇。

$$RCOOR' \xrightarrow[\text{酯酶}]{H_2O} RCOOH + R'OH$$

水解反应是许多有机磷杀虫剂在体内的主要代谢方式，例如，敌敌畏、对硫磷（或对氧磷）及马拉硫磷等水解后毒性降低和消失。有些昆虫对马拉硫磷有抗药性，是由于体内酯酶活力较高，极易使马拉硫磷失活。此外，拟除虫菊酯类杀虫剂也可通过水解反应降解而解毒。

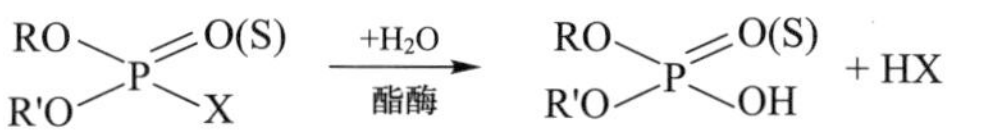

有机磷杀虫剂 → 烷基磷酸（或烷基硫代磷酸）+ HX

（+H₂O，酯酶）

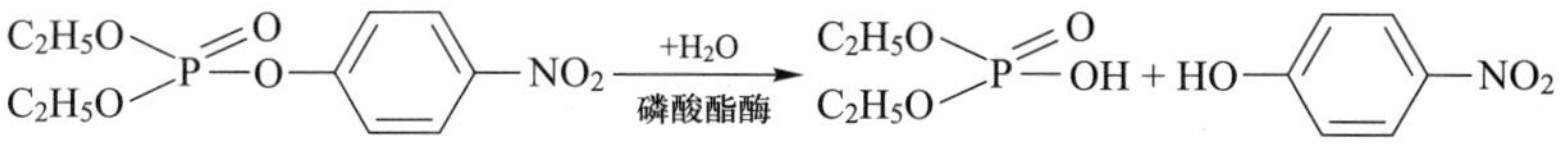

对氧磷 → 二乙基磷酸 + 对硝基酚

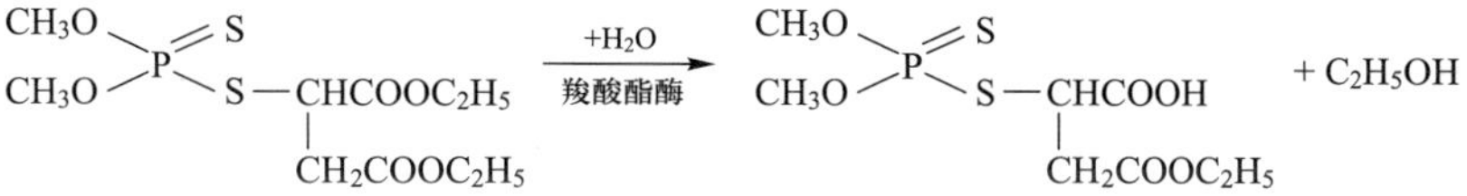

（+H₂O，磷酸酯酶）

马拉硫磷

（+H₂O，羧酸酯酶）→ + C₂H₅OH

## 2. 酰胺类水解反应

酰胺类水解反应被酰胺酶所催化。酰胺是羧酸中羧基的—OH 被氨基置换而形成的产物，通式为

$$R-\overset{\overset{\text{O}}{\|}}{C}-NH_2$$

$$RCONHR' \xrightarrow[\text{酰胺酶}]{+H_2O} RCOOH + R'NH_2$$

杀虫剂乐果可通过酰胺类水解反应降解和解毒：

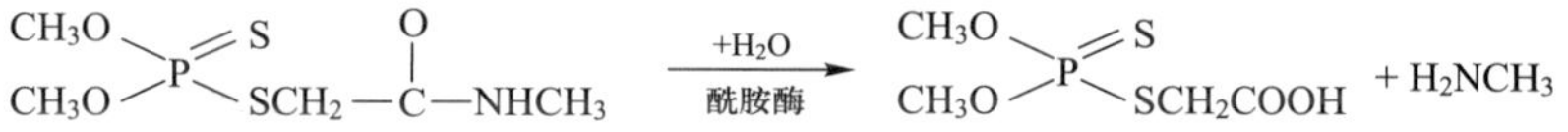

乐果 $\xrightarrow[\text{酰胺酶}]{+H_2O}$ + H₂NCH₃

酯酶和酰胺酶虽有一定区别，但很难严格区分，二者具有彼此的活性，只是催化水解反应的速度不同，酰胺类的酶水解作用比脂类缓慢得多，这可能与酰胺酶缺乏底物特异性有关。在某些情况下，酰胺类的水解也可由肝微粒体酯酶催化。

## 3. 水解脱卤反应

水解脱卤反应（hydrolytic dehalogenation），是指卤代烃类化合物在 MFOS 催化下，可先形成不稳定的中间代谢产物，即卤代醇类化合物，再通过水解脱卤反应脱去卤族元素。例如，DDT-脱氯化氢酶在催化 DDT 转化为 DDE 过程中存在水解脱卤反应。在此催化过程中需要谷胱甘肽存在，以维持该酶的结构。人体吸收的 DDT 约 60% 可经此类反应转化为 DDE。DDE 的毒性远较 DDT 为低，且 DDE 可继续转化为易于排泄的代谢物。

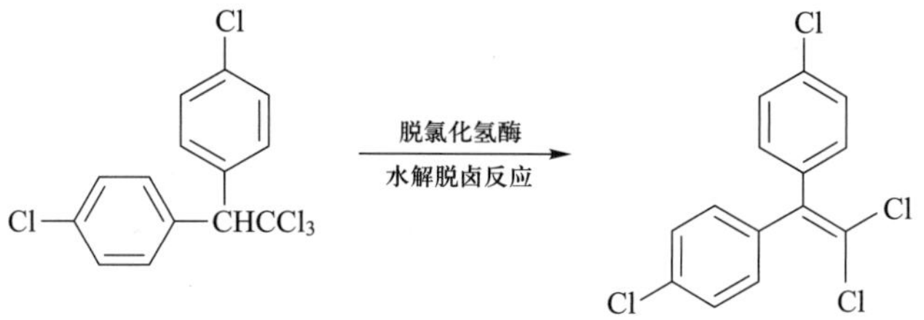

DDT $\xrightarrow[\text{水解脱卤反应}]{\text{脱氯化氢酶}}$ DDE

昆虫(特别是家蝇和蚊类),体内 DDT-脱氯化氢酶活性较高,故昆虫对 DDT 的耐药性很强。如将 DDT 与能抑制该酶活性的杀螨醇联合使用,则 DDT 不易转化为 DDE,昆虫对 DDT 的耐药性因而降低或消失。

4. 环氧化物的水解反应

环氧化物的水解反应(hydrolysis of epoxides)是指芳香烃类或脂肪烃类化合物氧化形成的环氧化物在环氧化物水解酶(epoxide hydrolase,EH)的催化下,通过水解作用生成相应的二氢二醇化合物的生化反应。人体内有 5 种环氧化物水解酶,主要分布在肝中,肺、肾、小肠、结肠、脾、胸腺、心、脑、睾丸、卵巢及皮肤中也有存在。但是,只有微粒体环氧化物水解酶(mEH)和可溶性环氧化物水解酶(sEH)具有代谢化学毒物的作用,因此在多数情况下,mEH 和 sEH 与细胞色素 P-450 在组织和细胞的分布上保持一致,从而使由细胞色素 P-450 催化形成的环氧化物能够被及时水解解毒。

苯并(a)芘在微粒体细胞色素 P-450 单加氧酶的催化下形成苯并(a)芘-7,8-环氧化物,经水解反应形成具有一定致癌作用的近致癌物苯并(a)芘二氢二醇,再继续代谢转化形成终致癌物苯并(a)芘-7,8-二氢二醇-9,10-环氧化物(BPDE)。BPDE 可与 DNA 反应形成 DNA 加合物。因此,水解反应在致癌物活化过程中有重要意义。然而,苯并(a)芘环氧化物有多种异构体,除 7,8-环氧化物外,还有 2,3-环氧化物,4,5-环氧化物和 9,10-环氧化物,它们进一步形成的二氢二醇类和酚类化合物并不具有致癌性,并可通过结合反应形成结合产物而排出体外。由此可见,通过此途径的生物转化反应在多数情况下,环氧化物经过水解反应形成的代谢产物活性降低,是一种解毒反应;但是其中也有一些代谢产物的生物活性增加,具有致癌作用。

苯并(a)芘　　　　　　苯并(a)芘-7, 8-环氧化物　　　　　苯并(a)芘二氢二醇

(四)结合反应

结合反应(conjugation reaction)是进入体内的化学污染物在代谢过程中与某些内源性化学物质或基团发生的生物合成反应,形成的产物称结合物(conjugate)。

1. 结合反应发生的条件和器官

化学污染物经第一相反应后已具有羟基、羧基、氨基、环氧基等极性基团,极易与具有极性基团的内源性化学物质发生结合反应。在结合反应中需要有相应的转移酶和辅酶参加,并要消耗代谢能量。化学污染物和作为结合剂的内源化学物均需要活化,由 ATP 提供能量。因此,参与结合反应的内源化学物或基团是体内正常代谢过程中经过活化的产物,而直接由体外输入的化学物质即使与内源化学物相同,也不能参加结合反应,其原因或由于未经体内代谢活化或由于不能直接作为转移酶的底物故而不能参与结合反应。结合反应主要发生在肝,其次是肾,在肺、肠、脾、脑中也可进行。

2. 结合反应的毒理学意义

大多数化学污染物及其代谢产物均需经过结合反应,才能排出体外。化学污染物有些

可直接发生结合反应,而多数需经第一相反应后才能发生结合反应(第二相反应)。一般来说,经过第一相反应,化学污染物分子中出现了极性基团,使极性增强、水溶性增高,故易于排出体外;同时原有生物活性或毒性也降低或丧失。经过第二相反应,化学污染物的理化性质和生物活性发生了进一步变化,特别表现在极性的增强和水溶性的增高上,从而更易于从体内排泄,原有的生物活性或毒性也进一步减弱或消失。然而,近年来也发现有些化学污染物经过结合反应,可形成终致癌物或近致癌物,毒性反而增强。有些化学污染物经结合反应后脂溶性增高、水溶性降低,使之容易被重吸收而不易排出体外。这种情况尤多发生在属于酸类或醇类的环境化学物,酸类可与甘油或胆固醇结合,醇类可与脂肪酸结合,均可形成亲脂性较强的结合物——酯类化合物,不易溶于水,使之难于排出体外。因此,应认识到随化合物污染物的不同,结合反应有其双重性:既有使一些化学污染物毒性减弱或丧失的一面,又有使另一些化学污染物毒性增强或代谢活化(bioactivation)的一面。

3. 结合反应的类型

根据与化学污染物结合的结合剂不同,可将结合反应分为以下几种类型:

(1)葡糖醛酸结合

葡糖醛酸结合在结合反应中占有最重要的地位。许多化学污染物如醇类、酚类、羧酸类、硫醇类和胺类等均可进行此类反应。几乎所有哺乳动物、大多数脊椎动物体内均可发生此类结合反应。

葡糖醛酸的来源:糖类代谢中生成尿苷二磷酸葡萄糖(uridine diphosphate glucose,UDPG),UDPG 再被氧化生成尿苷二磷酸葡糖醛酸(UDPGA);UDPGA 是葡糖醛酸的供体,在葡糖醛酸基转移酶(glucuronyl transferase)的催化下能与化学污染物及其代谢物的羟基、氨基和羧基等基团结合。反应产物是 β-葡糖醛酸苷(β-glucuronide)。而直接从体外输入的葡糖醛酸不能作为葡糖醛酸基转移酶的底物故不能进行此结合反应。

$$\text{尿苷三磷酸} + \text{葡糖-1-磷酸} \xrightarrow{\text{UDPG焦磷酸化酶}} \text{UDPG} + \text{焦磷酸盐}$$

$$\underset{\text{辅酶 I}}{\text{UDPG} + 2NAD^+} \xrightarrow[H_2O]{\text{UDPG脱氢酶}} \underset{\text{还原型辅酶 I}}{\text{UDPGA} + 2NADH}$$

上式中,尿苷三磷酸(uridine triphosphate,UTP)是一种嘧啶核苷酸,结构中有尿嘧啶、核糖和磷酸。UTP 是糖代谢和核酸代谢中常见的化学物,主要用于 RNA 合成(转录)。UTP 也可用作能量来源,与 ATP 类似,但较 ATP 少见。

苯酚 + UDPGA —葡糖醛酸基转移酶→ 苯基-β-葡糖醛酸苷 + 尿苷二磷酸

苯甲酸 + UDPGA —葡糖醛酸基转移酶→ 苯甲酸葡糖醛酸苷 + UDP

　　此类结合反应主要在肝微粒体中进行,肾、肠黏膜和皮肤中也可发生。在肝中此类结合物可随胆汁进入肠道,有的在肠菌群中的 β-葡糖醛酸苷酶作用下发生水解,可再被重吸收,进入肠肝循环。

　　(2) 硫酸结合

　　化学污染物及其代谢物中的醇类、酚类或胺类化合物可与硫酸结合形成硫酸酯。内源性硫酸来自含硫氨基酸的代谢产物,但必须先经三磷酸腺苷(ATP)活化,成为 3′-磷酸腺苷-5′-磷酰硫酸(3′-phosphoadenosine-5′-phosphosulfate, PAPS),再在磺基转移酶(sulfotransferase)的催化下与醇类、酚类或胺类结合形成硫酸酯。苯酚与硫酸结合是较为常见的反应形式。

$$SO_4^{2-} + ATP \xrightarrow{\text{硫酸化酶}} 5'\text{-磷酰硫酸腺苷(APS)} + \text{焦磷酸(PPi)}$$

$$APS + ATP \xrightarrow{\text{APS激酶}} PAPS + ADP$$

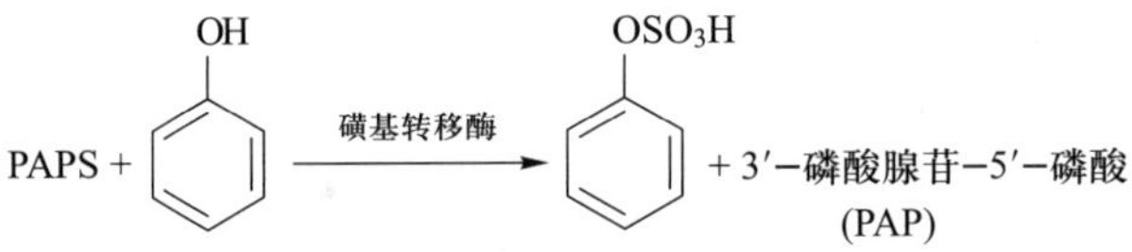

苯酚　　　　　　　硫酸苯酯

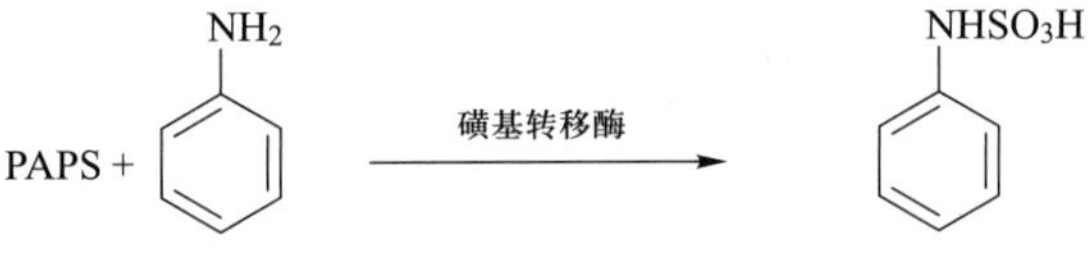

苯胺　　　　　　　N-苯基氨基磺酸酯

　　(3) 谷胱甘肽结合

　　在谷胱甘肽 S-转移酶的催化下,环氧化物、卤代芳烃、不饱和脂肪烃类及有毒金属等均能与谷胱甘肽(glutathione, GSH)结合形成谷胱甘肽结合物而解毒。谷胱甘肽 S-转移酶主要存在于肝、肾细胞的微粒体和胞液中。

　　许多致癌物和肝脏毒物在生物转化过程中可形成对细胞毒性较强的环氧化物,如溴化苯经环氧化反应生成的环氧溴化苯是强肝毒物,可引起肝坏死,但如果环氧溴化苯与GSH 结合,其毒性可降低并易于排出体外。因此,GSH 与环氧化物的结合反应非常重要。然而,GSH 在体内的含量有一定限度,如短时间内形成大量环氧化物,会导致 GSH 耗竭,使有毒化学物蓄积而毒性作用增加。

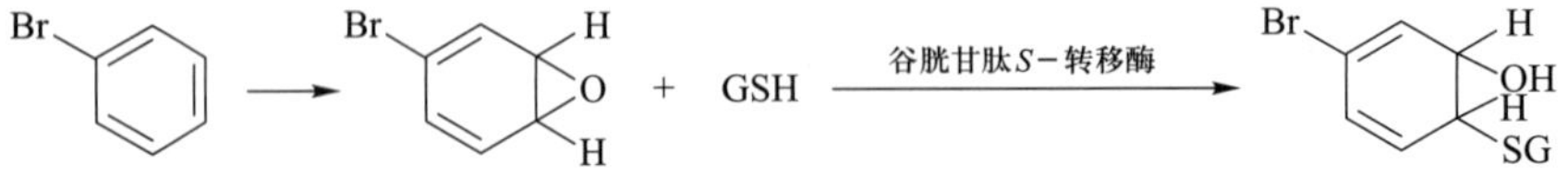

溴化苯　　　　　环氧溴化苯　　　谷胱甘肽　　　　　　　溴化苯谷胱甘肽结合物

　　(4) 乙酰结合

　　在 N-乙酰转移酶的催化下,各种芳香胺类、肼类、酰肼类、磺胺类和一些脂肪胺类化学物可与乙酰辅酶 A(CH₃CO-CoA)作用生成乙酰衍生物,并释放出辅酶 A(coenzyme A,简称 CoA、CoASH 或 HSCoA)。乙酰辅酶 A 是辅酶 A(CoA)与糖、脂肪或蛋白质的代谢产物相结合而形成的。N-乙酰转移酶主要分布在肝及肠胃黏膜细胞中，肺、脾中也有存在。不同种族或人群对外源性化学物质的乙酰化速率差异很大，且与遗传有关。

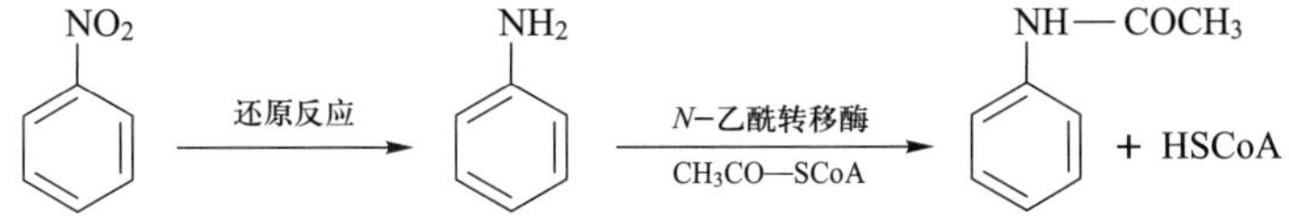


硝基苯　　苯胺　　乙酰衍生物　辅酶A

（5）氨基酸结合

含有羧基（—COOH）的化学污染物如有机酸可与氨基酸结合，反应的本质是肽式结合，以甘氨酸结合最多见。如苯甲酸可与甘氨酸结合形成马尿酸而排出体外；氢氰酸可与半胱氨酸结合而解毒，并随唾液和尿液排出体外。

$$C_6H_5COOH + NH_2CH_2COOH \longrightarrow C_6H_5CONHCH_2COOH + H_2O$$

苯甲酸　　甘氨酸　　马尿酸

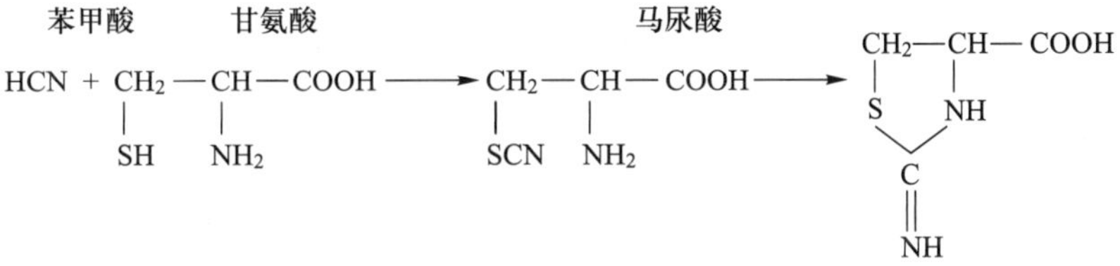


氢氰酸　半胱氨酸　　亚氨噻唑烷-4-羧酸

（6）甲基结合

各种酚类（特别是多羟基酚）、硫醇类、胺类及氮杂环化合物（如吡啶、喹啉、异吡唑等）在体内可与甲基结合，生成 *O*-、*S*-、*N*-甲基衍生物，也称甲基化。甲基主要由 *S*-腺苷蛋氨酸（又称 *S*-腺苷甲硫氨酸，*S*-adenosyl methionine）提供，也可由 $N^5$-甲基四氢叶酸衍生物和维生素 $B_{12}$（甲基类咕啉）衍生物提供。蛋氨酸的甲基经 ATP 活化，成为 *S*-腺苷蛋氨酸，再由甲基转移酶催化，使底物发生甲基化反应。

甲基化一般是一种解毒反应，是体内生物胺失活的主要方式。但是，除叔胺外，甲基化产物的水溶性均比母体化合物低。

此外，金属元素的生物甲基化普遍存在，尤其在微生物发生较多。如汞、铅、锡、铂、铊、金，以及类金属如砷、硒、碲和硫等，都能在生物体内发生甲基化。金属生物甲基化的甲基供体是 *S*-腺苷蛋氨酸和维生素 $B_{12}$（甲基类咕啉）衍生物。

除了上述6类结合反应外，体内还存在其他类型的结合反应，例如，存在于线粒体膜上的硫氰酸酶可催化剧毒的氰化物与硫结合转化为低毒的硫氰化物而排泄。反应过程如下：

$$CN^- + S_2O_3^{2-} \longrightarrow SCN^- + SO_3^{2-}$$

在此反应中，硫代硫酸盐作为硫的供体，反应产物亚硫酸盐可以被亚硫酸盐氧化酶氧化为硫酸盐而排泄。

## 二、影响因素

多种因素可影响化学污染物的生物转化过程，其实质是在于这些因素能对催化生物转化反应的各种酶类的功能和活力产生影响,使化学污染物生物转化的途径和速度发生变化,导致其对机体的生物学作用和机体对该化学物的反应等发生改变。因此,研究不同因素对代谢酶的作用是研究各种因素对生物转化影响的关键所在。

### (一) 物种差异和个体差异

物种、品系和个体之间在生物转化上的差异,主要是由各自的遗传因素决定的,主要表现在体内酶的种类和活力上。

#### 1. 物种差异

同一化学污染物在不同种动物体内的代谢情况可完全不同。从代谢酶的角度出发,主要表现在两方面:① 代谢酶的种类不同,即某种代谢酶的有无。例如,大鼠、小鼠和狗的体内具有 N-羟化酶和磺基转移酶,故可将 $N$-2-乙酰氨基芴(AAF)羟化并与硫酸结合生成具强烈致癌作用的硫酸酯;而豚鼠体内缺乏 $N$-羟化酶,因此不能将 AAF 转化为硫酸酯;另有些动物肝中缺乏磺基转移酶,也不能将 AAF 转化为硫酸酯。② 代谢酶的活力不同。虽然不同物种均具有催化某种生物转化反应的酶类,但其活力不同,将影响化学污染物进行该反应的速度,使同一化学污染物在不同种类动物的半衰期不同。例如,苯胺在小鼠体内的生物半衰期为 35 min,狗为 167 min;安替比林在大鼠体内的生物半衰期为 140 min,在人为 600 min。又如,不同种类动物肝中磺基转移酶活力不同,AAF 对动物致癌作用的强弱与该酶的活力呈一定的平行关系。

#### 2. 个体差异

化学污染物在生物转化上的个体差异与遗传因素和非遗传因素有关。

(1) 遗传因素:由于代谢酶的多态性,导致某些参与代谢的酶类在不同个体中的活力不同。例如,芳烃羟化酶(arylhydrocarbon hydroxylase,AHH)可使芳香烃类化合物羟化,并产生致癌活性,其活力在不同个体之间存在明显的差异。在吸烟量相同的情况下,AHH 活力较高的人,患肺癌的危险度比活力低的人高 36 倍;AHH 活力中等的人,患肺癌的危险度比活力低者高 16 倍。又如,在 16-α-羟化酶的催化下,致癌的雌酮和雌二醇可羟化为不致癌的雌三醇;研究发现,乳腺癌患者细胞内 16-α-羟化酶活力较低。$N$-乙酰转移酶(NAT)是芳香胺类化合物在体内代谢解毒的关键酶系。由于 NAT 基因的变异,使 NAT 酶也具有多态性,已经发现 NAT 酶有两种:一种对芳香胺类化合物能够快速代谢,而另一种则代谢很慢。NAT 为慢型的人接触芳香胺类化合物易于发生膀胱癌。

(2) 非遗传因素:年龄、营养状况等非遗传因素的差异也可导致化学污染物生物转化的个体差异(见下述)。

### (二) 饮食营养状况

蛋白质缺乏时,微粒体细胞色素 P-450 单加氧酶和微粒体 NADPH-细胞色素 P-450 还原酶活力降低,$N$-氧化脱烷基反应和羟化反应减弱,某些化学污染物葡糖醛酸结合反应也减少,导致生物转化速度降低。因此,对于经生物转化可达到解毒或降低毒性作用的大多数化学污染物,蛋白质缺乏时,这些化学物质转化速度减慢,对机体的毒性增强,如六六六、DDT、马拉硫磷等;然而,对那些本身不具毒性,只有生物转化以后才具毒性的化学污染物而言,蛋白质缺乏时,某些催化酶活力下降,毒性反而减弱。

膳食中多不饱和脂肪酸不足或过多,均可引起肝细胞色素 P-450 单加氧酶活力下降,从而影响有关化学污染物的氧化反应的速度。

维生素与酶活性的关系比较复杂。总的来说,维生素缺乏,使生物转化速度减慢,但具体情况有所不同。维生素 A、E、C 缺乏,可引起细胞色素 P-450 单加氧酶活力下降;维生素 C 缺乏时苯胺的羟化反应减弱;核黄素缺乏时,NADPH-细胞色素 P-450 还原酶活力下降,也可使偶氮类化合物还原酶活力降低,使致癌物奶油黄的致癌作用增强;然而,核黄素缺乏时,有些羟化酶活力也会增强。总之,维生素对生物转化影响的机理比较复杂,尚待深入研究。

膳食中无机盐营养成分的缺乏,如钙、镁、铜、锌、铁等的缺乏也可影响细胞色素单加氧酶的活力。有些微量元素是某些代谢酶的组成成分、辅基或辅酶,如这些元素缺乏就会影响该酶的活力。

### (三) 年龄、性别等生理因素

#### 1. 年龄

随着年龄的增长,某些代谢酶的活力也在变化,体内生物转化的能力也随之改变。初生及未成年机体中微粒体酶的功能尚未完全发育成熟,成年后达到高峰,然后开始逐渐下降,进入老年又较为减弱,故生物转化功能在初生、未成年和老年时期均较成年时期为低。例如,大鼠出生后 30 天,肝微粒体混合功能氧化酶才达到成年水平,250 天后又开始下降。葡糖醛酸结合反应能力在老年动物减弱,而大鼠的单胺氧化酶活力在一定年龄段随年龄增长而增高。

#### 2. 性别

雌、雄两性哺乳动物对化学污染物的生物转化存在性别差异,这主要是由性激素决定的,故从性发育成熟的青春期才开始出现生物转化的性别差异,并持续整个成年期,直到进入老年之前。在多数情况下雄性动物在代谢转化能力和代谢酶活力上均高于雌性动物,但也有少数化学物质的情况与此相反。雄性哺乳动物体内环己烯巴比妥的羟化反应、氨基比林的脱甲基反应,以及芳基化合物与谷胱甘肽的结合反应等,均高于雌性哺乳动物。环己烯巴比妥在雌性大鼠体内的生物转化速率慢,故其半衰期($t_{1/2}$)比在雄性大鼠体内长,所以给大鼠注射相同剂量的环己烯巴比妥时,雌性大鼠睡眠时间要比雄性大鼠长。对硫磷在雌性大鼠体内的代谢转化速度比在雄性大鼠体内快,由于对硫磷在氧化过程中能产生毒性更大的中间产物,所以对硫磷对雌性大鼠的毒性比对雄性大鼠大。

#### 3. 激素

激素对化学污染物的生物转化有明显影响,上述雌、雄个体在生物转化上的性别差异主要是由雌、雄激素所决定。此外,性激素对生物转化的影响,还表现在妊娠可使肝微粒体单加氧酶、甲基转移酶、单胺氧化酶等活力降低。有些酶活力的降低出现在妊娠后期,如妊娠大鼠直到妊娠 19~20 天,葡糖醛酸基转移酶和某些羟化酶活力才显著降低,孕酮和孕二醇的浓度增高对葡糖醛酸基转移酶的活力有抑制作用。妊娠豚鼠的硫酸结合反应能力减弱。孕妇对镇痛药哌替啶(杜冷丁)、安定药丙嗪的代谢转化减慢。

此外,甲状腺素可使大鼠微粒体 NADPH-细胞色素 P-450 还原酶活力增强,而使肝单胺氧化酶活力下降;肾上腺皮质激素可的松(cortisone)可使肝微粒体酶活力增强;胰岛素可使糖尿病(四氧嘧啶诱发)大鼠已降低的葡糖醛酸结合反应恢复。

#### 4. 昼夜节律

机体在每日中不同时间的生物转化能力有高低差异,一般认为这与内分泌功能的昼夜节律(circadian rhythm)有关。例如,大鼠在一日的黑暗阶段对化学污染物的生物转化速度较高,在照明阶段则逐渐下降。细胞色素 P-450 单加氧酶活力也呈现昼夜差异。如在每日 12 h 黑暗和 12 h 照明条件下饲养动物,生物转化的昼夜节律就更加明显。

（四）代谢饱和状态

化学污染物的浓度或剂量能影响它的代谢途径和代谢产物,从而影响它的毒性作用。化学污染物进入机体后,随着该化学物质在体内浓度的增高,单位时间内代谢酶催化代谢所形成的产物量也随之增大;但当该化学物质的浓度达到一定水平时,其代谢过程中所需的基质（如谷胱甘肽）耗尽或者参与代谢的酶的催化能力已经达到最大,这样单位时间内的代谢产物量就不再随化学物质浓度升高而增大,表明这一代谢途径已经饱和,这种代谢途径被饱和的现象称为代谢饱和（metabolic saturation）。在这种情况下,由于生物转化一般存在多种代谢途径,该化学物质可能从其正常的代谢途径转变到其他代谢途径。如氯乙烯,在低剂量时主要在醇脱氢酶的作用下,先水解为氯乙醇,再形成氯乙醛并氧化为氯乙酸。当氯乙烯浓度过高,超过上述代谢途径所能承受的负荷,氯乙烯将可能通过另一条代谢途径在微粒体混合功能氧化酶的催化下形成环氧氯乙烯,进一步形成氯乙醛,这两种产物均有诱变性和致癌性。又如,溴化苯在体内首先被转化成为对肝具有毒作用的溴化苯环氧化物,当进入体内的溴化苯剂量较小时,约有 75% 的溴化苯环氧化物可与谷胱甘肽结合,并以溴苯基硫醚氨酸的形式排出;但当溴化苯剂量较大时,仅有 45% 可按上述转化途径和形式排出;而当溴化苯剂量过大时,由于谷胱甘肽贮量有限,容易导致谷胱甘肽耗竭,使结合反应减弱,未经结合的溴化苯环氧化物可与 DNA、RNA 或蛋白质反应,呈现毒性作用。

（五）代谢酶的抑制和诱导

1. 抑制

（1）特异性抑制:是指化学污染物对特定代谢酶活性的抑制作用。由于一种代谢酶往往可以对两种以上的化学物质进行代谢转化,所以一种化学污染物对某种酶的抑制可能导致这种酶对另一种化学物质的转化作用。例如,对硫磷的代谢物对氧磷能抑制羧酸酯酶的活性,使该酶催化的马拉硫磷的水解反应速度减慢,造成马拉硫磷的毒性作用增强。又如,四氯化碳的代谢产物可与细胞色素 P-450 发生共价结合,导致该酶的结构改变、功能破坏,从而使细胞色素 P-450 催化的多种化学物质的生物转化均受到影响。

（2）竞争性抑制（competitive inhibition）:参与生物转化的酶系统一般对底物的专一性不高,几种不同的化学物质均可作为同一酶系统的底物,故不同化学物质可以对同一种酶系统发生竞争性结合。因此当一种化学污染物在体内含量过高时,可抑制该酶系对其他浓度较低的化学物质生物转化的催化作用,这被称为竞争性抑制。

2. 诱导

化学污染物引起某些代谢酶系的活力增强或酶的含量增加的现象被称为酶诱导（enzyme induction）。凡具有诱导效应的化学物称为诱导物（inducer）。由于生物转化的酶系统一般对底物的专一性不高,所以酶诱导的结果不仅对诱导物而且对其他作为底物的化学污染物的生物转化均能产生促进作用。由于化学污染物经生物转化后有的毒性降低、有的毒性增高,所以对酶诱导的后果应全面分析,不能单纯强调其解毒的一面。

许多化学物质对微粒体混合功能氧化酶有诱导作用。由于该酶系,特别是细胞色素 P-450 氧化酶有多种类型（即同工酶）存在,不同诱导物可诱导不同的同工酶,导致该酶对不同化学污染物的催化活力不同。细胞色素 P-450 氧化酶的主要诱导物有:① 巴比妥类化合物,以苯巴比妥(phenobarbital,PB)为代表,其对酶的诱导作用可使巴比妥类化合物的羟化反应、对硝基茴香醚的 O-脱甲基反应、苄甲苯丙胺的 N-脱甲基反应及有机氯杀虫剂艾氏剂的环氧化反应等增强。② 多环芳烃类化合物,以 3-甲基胆蒽为代表,它的诱导作用可增强多环芳烃羟化酶的活力,使苯并(a)芘等多环芳烃类化合物的羟化反应增强。③ 多氯联苯类诱导物,以 Arochlor 1254(主要成分为六氯联苯)为代表,具上述二类诱导物的特点,可促进巴比妥类和多环芳烃类化合物的代谢过程。此外,氯化烃类杀虫剂(如 DDT 和氯丹)等化学污染物对细胞色素 P-450 氧化酶等代谢酶也有诱导作用。

## 思 考 题

1. 名词解释:生物转运,生物转化,脂/水分配系数,吸收,分布,靶器官,血脑屏障,胎盘屏障,肠肝循环,共氧化作用,昼夜节律,代谢饱和,竞争性抑制,酶诱导。

2. 简述生物膜的结构与功能。

3. 化学污染物通过生物膜的方式有几种?各自的影响因素有哪些?

4. 试述人体对化学污染物吸收的途径及其影响因素。

5. 简述肾的结构与排泄功能。

6. 论述微粒体混合功能氧化酶系催化的氧化反应。

7. 生物转化中的结合反应有哪些类型?试论述之。

8. 简述影响生物转化的因素。

电子教案

参考文献

# 第三章 化学污染物的毒性作用及其机理

化学污染物对生物体作用的性质和强度,往往是生物体、化学物质及环境条件三者相互作用的结果。不同种类的生物对同一种化学污染物的反应往往差别很大,而不同化学污染物对同一种生物常常有不同的毒性作用,在不同的环境条件下又影响着生物体与化学污染物之间的相互作用。研究化学污染物对机体的毒性作用及其致毒机理,对于环境毒理学不仅具有理论意义,而且也有应用价值。

化学污染物的毒性大致可分两种类型:一般毒性和特殊毒性。化学物质的"一般毒性"是所有化学物质都可能具有的毒性,它主要表现在,当化学物质达到一定剂量(一般称为"阈值")时便可对暴露生物产生毒性作用且在一定条件下存在剂量-效应关系,如酶活性下降、细胞死亡等;而"特殊毒性"只是某些化学物质才具有的毒性,主要指化学物质的致突变、致癌变、致畸变作用(即"三致作用"),以及过敏性反应和特异体质反应等,它们被认为是不存在"阈值"(如对"三致作用"的诱发)或者剂量-反应关系比较特殊(如引起的过敏反应)的一类特殊的毒性。

本章在第一至三节对化学污染物总的毒性作用(以一般毒性为主)、机理及影响因素进行论述,第四节对化学污染物的特殊毒性及其机理进行论述。

## 第一节 毒性作用与健康效应谱

### 一、基本概念

#### (一)毒物与化学污染物

毒物与非毒物

毒物(toxicant)是指在一定条件下,较小剂量就能引起生物机体功能性或器质性损伤的化学物质。换言之,较小剂量就表现出毒性的物质为毒物,而大剂量才表现出毒性的物质为非毒物。因此,毒物和非毒物的界限在于能够引起机体中毒的剂量大小。环境毒物(environmental toxicants)是在较小剂量作用下即能对人类和其他生物体产生损害的化学污染物。

## （二）中毒

中毒（toxication）是指机体受到某种化学物质的作用而产生功能性或器质性损伤的现象或病变。根据中毒发生发展的快慢，可分为急性、亚急性、亚慢性和慢性中毒。

## （三）毒性

毒性（toxicity）是指一种物质能引起生物体损害的性质和能力。毒性越强的化学物质，导致机体损伤所需的剂量就越小。化学物质的毒性大小还可以通过其对生物体产生的损害性质和程度而表现出来，这可用动物试验或其他方法来检测。物质的毒性主要取决于物质的分子结构和化学性质，所以毒性是物质的固有特性。

有些物质，如水、葡萄糖、蛋白质等，达到很大剂量时才可引起机体中毒，所以它们属于非毒物；但由于它们达到很大剂量时对机体能表现出毒性作用，所以它们虽然不是毒物，但具有潜在的毒性。这样就可以引出一个毒理学新概念：所有的物质都具有毒性（或潜在的毒性），但不是所有的物质都是毒物。换言之，毒性是物质固有的潜在特性，毒性作用是物质毒性在生物机体的表现或发挥；在日常使用剂量下，或在小剂量下对人或其他生物不具有毒性作用的物质，在毒理学上称之为非毒物，而不能称之为毒物。

只有当物质达到中毒剂量，物质的毒性表现出来时，才能对该物质毒性的大小进行度量。发现敏感的毒性标志物是毒理学研究的主要内容之一。

## （四）剂量

剂量（dose）的概念较宽泛，既可指给予机体的或机体接触（或暴露）的外源化合物的量，又可指外源化合物吸收进入机体的量，还可指在关键组织器官和体液中直接导致机体损害的外源化合物的量。环境化学污染物属于外源化合物。

根据外源化合物存在的状况，可把剂量进一步分为暴露剂量、吸收剂量、生物有效剂量。① 暴露剂量（exposure dose），又称外剂量（external dose）或接触剂量，是指环境中与机体实际接触的毒物总量。② 吸收剂量（absorbed dose），又称内剂量（internal dose），是指已经被机体吸收进入血液到达体内的外源化合物的量，如血液、尿液等生物材料中的外源化合物或其活性代谢产物的量常被用于内剂量的指标。③ 生物有效剂量（biological effective dose），又称靶剂量（target organ dose），是指被吸收并到达体内的效应部位的外源化合物及其代谢物的量。生物有效剂量虽然是外源化合物对机体发生效应的真正剂量，但由于难以测定，所以常用暴露剂量或吸收剂量来估算外源化合物的生物有效剂量。

剂量的单位一般为 mg/kg（体重）、mg/cm（皮肤）等；在接触化学污染物时，则根据空气、水、食品等介质中的浓度（分别为 $mg/m^3$，mg/L 和 mg/kg）乘以进入体内的介质总量来计算剂量。

剂量是决定外源化合物对机体造成损害作用的最主要因素。同一种化学物质在不同剂量下对机体作用的性质和程度不同。环境毒理学常用的几个剂量概念如下：

1. 致死剂量

致死剂量（lethal dose，LD）指以机体死亡为观察指标而确定的外源化合物的剂量。按照可引起机体死亡率不同而有以下几种致死剂量：

（1）绝对致死量（absolute lethal dose，$LD_{100}$）：指能引起所观察个体全部死亡的最低剂量，或在试验中可引起实验动物全部死亡的最低剂量。

（2）半数致死量（half lethal dose，$LD_{50}$）：又称致死中量（median lethal dose），指在一定时间内引起一群个体 50% 死亡所需的剂量。半数致死浓度（$LC_{50}$），即在一定时间内能引起一群个体 50% 死亡所需的浓度。一般以 $mg/m^3$（空气）和 $mg/L$（水）来表示。用 $LC_{50}$ 表示外源化合物经呼吸道与机体接触而产生毒性作用时，使一群动物在接触化学物质一定时间（2~4 h）后，并在一定观察期限内（一般为 14 d）死亡 50% 所需浓度。

半数耐受限量（median tolerance limit，TLm），也称半数存活浓度，是指在一定时间内一群水生生物中 50% 个体能够耐受的某种环境污染物在水中的浓度，单位为 $mg/L$。一般用 $TLm_{48}$ 表示在一定浓度（$mg/L$）下，经 48 h 50% 的鱼可以耐受，即有 50% 的鱼死亡。如经 96 h，即为 $TLm_{96}$。

（3）最小致死量（minimum lethal dose，MLD 或 $LD_{min}$ 或 $LD_{01}$）：指在测试条件下仅引起一群个体中个别个体死亡的最低剂量。低于此剂量则不能导致机体死亡。

（4）最大耐受量（maximal tolerance dose，MTD 或 $LD_0$），指在测试条件下在一群个体中不引起死亡的某化学物质的最高剂量。

2. 半数效应剂量

半数效应剂量（median effective dose，$ED_{50}$）指在一定时间内外源化合物引起机体某项生物效应发生 50% 改变所需的剂量。例如，以某种酶的活性作为效应指标，整体试验所测得的在一定时间内抑制酶活性 50% 时的剂量为 $ED_{50}$；离体试验所测得抑制该酶活性 50% 时的化学物浓度称为半数抑制浓度（median inhibition concentration，$IC_{50}$）。

3. 最小有作用剂量

最小有作用剂量（minimum effect level，MEL）也称中毒阈剂量（toxic threshold level）或中毒阈值（toxic threshold value），指外源化合物以一定方式或途径与机体接触时，在一定时间内，使某项灵敏的观察指标开始出现异常变化或机体开始出现损害所需的最低剂量。最小有作用浓度则指环境中某种化学物能引起机体开始出现某种损害作用所需的最低浓度。

MEL 也可以称为观察到的最低作用剂量（lowest observed effect level，LOEL）或观察到的最低有害作用剂量（lowest observed adverse effect level，LOAEL）。同一项观察指标所测到的剂量或浓度，随观察方法的不同而不同。因此，最小有作用剂量和浓度有一定的相对性。

4. 最大无作用剂量

最大无作用剂量（maximal no-effect level，MNEL）又称未观察到有作用剂量（no observed effect level，NOEL）或未观察到有害作用剂量（no observed adverse effect level，NOAEL），指外源化合物在一定时间内按一定方式或途径与机体接触后，采用最为灵敏的方法和观察指标，未能观察到任何对机体损害作用的最高剂量。对于环境中的外源化合物则称为最大无作用浓度。

最大无作用剂量或浓度是根据慢性或亚慢性毒性试验的结果确定的，是评定外源化合物对机体损害的主要依据，是制定每日容许摄入量（acceptable daily intake，ADI）和最高容许浓度（maximal allowable concentration，MAC）的主要依据。ADI 是指人类终生每日随同食物、饮水和空气摄入的某一外源化合物不引起任何损害作用的剂量。MAC 是指环境中某种外源化合物对人体不造成任何损害作用的浓度。由于人类生活与生产活动的情况不同，同一外源化合物在生活环境中的 MAC 与在生产环境中的 MAC 也不相同。

（五）效应和反应

生物体在长期进化的历史长河中对环境的变化形成了一定的适应机制或能力,对化学污染物的变化具有生物调节或代偿功能,以维持体内环境的稳定,使生命活动能够正常进行。但是,生物体的调节或代偿能力是有限的,如果机体暴露在化学物污染的环境中,进入机体的化学物达到了一定数量,就会对机体产生毒性作用,根据毒性作用的生物学和统计学的特点,可将其分为两类:

1. 效应

效应(effect),又称量反应(gradual response),是指一定剂量的外源化合物与机体接触后所引起的机体生物学变化,其变化程度可用计量单位(或计量强度)表示。例如,进入人体的有机磷化合物对血液中胆碱酯酶活力的抑制作用,可以采用测定该酶活力下降的数量来描述。由于这类效应的变化可用数量描述或表示,故称为量效应(quantity effect)。

2. 反应

反应(response)是指一定剂量外源化合物对机体引起的一些毒性作用只能以"有或无""阴性或阳性""正常或异常"定性表示的生物学变化,故也称为质效应(quality effect),如死亡、致癌、中毒等。因此,反应的大小是指在对某一化学物暴露之后出现某种效应的个体在群体中所占比率的高低,一般用百分率或比值表示,如死亡率、发病率、反应率、肿瘤发生率等。

（六）剂量-效应（反应）关系和曲线图

剂量-效应(反应)关系(dose-effect or response relationship)是毒理学领域的一个重要概念,也是环境毒理学学科中的一个重要概念。

1. 剂量-效应（反应）关系

剂量-效应关系(dose-effect relationship)是指外源化合物的剂量大小与其在个体或群体中引起的量效应大小之间的相关关系。剂量-反应关系(dose-response relationship)是外源化合物的剂量与其引起的质效应发生率之间的关系。

一般来说,机体内出现的某种损害作用,如果是由某种外源化合物所引起的,则存在明确的剂量-效应或剂量-反应关系,否则很难肯定其中的因果关系。但是,有一些效应,例如机体的过敏性反应,虽然也是外源化合物所引起的损害作用,但涉及免疫系统,与一般的中毒反应不同,往往不存在明显的剂量-反应关系,小剂量的致敏原便可引起剧烈的甚至致死性的全身症状或反应。

2. 剂量-效应（反应）关系曲线

剂量-效应关系和剂量-反应关系均可用曲线表示,即以表示效应强度的计量单位或表示反应的百分率或比值为纵坐标,以剂量为横坐标绘制散点图所得的曲线。不同外源化合物其剂量与效应或反应的相关关系也不同,可呈现不同类型的曲线,主要有以下几种基本类型:

（1）直线型:效应(反应)强度与剂量呈线性关系,即随着剂量的增加,效应或反应强度也增加,且二者成正比[图 3-1(a)]。在生物体内,这种直线型曲线较少见,仅在某些体外试验(如培养细胞的毒性试验)中,可在一定剂量范围内存在。

(2)抛物线型:剂量与效应(或反应)强度呈非线性关系,即随着剂量的增加,效应(或反应)强度也增高,但最初增高急速,继之变为缓慢,以致曲线呈先陡峭后平缓的抛物线形状[图 3-1(b)]。如将剂量换成对数值,则成直线,以便于在低剂量与高剂量、低反应强度与高反应强度之间进行相互推算。

(3)S 型:在外源化合物的剂量与反应关系中较为常见,在某些剂量与效应关系中也比较常见。此种曲线的特点是,在低剂量范围内,反应或效应强度随剂量增高较为缓慢;当剂量较大时,反应和效应强度随剂量的加大而急速增高;但当剂量继续增加时,反应或效应强度的增高又趋向缓慢。曲线开始平缓,继之陡峭,然后又趋平缓,呈不甚规则的 S 型。曲线的中间部分,即反应率 50%左右,斜率最大,剂量略有变动,反应即有较大的增减。

S 型曲线分为对称与非对称两种。非对称 S 型曲线两端不对称,一端较长,另一端较短。如将非对称 S 型曲线横坐标(剂量)用对数表示,则可成为对称 S 型曲线[图 3-1(c)];若再将反应率换成概率单位(probit),则成直线[如图 3-1(d)]。

(4)U 型或倒 U 型:一些化学物质(例如必需微量元素和必需营养素)对生物体的作用具有两个阈值,其剂量-反应曲线在整体剂量范围内呈 U 型曲线[如图 3-1(e)]。当机体对必需微量元素摄入过低时,低于较低阈值 $m$,可引起有害效应。如缺铁引起的缺铁性贫血,缺硒引起或加重克山病、大骨节病等,随着摄入量的减少而有害效应加剧。随着摄入量的增加,这种由于摄入不足造成的有害效应逐渐消失。但是当暴露剂量达到另一个较高的阈值 $n$ 时,机体又出现有害效应,且随剂量的增加而加重。例如,人体长期摄入碘不足可引起缺碘性甲状腺肿且随着摄入量减少的程度而加重,然而过多的碘摄入超过阈值可引起高碘型甲状腺肿大,也随着摄入量的增多而加重。

许多化学污染物与机体相互作用的剂量-效应(反应)关系呈双向或双相的关系,即在低剂量下对生物体的某些功能有刺激效应(hormesis,又称小剂量兴奋效应),而在较高剂量时产生抑制效应,故其剂量-效应曲线呈倒 U 型曲线(inverted-U dose-response curve)[如图 3-1(f)]。例如,汞、镍、砷等无机化合物对体外培养人血淋巴细胞 DNA 的生物合成效应,在低浓度下具有刺激作用,而在高浓度下引起抑制作用[如图 3-1(f)]。

U 型和倒 U 型剂量-效应(反应)曲线是最常见的两种非单调剂量-效应(反应)曲线(non-monotonic dose-response curve),在整个剂量范围内,随剂量的增加,曲线斜率要发生由正值转换为负值或由负值转换为正值。对于复杂的非单调剂量-效应(反应)曲线属 M 型曲线或 W 型曲线(图 3-1 未显示),其斜率则要发生多次正负转换或负正转换。相反,单调剂量-效应(反应)曲线(monotonic dose-response curve)如图 3-1(a-d),在整个剂量范围内,其斜率不会发生此类转换。

## 二、毒性作用的类型

进入机体的化学污染物及其代谢物对机体产生有害生物学效应的过程被称为化学物的毒性作用(toxic action)。对于毒性作用的类型可以从不同的角度进行不同的分类,常见的分类如下。

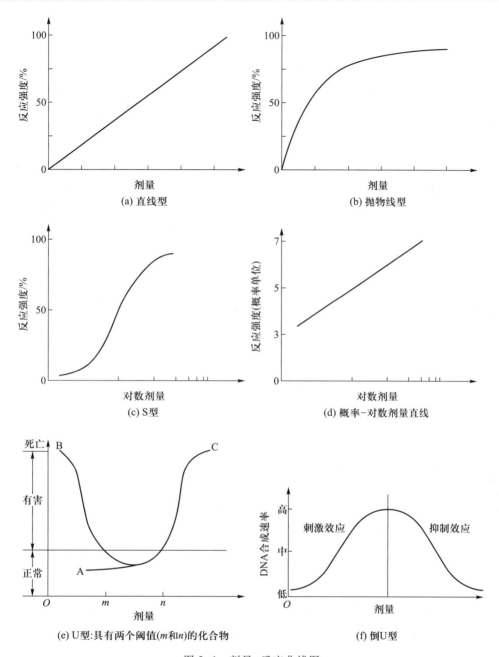

图 3-1　剂量-反应曲线图

## （一）按毒性作用发生的时间分类

### 1. 急性毒性作用

化学污染物在短时间内（<24 h）一次或多次接触机体后，在短时间内引起的毒性效应，包括死亡效应，称为急性毒性作用（acute toxic action）。速发毒性作用（immediate toxic effect）属于急性毒性作用，例如一氧化碳、硫化氢或氰化物等的急性中毒。

### 2. 迟发性毒性作用

一次或多次接触某些化学污染物当时并没有对机体引起明显的异常，但经一

急性毒性评价
方法

段时间后才呈现的毒性效应,称为迟发性毒性作用(delayed toxic action)。例如有机磷农药三邻甲苯磷酸酯(tri-ortho-cresyl phosphate,TOCP),在接触机体后需经几天才显示神经毒性作用。又如重度 CO 中毒,经治疗恢复神志后,过后若干天又可能出现 CO 中毒的精神或神经症状的现象。

### 3. 慢性毒性作用

慢性和亚慢性毒性评价方法

由于长期,甚至终生接触小剂量化学污染物而缓慢产生的毒性效应被称为慢性毒性作用(chronic toxic action)。环境毒理学慢性毒性试验对于啮齿类实验动物一般是连续染毒 3 个月~2 年,甚至终生染毒。化学污染物一般浓度较小,对机体的作用一般属于慢性毒性作用。例如,在沙尘暴频发区沙尘暴颗粒物引起长期暴露的农民发生非典型性尘肺,在不知不觉中缓慢发病。在环境污染一般情况下,环境化学物的慢性毒性作用较多见,由于发病缓慢和早期临床表现不明显而往往被忽视。为了确定环境化学物的慢性毒性作用需对动物做慢性中毒试验。

亚慢性毒性作用(subchronic toxic action)是指机体连续多日接触外源化合物所引起的毒性效应,接触期限一般为 30 天到人类寿命的 10%,环境毒理学亚慢性毒性试验对于啮齿类实验动物一般是连续染毒 1~3 个月。

### 4. 远期毒性作用

化学污染物与机体接触后,经若干年之后出现突变、畸变或癌变的"三致作用"称为远期毒性作用(remote toxic action)。环境致癌物与人体初次接触后,一般 10~20 年才可检出肿瘤。

### (二)按毒性作用的部位分类

#### 1. 局部毒性作用

皮肤局部毒作用评价方法

某些化学污染物可引起机体直接接触部位的损伤,称局部毒性作用(local toxic effect)。例如,接触或摄入腐蚀性物质或吸入刺激性气体可直接损伤皮肤、胃肠道和呼吸道,引起接触部位的生物化学损伤和组织的广泛破坏。

#### 2. 全身毒性作用

化学污染物被吸收后,随血循环分布到全身而呈现的毒性作用,称为全身毒性作用(systemic toxic effect)。化学物质的全身毒性作用对各组织器官的损伤不是均匀的,而是主要对一定的组织和器官起损害作用,这种组织和器官就称为该化学物质的靶组织和靶器官。例如,一氧化碳对血红蛋白有极强的亲和力,能引起全身缺氧,其中对氧敏感的中枢神经系统损伤最为严重;四氯化碳急性作用主要影响中枢神经系统,而慢性作用主要影响肝,严重时可损伤肾。一般来说,毒物随着剂量增加,作用的靶器官也在增多,甚至达到对多种器官或所有器官有损伤作用的全身性毒性作用的程度。

### (三)按毒性作用损伤的恢复情况分类

#### 1. 可逆毒性作用

化学污染物接触时对机体引起的损伤,在停止接触后可逐渐消退的毒性作用,称为可逆毒性作用(reversible toxic action)。如果机体接触化学物浓度低、接触时间短、损伤轻,一般是可逆的毒性作用。

#### 2. 不可逆毒性作用

是指停止接触化学物质后,其作用继续存在,甚至损伤可进一步发展。如化学物质的致突变、致癌变作用发展到一定阶段往往是不可逆毒性作用(irreversible toxic effect)。化学物质的毒性作用是否可逆,还与受损伤组织的再生能力有关。如肝的再生能力较强,故大多数肝损伤是可逆的;反之,中枢神经系统的损伤,多数是不可逆的。

（四）按对化学物质的独特性分类

1. 特异性毒性作用

某些化学污染物对机体产生的毒性作用是该化学物质所特有的,这类毒性作用称为该化学物质的特异性毒性作用。例如,机体对有机磷农药的特异性反应是引起血液胆碱酯酶活性降低,对无机砷化合物的特异性反应是发生皮肤黑色素沉着和掌跖皮肤过度角化,对无机氟化物的特异性反应是形成氟斑牙等。

2. 非特异性毒性作用

某种化学污染物对机体引起的毒性作用是其他化学物也可引起的毒性作用,称为非特异性毒性作用。化学污染物对机体产生的毒性作用大多有其共同性或类似性,是非特异性反应。例如,多种化学污染物可引起机体的免疫功能下降,氧化应激反应,DNA 损伤,细胞凋亡和坏死,肝功能损伤,肾功能损伤等。

（五）按毒性作用的性质分类

1. 一般毒性作用

指化学污染物在一定剂量范围内均可能对机体产生的毒性作用,例如急性、亚急性、亚慢性、慢性毒性作用。

2. 特殊毒性作用

（1）特异体质反应(idiosyneratic reaction)：指一些化学污染物对由于遗传所决定的体质特异的人群产生的特异性毒性作用。这类特异体质的人群对某种化学污染物的特异性反应被称为特异体质反应,又称特发性反应。例如,有些病人在接受标准治疗剂量的琥珀酰胆碱后,呈现持续的肌肉松弛和窒息症状,因为这些病人的血浆缺乏假胆碱酯酶,因而对血浆中的琥珀酰胆碱缺乏降解能力,导致此类特异性反应发生。又如,亚硝酸盐对 NADH-高铁血红蛋白还原酶先天性缺陷的人易引起高铁血红蛋白血症或正铁血红蛋白血症(methemoglobinemia)。红细胞的血红蛋白(Hb)分子中的二价铁($Fe^{2+}$)可与氧分子结合为氧合血红蛋白。当血红蛋白中的铁丧失一个电子,被氧化为三价铁($Fe^{3+}$)时,即称为高铁血红蛋白(MetHb)。MetHb 失去了携氧和可逆性释放氧的能力。在红细胞无氧糖酵解过程中产生还原型辅酶 I(NADH),在 NADH-MetHb 还原酶作用下使细胞色素 b5 氧化型转为还原型,后者将电子传递给 MetHb。这是红细胞内 MetHb 还原为正常 Hb 的最重要途径。MetHb 还原的正常进行,导致正常人 MetHb 仅占血红蛋白总量的1%左右,并且较为恒定。对于患有先天性 NADH-MetHb 还原酶系统缺陷的人,由于红细胞内 MetHb 还原能力显著减弱,故对亚硝酸盐和其他氧化性毒物异常敏感,其可发生较强的特异性反应——高铁血红蛋白血症。当血中 MetHb 量超过1%时,称为高铁血红蛋白血症。若血液含高铁血红蛋白分量超过一成半,便会出现组织缺氧、血液变蓝等病征,称为蓝婴病。

（2）致敏作用:指某些化学污染物引起机体发生变态反应(allergic reaction)或过敏性反应(hypersensitivity)的毒性作用。

变态反应是指机体对环境污染物特别是对化学污染物产生的一种有害免疫介导反应,

又称过敏性反应。变态反应与一般的毒性反应不同,首先机体要接触过该化学物质并且该化学物质对机体有致敏作用。该化学物质可作为半抗原与内源性蛋白质结合形成完全抗原,从而形成继发抗体;之后,当机体再次接触到该化学物时,将产生抗原-抗体反应,引起典型的过敏反应。其次,变态反应的发生与机体的敏感性有关,而与接触的化学物的剂量无关,在剂量-反应关系方面也不是一般毒性作用的典型S状曲线。此外,变态反应是一种严重的毒性反应,有时仅有皮肤症状,有时可引起严重的过敏性休克,甚至死亡。

(3)致突变作用:指某些化学污染物引起细胞遗传物质发生改变的毒性作用。例如,环境致突变物引起的基因突变、染色体畸变、细胞突变。

(4)致癌变作用:指某些化学污染物引发人类和动物发生肿瘤、增加肿瘤发生率和死亡率的毒性作用。例如,苯并($a$)芘(BaP)对人类肺癌和其他癌症的诱发作用及二氧化硫对BaP致癌作用的促进效应。

(5)致畸变作用:指某些化学污染物引起胚胎发育异常导致胎儿畸形的毒性作用。

### (六)按毒性作用的其他特性分类

根据科研和应用的需要可以从不同角度对化学污染物的毒性作用进行分类。例如,根据毒性作用是否作用于遗传物质可分为遗传性毒性作用和非遗传性毒性作用;根据毒性作用的生物水平可分为细胞水平、分子水平,甚至量子水平;根据剂量-反应曲线分为单阈值毒性作用、双阈值毒性作用和多阈值毒性作用;根据化学物作用剂量的大小分为大剂量毒性作用和小剂量毒性作用。

## 三、联合毒性作用

凡两种或两种以上的化学污染物同时或短期内先后作用于机体所产生的综合毒性作用,称为化学污染物的联合毒性作用(joint toxic effect 或 combined toxic effect)。多种化学物质同时作用于人体时,往往呈现十分复杂的交互作用,影响彼此的吸收、分布、代谢转化与毒性效应。

根据两种或两种以上的化学物质同时作用于机体时所产生的毒性效应,可将化学污染物的联合毒性作用分为以下几类:

1. 相加作用

两种或两种以上的化学污染物同时作用于机体所产生的生物学作用的强度是各自单独作用的总和,这种作用称为相加作用(additional joint action 或 additive effect)。化学结构相似的化学物质或同系物,或毒作用靶器官、靶分子相同,或作用机理类似的几种化学物质同时存在时,往往发生相加作用。例如,大部分刺激性气体的刺激作用为相加作用;具有麻醉作用的不同化合物,对机体的作用一般也呈相加作用;两种有机磷农药对胆碱酯酶的抑制作用也常为相加作用。

2. 协同作用

两种或两种以上化学污染物同时作用于机体,所产生的生物学作用的强度远远超过各化学物质单独作用强度的总和,这种作用称为协同作用(synergisic joint action 或 synergism 或 synergistic effect)。这可能与化合物之间促进吸收、延缓排出、干扰体内代谢过程等作用有关。如马拉硫磷与苯硫磷的协同作用,是由于在肝中降解马拉硫磷的酯酶可被苯硫磷抑制。

3. 增强作用

一种化学污染物本身对机体并无毒性,但能使与其同时进入机体的另一种化学污染物的毒性作用增强,这种作用称为增强作用(potentiation)或增效作用。例如,异丙醇对肝无毒,但与四氯化碳同时进入机体时,可使四氯化碳的毒性作用大于其单独作用时的毒性。有人将增强作用归于协同作用。

4. 拮抗作用

两种化学污染物同时作用于机体时,其中一种化学物质可干扰另一种化学物质的生物学作用,或两种化学物质相互干扰,使混合物的毒作用强度低于各自单独作用的强度之和,这种作用称为拮抗作用(antagonistic joint action 或 antagonism 或 antagonistic effect)。凡能使另一种化学物质的生物学作用减弱的化学物质称为拮抗物或拮抗剂(antagonist),在毒理学和药理学中所指的解毒剂(antidote)即属此类。拮抗作用可以有不同形式,如巴比妥可引起血压下降,如果同时静脉注射血管增压剂正肾上腺素,则产生功能拮抗,使正肾上腺素引起血压下降的作用减小。又如硫代硫酸钠与氰化物混合发生化学反应生成毒性较小的硫氰酸盐,是一种化学拮抗。两种化学物质同时竞争同一受体,称为受体拮抗,如 $O_2$ 对 CO 中毒的拮抗作用。又如,活性炭阻止化学物的吸收、利尿剂增加化学物质的排泄、微粒体酶诱导剂和抑制剂通过改变化学物的代谢而降低其毒性等被称为配置拮抗(dispositon antagonism),这些均属于间接拮抗作用。

5. 独立作用

两种或两种以上的化学污染物作用于机体,各自的作用方式、途径、受体和部位不同,彼此互无影响,仅表现为各自的毒作用,对此称为独立作用(independent joint action)。独立作用与相加作用的区别,在个体水平甚至在细胞水平上往往很难发现。例如,乙醇与氯乙烯的联合作用,使肝匀浆脂质过氧化作用增加,呈明确的"相加作用"。但在亚细胞水平研究发现,乙醇引起线粒体脂质过氧化,而氯乙烯引起微粒体脂质过氧化,彼此无明显影响,应为独立作用。

## 四、化学污染物毒性作用的健康效应谱

化学污染物毒性作用的健康效应谱(spectrum of health effects)是指化学污染物的毒性作用对暴露人群产生的不同程度的毒害效应的谱系。根据化学污染物作用的人群对象分为:人群环境健康效应谱、人体环境健康效应谱、不同敏感度人群的健康效应谱。

### (一)人群环境健康效应谱

在环境污染物低浓度、长期、反复暴露条件下,由于暴露个体的年龄、性别、营养和健康状况及遗传易感性不同,从而导致不同个体对同一种或同一类环境污染物毒性作用的应答反应不同,形成了一个人群环境健康效应谱。具体描述如下:

在环境污染物低浓度、长期、反复暴露条件下,大多数人对化学污染物的生理负荷增加,但生理变化不明显,属于正常生理调节范围,然而对健康具有潜在影响;而有些人则处于生理代偿状态,即机体处于相对稳定的亚健康状态,这在化学污染物停止接触的条件下,机体的健康可以恢复;有少数人在化学污染物的持续作用下其机体代偿功能较低,向病理状态发展而出现疾病,其中,大多数患者可以通过治疗而恢复健康,只有少数人可因疾病的加重而死亡(图3-2)。

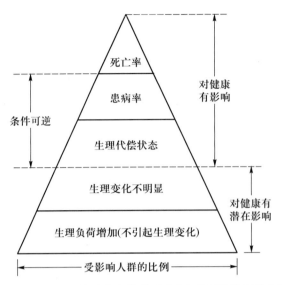

图 3-2　人群对环境异常变化的反应(人群环境健康效应谱)

　　由于在环境健康反应谱中的人数分布类似金字塔,故又称金字塔形环境健康效应谱。环境健康效应谱告诫我们:虽然低浓度环境污染物的暴露引起死亡和患病的人数只是金字塔顶端的一小部分,但对健康有潜在影响所涉及的人数几乎包括全部暴露人群。这就为研究环境化学污染物对所有暴露人群进行生理学、病理生理学、毒理学效应及其机制提供了理论依据。

　　(二) 人体环境健康效应谱

　　人体环境健康效应谱是指化学污染物的毒性作用对人体健康的损伤效应随剂量的增加而加重的变化谱,即人体对不同剂量化学污染物毒性作用所进行的不同程度(或水平)的应答反应变化谱,从弱到强大体可分为 5 级:生理无变化、生理变化不明显、生理代偿性变化(准病态)、发病、死亡(图 3-3)。环境的任何异常变化都会不同程度地影响机体的生命活动,但是在环境变化的一定范围内人体可调节自身的生理功能来适应环境的变化,使机体的生命活动能够正常进行。例如,人体可通过体温调节来适应环境温度的变化。如果环境的异常变化超过人体生理调节的范围,就可能引起机体的代偿性变化,当代偿作用失去效能时(即失代偿),就可能进而引发疾病。在化学污染物作用于人体的剂量在生理可调节范围之内时,虽然可以引起机体对该化学物的生理负荷增加,但通过机体的生理调节,生命活动仍可正常进行(即机体处于健康状态),但对健康已产生潜在影响;随着化学污染物剂量的增加,超出机体自身的生理调节范围,机体将会发生生理代偿性变化,在代偿作用相对较强时,机体可保持相对稳定,暂时不出现疾病(即机体处于准病态或亚健康状态)。机体的代偿性变化是一种可逆性变化,如果此时化学污染物停止作用,机体将向恢复健康的方向发展。随着化学污染物剂量进一步增加,其毒性作用超出了机体代偿功能可以补偿的范围,机体的代偿功能或失去作用或逐渐发生障碍(即失代偿),机体将会出现各种疾病所特有的临床症状和体征,甚至引起死亡。

　　(三) 不同敏感度人群的健康效应谱

　　人群易感性(susceptibility)是指人群对化学污染物毒性作用的敏感度或反应强弱的特

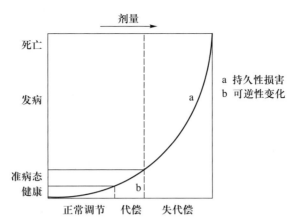

图 3-3  人体环境健康效应谱：环境因素对人体健康影响的剂量与效应的关系

注：健康状态包括：生理无变化和生理变化不明显。

性。不同人群对相同化学污染物毒性作用的反应强弱不同称为易感性差异。在化学污染物暴露水平和时间完全相同的情况下，暴露人群中不同个体的反应敏感性和反应强度不同。通常把对化学污染物作用的反应比普通人群更为敏感和强烈的人群称为敏感人群或易感人群。敏感人群对化学污染物的剂量-反应曲线与正常人群不同，如图 3-4 所示。在相同化学污染物的作用下，在敏感人群中出现某种毒性效应的反应率和反应强度均较普通人群明显增高。例如，在低浓度的相同化学污染物的暴露下，大多数人仅有生理负荷增加或生理变化不明显，这部分人属于正常人群；但是仍有少数人发生生理功能失调、中毒、患病，甚至死亡，这部分人属于敏感人群。因此，敏感人群在低浓度化学污染物暴露下比普通人群出现健康损伤反应的比率高、强度大。

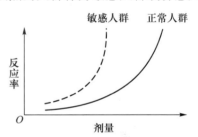

图 3-4  不同人群对化学污染物的剂量-反应关系

影响人群易感性的因素有多种，可分为两大类：遗传因素和非遗传因素。非遗传因素包括年龄、健康状况、生活习惯、营养状态、毒物间的相互作用、生态环境及心理状态等。然而，暴露人群在上述非遗传因素大致相近的情况下，不同个体在相同环境暴露条件下（相同的暴露因素、剂量和时间）也存在对环境有害因素的敏感性差异，这是不同个体的遗传因素不同所致。具有不同遗传特质的人群对化学污染物的易感性不同。例如，不同性别、不同种族、不同的环境应答基因多态性（environmental response gene polymorphism）及遗传缺陷等遗传因素，可导致人群对化学污染物的易感性差别。遗传因素和非遗传因素在人群易感性方面的作用，说明化学污染物的毒性效应是生物体和化学物质交互作用的结果。

## 五、化学污染物对不同器官的健康效应

### （一）靶器官理论

靶器官理论（target organ theory）认为，外源性化学物被机体吸收后，可随血流分布到全身各个组织器官，但其直接发挥作用的部位往往只限于一个或几个组织器官，这样的组织器

官称为靶器官。例如,长期以来认为甲基汞、碘化物、镉的靶器官分别是脑、甲状腺、肾,而忽视了这些化学物对其他器官的影响,然而近年来的研究发现,这些化学物质除了对上述各自的靶器官有毒害作用外,也对其他器官具有毒性作用,这显示了靶器官理论的局限性和误导性。

越来越多的研究证明,由于对有毒有害因素的研究深度不够或受测试手段灵敏度的限制,使一些外源性化学物包括化学污染物对一些器官的毒性作用未能发现,从而把其归为非靶器官。如果我们只关注化学污染物对靶器官的作用而忽视对非靶器官的作用,就有可能延误对化学污染物毒性的全面研究和理解,甚至导致对该化学物毒害作用防护的失误。因此,在21世纪毒理学高速发展的形势下,一方面要补充、丰富和发展靶器官理论,使之日趋完善,对外源性化学物包括环境化学物的器官毒性作用能有满意的解释和预测;另一方面应当提出一些新的理论如"器官敏感性理论"(或称"敏感器官理论")来阐明和预测外源性化学物包括化学污染物对器官的毒性作用及其机理。

在对靶器官理论的补充、丰富和发展方面,首先应当摒弃把靶器官的概念绝对化的观点,确立外源性化学物的靶器官和非靶器官是相对的、二者之间没有绝对界限的理念。对很多外源性化学物的研究已经证明,在毒物剂量较低时,该毒物的靶器官只有一种,随着剂量的增加该毒物的靶器官逐渐增多,使多种器官遭受毒性作用,甚至成为一种全身性毒物。因此,一般来说,化学污染物对机体的毒性作用有几个靶器官、是不是一种全身性毒物,主要取决于该化学物的剂量。

### (二) 器官敏感性理论

器官敏感性理论(organ sensitivity theory)或"敏感器官理论"(sensitive organ theory)认为,进入机体的外源性化学物对于体内的所有器官和组织都有潜在的毒性作用,对不同器官毒性作用的区别仅在于作用的性质和强弱不同,只是程度的不同,不是"有"或"无"的区别;靶器官和非靶器官是相对的,可以随着毒物剂量的变化而改变。也就是说,毒性作用是化学污染物与器官交互作用的结果,不同器官对同一种外源性化学物的敏感性或反应性不同,化学污染物对暴露器官毒性作用的大小既与化学污染物的剂量和特性有关,也与器官的敏感性或生物学特性有关。化学污染物在小剂量下就可以引起毒性作用的器官称为敏感器官,也就是所谓的靶器官;随化学污染物剂量由低向高的递增,该化学污染物对不同器官的损害作用就可能由最敏感的器官逐渐扩大到一般敏感器官、不敏感器官,甚至发展到全身所有器官的毒性作用。因此,从器官敏感性理论出发,靶器官只不过是对毒物最敏感的器官而不是唯一受毒害的器官,化学污染物往往是对多种器官均具有毒性作用的全身性有毒物质。

众所周知,空气主要污染物 $SO_2$ 一直被认为是一种以呼吸器官为毒作用靶器官的呼吸毒物。经过多年研究发现, $SO_2$ 不仅可引起实验动物呼吸器官如肺的脂质过氧化损伤、DNA损伤、基因组表达谱的改变及细胞超微结构的损伤,而且也能引起动物的非呼吸器官,如脑、肝、心、脾、胸腺、肾、胃、肠、睾丸等组织器官的氧化损伤、DNA损伤、超微结构损伤和基因表达的改变,有的改变甚至比肺组织的改变还要严重。此外, $SO_2$ 还可引起血液淋巴细胞和骨髓细胞染色体畸变和微核频率增高。因此, $SO_2$ 不仅对呼吸器官有毒性作用,而且对所有组织器官都具有毒性作用,是一种全身性毒物。研究还发现,随着 $SO_2$ 暴露剂量的增大, $SO_2$ 对全身各种组织器官的作用更加严重,其全身性毒性作用更加明显。一直以来认为呼吸器官

是 $SO_2$ 的唯一靶器官,一方面是由于 $SO_2$ 经由呼吸道进入体内,首先攻击呼吸器官并引起了一系列严重的病理反应,另一方面是由于不同时代研究方法和技术的局限性,以及研究的深入程度不够,从而使人类对 $SO_2$ 毒性作用的认识有一定片面性。近年来,环境流行病学研究也证明,空气 $SO_2$ 污染不仅可以引起呼吸系统疾病死亡率增加,也可以引起心脑血管疾病死亡率增加,还可以引起低体重胎儿出生率增加等。

大气环境的另一重要污染物——细颗粒物($PM_{2.5}$)一般被认为是以呼吸器官作为毒作用靶器官,随着研究的深入发现 $PM_{2.5}$ 也与心脑血管疾病的发生有关。近年来的研究表明,$PM_{2.5}$ 是一种全身性毒物,给大鼠肺灌注 $PM_{2.5}$ 悬液后,不仅可引起肺组织器官脂质过氧化水平增高,还可引起脑、心、肝、肾、脾、睾丸等组织器官脂质过氧化水平增高,而且随着 $PM_{2.5}$ 染毒剂量的增加,受影响的组织器官随之增多,脂质过氧化水平也随之增高。近年来,随着研究的深入,愈来愈多的研究表明,$PM_{2.5}$ 可能与不良出生结局(如低体重胎儿出生)、儿童糖尿病和神经发育阻滞等有关,并提出脑和自主神经系统可能是 $PM_{2.5}$ 毒性作用的靶器官。这再次说明随着对毒物毒性作用研究的深入,原来以为的非靶器官并不是不受毒物的危害,之所以没有发现毒物对这些器官的毒性作用主要是由于器官敏感性比较低或者检测指标不够灵敏所致。

# 第二节　毒性作用机理

化学污染物进入机体后,可能对多种生物学结构和功能产生多种毒性作用。有的化学污染物可以其原型直接对机体产生毒性作用,多数化学污染物进入机体后需发生生物转化,转变为其代谢物后才能对机体产生毒性作用。化学污染物的体内代谢物多为非常活泼的亲电物质、自由基,少数也可转化为活泼的亲核物质,但其多继续转化成为亲电物质。亲电物质(electrophile,electrophilic substances,又称亲电子试剂、亲电子剂、亲电物等)是指具有从其他分子或离子获取电子或与其他分子或离子共享电子的性能的物质。亲电物质是一种电子对受体,例如,阳离子(如 $H^+$ 和 $NO_2^+$)、极性分子(如卤化氢、卤代烃、酰卤,和羰基化合物)及有机磷化合物,碘代乙酸和环氧化物等。在反应过程中,它倾向于与电负性物种结合,因为电子是电负性的,所以"亲电"即是指亲"电负性"。亲核物质(nucleophile,nucleophilic substances,又称亲核试剂)是指带有未共享电子对的分子或负离子,在反应过程中,它倾向于与电正性物质结合,因为原子核是电正性的,所以"亲核"即是指亲"电正性"。因此,所谓亲核物质就是一种电子对供体。

化学污染物及其代谢物的种类繁多,因此其毒性作用及其作用机制非常复杂、多样。但是,不同化学污染物的毒性作用机理除有各自的特殊性外也有其共同性。大多数化学污染物对机体产生毒性作用的共同机理(图3-5)是:首先毒物被转运到它的靶部位,然后毒物与内源性靶分子交互作用或者改变细胞微环境,引起细胞功能和/或结构的异常,随之启动分子、细胞和/或组织水平的修复机制。如果毒物引起的异常不能得到及时修复或者在修复中发生错误,则化学污染物对机体可产生毒性作用,引起细胞死亡、组织发炎、突变、癌变、畸变等。

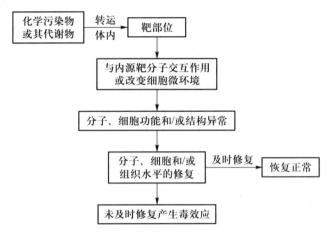

图 3-5　化学污染物毒性作用机理示意图

## 一、对生物分子结构与功能的作用

化学污染物毒性作用的特性和强度,一方面取决于化学污染物的种类、浓度和作用时间,另一方面也取决于内源性靶分子的种类、结构和功能。内源性靶分子多为生物大分子。例如,DNA、蛋白质、脂质、酶、受体等。近年来发现一些内源性小分子也值得重视。

化学污染物与靶分子作用的结果往往导致:① 靶分子功能失调,如酶活性降低甚至丧失,DNA 的模板功能受到干扰等;② 靶分子结构破坏,如 DNA 碱基改变、链断裂等;③ 与蛋白质分子结合而成为抗原,激发免疫应答反应等。

化学污染物与靶分子交互作用的类型及其分子毒理学作用主要如下:

（一）化学污染物与生物大分子的共价结合及其毒性作用

化学污染物或其代谢物与生物大分子发生的共价结合反应一般是不可逆的,可导致持久地改变生物大分子的结构和功能。因此,具有重要的毒理学意义。亲电的化学污染物或其亲电的代谢物分子中的亲电基团可与核酸或蛋白质分子中的亲核基团发生共价结合反应形成共价化合物。

1. DNA 和 RNA

（1）亲电物质与烷化剂

许多化学污染物属于亲电物质其可与 DNA 作用形成共价结合物——加合物（adduct）。许多芳香族化学物经体内代谢活化后形成亲电子基团,可与 DNA 碱基上的亲核中心结合而形成加合物。如苯并（$a$）芘（BaP）的活化形式 7,8-二氢二醇-9,10-环氧化物,为亲电物质,可与 DNA 发生共价结合形成加合物,引起突变。对于不同的化学物,其与 DNA 作用的碱基位置不同,引起 DNA 理化特性的改变也不同,因而会诱发不同类型的突变。

化学污染物与核酸发生的最常见的共价结合反应是烷化剂对 DNA 的烷化反应。烷化剂是带有烷化功能基团的有机化学物,它可以通过共价结合反应把自身的烷基转给生物大分子,使生物大分子烷化而发生结构和功能损伤。

常见的烷化剂可分为 4 类:烷基硫酸酯类（如甲基磺酸甲酯）、$N$-亚硝基化合物（如二甲基亚硝胺)、环状烷化剂(如氮芥与硫芥)及卤代亚硝基脲类[如 1,3-双(2-氯乙基)-1-亚硝基脲](图 3-6)。

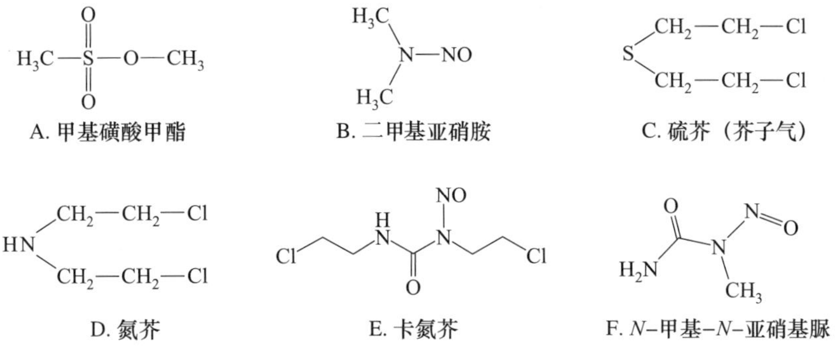

图 3-6　几种烷化剂的分子结构图

（2）共价结合的机理和部位

直接与 DNA 共价结合的烷化剂很少,大多是以其亲电子活性代谢产物与 DNA 结合。核酸的碱基、核糖或脱氧核糖和磷酸均可能受到这类化合物或其代谢产物的攻击,其中对碱基的攻击最具毒理学意义。亲电活性代谢产物可攻击 DNA 上的亲核中心,与碱基发生共价结合,生成 DNA 加合物(adduct)。亲电活性代谢产物对碱基的主要攻击位点是鸟嘌呤的 N-7、C-8 与 C-6 所连的 O 和氨基、腺嘌呤的 N-1 和 N-3、胞嘧啶的氨基。而化学污染物的亲核活性代谢产物主要攻击胞嘧啶的 C-6、胸腺嘧啶的 C-8 等。双功能的烷化剂或亲电物质如氮芥烷化剂、丙烯醛、二硫化碳等可以使 DNA 与蛋白质发生交联。

（3）共价结合的产物与毒性作用

化学污染物与 DNA 共价结合形成 DNA 加合物导致 DNA 碱基改变、链断裂等损伤,从而干扰 DNA 的模板功能,使其在复制中碱基配对错误、碱基排列顺序改变,如果不能及时修复,将导致基因突变,继而产生癌变、畸变,甚至细胞死亡。如生殖细胞基因发生改变,可影响后代,甚至累及人类基因库。近年来发现 DNA 损伤也与动脉粥样硬化、糖尿病及衰老有关。此外,RNA 也有亲核部位,也可与亲电物质结合,影响 RNA 的功能如蛋白质合成等。例如,黄曲霉毒素 $B_1$ 的代谢产物——黄曲霉素 8,9-环氧化物可与鸟嘌呤的 N-7 位发生共价结合,使该鸟嘌呤不能与胞嘧啶配对,而与腺嘌呤配对,导致遗传密码错误,引起不正确的蛋白质合成。

（4）促进共价结合的化学物

有些化学污染物本身不是烷化剂,但是可以促进烷化剂与 DNA 发生共价结合,如 $SO_2$ 对苯并($a$)芘与 DNA 的共价结合有促进作用。

此外,化学污染物除了通过共价结合引起 DNA 损伤外,还可以通过引起 DNA 碱基结构其他损伤、碱基类似物取代、大分子嵌入双螺旋结构等方式对 DNA 的结构和功能造成损伤,对此详见本章第四节中"遗传损伤的机制"。

2. 酶和蛋白质

（1）攻击巯基(—SH)

体内含量丰富的谷胱甘肽(GSH)是内源性的亲核物质,而巯基是蛋白质和酶分子中的亲核基团。许多重要的细胞酶分子中的还原型巯基(—SH)往往是酶活性中心。一些化学污染物或其亲电子代谢产物可与细胞内的亲核物质如 GSH 共价结合,从而使亲电子的毒物失活。这一反应可以在谷胱甘肽硫转移酶的催化下进行，也可以自发进行。这类亲电子毒物也可以与蛋白质和酶的巯基结合，还可对酶和蛋白质的巯基进行氧化修饰。当细胞内GSH耗竭时，亲电子毒物就可以攻击蛋白质巯基而引起巯基氧化形成二硫键，使酶活性丧失。有毒金属如铅、汞、镉、砷等可与酶白质的巯基结合，使酶的活力损失而产生毒性效应。

（2）与蛋白质的共价结合

许多化学污染物可与蛋白质分子发生共价结合而显示毒性作用。例如溴苯的代谢产物溴化苯环氧化物可与肝细胞蛋白质共价结合而引起肝细胞坏死。

（3）形成抗原

一些化学污染物或其代谢物是半抗原，当与蛋白质共价结合以后，就变成了一个全抗原，从而可以激发免疫系统产生过敏反应。例如，氟烷可在细胞色素P450的催化下转化为三氟乙酰氯，后者再作为半抗原与肝细胞微粒体蛋白或细胞表面蛋白结合而形成全抗原，从而诱发抗体产生；当机体再次接触到氟烷时，将产生抗原-抗体反应，引发过敏反应。这种过敏反应是氟烷引起敏感者发生肝炎样综合征的机理所在。

（二）自由基的产生及其毒性作用

1. 自由基及其产生

自由基（free radical）是指具有奇数电子的分子，或者化学物质的共价键发生均裂而产生具有奇数电子的原子或基团。自由基的共性为顺磁性、化学活性极高和生物半衰期极短（仅为$10^{-6}$ s或更短）。有些化学污染物本身具有自由基性质（如$NO_2$）；有的化学污染物化学性质活泼（如$O_3$），可与多不饱和脂肪酸作用后形成自由基；有的化学污染物可通过生物转化形成有活性的亲电子中间产物，通常为自由基。例如，苯酚、对苯二酚、氨基酚及多环芳烃苯并（$a$）芘、7,12-甲基苯并蒽等可以在过氧化物酶或细胞色素氧化酶的作用下失去电子而成为亲电子的阳离子自由基；而百草枯、硝基呋喃妥因等可以从细胞色素P-450还原酶获得电子而成为自由基，这些自由基又将电子转移到分子氧（$O_2$）形成超氧阴离子自由基（$O_2^{-\cdot}$），后者又可以和其他化学物质反应形成新的自由基。化学污染物通过体内代谢转化而成为自由基的现象很普遍。例如，卤代烷烃$CCl_4$、$CHCl_3$、$CCl_3Br$及$CFCl_3$等可通过生物转化形成自由基。

某些化学污染物可在体内发生共价键均裂而产生自由基。例如，过氧化氢（HOOH）分子中的共价键可发生均裂而产生羟基自由基（$HO^{\cdot}$）。

此外，机体在正常生化代谢中也可以产生自由基，例如进入机体内的氧分子，参与酶促或非酶促反应时，可接受1个电子转变为$O_2^{-\cdot}$，$O_2^{-\cdot}$既能直接攻击DNA、酶、蛋白质等活性物质，又能衍生为$H_2O_2$、羟基自由基（$HO^{\cdot}$）、单线态氧（$^1O_2$，$^1O_2$的电子处于激发状态）等。$HO^{\cdot}$可以夺取不饱和脂肪酸的氢而激发脂肪酸过氧化反应（如图3-7），产生一系列自由基，如脂质自由基、脂质烷氧自由基（$LO^{\cdot}$）、脂质过氧自由基和脂过氧化物（ROOH）。对于含有氧而又远比$O_2$活泼的化合物，称为活性氧种类（reactive oxygen species，ROS）。凡是需氧生物均能在正常生理活动中产生活性氧（ROS），并在其体内存在有抗氧化系统（包括各种抗氧化酶和抗氧化剂如还原型谷胱甘肽、维生素E、抗坏血酸等），能将活性氧转变为活性较低的物质，使机体受到保护。例如，超氧化物歧化酶（superoxide dismutase，SOD）是一种广泛存在于细胞浆和线粒体内的抗氧化酶，能将$O_2^{-\cdot}$转化为过氧化物，再经抗氧化酶如谷胱甘肽过氧化物酶（glutathione peroxidase，GPx）或过氧化氢酶（catalase，CAT）催化而成为$H_2O$。还原型谷胱甘肽是体内广泛存在的抗氧化物质，由于它的亲核特性，使它在自由基和亲电物质的清除中起重要作用。NADPH—依赖性谷胱甘肽还原酶在自由基和亲电物质的清除中也有重要作用,因为该酶可使氧化型谷胱甘肽变为还原型谷胱甘肽,从而使谷胱甘肽在循环中反复使用。但是,生物体清除自由基的功能包括抗氧化的功能是有一定限度的,加之某些化学污染物对抗氧化酶的活力有抑制作用,或者对抗氧化物质有耗竭作用,如对谷胱甘肽的大量消耗,降低了机体的抗氧化能力;当化学污染物在体内产生的自由基数量超过机体的处理能力时,自由基和 ROS 就会对机体造成危害。

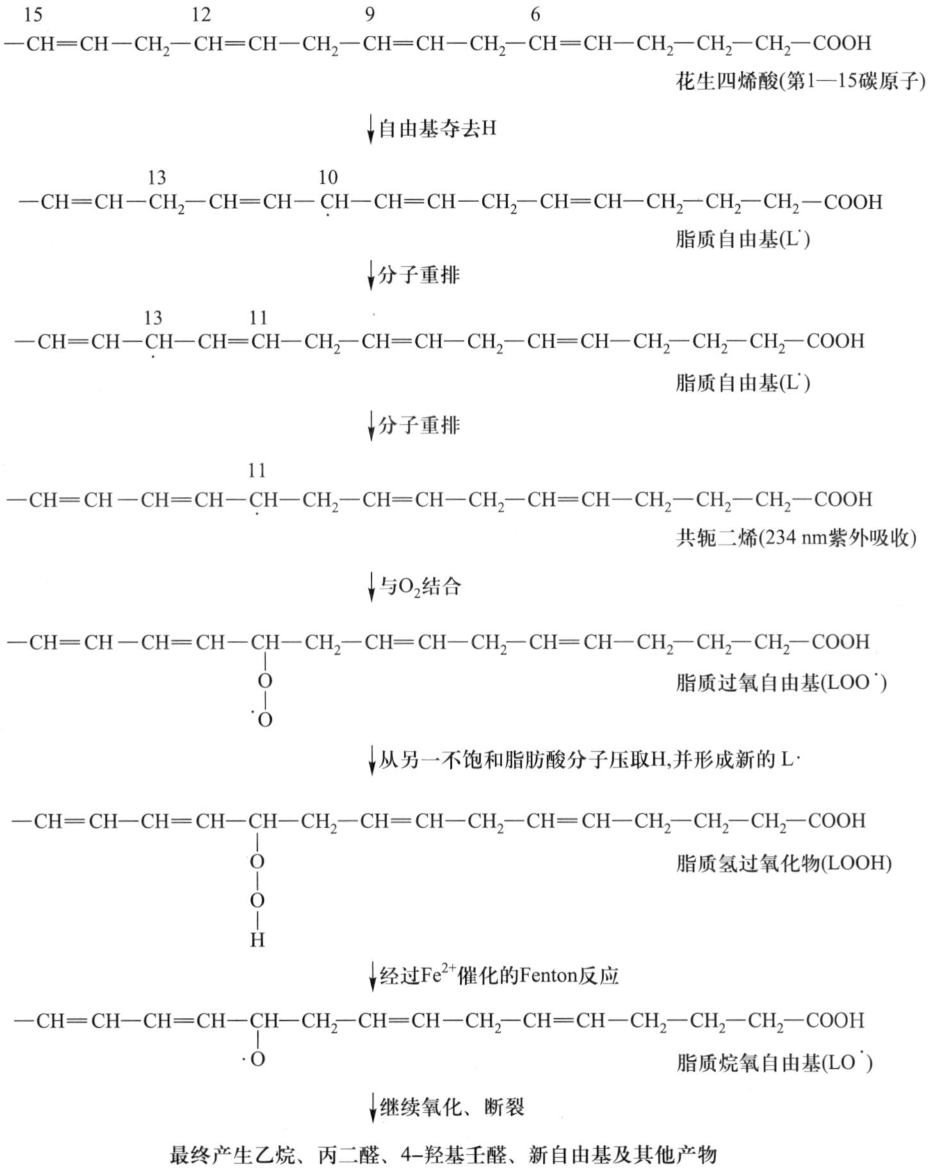

$$15 \qquad 12 \qquad 9 \qquad 6$$
$$-CH=CH-CH_2-CH=CH-CH_2-CH=CH-CH_2-CH=CH-CH_2-CH_2-CH_2-COOH$$
花生四烯酸(第1—15碳原子)

↓自由基夺去H

$$13 \qquad 10$$
$$-CH=CH-CH_2-CH=CH-CH-CH=CH-CH_2-CH=CH-CH_2-CH_2-CH_2-COOH$$
脂质自由基(L·)

↓分子重排

$$13 \qquad 11$$
$$-CH=CH-CH-CH=CH-CH_2-CH=CH-CH_2-CH=CH-CH_2-CH_2-CH_2-COOH$$
脂质自由基(L·)

↓分子重排

$$11$$
$$-CH=CH-CH=CH-CH-CH=CH-CH_2-CH=CH-CH_2-CH_2-CH_2-COOH$$
共轭二烯(234 nm紫外吸收)

↓与$O_2$结合

$$-CH=CH-CH=CH-CH-CH=CH-CH_2-CH=CH-CH_2-CH_2-CH_2-COOH$$
$$\overset{|}{O}$$
$$\overset{|}{O}$$
脂质过氧自由基(LOO·)

↓从另一不饱和脂肪酸分子夺取H,并形成新的 L·

$$-CH=CH-CH=CH-CH-CH=CH-CH_2-CH=CH-CH_2-CH_2-CH_2-COOH$$
$$\overset{|}{O}$$
$$\overset{|}{O}$$
$$\overset{|}{H}$$
脂质氢过氧化物(LOOH)

↓经过$Fe^{2+}$催化的Fenton反应

$$-CH=CH-CH=CH-CH-CH_2-CH=CH-CH_2-CH=CH-CH_2-CH_2-CH_2-COOH$$
$$\overset{|}{\cdot O}$$
脂质烷氧自由基(LO·)

↓继续氧化、断裂

**最终产生乙烷、丙二醛、4-羟基壬醛、新自由基及其他产物**

图 3-7　多不饱和脂肪酸链的过氧化作用(以花生四烯酸为例)

**2. 自由基的毒性作用**

核酸、蛋白质和脂质均是自由基攻击的主要目标,这类攻击或反应可以导致一系列分子毒理学效应的产生。自由基与生物分子的反应或说自由基对生物分子的攻击主要有以下三类:

（1）自由基与去（脱）氢反应

由于自由基具有奇数、不配对的电子，所以它可迅速从其他化合物分子中夺取氢原子，使该化合物氧化或转变为新的自由基。

巯基化合物（R—SH）是体内普遍存在且功能多样的重要化学物，自由基可使巯基去氢形成硫基自由基（R—S·），进一步氧化形成次磺酸（R—SOH）和二硫化物（R—S—S—R）而使分子中的巯基失去氢。自由基使酶分子结构中的巯基（—SH）去氢后可引起该酶失活或酶活性下降，从而引起一系列分子毒理学效应。

自由基（如羟基自由基）可以夺取蛋白质氨基酸残基的亚甲基（—CH$_2$—）的氢原子，生成羰基化合物，引起蛋白质氧化损伤，所形成的羰基可以与其他核酸或蛋白质分子中的氨基发生反应，从而导致 DNA-蛋白质、蛋白质-蛋白质交联等分子损伤。

自由基也可使 DNA 分子中的脱氧核糖去氢形成自由基，导致 DNA 链断裂。

自由基使脂肪酸脱氢可形成脂质自由基并导致脂质过氧化发生。

（2）自由基与脂质过氧化

脂质过氧化是导致细胞损伤和死亡的关键步骤。具有足够活性的自由基［如羟基自由基（HO·）］与膜脂质接触后，可攻击多不饱和脂肪酸，并从其碳链的亚甲基（—CH$_2$—）中夺取一个氢原子，形成脂质自由基（L·），并启动脂质过氧化（图 3-7）。L· 与分子氧反应形成脂质过氧自由基（LOO·），从而使生物膜发生脂质过氧化（lipid peroxidation）。LOO· 又可从邻近的脂肪酸分子夺取氢原子，一方面使该脂肪酸分子形成脂质自由基（L·），并启动其发生过氧化；另一方面 LOO· 夺取氢后，生成脂质氢过氧化物（LOOH）。LOOH 经过 Fe$^{2+}$ 催化的 Fenton 反应转化为脂质烷氧自由基（LO·），随后经继续氧化、分子断裂，最终转化为乙烷、丙二醛、4-羟基壬醛、新自由基及其他产物。由此可见，已形成的自由基可作为一种诱导物引发新的自由基形成，使脂质过氧化成为一系列连锁反应而不断发展。

膜脂质过氧化的直接后果是其不饱和性的改变，随之发生膜流动性降低，脆性增加，而且也改变了膜镶嵌蛋白的活化环境。如果这些镶嵌蛋白是酶、受体和离子通道，它们的活性和作用将受到影响。脂质过氧化可以导致脂质分子的自发性降解、分子结构破坏，使膜的完整性丧失甚至膜破裂，从而产生一系列病理反应，甚至引起细胞和组织坏死。如果线粒体膜和溶酶体膜发生脂质过氧化则可导致线粒体和溶酶体肿胀和解体；如果内质网膜发生脂质过氧化则可引起一些微粒体酶如 P-450 酶、葡萄糖-6-磷酸脱氢酶、ATP 酶、葡糖醛酸基转移酶等活性降低。

（3）自由基与核酸、蛋白质的反应

自由基可攻击核酸，主要攻击位点为核酸腺嘌呤和鸟嘌呤的 C-8、嘧啶 C-5 和 C-6 的双烯键，从而引起碱基置换、嘌呤脱落、DNA 链断裂，导致基因突变和细胞癌变。

活性氧种类（ROS）包括处于自由基状态的氧（如超氧阴离子自由基和羟自由基），以及不属于自由基的过氧化氢。由于 DNA 对活性氧特别敏感，所以 ROS 能引起 DNA 发生多种类型的氧化损伤，形成多种碱基氧化产物，其中发生在鸟嘌呤 C-8 的氧化产物 8-羟基鸟嘌呤最为常见，被视为 DNA 氧化损伤的生物标志物。ROS 也可攻击蛋白质，使蛋白质发生氧化损伤。许多种蛋白质是具有催化作用的酶，当酶蛋白发生氧化损伤时，酶的活性下降或丧失，可引起一系列细胞生理生化功能紊乱。

（三）化学污染物与生物大分子的非共价结合及其毒性作用

一些化学污染物可与靶分子交互作用形成氢键或离子键，导致非共价结合。由于氢键或离子键的键能较低,所以非共价结合通常是可逆的。这种结合一般涉及的靶分子有DNA、膜受体、离子通道及某些酶等。例如,吖叮黄(acridine yellow)或阿霉素(doxorubicin)分子插入DNA双螺旋分子后可与DNA分子中核苷酸残基的某些基团形成氢键而结合,故吖叮黄或阿霉素与DNA的这种结合属于非共价结合。又如,$SO_2$衍生物(亚硫酸钠和亚硫酸氢钠混合物,分子比为3:1)可与大鼠海马神经元、背根神经元和心肌细胞膜的钾、钠、钙离子通道蛋白发生可逆性非共价结合,导致这些通道的 $K^+$、$Na^+$、$Ca^{2+}$ 电流增大;当去除该衍生物之后,这些细胞离子通道的功能可以恢复。

（四）化学污染物对生物大分子电子转移的影响及其毒性作用

一些化学污染物可使生物大分子失去电子而氧化为失去生物活性的氧化产物。某些化学污染物可通过直接或间接的氧化作用,将血红蛋白中的 $Fe^{2+}$ 氧化为 $Fe^{3+}$,使其丧失携氧能力,导致高铁血红蛋白血症发生,例如硝酸盐、亚硝酸盐、苯胺和硝基苯等。

## 二、对细胞基因表达调控的作用

（一）概述

基因表达(gene expression)是指细胞在生命过程中,把储存在DNA碱基顺序中的遗传信息经过转录和翻译,转变成蛋白质的过程。在RNA聚合酶的催化下,以DNA为模板合成信使RNA(mRNA)的过程称为转录(transcription)。翻译(translation)是将成熟的mRNA分子中"碱基的排列顺序"(核苷酸序列)解码,并生成对应的特定氨基酸序列即蛋白质分子的过程。所以也可以说,从DNA到蛋白质的过程叫基因表达,对这个过程的调节即为基因表达调控(gene expression regulation)。

基因表达调控主要表现在三个方面:① 转录水平上的调控;② mRNA加工、成熟水平上的调控;③ 翻译水平上的调控。化学污染物可以在这三个方面对基因表达调控起作用。化学污染物对基因表达调控的影响是现代环境毒理学研究的重要领域之一。

化学污染物对基因表达的影响能否对细胞造成损伤、损伤的程度有多大,主要取决于基因的类别、化学物的种类、浓度和作用时间。

（二）化学污染物对基因组表达谱和个别基因表达的影响

基因组中许多基因的表达对化学污染物的作用非常敏感。有研究发现,$SO_2$($14~mg/m^3$)每天吸入 1 h,暴露30天可引起大鼠肺基因组中173个基因显著上调、85个基因表达显著下调。这些结果证明,在大鼠肺基因组中,不是个别基因的表达对环境化学污染物敏感,而是存在由很多敏感基因组成的一个基因群(组)对化学污染物非常敏感(即存在"表达不稳定型基因群(组)")[①]。

化学污染物对基因表达的影响是非常普遍的。一些研究证明,$SO_2$吸入可引起大鼠肝

---

① 表达不稳定型基因组的含义是:在正常细胞总基因组中存在这么一些基因组成的基因群,它们的表达对环境因子包括环境污染物(如 $SO_2$)特别敏感,环境因子在一定浓度下可能不会引起这些基因的结构改变或突变,但可以引起这些基因的表达发生显著改变,如此长期的改变可能会引起细胞功能甚至细胞结构发生改变或者导致细胞对某些有害因子(包括致癌物、致突变物、致畸物等)的敏感性增加。我们就把这些基因组成的基因群称之为"表达不稳定型基因组"或"表达不稳定型环境基因组"。

和肺原癌基因 $c-fos$、$c-jun$、$c-myc$、$Ki-ras$ mRNA 转录水平上调,也可以引起促凋亡基因 $p53$、$bax$ mRNA 转录水平上调;相反,$SO_2$ 吸入可引起抑癌基因 $Rb$、$p16$ 和抑凋亡基因 $bcl-2$ mRNA 转录和蛋白表达水平下调。研究也发现,虽然单一 $SO_2$ 吸入未见引起哮喘发生,但是可加剧哮喘症状并可引起多种哮喘相关基因表达改变。例如,$SO_2$ 吸入可引起体外培养的人体支气管上皮细胞黏蛋白 $5AC$(mucin 5AC,$MUC5AC$)、细胞间黏附分子(intercellular adhesion molecule-1,$ICAM-1$)、表皮生长因子(epidermal growth factor,$EGF$)、表皮生长因子受体(epidermal growth factor receptor,$EGFR$)、环氧合酶-2(cyclooxygenase-2,$COX-2$)、白细胞介素-13(interleukin-13,$IL-13$)等基因表达的上调,从而从分子毒理学研究证明 $SO_2$ 吸入可加重哮喘患者的哮喘症状,或增加正常人对致哮喘因素的敏感性而易于罹患哮喘。

### (三) 化学污染物通过对信号分子和转录因子的作用而影响基因表达

化学污染物对基因表达从 DNA 转录为 mRNA 转录水平上的影响,很大程度上是通过对转录因子的作用而达到的。由于遗传信息从 DNA 转录给 mRNA 主要受转录因子的调控,而转录因子的激活又受信号分子的调控,所以化学污染物可以通过对信号分子和转录因子的作用而影响基因表达和细胞周期。

#### 1. 直接调控信号途径

有些化学污染物可以直接对生物信号途径起干扰作用。例如,气态 $SO_2$ 及其在酸性条件下生成的亚硫酸氢钠可以通过上调 NO/cGMP 信号通路,引起一氧化氮合酶基因表达上调,导致血管内皮细胞对 NO 的合成增加,引起大鼠主动脉血管扩张,导致血压降低,并据此提出,气态 $SO_2$ 是一种新型生物气体信号分子。

值得注意的是,$SO_2$ 在碱性溶液中可生成衍生物亚硫酸盐(如亚硫酸钠),而亚硫酸钠对血管的作用与气态 $SO_2$(包括亚硫酸氢钠)相反,可以抑制一氧化氮合酶基因的表达,导致血管内皮细胞对 NO 的合成减少,从而引起血管收缩、血压升高。由于血液是微碱性(pH7.4)的,而大气环境中的 $SO_2$ 浓度一般较低,进入血液后对血液 pH 不会形成影响,所以使 $SO_2$ 在血液微碱性条件下转化为亚硫酸钠(血液中含有足够的 $Na^+$),可能是 $SO_2$ 污染引起暴露居民血压升高的机理之一。

由此可知,$SO_2$ 在不同化学形态下对心血管系统的生物学作用的差异性,在一定程度上就是通过对基因表达的不同影响而导致的。

#### 2. 通过干扰外周信号分子

某些化学污染物可以通过干扰细胞外周信号分子的形成来干扰转录因子的正常调节作用,导致对基因表达产生干扰作用。例如,除草剂杀草强(amitrole)(图 3-8)能够抑制甲状腺素的产生,而苯巴比妥可加速甲状腺素的灭活,这些作用均可导致血液甲状腺素浓度减少,使甲状腺素的负反馈抑制作用降低,引起脑垂体细胞的促甲状腺激素(TSH)基因表达上调、TSH 分泌增加,刺激甲状腺细胞过度分裂,从而造成甲状腺肿和甲状腺肿瘤发生。这是化学污染物通过干扰外周信号分子(甲状腺素)的产生和代谢而引起基因表达改变,并引起疾病的一个典型事例。

#### 3. 通过干扰细胞内信号分子

一些化学污染物可以通过干扰细胞内信号分子的传递来影响转录因子的正常调节作用,从而引起对基因表达的干扰作用。例如,磷酸化是信号分子和转录因子激活的最常见机制,

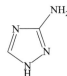

图 3-8  杀草强(3-氨基-1,2,4-三氮唑)

激活后的转录因子才能刺激基因的转录。蛋白质酪氨酸磷酸酶（protein tyrosine phosphatase，PTP）可使蛋白质酪氨酸脱磷酸化，从而调节蛋白质酪氨酸的磷酸化水平，以此来调节细胞信号分子的功能，发挥对多种细胞生理活动的调控作用。三丁基锡、亚砷酸盐能通过干扰细胞内蛋白质酪氨酸磷酸酶（PTP）的活性而影响细胞内信号分子的激活，从而影响信号传导对转录因子的作用，导致转录因子不能正常激活，使多种基因表达失常。

### （四）化学污染物通过对基因表达的严重影响而诱发疾病

化学污染物对基因表达的严重影响可能会导致疾病的发生。例如，DDT、多氯联苯、双酚 A 及阿特拉津（atrazine，一种除草剂）可通过促进乳腺细胞的基因表达而引起有丝分裂失控，从而引起乳腺癌发生率增加。又如，糖皮质醇和视黄醇可引起处于发育期的胚胎细胞的各种不同基因过度表达，导致细胞分化类型发生改变，从而诱发胎儿畸形。

## 三、对细胞结构与功能的作用

人体组织的每个细胞都执行着一定的功能以维持机体的正常生命活动。为此，每个细胞都具有细胞膜、细胞器、细胞骨架和多种大分子复合体等结构元件，为细胞活动提供完整的结构基础。此外，细胞还具有复杂的信号网络系统以接受外部和内部信号对其生命活动的调节，达到维持细胞自身功能的执行及与其他细胞活动的协调一致。化学污染物可以通过破坏细胞的信号网络，损伤细胞的结构，导致细胞功能紊乱甚至细胞死亡，进一步发展可对组织、器官和个体造成损害。

### （一）细胞膜损伤

维持细胞膜的稳定性对机体内营养物质的生物转运、信息传递和内环境稳定是非常重要的。某些化学污染物可引起膜成分的改变，如四氯化碳可引起大鼠肝细胞膜磷脂和胆固醇含量下降；有些化学污染物可改变膜脂的流动性，如 DDT、对硫磷可引起红细胞膜脂流动性降低，乙醇可引起肝细胞线粒体膜脂流动性增高。有的化学污染物可影响膜上某些酶的活力，如有机磷化合物可与神经元的突触小体膜及红细胞膜的乙酰胆碱酯酶共价结合；对硫磷可抑制突触小体膜和红细胞膜 $Ca^{2+}$-ATP 酶和 $Ca^{2+}$，$Mg^{2+}$-ATP 酶的活性；苯并（$a$）芘可抑制小鼠红细胞膜 $Ca^{2+}$-ATP 酶和 $Na^+$、$K^+$-ATP 酶活性；$Pb^{2+}$、$Cd^{2+}$ 可与 $Ca^{2+}$-ATP 酶上的巯基结合，使其活性降低。膜通透性的改变主要也是膜蛋白的改变，如 $Cd^{2+}$、$Pb^{2+}$、$Hg^{2+}$ 等重金属可与膜蛋白的巯基、羰基、磷酸基、咪唑和氨基等作用，改变其结构和稳定性，从而改变膜的通透性；$Zn^{2+}$、$Hg^{2+}$、$Cd^{2+}$、$Al^{3+}$ 等可与线粒体膜蛋白反应，改变其结构与功能；DDT 等高脂溶性化学物质也可与膜脂相溶，从而改变膜的通透性。

### （二）干扰正常受体-配体的相互作用

受体（receptor）一般是细胞膜蛋白质分子，能与化学物质（即配体，ligand）相结合而形成受体-配体复合物，传递生物信号，激发一定的生物学效应产生。许多化学污染物尤其是某些神经毒物的毒性作用与其干扰受体-配体相互结合的作用有关。例如，乙酰胆碱是一种神经递质，能特异性地作用于各类胆碱受体，如果组织内乙酰胆碱浓度过高就会与它的受体过度结合而导致一些有害效应，所以在组织内的乙酰胆碱必须迅速被胆碱酯酶分解。有机磷农药能抑制胆碱酯酶的活性，使其失去分解乙酰胆碱的能力，导致乙酰胆碱积聚。过量的乙酰胆碱可与毒蕈碱型胆碱能受体（M 型受体）和烟碱型胆碱能受体

（N 型受体）结合，传递特定的生物信号，从而引发有机磷农药中毒的典型症状：毒蕈碱样和烟碱样神经症状。阿托品的解毒作用就在于其能与乙酰胆碱竞争 M 型受体，从而阻断乙酰胆碱对 M 型受体的刺激作用，使毒蕈碱样神经症状消除。而阿托品对 N 型受体无影响，故对烟碱样神经症状无作用。

一些化学污染物属于环境雌激素类化合物，例如多氯联苯、有机氯杀虫剂（DDT、狄氏剂、毒杀酚、林丹、十氯酮和五氯酚等）及一些金属（铅、镍等）可与雌激素受体结合，并激活雌激素受体，传递雌激素信号，使靶基因表达上调，过度引发雌激素效应，破坏了体内激素作用的平衡，导致对机体的危害。而另一类化学污染物如农药 ICI164384 是一种雌激素拮抗物，它可以与内源性雌激素——雌二醇竞争雌激素受体，使雌二醇与受体的结合率减少，雌二醇-受体复合物传递信号的途径受阻，使靶基因表达下调，导致雌激素效应减弱、体内激素作用的平衡被破坏，对机体造成不利影响。

### （三）干扰细胞内钙稳态

细胞内的钙有结合钙和离子钙（$Ca^{2+}$）两种形式，只有 $Ca^{2+}$ 才具有生理活性。正常情况下细胞内的 $Ca^{2+}$ 浓度较低（$10^{-8} \sim 10^{-7}$ mol/L），细胞外浓度较高（$10^{-3}$ mol/L），内外浓度相差 10 000 倍左右。$Ca^{2+}$ 作为细胞的第二信使，可以激活细胞内多种酶，在调节细胞功能方面起着关键性作用。化学污染物可以通过促进细胞外钙进入细胞，干扰细胞内钙稳态而引起细胞损伤，甚至死亡。例如，某些化学污染物可以引起细胞内 $Ca^{2+}$ 浓度的过度增加，从而激活磷脂酶使膜磷脂分解加速，引起细胞损伤，甚至死亡。增加细胞内的 $Ca^{2+}$，还可激活非溶酶体蛋白酶而作用于细胞骨架蛋白引起细胞损伤。在这些情况下，使用 $Ca^{2+}$ 激活蛋白酶的抑制剂可延缓或消除化学污染物的这些细胞毒作用。细胞内 $Ca^{2+}$ 浓度的过度增加，也能激活某些核酸内切酶，引起 DNA 链断裂和染色质浓缩，导致细胞损伤，甚至死亡。研究发现，各种细胞毒物如硝基酚、醌、过氧化物、醛类、二噁英、卤化链烷、链烯和 $Cd^{2+}$、$Pb^{2+}$、$Hg^{2+}$ 等重金属离子均能促进细胞外钙进入细胞，从而干扰细胞内钙稳态。

### （四）线粒体损伤与细胞凋亡

一些化学污染物可引起细胞线粒体内活性氧（ROS）和活性氮（reactive nitrogen species，RNS）的形成急剧增加，引起氧化应激，线粒体膜脂质发生氧化损伤而渗透性升高，使线粒体内蓄积的 $Ca^{2+}$ 流到细胞质内；而细胞质内的水分子大量流入线粒体，导致线粒体膨胀，从而使在线粒体内进行的三羧酸循环受到破坏，ATP 合成的功能受到抑制，引起细胞 ATP 耗竭。进一步发展可引起细胞中的生物大分子如 DNA、RNA 和蛋白质发生降解，细胞结构破坏、功能紊乱，导致细胞坏死或凋亡。

坏死和凋亡是细胞死亡的两种不同形式。很多化学物质诱发的细胞凋亡均与线粒体损伤有关。坏死的细胞表现为细胞肿胀和溶解，而凋亡的细胞表现为皱缩，其核中的染色质和胞质中的物质发生浓缩。细胞死亡方式与化学污染物的种类、作用剂量、暴露时间及细胞 ATP 耗竭速率等有关。许多化学污染物如肝毒物乙酰氨基酚、肾毒物赭曲霉毒素及重金属镉，既可引起细胞坏死又可引起细胞凋亡。环境毒物在低水平暴露和高水平暴露后的早期阶段倾向于诱发细胞凋亡，而在长期或较长期高水平暴露后往往导致细胞坏死发生。此外，细胞的死亡方式也与细胞 ATP 耗竭的速率和程度有关，急剧而严重的 ATP 耗竭往往引起细胞坏死，反之，缓慢的 ATP 耗竭往往导致细胞凋亡。

### （五）干扰细胞内能量代谢

机体内的能量来源于糖、脂肪和氨基酸类的生物氧化，所产生的能量可通过在细胞内将 ADP 磷酸化而形成三磷酸腺苷（ATP），以 ATP 的形式贮存起来，为各种生命活动提供能量。生物体内 95% 以上的 ATP 来自氧化磷酸化。氧化磷酸化是在线粒体内进行的生物化学过程，是糖、脂肪和氨基酸类物质在细胞内氧化时，在呼吸链电子传递过程中释放的能量供给 ADP 与无机磷合成 ATP 的偶联反应。因此，氧化磷酸化是氧化（电子传递）和磷酸化（形成 ATP）的偶联反应。氧化磷酸化解耦联是指线粒体在生物氧化中，可以利用氧完成氧化过程，但不能完成磷酸化过程，即不能产生 ATP。

有些化学污染物可干扰糖类的氧化，使细胞不能产生 ATP。例如，氰化物、硫化氢和叠氮化钠能与细胞色素氧化酶的 $Fe^{3+}$ 结合，使其不能还原成 $Fe^{2+}$，从而阻碍电子传递，导致细胞呼吸链打断，氧不能被利用，引起细胞窒息。有的化学污染物如硝基酚类、五氯酚钠、氯化联苯、亚砷酸盐和钒类化学等可使氧化磷酸化解偶联，导致糖类氧化所产生的能量不能以 ATP 的形式贮存起来。ATP 缺乏不仅可使细胞生命活动得不到充足的能量供给，而且还可干扰膜的完整性、离子泵转运和蛋白质的合成，严重的 ATP 缺乏可导致细胞功能丧失甚至死亡。

### （六）电兴奋性细胞失调

许多化学污染物对电兴奋性细胞的功能有影响。例如，神经细胞、心肌细胞、骨骼肌和平滑肌细胞均为电兴奋性细胞。有些化学污染物可影响神经递质的合成、贮存和释放；有些化学污染物可直接对神经元受体发生作用，引起神经元的兴奋或抑制。例如，进入中枢神经系统的氨/铵（$NH_3/NH_4^+$）过多时，可以抑制突触间隙（synaptic cleft）中的谷氨酸回收到星状胶质细胞，导致谷氨酸在突触间隙的浓度过高，从而使突触后神经元的谷氨酸受体受到过度刺激，引起神经元一系列活动异常。又如，二氧化硫（$SO_2$）在体内的衍生物亚硫酸氢钠可以引起大鼠海马神经元、背根神经元及心肌细胞钠、钾、钙离子通道兴奋性增加，导致这些离子从细胞外进入细胞内，引起细胞代谢失调。此外，$SO_2$ 气体或其衍生物亚硫酸氢钠还可引起血管平滑肌扩张和心脏负性肌力作用，在生理浓度下具有气体信号分子的作用，而在高浓度下可引起毒性作用。相反，$SO_2$ 另一衍生物亚硫酸钠则可引起血管收缩，这可能是空气 $SO_2$ 污染能引起暴露人群血压升高的原因之一。因为低浓度 $SO_2$ 吸收进入血液后，在血液微碱性生理条件下，主要转化为亚硫酸钠，从而导致血管收缩、血压增加。

### （七）选择性细胞损伤

在化学污染物与组织细胞交互作用的过程中，有些化学污染物对某种组织器官的细胞有选择性毒性。例如，高剂量锰能引起大脑基底神经节多巴胺细胞的选择性损伤和致死作用；丙硫氧嘧啶可选择性地积聚在甲状腺并对甲状腺过氧化物酶有抑制作用，从而阻止甲状腺细胞对酪氨酸的碘化及碘化酪氨酸的缩合，导致甲状腺素合成减少；孕妇止吐药"反应停"可引起胚胎早期肢芽细胞死亡，使出生的婴儿缺失腿和臂。又如，在饮水或空气中含氟过高的地区，暴露的人和动物长期吸收环境中的氟而使过量的氟进入体内。由于氟对骨组织具有特殊的亲和力，所以吸收的氟主要蓄积于骨组织中，可导致人和动物的慢性氟中毒，使骨代谢紊乱，引起全身性骨骼病变，形成氟骨症。

综上所述，化学污染物的毒性作用机理往往是复杂多样的，只通过一种机理实现其全部毒性作用的化学物质极为少见。例如,氰化物既可与酶结合类似受体-配体相互作用,又可抑制酶活性并干扰能量代谢,还可引起氧化应激反应和改变细胞内钙稳态。虽然目前已查明少数化学物质作用的"靶分子",但对大部分化学污染物毒性作用的特异机理和作用部位还了解甚少。

随着分子生物学理论和技术的发展及其在毒理学领域的应用,环境分子毒理学的研究也将会越来越深入,对于化学污染物毒性作用机理的研究将会取得新的发展和突破,这将为化学污染物危害的预防和治疗提供更加精准的方法和对策。

## 四、修复与修复障碍

化学污染物对靶分子和靶细胞结构和功能的损伤,如果得不到机体修复体系的及时修复或在修复中发生了错误,该化学物质对机体的毒性作用就会进一步发展。因此,化学污染物毒性作用的结局如何,还与细胞自身修复功能有关。

（一）分子水平的修复

1. 对蛋白质损伤的修复

蛋白质巯基对于蛋白质的功能是非常重要的,如果巯基被氧化则会对蛋白质如酶、受体等的功能造成损伤。化学污染物对蛋白质巯基引起的氧化损伤,包括形成蛋白二硫化物（Prot—SS,$Prot_1$—S—S—$Prot_2$）、蛋白质和小分子化合物（如谷胱甘肽）分子之间所形成的混合二硫化物、蛋白质次磺酸及蛋白质中的甲硫氨酸氧化为甲硫氨酸亚砜等。这些蛋白质氧化损伤均可通过硫氧还蛋白系统（thioredoxin system）和谷氧还蛋白系统（glutaredoxin system）的酶促还原而修复。硫氧还蛋白系统由还原型辅酶Ⅱ（NADPH）、硫氧还蛋白还原酶和硫氧还蛋白组成;谷氧还蛋白系统由NADPH、谷胱甘肽还原酶、谷胱甘肽和谷氧还蛋白组成。NADPH作为还原剂,是这两个酶系统的氢供体。硫氧还蛋白家族和谷氧还蛋白家族两个主要酶系统参与蛋白质巯基（Prot—SHs）的氧化还原过程,对维持细胞内环境的氧化还原平衡非常重要。

体内血红蛋白被氧化形成高铁血红蛋白以后,可以从细胞色素 $b_5$ 获得电子而修复,而还原型辅酶Ⅰ（NADH）依赖的细胞色素 $b_5$ 还原酶可以使细胞色素 $b_5$ 还原再生。

此外,热休克蛋白、蛋白水解酶等可以清除细胞内变性或受损伤的蛋白质。

2. 脂质过氧化损伤的修复

过氧化的脂质可通过由一系列还原剂、谷胱甘肽过氧化物酶、过氧化物还原酶及NADPH组成的酶系统进行修复。

3. DNA损伤的修复

DNA损伤的修复与基因突变、细胞癌变和胚胎畸变有密切关系,一直是现代环境毒理学研究的热点。机体存在多种DNA修复机制可对不同类型的DNA损伤进行修复。对此,将在本章第四节论述。

（二）细胞与组织修复

在由可繁殖细胞组成的组织中,往往是受损伤的细胞死亡诱发邻近损伤区域的细胞进入细胞有丝分裂周期,经过对死亡细胞的清除和新生细胞的增殖,使组织再生而恢复。

在组织修复过程中,细胞损伤所活化的巨噬细胞和内皮细胞将分泌一定细胞因子、释放蛋白酶、产生自由基和活性氧、活性氮,由此而引发某些对组织有利或有害的副反应,如炎症、急性期蛋白合成及全身性热反应等。

但是,对于神经组织来说,由于成熟的神经元已经失去分裂繁殖的能力,所以成熟的神经组织一般不能进行细胞和组织修复。

（三）修复障碍的后果

虽然机体对有害因素引起的损伤有强大的修复能力,但这种能力也是有一定限度的。当化学污染物对机体的损伤过于严重而超越机体的修复能力时,机体的损伤就不能完全或不能被修复。例如,脂质过氧化或蛋白质巯基氧化速率大于还原速率时,或必需的酶被饱和,还原剂（如还原型谷胱甘肽）被耗竭时,对于该氧化损伤的修复就不能进行。

一些化学污染物直接对机体的修复机制有损伤作用,包括对修复酶及其辅因子的损伤,可导致修复障碍。大剂量化学污染物暴露引起的细胞坏死,可能导致存活细胞有丝分裂被阻断,使组织修复无法进行。

某些化学污染物引起的分子损伤难以或不能被有效修复,如与蛋白质共价结合的产物、DNA 加合物等。

此外,在一些情况下机体修复机制的精确性或保真度并不是绝对可靠的,致使某些损伤的修复可能是错误修复。

机体对于损伤的修复障碍,使化学污染物对机体的毒性作用得以保持和发展,最终将由于不同化学物质的不同毒性作用而产生不同的后果,如导致组织坏死、纤维化、突变、癌变、畸变及发生其他症状。

# 第三节　毒性作用的影响因素

化学污染物对机体毒性作用的性质和强度受到很多因素的影响,主要包括化学污染物的结构与性质、机体状况、染毒条件和环境因素等。

## 一、化学污染物的结构与性质

### （一）结构与毒性

研究化学污染物的结构与毒性之间的关系,有助于通过比较来预测新化合物的生物活性、作用机理和安全限量范围。然而,对化学物质构效关系的研究尚处在发展阶段,目前仅找到一些有限的规律,举例如下。

1. 同系物的碳原子数

在烷烃中甲烷和乙烷是惰性气体,从丙烷至庚烷,随碳原子数增加,其麻醉作用增强,庚烷以后的烷烃由于水溶性过小,麻醉作用反而减小;丁醇、戊醇的毒性较乙醇、丙醇大;甲醇在体内可转化成甲醛和甲酸,故其毒性反而比乙醇大。

2. 烃基

在非烃类化合物分子中引入烃基,可使化合物脂溶性增高,易于透过生物膜,从而毒性增强。但是,烃基结构也可增加毒物分子的空间位阻,因而在非烃类化合物分子中引入的烃基碳链过长可使毒性减小。

3. 分子饱和度

分子中不饱和键增多,可使化学物质活性增大、毒性增加。如丙烯醛对眼结膜的刺激作用大于丙醛,丁烯醛大于丁醛。

4. 卤素取代

卤族元素有强烈的吸电子效应,在化学物质分子结构中增加卤素可使分子极性增加,更易与酶系统结合,从而使毒性增强。例如,氯化甲烷对肝的毒性依次为:$CCl_4 > CHCl_3 > CH_2Cl_2 > CH_3Cl > CH_4$,其麻醉作用依次为:$CHCl_3 > CH_2Cl_2 > CH_3Cl > CH_4$。

5. 羟基

芳香族化合物中引入羟基,分子极性增强,毒性增加。如苯中引入羟基而成苯酚,后者具弱酸性,易与蛋白质中碱性基团结合,与酶蛋白有较强的亲和力,毒性增大。多羟基的芳香族化合物毒性更高。脂肪烃引入羟基(成为醇类)后,麻醉作用增强,并可损伤肝。

6. 酸基和酯基

酸基一般指羧基(—COOH)和磺酸基(—SO₃H),引入分子中时,水溶性和电离度增高,脂溶性降低,使之难以吸收和转运,毒性降低。如苯甲酸的毒性较苯低,人工合成染料中引入磺酸基也可降低其毒性。酸基经酯化后,电离度降低,脂溶性增高,使吸收率增加,毒性增大。

7. 氨基

胺具碱性,易与核酸、蛋白质的酸性基团起反应,易与酶发生作用。胺类化合物按其毒性大小顺序依次为:伯胺($RNH_2$)>仲胺($RNHR'$)>叔胺($RNR'R''$)。

8. 分子构型

机体内的酶对化学物质的构型有高度特异性。当化学污染物为不对称分子时,酶只能作用于一种构型。

(1)同分异构体

化学物质的同分异构体的毒性不同,一般对位>邻位>间位,如二甲苯、硝基酚、氯酚等的异构体。但也有例外,如邻硝基苯醛的毒性大于其对位异构体的毒性。

(2)旋光异构体

由于受体或酶一般只能与一种旋光异构体结合而产生生物效应,故同一化学物质的不同旋光异构体的毒性不同。一般 L-异构体易与酶、受体结合,具生物活性,而 D-异构体则反之。例如 L-吗啡对机体有作用,而 D-吗啡对机体无作用。但也有例外,如 D-尼古丁的毒性比 L-尼古丁的毒性大 2.5 倍。

9. 有机磷化合物的结构与毒性

有机磷杀虫剂一般为五价磷化合物,其结构通式为:

$$R'(O) \diagdown\!\!\!\diagup P \diagup\!\!\!\diagdown \begin{matrix} Y(O, S) \\ X \end{matrix}$$

① R′、R″为烷基,烷基的碳原子数愈多,毒性愈强,即甲基<乙基<异丙基。

② Y 为氧时较为硫时的毒性大。

③ X 为酸根时,强酸根时的毒性较弱酸根时大。X 为苯基时,化合物毒性与苯环上的取代基的性质有关,毒性按大小依次为:—NO₂> —CN> —Cl> —H> —CH₃> —C₄H₉> —

$CH_3O>$ —$NH_2$。若同为—$NO_2$,则化合物毒性与取代位置有关,毒性大小顺序一般为:对位>邻位>间位。

### (二) 物理性质与毒性

化学污染物的物理性质如分子量、熔点、折射率等,对其毒性均有影响,其中主要有以下几点。

#### 1. 脂/水分配系数

化合物在脂(油)相和水相中溶解达到平衡时的平衡常数,称为脂(油)/水分配系数(lipid/water partition coefficient)。它直接影响化合物的吸收、分布、转运、代谢和排泄,与其毒性密切相关。一般脂溶性高的毒物易于被吸收且不易被排泄,在体内停留时间长,毒性较大。例如,机体对氯化汞的吸收率为 2%,醋酸汞 50%,苯基汞 50%~80%,甲基汞 90% 以上,后者脂溶性高,易进入神经系统,因而毒性较大。

化合物的毒性还与其在水溶液中的绝对溶解度有关。一般有毒化学物质在水中,特别是在体液中的溶解度愈大,毒性愈强。例如,砒霜($As_2O_3$)在水中的溶解度比雄黄($As_2S_3$)大 3 万倍,因而毒性较后者大;氯气和二氧化硫易溶于水,能迅速对上呼吸道产生刺激作用,而 $NO_2$ 的水溶性较低,不易引起上呼吸道发生刺激效应,且需经一定潜伏期才能引起深部呼吸道发生刺激效应。

#### 2. 电离度

不同的弱电解质在水中电离的程度是不同的,一般用电离度(ionization degree)和电离常数来表示。$K_a$ 表示弱酸的电离常数,$K_b$ 表示弱碱的电离常数,$pK_a$($pK_b$)表示其负对数。电离度指弱电解质在溶液里达到电离平衡时,已电离的电解质分子数占原来总分子数(包括已电离的和未电离的)的百分数。对于弱酸或弱碱性有机化合物,在内环境 pH 条件下,其电离度愈低,非离子型比率越高,越易被吸收而发挥毒效应;反之,化合物的离子型比率越高,虽易溶于水,但较难被吸收而易随尿排出,故其毒性作用较小。

#### 3. 挥发度和蒸气压

挥发度(volatility)通常用来表示某种纯粹物质(液体或固体)在一定温度下蒸气压的大小。具有较高蒸气压的物质称之为易挥发物(volatile matter),具有较低蒸气压的物质称为难挥发物(involatile matter)。对于组分互溶的混合液,两组分的挥发度之比称作相对挥发度(relative volatility)。

有些液态毒物的挥发度较大,在常温下容易挥发形成蒸气,易通过呼吸道和皮肤吸收进入机体,如汽油、四氯化碳、二硫化碳等。有些液态毒物的 $LD_{50}$ 值相近,即绝对毒性相当,但由于各自的挥发度不同,所以实际毒性(即相对毒性)可相差很大。如苯与苯乙烯的 $LC_{50}$ 值均为 45 mg/L,即绝对毒性相同。但苯很易挥发,而苯乙烯的挥发度仅为苯的 1/11,所以苯乙烯在空气中不易挥发形成高浓度气体,比苯的实际危害小。将物质的挥发度估计在内的毒性称为相对毒性,相对毒性指数更能反映液态毒物经呼吸道吸收的危害程度。

#### 4. 分散度

粉尘、烟、雾等固体物质的毒性与分散度有关。颗粒愈小、分散度愈大,生物活性愈强,愈易进入呼吸道深部。由口摄入的固态化学物质的分散度也影响其被消化道的吸收率,从而影响其毒性。

#### 5. 纯度

工业化学品中往往混有溶剂、剩余的原料、原料中的杂质、合成的副产品等;商品中往往还含有赋形剂和添加剂等。这些杂质有可能影响、增强、甚至改变原化合物的毒性作用,有的杂质比原化合物的毒性还要大。例如,除草剂 2,4,5-T 的致畸性主要是由于其所含的杂质四氯二苯二噁英(TCDD)所致。

## 二、机体状况

机体对化学污染物的易感性和耐受性,与其种属、年龄、性别、营养和健康状况等有关。由于化学污染物的生物代谢转化对毒性也有影响,所以应结合这些因素对化学物质转化的影响,一起探讨机体对化学物质的耐受性(见第二章第二节)。

### (一)种属和个体差异

不同种属的动物和同种动物的不同个体之间对同一毒物的感受性有差异,这主要是毒物在体内的代谢差异(如代谢酶的差异)所致。例如,食草动物因为长期接触氰化物而产生了适应酶,使其对氰化物的解毒能力较人、狗等杂食动物强。化学物质致畸作用的种属差异可能与胎盘屏障的转运情况有关。例如,反应停(2-苯肽戊二酰亚胺,又称 thalidomide)剂量高达 4 000 mg/kg 时,对大、小鼠几乎无致畸作用,对兔、猴、狒狒也只有某个品系才能引起畸胎;而其仅为 0.5～1.0 mg/kg 的剂量时,即对人有致畸作用。因此,在进行化合物毒性研究时,应多用几种动物,一般至少用两种以上,其中一种应为非啮齿类动物。

同一种群的不同个体对毒物的反应也有差异。对于人群来说,不同个体或亚群对化学污染物的毒性作用可能存在敏感性或反应性不同的现象,其原因之一是人体的基因多态性。对于动物试验来说,应尽可能选择遗传因素和非遗传因素条件一致的实验动物,以减少个体差异对试验结果的影响。

环境-基因
相互作用

### (二)性别与激素

性别(sex)对化学物毒性的影响主要表现在成年动物中。一般来说雌性动物和雄性动物对毒物的感受性相似。但是动物对一些类型的化学物质会出现性别差异。如雌性大鼠对有机磷化合物(如甲基谷硫磷和对硫磷)、有机氯化合物(如艾氏剂和七氯)及巴比妥酸盐类一般较雄性敏感。但氯仿对小鼠的毒性却是雄性比雌性敏感,当雄性小鼠去势处理后就失去了性别敏感差别。若再给予去势雄性小鼠雄性激素,则性别敏感性的差异又显现。铅和乙醇对雄性大鼠的毒性也较对雌性大鼠的毒性大。

性别差异主要与性激素(sexhormone)有关。雄性激素能促进细胞色素 P-450 的活力,故化学污染物在雄性体内易于代谢和降解。例如,雄性大鼠将 DDT 转化为 DDE 的能力较雌性强。雄性大鼠的葡糖醛酸结合反应能力也较雌性高。孕激素能抑制肝微粒体酶的氧化作用和葡糖醛酸的结合作用,故怀孕可增加小鼠对某些毒物(如农药和一些金属)的敏感性。

### (三)年龄

新生和幼年动物通常对毒物较成年动物敏感,对多数毒物,估计要敏感 1.5～10 倍。在动物发育的不同阶段,某些组织器官和酶系的发育情况并不相同。新生动物中枢神经系统(central nervous system,CNS)发育还不完全,故对 CNS 的兴奋剂敏感性较差,而对抑制剂则较敏感。如 CNS 兴奋剂有机氯杀虫剂 DDT 和狄氏剂对新生大鼠的 $LD_{50}$ 值分别为成年大鼠的 20 倍和 2～10 倍(表3-1)。新生动物的膜通透性(包括血脑屏障)较强,因此对甲基汞等脂溶性神经毒物的毒性反应较大。新生动物体内某些毒物代谢酶缺乏,如大鼠出生后 30 天其葡糖醛酸基转移酶才能达到成年水平;人出生后 8 周龄肝微粒体混合功能氧化酶才能达到成人水平。因此,凡经代谢转化后毒性增加的化学物,对新生和幼年动物的毒性较对成年动物低;反之,凡在体内可迅速代谢失活的化合物,对新生和幼年动物的毒性就可能较大。如八甲磷需在体内羟化后才具有毒性,以 35 mg/kg 的剂量给初生大鼠灌胃不引起死亡,但以相同剂量给成年大鼠灌胃则100%死亡。对硫磷在体内经过代谢转化可迅速失活,因而其对幼年大鼠的毒性较成年大鼠强。

表 3-1　大鼠年龄对三种农药急性毒性 $LD_{50}$ 的影响　　　　单位:mg/kg

| 农药 | 新生大鼠 | 断奶前大鼠 | 成年大鼠 |
| --- | --- | --- | --- |
| 马拉硫磷 | 134.4 | 925.5 | 3 697.0 |
| DDT | >4 000.0 | 437.8 | 194.5 |
| 狄氏剂 | 167.8 | 24.9 | 37.0 |

注:本表摘自蔡宏道.现代环境卫生学.北京:人民卫生出版社,1995。

动物进入老年后,一些酶的活性下降,对化学物质的代谢功能逐渐衰退,因而对化学物质毒性的反应与幼年动物相似。如仍给老年大鼠 35 mg/kg 剂量的八甲磷,则仅引起老年大鼠 20%死亡。老年大鼠的肝、肾中葡萄糖-6-磷酸脱氢酶、线粒体细胞色素还原酶、红细胞膜 $Na^+$,$K^+$-ATP 酶等的活性也在下降。此外,幼年和成年个体对毒物吸收与排泄能力的差异也可影响毒性。如儿童对铅的吸收较成年人高 4~5 倍,对镉则高 20 倍。因此,在毒理学研究中,一般选用成年动物,以减少年龄差异对试验结果的影响。

（四）营养与健康

营养不足或失调将影响化学物质的毒性作用。蛋白质缺乏将引起酶蛋白合成减少及酶活性降低,使毒物代谢减慢,机体对多数毒物的解毒能力降低,毒物毒性增加。例如,喂以低蛋白饲料的大鼠对各种农药的敏感性提高了 2~26 倍,如使六六六、对硫磷的毒性增强。膳食中蛋白质不足可使细胞色素 P-450 与 NADPH-细胞色素 P-450 还原酶活性下降,导致苯并(a)芘、苯胺在体内氧化反应减弱。对于少数生物转化后毒性增大的化学物(如四氯化碳、二甲基亚硝胺等),采用低蛋白饲料可降低毒物对肝的毒性和致死作用。维生素 A 缺乏或过量可增高呼吸器官对致癌物的敏感性。

健康状况也可影响化学物质的毒性作用,如患肝病可使机体解毒能力下降而化学物质毒性增加;慢性支气管炎和肺气肿患者易发生刺激性气体中毒,且后果较严重,如 1952 年的伦敦烟雾事件中 80%的死亡者患有心、肺病。

综上所述,在实际生活和工作中,应特别注意老年、儿童、妇女及病人等易感人群对环境化学污染物的防护。

（五）生物节律

生物节律(生物钟,biothythm)是长期生命进化过程中形成的基本特征,这使化学污染物的毒性与其进入机体的时间有关。例如,给小鼠腹腔注射相同剂量的乙醇,发现 16:00 或20:00 注射时死亡率最高;给大鼠注射相同致死剂量的苯丙胺,3:00 给药死亡率为78%,而8:00 该药死亡率仅为 7%。不仅在一日内的不同时间化学物的毒性不同,而且季节变化也会影响化学物质的毒性。

### 三、接触条件

#### （一）接触途径

接触化学污染物的途径不同,则其吸收、首先到达的器官和分布不同。接触途径对化学污染物代谢转化、毒性反应的性质和程度也有影响。各种接触途径中以静脉注射吸收最快,其他途径的吸收速度一般依次为:呼吸道,腹腔注射,肌肉注射,经口,经皮。吸入接触与静脉注射的吸收速率相近。大鼠经口给予氨基氰 $LD_{50}$ 为 210 mg/kg,经皮为 84 mg/kg。这是因为氨基氰在胃内可被胃酸迅速转化及经胃肠道吸收先到肝被较快降解。又如硝酸盐经口染毒,可在胃肠道中被还原为亚硝酸盐,引起高铁血红蛋白症,而静脉注射则无此毒效应。

#### （二）溶剂

对动物或细胞染毒时往往要将毒物用溶剂溶解或稀释,有时还要用助溶剂。有的溶剂和助溶剂可改变化学物质的理化性质和生物活性。如测定敌敌畏和二溴磷的毒性时,用丙二醇作溶剂,测得的毒性比用吐温-80(Tween-80)作溶剂测得的毒性高,原因是丙二醇的烷氧基可与这两种毒物的甲氧基发生置换,形成毒性更高的产物。因此,选用的溶剂和助溶剂应无毒、与受试毒物无反应、且制成的溶液较稳定。常用的溶剂有水(蒸馏水)、生理盐水、植物油(玉米油、葵花子油、橄榄油)、二甲基亚砜等。常用的助溶剂有吐温-80,这是一种非离子型表面活性剂,具有亲水性基团和亲脂性基团,可使水溶性化合物溶于油中,也可使脂溶性化合物溶于水中。但吐温-80对某些化合物的吸收有影响,且有一定毒性。

溶剂选择不当,可加速或减缓毒物的吸收、排泄而影响其毒性。例如 DDT 的油溶液对大鼠的 $LD_{50}$ 为 150 mg/kg,而 DDT 水溶液的 $LD_{50}$ 则为 500 mg/kg,这是因为油能促进 DDT 的吸收。但用油量过大会导致动物腹泻而影响吸收。

#### （三）毒物浓度与容积

一般在同等剂量情况下,浓溶液较稀溶液毒性作用强。如氰化钾和氰化钠,以 1.25% 水溶液对 20 只小鼠灌胃分别引起 9 只与 2 只死亡,而 5% 水溶液,虽剂量如前,但在 20 只小鼠中分别死亡 19 只与 13 只。也有例外,如 1,1-二氯乙烯原液的毒性不明显,但稀释后肝毒作用增强。

染毒容积对毒性也有影响。在动物试验中一次灌胃容积一般为体重的 1%～2%,不应超过 3%;静脉注射的溶剂对鼠类不能超过 0.5 mL,较大动物不能超过 2 mL。

#### （四）交叉接触

毒物经呼吸道接触时,应保护皮肤,防止气态毒物经皮肤吸收。易挥发化学物经皮涂布接触时,应将涂布处密封起来,以防其蒸气经呼吸道吸收或动物舔食涂布部位,经消化道吸收。

### 四、环境因素

许多环境因素可影响化学污染物的毒性作用,如气温、气压、昼夜或季节节律及其他物理因素(如光照、噪声)、化学因素(如联合作用)等。例如,光照可促进化学污染物发生光化学反应而改变其毒性,某些化学污染物如大气中的氮氧化物和醛类,在强烈日光的照射下,可转化为毒性更强的光化学烟雾等。由于物理和化学因素的影响已在其他章节介绍,故这里仅介绍气象因素的影响。

**1. 气温**

气温升高可使机体毛细血管扩张,血循环加快、呼吸加速,化学污染物经皮和经呼吸道的吸收速率加快。高温多汗时,氯化钠随汗液排出增多,胃液分泌减少,胃酸减少,从而影响胃肠吸收。此外,排汗增多则尿量减少,使经肾随尿排出的毒物在体内滞留时间延长,毒作用增强。有人比较了不同温度下 58 种化学物质对大鼠 $LD_{50}$ 的影响,结果发现有 55 种在 36 ℃高温环境中毒性最大,26 ℃环境中毒性最小。

**2. 气湿**

高气湿,尤其伴随高气温时,能使化学污染物经皮吸收的速度加快。气湿增大,汗液蒸发困难,皮肤表面的水合作用加强,水溶性强的化学污染物可溶于皮肤表面的水膜而被吸收;同时也延长了化学物质与皮肤的接触时间,使吸收量增加。此外,在高湿环境下,某些化学物质如 $HCl$、$HF$、$H_2S$ 的刺激作用增大;某些毒物还可改变形态,如 $SO_2$ 可转化为 $SO_3$ 和 $H_2SO_4$,其刺激性和腐蚀性增大。

**3. 气压**

气压可引起某些化学物质毒性作用的变化。如在高原低气压下士的宁的毒性降低,而氨基丙苯的毒性增强。

# 第四节　特殊毒性及其作用机理

化学污染物的特殊毒性主要包括遗传毒性、致癌性和生殖发育毒性,由于这些毒性作用可能导致癌症或胎儿畸形等严重后果,所以受到公众和科学界的高度关注。化学污染物有无致突变、致癌变、致畸变作用(即"三致作用")往往是公众乃至全社会关注的问题。一个化学品如果有这方面的问题,它可能面临被限制使用,甚至被淘汰的命运。一个新研制的化学物质,如果有这方面的问题,它就有可能被禁止生产、被禁止投入市场。因此,长期以来,科学家特别是环境毒理学家对化学污染物的特殊毒性进行了大量研究工作,取得了丰硕的成果。在本章的前三节,对化学污染物的特殊毒性及其机理已经进行了一些描述,但缺乏系统性,为此,本节将进一步对这一专题进行全面、深入地论述,为研究化学污染物的致突变、致癌变和致畸变作用及其防护打好基础。

## 一、遗传毒性

遗传是所有生物生命活动的基本特征之一。化学污染物导致生物遗传物质发生改变即为遗传毒性,泛指对基因组的毒性。

### (一)遗传损伤的分类

根据 DNA 改变牵涉范围的大小,可将遗传损伤分为四大类,即 DNA 损伤、基因突变、染色体畸变及基因组突变。

1. DNA 损伤

指在遗传毒物的作用下，DNA 结构和功能发生改变，阻碍了 DNA 的复制与转录，或使 DNA 复制与转录的产物发生改变。

2. 基因突变

基因突变(gene mutation)指在基因中 DNA 序列的改变。由于这种改变一般局限于某一特定的位点，所以又称之为点突变(point mutation)。基因突变可分为碱基置换、移码突变、整码突变、片段突变等基本类型。

(1) 碱基置换

碱基置换(base-pair substitution)指 DNA 序列上的某个碱基被其他碱基所取代。当 DNA 分子中碱基发生置换后，会引起 mRNA 密码子的改变，导致编码氨基酸的信息发生变化，引起蛋白质结构及功能的变化，从而表现出表型的改变。碱基置换又可分为转换和颠换两种。转换(transition)指嘌呤与嘌呤碱基、嘧啶与嘧啶碱基之间的置换(包括 G：C→A：T 和 A：T→G：C)；颠换(transversion)则指嘌呤与嘧啶碱基之间的置换(包括 G：C→T：A，G：C→C：G，A：T→C：G 和 A：T→T：A)。

转换和颠换发生后的后果取决于是否在蛋白质合成过程中引起编码氨基酸的错误。如果碱基置换导致了编码氨基酸信息的改变，在基因产物中，一个氨基酸被其他的氨基酸所取代，称为错义突变(missense mutation)。错义突变有可能使基因产物失活，也可能仅对基因产物的功能产生一定的影响或无影响，这取决于置换的氨基酸及其在蛋白质中的位置和作用。有些遗传密码子具有兼并性(degeneracy)，此类密码子虽然有碱基置换的发生，但密码子的遗传信息没有改变，此时称为同义突变(samesense mutation)。如果碱基置换的结果使 mRNA 上的密码子由氨基酸编码密码子变成终止密码子(UAG、GGA、UAA)，则称为无义突变(nonsense mutation)。无义突变可使蛋白质合成提前终止，导致基因产物不完全或无功能。

(2) 移码突变

移码突变(frameshift mutation)指 mRNA 遗传密码子读码顺序的突变，通常涉及在基因中增加或缺失一个或几个碱基对。在基因中一处发生移码突变，会使其以后的三联密码子都发生改变，有时还会出现终止密码，所以，移码突变往往会使基因产物发生大的改变，引起明显的表型效应，常出现致死性突变。

(3) 整码突变

整码突变(codon mutation)指在 DNA 链中增加或减少的碱基对为一个或几个密码子，此时基因产物多肽链中会增加或减少一个或几个氨基酸，此部位之后的氨基酸序列无改变。

(4) 片段突变

片段突变指基因中某些小片段核苷酸序列发生改变，这种改变有时可跨越两个或数个基因，涉及数以千计的核苷酸。主要包括核苷酸片段的缺失、重复、重组及重排等。缺失指基因中某段核苷酸序列的丢失，缺失范围较小，在光镜下不能观察到，也称为小缺失。重复指基因中增加了某一段核苷酸序列。缺失和重复都可能打乱基因的读码顺序，引起移码突变。重组指两个不同基因的局部片段的相互拼接和融合。重排则指 DNA 链发生两处断裂，断片发生倒位后再重新接上。

3. 染色体突变

染色体突变(chromosome mutation)也称为染色体畸变(chromosome aberration)是指染色

体结构的改变。染色体畸变牵涉的遗传物质改变的范围比较大,一般可通过在光学显微镜下观察细胞有丝分裂中期相来检测。染色体结构改变的基础是 DNA 的断裂,所以把能引起染色体畸变的化学污染物称为断裂剂(clastogen)。染色体畸变可分为染色单体型畸变(chromatid-type aberration)和染色体型畸变(chromosome-type aberration)。前者指组成染色体的两条染色单体中仅一条受损,后者指两条染色单体均受损。大多数化学断裂剂诱发DNA 单链断裂,经过 DNA 合成期(S 期)进行复制后,在中期相细胞表现为染色单体型畸变,此类断裂剂称为拟紫外线断裂剂。但也有少数断裂剂可引起 DNA 双链断裂,如果细胞在 G₁ 期或 G₀ 期受这些断裂剂作用,经 S 期复制到中期可表现染色体型畸变;若作用于 S 期复制后或 G₂ 期,在中期相则出现染色单体型畸变,此类化学物质称之为拟放射性断裂剂。染色单体型的畸变在经过一次细胞分裂后,会转变为染色体型畸变。

染色体或染色单体受损发生断裂后,可形成断片,断端也可重新连接或互换而表现出各种畸变类型。主要有:

(1)裂隙(gap):在一条染色单体或两条染色单体上出现狭小的无染色质的区域,该区域所分割的两段染色体之间的距离小于染色体的宽度且仍保持一致的线性。有观点认为,裂隙并非染色质损伤,所以,在计算染色体畸变率时通常不考虑裂隙。

(2)断裂(break):同裂隙,但两段染色体之间的距离大于染色体的宽度。

(3)断片(fragment)和缺失(deletion):染色体或染色单体断裂后,无着丝粒的部分可与有着丝粒的部分分开,形成断片。有着丝粒的部分称为缺失,缺失可发生在染色体或染色单体的末端,即末端缺失,也可发生在臂内任何部分,即中间缺失。

(4)微小体(minute body):形成的断片很小,成圆点状,称为微小体。

(5)无着丝点环(acentric ring):无着丝粒的染色体或染色单体断片连在一起呈环状。

(6)环状染色体(ring chromosome):染色体两条臂均发生断裂后,带有着丝粒部分的两端连接起来形成环状,故又称着丝点环。通常伴有一对无着丝点的断片。

(7)双着丝点染色体(dicentric chromosome):两条染色体断裂后,两个有着丝粒的节段重接,形成双着丝点染色体。

(8)倒位(inversion):染色体或染色单体发生两处断裂,其中间节段旋转180°后再重接。

(9)易位(translocation):两个非同源染色体发生断裂后,互相交换染色体片段。

(10)插入(insertion)和重复(duplication):一条染色体的断片插入到另一条染色体上称为插入。当插入片段使染色体具有两段完全相同的节段时,称为重复。

(11)辐射状体:染色单体间的不平衡易位可形成三条臂构型或四条臂构型,分别称为三辐射体(triradial)及四辐射体(quadriradial)。在三个或多个染色体间的单体互换则可形成复合射体(complex radial)。

上述染色体畸变类型中,有些畸变如小的缺失、重复、倒位、平衡易位等,它们可通过细胞分裂而传递下去,被称为稳定型畸变。有些畸变如无着丝点断片、无着丝点染色体环、双着丝点染色体及其他不平衡易位,由于遗传物质损失的范围大,或与纺锤丝失联,或有丝分裂障碍,往往不能通过细胞分裂而传递下去,甚至导致细胞死亡,对于这类畸变称为不稳定型畸变。对于染色体重排、插入、倒位、易位等畸变一般需通过染色体分带技术或荧光原位杂交(FISH)等技术来检测。而对于裂隙、断裂、断片、缺失、微小体、着丝点环、无着丝点环、双着丝粒及各种辐射体等,通过一般的Giemsa 染色技术在光学显微镜下就可观察。

### 4. 基因组突变

基因组突变(genomic mutation)指基因组中染色体数目的改变,也称染色体数目畸变。每一种属,各种体细胞所具有的染色体数目是一致的,而且成双成对,即具有两套完整的染色体组(或基因组),称为二倍体(diploid)。生殖细胞在减数分裂后,染色体数目减半,仅具有一套完整的染色体组,称为单倍体(haploid)。表 3-2 为不同物种动物的染色体数目。

表 3-2　不同物种动物的染色体数目

| 物种 | 体细胞($2n$) | 生殖细胞($n$) | 物种 | 体细胞($2n$) | 生殖细胞($n$) |
|---|---|---|---|---|---|
| 人 | 46 | 23 | 猫 | 38 | 19 |
| 大鼠 | 42 | 21 | 兔 | 44 | 22 |
| 小鼠 | 40 | 20 | 狗 | 78 | 39 |

在细胞有丝分裂过程中,如果染色体出现复制异常或分离障碍就会导致细胞染色体数目的异常(图 3-9)。染色体数目异常包括非整倍体和整倍体。

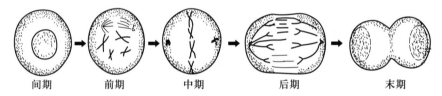

| 间期 | 前期 | 中期 | 后期 | 末期 |

图 3-9　动物细胞有丝分裂模式图

动物和植物细胞有丝分裂彩色模式图

（1）非整倍体

非整倍体(aneuploid)指细胞丢失或增加一条或几条染色体。缺失一条染色体时称为单体(monosome),增加一条染色体时称为三体(trisome)。图 3-10 为唐氏综合征患者的细胞核型。非整倍体的形成是细胞在减数分裂或有丝分裂过程中,受诱变剂作用使染色体分离失常的结果。染色体数目的改变会影响细胞的生存或造成形态及功能上的异常。如 21 三体导致唐氏综合征,又称 21 三体综合征。

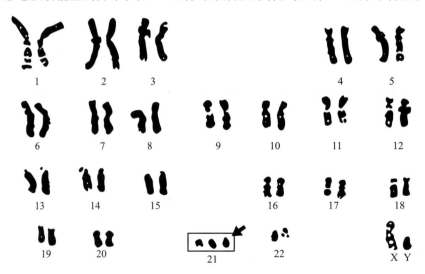

图 3-10　唐氏综合征患者的细胞核型:第 21 对染色体增加 1 条而变成三体(箭头所指)

（2）整倍体

整倍体（euploid）指染色体数目的异常是以染色体组为单位的增减，如形成三倍体（triploid）、四倍体（tetroploid）等。在肿瘤细胞及人类自然流产的胎儿细胞中可有三倍体细胞的存在。但发生于生殖细胞的整倍体改变，几乎都是致死性的。

（二）遗传损伤的机制

化学污染物引起基因突变和染色体突变的靶主要是 DNA，而引起非整倍体及整倍体的靶主要是有丝分裂或减数分裂器，如纺锤丝等。

1. DNA 损伤、突变

基因突变和染色体畸变的基础是 DNA 结构的改变，不同化学物质可通过不同的方式作用于 DNA，引起不同的突变。迄今仅对少数化学物质对 DNA 损伤作用的机制比较清楚，主要有：碱基类似物的取代，与 DNA 分子共价结合形成加合物，改变碱基的结构，大分子嵌入 DNA 链等。

（1）碱基类似物的取代：有一些化学污染物与 DNA 分子中的四种正常碱基的结构非常相似，称之为碱基类似物（base analogue）。这些化学物质可在 S 期，与正常碱基竞争取代，而掺入 DNA 分子之中，引起碱基配对特性的改变，引发突变。如 5-溴尿嘧啶（5-BrU）与胸腺嘧啶（T）的分子结构十分相似，唯一的区别是在 C-5 位置上前者是 Br 原子，后者是甲基。在 DNA 合成期，5-BrU 可与 T 竞争取代而掺入 DNA 链中，在下一次的 DNA 复制过程中，5-BrU 与 T 一样可与腺嘌呤（A）配对，此时并不引起突变。但是，由于 Br 原子带的负电荷要比甲基多，5-BrU 可发生异构互变，由常见的酮式变为少见的烯醇式。这种情况下，在 DNA 复制时，5-BrU 不是与 A 配对而是与鸟嘌呤（G）配对（图 3-11），导致 T：A→C：G 的转换。

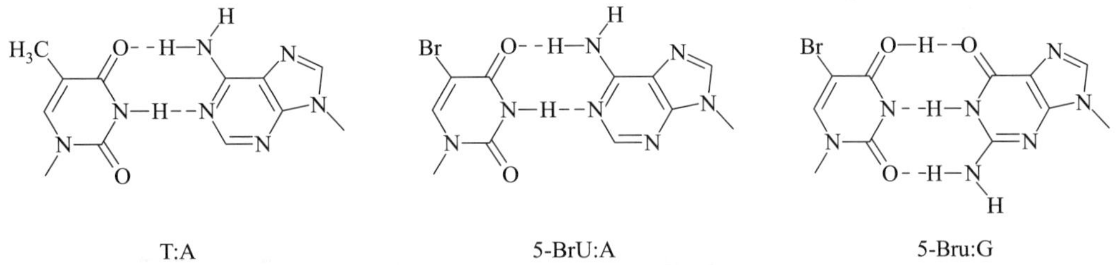

| T:A | 5-BrU:A | 5-Bru:G |

图 3-11 BrU 的碱基配对

（2）与 DNA 分子共价结合形成加合物：有一类化学污染物可提供甲基或乙基等烷基，而与 DNA 发生共价结合，这类化学物质称为烷化剂（alkylating agent）。烷化剂可使 DNA 碱基发生烷化，引起配对特性的改变，导致碱基置换型突变；也可能导致碱基与脱氧核糖结合力下降，引起脱嘌呤、脱嘧啶作用，最终导致移码突变、DNA 链断裂等损伤，如不及时修复，可导致基因突变（详见本章第二节）。

（3）改变碱基的结构：某些化学污染物可与碱基发生化学反应，使碱基发生除形成加合物以外的化学结构改变，引起错误配对或 DNA 链断裂。如亚硝酸盐可使胞嘧啶、腺嘌呤氧化脱氨基，分别形成尿嘧啶（U）和次黄嘌呤（HX，其配对与鸟嘌呤相似），新的碱基形成后，配对关系发生变化，尿嘧啶（U）、次黄嘌呤（HX）分别可与腺嘌呤和胞嘧啶配对，这样通过 DNA 复制便可导致碱基对 A-T 转变为 G-C 或 G-C 对转变为 A-T 对。

（4）大分子嵌入 DNA 链：一些具有平面环状结构的化学物可以非共价结合的方式嵌入 DNA 核苷酸链之间或碱基之间，干扰 DNA 复制酶或修复酶，使新合成的 DNA 中碱基对增加或缺失，导致移码突变（详见本章第二节）。

2. 非整倍体及整倍体的诱发

非整倍体，可由细胞在第一次减数分裂时同源染色体不分离（nondisjunction），或在第二次减数分裂或有丝分裂过程中，姐妹染色单体不分离而形成。不分离的结果导致在细胞的一极，纺锤体接受了两个同源染色体或姐妹染色单体，而另一极则没有。如果分离受影响的仅为一条或一对染色体，在分裂后的子细胞中，一个细胞会多一条染色体，而另一个细胞则少一条染色体。现已知或可疑的非整倍体诱发剂有氯化镉、水合氯醛、秋水仙碱、安定、氢醌、乙胺嘧啶、噻唑苯咪唑及长春碱等。

多倍体涉及整个染色体组。在有丝分裂过程中，若染色体已正常复制，但由于纺锤体受损，染色单体不能分离到子细胞中，这时染色体数目就会加倍，形成四倍体。减数分裂的异常也可使配子形成二倍体，若二倍体的配子受精，可形成多倍体的受精卵。一个卵子被多个精子受精，也可形成多倍体。

3. DNA 损伤的修复与突变

环境因素可引起各种类型的 DNA 损伤，但不是所有损伤都会表现为突变。DNA 受损后，机体利用其修复系统对损伤进行修复，如果 DNA 损伤能被正确无误地修复，突变就不会发生。只有那些不能被修复或在修复中出现了错误的损伤才会被固定下来，并传递到后代的细胞或个体中，引起突变。

（1）生物体 DNA 损伤修复系统

生物体 DNA 损伤修复系统包括许多修复途径，每个修复途径都是一个复杂的过程，有一系列的酶参与。目前研究的比较清楚的 DNA 损伤修复系统可分为直接修复（direct repair）和切除修复（excision repair）。

直接修复可使损伤 DNA 恢复正常，包括光修复及 $O^6$-甲基鸟嘌呤修复等。光修复（photoreactivation repair）是针对紫外线引起的嘧啶二聚体的修复功能，其修复机制比较简单，且具特异性。在可见光存在的条件下，经酶的作用将二聚体打开，使相邻的嘧啶碱基恢复原来的结构，一般为无误修复。生物进化程度越高，此种修复能力越弱。

$O^6$-甲基鸟嘌呤修复在 $O^6$ 位上含有烷基的鸟嘌呤，靠 $O^6$-甲基鸟嘌呤-DNA-甲基转移酶将 $O^6$-甲基鸟嘌呤的甲基转移至该酶的半胱氨酸残基上，从而恢复鸟嘌呤正常的碱基配对特性，该酶在修复过程中发生不可逆的失活。在大肠杆菌、酵母、啮齿类及人类细胞都发现有 $O^6$-甲基鸟嘌呤-DNA-甲基转移酶。该酶具有可诱导性。对于其他的烷化碱基也可能存在类似的特异修复系统。

切除修复指除去损伤碱基、损伤 DNA 片段或错配碱基的修复途径。与光修复及 $O^6$-甲基鸟嘌呤修复不同，该修复机制适应于广泛的 DNA 损伤类型，是最主要的 DNA 损伤修复途径，一般为无误修复。依据其切除对象的不同可分为核苷酸切除修复、碱基切除修复、错配碱基修复及易误修复四种类型。

① 核苷酸切除修复（nucleotide excision repair）：是生物体内最常见的修复机制。它可修复几乎所有的 DNA 损伤类型，包括其他修复机制不能修复的加合物及 DNA 链间交联等。修复时，内切酶先把 DNA 链从损伤两端切断；在解螺旋酶的（helicase）作用下，除去受损的

寡核苷酸;再在修复多聚酶的作用下,以对应的链为模板,以正确的碱基填补空隙;最后,在 DNA 连接酶的作用下连接,恢复原来 DNA 序列。

② 碱基切除修复(base excision repair):通常修补的是单个损伤的核苷酸。由 DNA 糖基化酶识别结构有改变的受损碱基,并通过水解其与脱氧核糖连接的键将损伤的碱基切除,形成脱嘌呤/脱嘧啶位点(AP),然后,AP 内切酶将 DNA 链切断,并去除原来与受损碱基连接的脱氧核糖,再在 DNA 聚合酶、连接酶的作用下填补失去碱基的部位,完成修复过程。

③ 错配碱基修复(mismatch base repair):是一种特殊的切除修复形式,通过该机制可去除不正确的碱基配对,如 G：T 和 A：C。细胞一般可以检查到错配碱基的存在,并进行修复。该修复机制还可修复在 DNA 复制时形成的小的缺失及插入。错配修复的缺失将导致遗传的不稳定性,错配碱基修复与肿瘤发生的关系是近年来人们关注的热点,已发现错配修复的缺失与遗传性非息肉性大肠癌的发生有关。

④ 易误修复(error-prone repair):一些 DNA 损伤可阻断 DNA 的复制,危及细胞的生存,此时,细胞可能启动易误修复。易误修复也称 SOS 修复(SOS repair),这一修复系统在正常情况下不发挥作用,只有在正常切除修复、复制后修复等不能进行时,在损伤因素的诱导下才会发生。DNA 损伤或合成中断会诱导产生特殊的 DNA 聚合酶,以不严格的碱基配对使复制通过损伤部位。通过 SOS 修复,细胞得以存活,但在修复过程中常导入错误的碱基,故常为易误修复。

（2）DNA 损伤修复与突变

DNA 损伤修复机制关系到生物体清除大部分因环境因素诱导而产生的 DNA 损伤。有些损伤不能被修复或被错误修复,可固定成为突变。因此,突变的产生不仅与 DNA 受损的情况有关,DNA 损伤修复也是决定突变发生与否的重要因素。

DNA 受损后突变的发生除了与 DNA 损伤修复能力有关外,还与 DNA 损伤修复的保真性密切相关。一般来讲,切除修复、光复活修复及 $O^6$-烷基鸟嘌呤修复都是无误修复,可降低环境因素诱发的突变率;而 SOS 修复是易误修复,常可增高突变率。

不同生物 DNA 损伤修复功能的类型及能力有所不同,如有研究表明人类的修复能力比小鼠大 10 倍左右。在使用原核生物及动物等进行致突变试验,并用其结果外推到人时,要考虑到 DNA 损伤修复系统的差别。

DNA 损伤修复过程涉及许多酶的参与。同代谢酶的多态性一样,DNA 损伤修复酶也有多态性。DNA 损伤修复酶的多态性在一定程度上影响着个体对遗传毒性因素的易感性。开展 DNA 损伤修复酶多态性的研究,对于遗传毒物易感人群的筛检,保护易感人群的健康具有重要的意义。

（三）突变的不良后果

化学污染物引起的突变对机体产生什么样的不良后果,主要取决于突变细胞的类型。如果突变发生在体细胞,可引起个体发生肿瘤、畸胎及其他疾病,一般不会遗传给下一代。如果突变发生在生殖细胞,形成带有突变的配子,突变可通过有性生殖传给后代,引起显性致死或可遗传性的改变。然而,如果通过突变的体细胞克隆子代,也可以把体细胞的突变传递给新个体。

化学污染物
致突变性
评价方法

## 二、致癌作用

### (一) 环境致癌与化学致癌

癌症是严重威胁人类健康和生命的常见病和多发病,当前全世界每年约有 700 万人死于癌症且呈上升趋势。在一些国家癌症死亡率甚至占死因的第一位。癌症的病因很复杂,有遗传因素和环境因素等。环境因素主要包括环境污染物、食物、职业及生活习惯等。近 30 多年来的肿瘤流行病学研究成果,确立了人类肿瘤发生中起主导作用的是环境因素的观点,一般认为人类癌症有 80%~90% 由环境因素引起。在环境因素引起的肿瘤中,80% 以上为化学因素所致,故环境致癌多为化学致癌。近几十年来,已鉴定、评价了数千种化学物质的致癌性。化学物质引起正常细胞发生恶性转化并发展成肿瘤的作用称为化学致癌作用 (chemical carcinogenesis)。这里的致癌既包括恶性癌变,也包括良性肿瘤。迄今发现的可诱发良性肿瘤的化学物质均有引起恶性肿瘤的可能。具有化学致癌作用的化学物质称为化学致癌物 (chemical carcinogen)。

### (二) 环境致癌的调查

环境流行病学研究发现,在吸烟者比例相近的情况下,大城市的工业发达,大气污染严重,肺癌死亡率较高。这种随大气污染的加剧,肺癌死亡率升高的现象,证明大气污染与肺癌的发生有关。2013 年,国际癌症研究机构 (International Agency for Research on Cancer, IARC)IARC 正式将大气环境污染及其颗粒混合物确定为人类一类致癌物质 (Group I)。

环境流行病学研究也发现,饮水污染可增加消化道肿瘤发生的风险。饮水中的三卤代甲烷类物质可能与膀胱癌、结肠癌和直肠癌的发生有关。另一与饮用水污染有关的是食管癌,食管癌是世界上最常见的六大恶性肿瘤之一,我国的发病率和死亡率最高,每年死亡达 20 万例。食管癌发病与地理环境密切相关,饮水亚硝胺等致癌物污染可引起食管癌。食管癌高发区的饮用水中硝酸盐和亚硝酸盐及农药污染与食管癌发生有关。此外,对黄浦江水的致突变性与胃癌、肝癌关系的研究发现,黄浦江上、中、下三段河水的致突变性依次升高,而男性暴露居民胃癌和肝癌的标化死亡率也依次增加,证明饮用水的致突变性与肿瘤发生有关。

许多化学污染物有致癌作用,例如,类金属元素砷和金属元素镉、铬、镍、铁等,很多环境有机污染物有致癌作用如苯并 (a) 芘 (BaP)、亚硝胺化合物、多氯联苯等,一些环境生物化学物质也具有致癌作用如黄曲霉素 $B_1$、黄樟素等。一些环境物理因素如电离辐射也有致癌作用,例如 γ 线照射可引起白血病,放射性碘污染可引起甲状腺肿瘤,氡气污染可引起肺癌,以及非电离辐射如紫外线可致皮肤癌等。20 世纪 70 年代以来,在苏联、美国、日本都先后发生过核电站核泄漏事故,对周围居民除了引起严重的急性健康危害以外,还引起癌变、畸变等严重的远期危害。

中国预防医学科学院对云南省宣威地区肺癌高发的病因进行了 20 余年的环境流行病学调查,发现当地肺癌发生的主要病因是居民长期使用开放式炉灶和劣质烟煤进行烹调、取暖所导致的严重室内燃煤空气污染。当地生产的烟煤燃烧后产生的 BaP、大气颗粒物、$SO_2$ 浓度均较高,此外还含有致癌性金属如砷、镍、铬、镉等和放射性物质如镭、铀、氡及其子体等。其中,BaP 在室内空气中的浓度最高可达 $6.26~\mu g/m^3$,远超过我国《室内空气质量标准》(GB/T18883—2022)中 BaP 的 24 小时平均浓度指标 $\leq 1.0~ng/m^3$。在当地,室内空气中 BaP 浓度与人群肺癌死亡率之间具有明确的剂量-反应关系。为了预防当地肺癌的发生,建议采用改良炉灶、选用质量较好的燃煤、加强室内通风换气等措施。

（三）化学致癌的机制

化学致癌的机制到目前为止尚未完全阐明,从不同的研究角度形成了多种化学致癌的学说。大的方面可分为遗传机制学说和非遗传机制学说。

1. 化学致癌的遗传机制学说

化学致癌的遗传机制学说(genetic theory)认为,化学致癌物进入细胞后作用于遗传物质(主要是 DNA),通过引起细胞基因的改变而发挥致癌作用。主要有多阶段学说和癌基因学说。

（1）化学致癌的多阶段学说

本学说认为,化学致癌是一个多阶段的过程,至少包括引发、促长和进展三个阶段。

① 引发阶段:引发阶段是化学致癌过程的第一阶段,是化学致癌物本身或其活性代谢物作用于 DNA,诱发体细胞突变的过程,可能涉及原癌基因的活化及肿瘤抑制基因的失活。具有引发作用的化学物称为引发剂(initiator),引发剂大多数是致突变物,没有可检测的阈剂量。引发细胞(initiated cell)在引发剂的作用下发生了不可逆的遗传性改变,但其表型可能正常,不具有自主生长性,因此不是肿瘤细胞。

② 促长阶段:促长阶段指引发细胞增殖成为癌前病变或良性肿瘤的过程。具有促长作用的化学物称为促长剂(promoter)。在促长阶段,引发细胞在促长剂的作用下,进行克隆扩增,形成良性肿瘤。促长阶段历时较长,早期有可逆性,晚期为不可逆的。促长剂本身不能诱发肿瘤,只有作用于引发细胞才表现其致癌活性;通常是非致突变物,不与 DNA 发生反应;促长剂通常具有阈剂量。促长作用的机制比较复杂,可能的机制有干扰细胞信号转导途径、改变细胞周期控制、促进引发细胞增殖或抑制细胞凋亡、抑制细胞间通讯及免疫抑制等。

③ 进展阶段:进展阶段指从癌前病变或良性肿瘤转变成恶性肿瘤的过程。在进展阶段肿瘤获得恶性化的特征,如生长加快、侵袭、转移、抗药性等。在恶性化的转变中可发生一系列的遗传改变,最主要的是核型不稳定性、染色体发生断裂及非整倍体。进展过程比引发和促长过程要复杂得多,对其机制还了解得很少。

使细胞由促长阶段进入进展阶段的化学物质称为进展剂(progressor)。进展剂可能具有引起染色体畸变的特性但不一定具有引发作用。例如,砷酸盐、石棉纤维、苯、过氧化苯甲酰、羟基脲、四氯二酚等均为进展剂。引发、促长及进展都可自发发生(内源性因素的作用)。有些化学致癌物可同时具有引发、促长及进展的作用,称为完全致癌物(complete carcinogen)。

（2）化学致癌的癌基因学说

细胞的增殖分化都是在基因的调控下进行,如果调控的基因发生异常则可导致细胞持续增殖,不能及时分化和凋亡,形成肿瘤。与细胞恶性转化有关的基因主要有癌基因(oncogene)和肿瘤抑制基因(tumor suppressor gene)两大类。

癌基因是一类能引起细胞恶性转化及癌变的基因。癌基因通常是以原癌基因(prooncogene)的形式普遍存在于正常动物细胞的基因组内。据估计,原癌基因占人类基因组的

0.1%~1%,迄今为止,已分离和鉴定出 100 多种。在正常细胞中原癌基因通常并不表达,仅在胚胎期或组织再生、修复过程中才具有有限的表达。原癌基因在环境致癌因素的作用下可被激活为癌基因,出现异常表达,引发肿瘤。

肿瘤抑制基因也称抑癌基因或抗癌基因,其作用方式与癌基因相反,它们在正常细胞中起着抑制细胞增殖和促进分化的作用,在环境致癌因素作用下,肿瘤抑制基因失活而引起细胞的恶性转化。在化学致癌过程中癌基因和肿瘤抑制基因往往起协同作用。抑癌基因属隐性基因,必须一对等位基因丢失或突变后失活,才能对细胞的恶性转化起作用。在人类基因组内含有多种肿瘤抑制基因,它们存在于不同的染色体上。目前已分离及鉴定了约 30 多种的肿瘤抑制基因。环境致癌物可通过诱发染色体缺失、丢失或基因突变等方式引起肿瘤抑制基因的失活,从而促进肿瘤的发生。

总之,癌变是一个多基因参与的多阶段过程。致癌过程的三个阶段都有癌基因和抑癌基因参与,是多种基因协同作用的结果。

2. 化学致癌的非遗传机制学说

根据有些化学致癌物能够引起细胞癌变,但并不能引起基因突变或 DNA 改变的事实,提出化学致癌的非遗传机制学说。例如,促长剂、免疫抑制剂、石棉、激素、苯巴比妥等可通过非遗传的途径发挥致癌作用。非遗传性致癌物可促进细胞分裂增殖,且其机制多种多样。例如,有的致癌物可通过在引起细胞变性坏死的过程中使细胞释放出某些物质而刺激周围细胞分裂增殖;有些致癌物可通过引起激素的失调,使细胞的相应受体发生变化而刺激细胞分裂增殖;有些致癌物是免疫抑制剂,可通过降低机体对癌前细胞的监视和清除能力而导致癌前细胞增殖,进一步发展为肿瘤等。

近年来发现,在肿瘤的发生、发展过程中,存在 DNA 序列以外的调控机制的异常,这种调控机制被称为表观遗传学机制。表观遗传学(epigenetics)主要研究在基因的核苷酸序列不发生改变的情况下,DNA、蛋白质修饰对基因功能影响和调节的生命现象。常见的 DNA修饰如甲基化、去甲基化等;常见的组蛋白的修饰包括乙酰化、甲基化、磷酸化、泛素化等。在动物肿瘤和人体肿瘤细胞中都发现了一些共同特征,包括整个基因组的低甲基化、某些抑癌基因和 DNA 修复基因的高甲基化等。近年来也发现一些非编码 RNA 与癌症发生也密切相关。

(四) 化学污染物致癌物的分类

化学污染物致癌物种类繁多,可根据其化学性质、致癌作用机制或致癌性证据的多少进行分类。

1. 根据致癌作用机制分类

根据化学致癌物的作用机制,化学致癌物可分为遗传毒性致癌物和非遗传毒性致癌物两大类。

(1) 遗传毒性致癌物(genotoxic carcinogen):遗传毒性致癌物进入细胞后作用于遗传物质(主要是 DNA),通过引起细胞基因突变而发挥致癌作用。

① 直接致癌物(direct carcinogen):这类化学物质进入机体后,不需体内代谢活化,其原型就可与遗传物质(主要是 DNA)作用而诱导细胞癌变。这类化学致癌物为亲电子剂(即亲电物质),可与 DNA 及其他细胞大分子的亲核中心发生共价结合。烷基和芳香基环氧化物、亚硝酰胺及亚硝基脲等属于此类致癌物。

② 间接致癌物(indirect carcinogen)：大多数有机致癌物本身不具有与细胞 DNA 等大分子的亲核中心发生共价结合的能力，需经过体内代谢活化生成亲电子的活性代谢物，才能作用于 DNA 等细胞大分子发挥致癌作用。此类致癌物称为间接致癌物。间接致癌物的原型称为前致癌物(precarcinogen)，代谢活化后形成的亲电物质，称为终致癌物(ultimate carcinogen)。有些化学物质在体内经过代谢先转变为化学性质活泼但寿命短暂的中间形式，称为近致癌物(proximate carcinogen)，近致癌物进一步代谢活化成终致癌物。属于间接致癌物的有多环芳烃类化合物(如 BaP)、芳香胺类、亚硝胺类、偶氮化合物、硝基杂环类、黄曲霉毒素 B-1 等。

③ 无机致癌物：有些无机元素由于其放射性而致癌，如氡、铀、钍、镭等。有些可能是亲电物质，有些则是通过改变 DNA 复制保真性，导致 DNA 的改变，如金属镍、铬。

（2）非遗传毒性致癌物(non-genotoxic carcinogen)：这类物质不直接作用于遗传物质，主要有以下几类：① 促长剂，本身不能诱发肿瘤，只有作用于引发细胞才表现其致癌活性，如由巴豆油提取的 12-邻十四烷酰大戟二萜醇-13-乙酸酯(TPA)是肿瘤促长剂中活性最高的，还有苯巴比妥、灭蚁灵、DDT、氯丹、丁基羟甲苯、四氯二苯并对二噁英(TCDD)、雌激素、胆酸等。② 激素调控剂，主要通过改变内分泌系统平衡及细胞正常分化，促进细胞增殖。如雌二醇和己烯雌酚可诱发动物和人肿瘤发生，己烯雌酚还具有经胎盘的致癌作用。长期大剂量使用抗甲状腺物质如硫脲、某些磺胺类药物也可诱发肿瘤。③ 细胞毒剂，具有细胞毒性的化学物质，可通过引起细胞死亡，导致细胞增殖活跃而引发肿瘤。如氯仿可致肝癌、肾癌等。

2. 基于证据权重的化学致癌物分类

国际癌症研究机构(International Agency for Research on Cancer，IARC)对已发表的环境因素致癌的动物实验和流行病学研究资料进行收集和评价，根据化学物质致癌性证据的充分性(证据权重)对化学物质致人类癌症危险性进行分类，将环境致癌因素分为下列四组：

组 1(group 1)：人类致癌物，指对人的致癌性证据充分。

组 2(group 2)：对人类是很可能或可能致癌物。又分为两组，即组 2A 和组 2B。

组 2A(group 2A)：对人类很可能(probably)致癌物。指对人致癌性的流行病学证据有限，但对实验动物的致癌性证据充分。

组 2B(group 2B)：对人类可能(possible)致癌物。指对人的致癌性证据有限，对实验动物的致癌性证据不足；或对人的致癌性证据不足，对实验动物的致癌证据充分。

组 3(group 3)：证据不足尚不能进行分类。指对人的致癌性证据不充分，动物致癌性资料也不充分或有限的化学物质、混合物和接触环境。另外，对人的致癌性证据不充分，对动物致癌性资料充分，但有强有力证据表明动物致癌机制在人体不适用的化学物质、混合物和接触环境也可归为此组。

组 4(group 4)：人类可能非致癌物。指证据提示在人类和动物不具致癌性的化学物质、混合物和接触环境。

IARC 对化学物质引起人类癌症危险性的评价，是目前公认的权威性资料。其对化学物质、混合物和接触环境致癌性的评价数量逐年增多，在截至 2013 年 7 月报告的对 968 种化学物质、混合物和接触环境的评价结果中，1 类 111 种，2A 类 66 种，2B 类 285 种，3 类 505 种，4 类 1 种(己内酰胺)。需要了解某种化学物质致癌性时，可查阅 IARC 的资料。

化学污染物
致癌作用
评价方法

### 三、生殖发育毒性

环境污染对人类的生殖发育有严重影响。生殖发育过程对化学污染物质的影响比较敏感,化学污染物质对生殖发育的损害作用可进一步分为两个方面:① 对生殖过程的影响,即生殖毒性(reproductive toxicity);② 对发育过程的影响,即发育毒性(developmental toxicity)。

#### (一) 环境污染对生殖发育影响的调查

**1. 大气污染对生殖发育的危害**

环境流行病学调查发现,在大气污染严重的工业城市,胎儿、新生儿和婴儿死亡率、畸形发生率均较高。在 20 世纪 70 年代末期,山西省对太原市、长治市和阳泉市及所属的 52 个县在 1978—1980 年出生的 48 831 例新生儿进行调查,结果发现空气污染是先天性畸形发生率增高的重要因素(见表 3-3)。

**表 3-3    大气环境污染与先天性畸形发生率(%)的关系(1978—1980 年)**

| 城市 | 污染严重的工业区 | 城市居民区 | 邻近无污染区 |
| --- | --- | --- | --- |
| 太原市 | 3.972 | 2.302 | 0.415 |
| 长治市 | 4.889 | 3.312 | 1.531 |
| 阳泉市 | 4.211 | 2.794 | 1.710 |

美国在越南战争时期,对越南森林喷洒落叶剂 2,4,5-T,浓度比正常使用高 13 倍,由于落叶剂中含有强致畸物质二噁英,导致污染地区畸形发生率大为增加,先天性染色体异常(21 三体)发生率、先天腭裂和脊柱裂发生率急剧增加,死产率达 6.9%,显著高于越南国内平均水平。

**2. 水污染对生殖发育的危害**

多地研究发现,化学污染物引起的水污染可引起出生缺陷。一个典型的事例是在日本水俣病病区发现孕妇食一定量的被甲基汞污染的鱼后,甲基汞可透过胎盘引起胎儿中枢神经系统发育障碍,导致先天性水俣病发生。这是世界上第一次发现水体污染而致的先天性畸形。至 1982 年 4 月,在日本水俣湾汤堂地区已发现 158 例先天性水俣病。

**3. 总环境污染对生殖发育的影响**

有些环境污染引发的效应难以理清来自哪一种环境介质(如水、大气、土壤等)或哪一种化学物质,而可能是由于多种环境介质和多种污染物综合作用的结果,对此类综合多种环境的污染称为总环境污染(total environmental pollution)。因此,总环境污染是大气、水、土壤、食品等多种环境污染的综合之称。例如,有研究报道,由于环境污染对人体的暴露,使男性精液的质量有下降趋势。总环境污染对生殖发育的影响还可以从对野生动物的危害得以佐证。例如,研究证明,随着环境污染的加剧,一些野生动物的生育能力下降、雌性化发育、出生缺陷、性能力下降、生殖器官萎缩等。不过,对于野生动物的研究结果只能对人类的研究有所启示,而不可简单地外推到人。

#### (二) 化学污染物的生殖毒性

生殖毒性是指化学污染物对生殖过程的危害,包括化学污染物对生殖细胞发生、卵细胞受精、胚胎形成、妊娠、分娩和哺乳过程的毒性作用。

化学污染物对人类生殖过程的影响是目前人们关注的重大健康问题之一。1992 年丹麦学者 Carlsen 等报道,在过去的 50 多年间,人类男性精液质量下降,精子数目减少、活动能力下降,从而引发了社会对这一问题的严重关切。目前已发现了大量具有潜在生殖危害的化学物质。

1. 化学污染物对雄性生殖系统的损害作用

睾丸的功能主要是生成精子和合成雄性激素。精子的生成有赖于下丘脑—垂体—睾丸轴的调节功能。化学污染物无论是直接影响睾丸的功能,或间接影响下丘脑—垂体—睾丸轴的调节功能,均表现为雄性生殖系统受损。化学污染物对雄性生殖过程的损害作用主要表现为性淡漠、性无能或各种形式的性功能减退,以及睾丸萎缩或坏死、精子数目减少等生殖损伤。

（1）对睾丸生精细胞的影响

棉酚（gossypol）是影响睾丸功能的典型化学污染物之一。棉酚是存在于棉籽中的一种黄色酚类色素,现已证实棉酚的毒作用部位是睾丸,它作用于精子发育过程的不同阶段,最终导致精子减少和不育。

多种农药都能引起精子数目减少、畸形精子增多和性功能减退。例如,马拉硫磷和敌敌畏。工业污染物二硫化碳（$CS_2$）,铅、镉、汞、锰等重金属对多种动物的睾丸有损害作用,表现为睾丸萎缩,精子生成障碍,精子数量减少、形态和功能受损。

（2）对内分泌功能的影响

研究证实,铅可干扰下丘脑—垂体—性腺轴（图 3-12）的正常功能,影响促性腺释放激素（GnRH）的释放,血清中促卵泡生成激素（FSH）、促黄体生成激素（LH）、睾酮含量降低。在人群调查中观察到接触 $CS_2$ 的男性血清中 FSH 水平显著低于对照组,而 LH 则较对照组明显升高。一般认为,LH 水平增高出现的时间先于 FSH 水平增高和睾酮水平降低的时间,所以 LH 水平可作为评价 $CS_2$ 对男性生殖系统损害的早期检测指标。

下丘脑—垂体—睾丸轴模式图

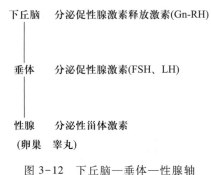

下丘脑　　分泌促性腺激素释放激素(Gn-RH)

垂体　　　分泌促性腺激素(FSH、LH)

性腺　　　分泌性甾体激素
（卵巢　睾丸）

图 3-12　下丘脑—垂体—性腺轴
图注:Gn-RH:促性腺释放激素;FSH:促卵泡生成激素;LH:促黄体生成激素

下丘脑—垂体功能单位模式图

（3）对性功能和生殖功能的影响

某些重金属如铅、镉、汞等,对雄性功能和生殖功能有损伤。有机汞易于通过血睾屏障,在睾丸中积蓄量高,影响精子发育,并可导致不育;无机汞主要影响精原细胞及精细胞,使生育能力降低。锰可抑制睾酮的分泌,抑制精子形成。有研究报道,锰中毒患者和接触锰作业工龄较长的男性工人可出现性欲减退、排精困难、早泄、阳痿等性功能障碍。

2. 化学污染物对雌性生殖系统的损害作用

雌性哺乳动物生殖系统由卵巢、输卵管、子宫和外生殖器等组成。卵巢产生生殖细胞（即卵细胞）和分泌性激素，输卵管是输送卵细胞和卵受精之处，子宫是孕育胎儿的器官。化学污染物对雌性的生殖毒性主要表现为性淡漠、排卵规律改变、月经失调或闭经、卵巢萎缩、受孕减少、胚胎死亡、生殖力降低、不孕不育等。

雌性哺乳动物生殖系统构造模式图

（1）对卵细胞的影响

有些化学污染物，如 $CS_2$ 对卵巢有损伤作用，从而使动物卵母细胞减少，受孕能力降低，并影响受精卵和胚胎的正常发育。此外，卵母细胞对电离辐射极为敏感。

（2）对内分泌功能的影响

卵巢的功能和生殖周期受内分泌系统下丘脑—垂体—性腺轴的调节，化学污染物可影响其中任何一个环节而造成损害作用。大量人群调查和动物试验证实，苯、甲苯、二甲苯等有机溶剂在一定剂量下会造成女工或雌性动物的生殖功能损害，如女工月经异常（包括经期紊乱、经量异常、痛经等）发生率显著增高，其机理可能是该类化合物直接作用于下丘脑，干扰垂体-卵巢系统，使内分泌调节系统异常，导致月经异常。怀孕期间服用己烯雌酚可使其子代少女患阴道透明细胞腺癌，子代男性可发生生殖器先天畸形。

下丘脑-垂体-卵巢轴模式图

（三）化学污染物的发育毒性

1. 发育毒性的概念

发育毒性主要包括环境有害因素对胚胎发育及出生幼仔发育的影响。发育毒性的具体表现主要有：

（1）生长迟缓（growth retardation）：即胚胎的发育过程在有害环境因素影响下，较正常的发育过程缓慢。

（2）结构异常（structural abnormality）：又称致畸作用（teratogenicity），即由于化学污染物的干扰，胎儿出生时，某些器官表现形态结构异常。

（3）功能缺陷（functional deficiency）：即胎仔的生化、生理、代谢、免疫、神经活动及行为的缺陷或异常，如听力或视力异常、行为缺陷等。大多数功能缺陷在出生后一定时间后才被发现。

（4）发育生物体死亡（death of the developing organism）：指在化学污染物的作用下，受精卵未发育即死亡，或胚泡未着床即死亡，或着床后生长发育到一定阶段死亡。具体表现为自然流产或死产、死胎。

以上四种发育毒性很少同时出现，一般只出现其中的一种或几种。此外，有些化学污染物可通过胎盘，并与发育中的胚胎接触而引起子代肿瘤发生。

2. 化学污染物的致畸作用

大约 90 年前，人们就发现胎儿畸形的发生与环境因素有关。1928 年 Murphy 对 320 次妊娠进行了检测，结果发现其中 14 名儿童有小头畸形和智力迟钝，而这些儿童的母亲在妊娠早期均接受过放射治疗。1940 年澳大利亚风疹大流行，次年婴儿中流行先天性白内障、耳聋、智力低下和先天性心脏病。1945 年美国在日本广岛和长崎投下的原子弹爆炸辐射诱发胎儿畸形，进一步揭示了电离辐射的致畸效应。1953 年日本水俣湾一氮肥厂排放含汞工业废水污染了水体，居民因食用污染的鱼类引起甲基汞中毒，两年后发现先天性水俣病。特别是 1960 年前后,英、德、日等国出生了 1 万名左右的短肢畸形(又称海豹畸形)婴儿,经调查得知原因是这些婴儿的母亲在孕期为了减轻孕期反应,服用了药物"反应停",这一事件揭示了外源性化学物能够诱发人类生殖缺陷,从而引起各国政府和学术界的高度重视,从此开启了化学致畸研究的新纪元。

现在已明确许多环境因素对人类有致畸作用,如电离辐射、病毒感染、酒精、氯代联苯类、二己基乙烯雌酚、敌螨普、三氟氯溴乙烷、锂、有机汞化合物、有机溶剂类、三甲噁唑烷二酮、丙(基)戊酸等。

(1)影响致畸作用的因素

致畸作用受多种因素影响,主要包括胚胎的发育阶段、遗传类型、剂量和母体毒性等。

① 致畸敏感期:胚胎所处的发育阶段不同,对于致畸作用呈现不同的敏感性。一般认为器官形成期是发生形态结构畸形的敏感时期,又称为致畸作用的关键期。器官形成期是细胞分裂旺盛的时期。细胞分裂速度快,表明 DNA 的复制速度快,从而增强了突变的可能性。人的器官形成期在人妊娠的第 3~8 周。各个器官又都有其特殊敏感期,即"靶窗(target windows)"。形态畸形和功能缺陷的敏感期也不同。由于各物种动物妊娠期长短不同,敏感期的长短也不同,故致畸试验的染毒时间需随动物种属而易。表 3-4 中列举了几种常用实验动物和人的器官形成期时间。

表 3-4 某些哺乳动物器官形成期时间(由受精起的天数)

| 物种 | 器官形成期 | 妊娠时间长度 |
| --- | --- | --- |
| 小鼠 | 6~15 | 19 |
| 大鼠 | 6~15 | 22 |
| 家兔 | 6~18 | ~33 |
| 猴子 | 20~45 | 164 |
| 人 | 21~56 | 267 |

② 遗传类型:一般而言,任何化学污染物的损害效应都存在物种及品系差异,这种差异在致畸作用中更为突出。各种致畸物各有其易感物种和品系,易感性取决于机体的基因型。一个典型的物种差异的例子就是反应停,在小鼠和家兔的大剂量染毒试验中均提示其致畸作用极为轻微,然而在人类及其他灵长类动物却表现出了强烈的致畸作用。反应停在 4 000 mg/kg 时对大鼠和小鼠尚不致畸,而对人在 0.5~1.0 mg/kg 时就有极强的致畸作用,这主要是由于反应停在人和其他灵长类动物体内能够被代谢产生一种特殊的中间产物,而在其他物种却不产生。另外,同一物种不同品系的动物对某些致畸物的敏感性也存在差异,例如,试验显示,同是小鼠,C57BL/6J 小鼠对于酒精致畸作用的敏感性就高于 CD-1 小鼠。所以一个化学物质可能在某些物种中是致畸的,而在其他物种中产生很小或不产生影响;或是在一个物种中诱发的畸形,可完全不同于在另一个物种中诱发的畸形。认识致畸作用物种和品系差异的存在,在实际工作中具有重要意义。环境有害因素的致畸作用及发育毒性的评定,主要是通过动物试验的评定结果推论到人类。由于致畸作用的物种和品系差异,一些化学物质可能对某些实验动物不具致畸作用,但对人类却具有致畸作用。因此,对致畸作用的全面评定,须采用至少两种动物进行试验,还要关注人群调查的结果。

③ 化学污染物的剂量：致畸作用的剂量－反应关系较为复杂。机体在器官形成期与具有发育毒性的化学物质接触，接触的剂量高于该化学物质致畸作用的阈剂量时，可使致畸范围扩大、程度加重、靶窗延长。当剂量再增加时，则出现胚胎致死毒性，由于胚胎死亡增加，畸胎数将因而减少。剂量再进一步增大，则可造成母体的死亡。有时在一定条件下某种致畸物可以引起畸形，剂量增加时并不出现同一类型的畸形，其原因可能就是由于高剂量造成较为严重的畸形，严重畸形有时可将轻度畸形掩盖。例如一种致畸物在低剂量时，可以诱发多趾，中等剂量时则诱发肢体长骨缩短，高剂量时可造成缺肢或无肢。

致畸作用剂量－反应关系曲线较为陡峭，斜率较大。有报道，致畸最大无作用剂量与引起 100% 胚胎死亡的最低剂量仅仅相差 2~3 倍。往往 100% 致畸剂量即可引起胚胎死亡，剂量再增加则可能引起母体死亡。

④ 其他因素：化学污染物的理化性质与致畸作用有关。化学污染物或其代谢产物的分子量越小、极性越小、脂溶性越高且未与母体血浆蛋白结合，则越容易穿透胎盘屏障，到达胚胎体内。染毒途径也可影响致畸试验的结果，如大鼠受孕第 7~14 天经口给予 EDTA，可引起 70% 胎鼠畸形，但以同样剂量皮下注射，母体毒性增加，胎鼠畸形却不明显。另外，母体状况也是影响致畸作用的重要因素，母体营养不良、感染、高龄等都会使畸形发生的危险性增高。

（2）致畸作用的机制

化学污染物诱发畸形的机理异常复杂，其确切机理尚待阐明，主要有以下几个方面：

① 基因突变和染色体畸变：遗传物质的突变可能是引起胎儿畸形的重要机理之一。在人类出现的畸形中，基因突变引起的约占 5%，染色体畸变引起的约为 10%。基因突变的细胞可以是生殖细胞，也可以是体细胞。生殖细胞所致的畸形具有遗传性，可遗传给后代。这种情况相对较少，因为已发生突变的生殖细胞，不易完成胚胎及胎仔的正常发育过程。发生突变的体细胞（即胚胎细胞）所致的畸变是非遗传性的，仅在子代表现畸形，此种畸形不会遗传给后代。这种情况常见于常规的致畸试验，因为它接触受试物的时间为器官发生期，受试物仅能作用于胚胎细胞，与生殖细胞无关。基因突变除可引起形态结构异常外，也可引起生理生化功能障碍，如酶分子氨基酸组成的改变可导致酶功能的变化，引发代谢性疾病。染色体畸变与基因突变的情况相似，可能有程度上的不同。一般认为染色体畸变常导致胚胎死亡、畸形、功能障碍等。

② 生物合成的原料和能量不足：胎儿畸形可因细胞内各种生物合成必需的能量和原料供应不足或代谢异常而发生，如母体的维生素和无机盐等营养状况失调、低血糖、缺氧等都可造成畸形。水杨酸盐能抑制结缔组织黏多糖的合成，导致畸形；镁、锰、叶酸、泛酸等缺乏，也可影响胚胎正常生长发育；RNA 和 DNA 合成前体物的不足（如嘌呤类、嘧啶类等不足）也可诱发畸形。

③ 细胞毒性作用：细胞增殖需经历 DNA 复制、RNA 转录、蛋白质翻译及细胞分裂等过程。在器官发生期细胞增殖速度极高，如大鼠妊娠第 8~11 天胚胎 DNA 含量增加可达 1 000 倍。在此期间对化学污染物极为敏感，如接触一定剂量的化学污染物，可表现出细胞毒性作用。常见的有细胞毒性的化学污染物有烷化剂、抗癌剂及致突变物等。当接触的致畸物剂量较低时，就可引起少量细胞死亡，但其细胞增殖速度及数量的减少可被存活细胞的增殖所补偿，故不能发生致畸作用。如果接触剂量较高，在短期内造成大量细胞死亡，胚胎出现无法

代偿的严重损伤,则可引起胚胎死亡。因此,只有超过致畸阈剂量一定范围的剂量与胚胎接触,细胞增殖速度降低,存活细胞不能对受损组织进行补偿,但并不危及生命,才有可能引起致畸作用。

除了对细胞增殖产生毒性作用外,有的化学污染物可通过干扰细胞的分化而导致胎儿畸形。这类化学致畸物可干扰器官发生过程中某一种特定阶段、步骤或环节的细胞分化过程,从而引起胎儿畸形。如除草醚(nitrofen),它的立体结构与甲状腺激素相似,故可干扰甲状腺功能,引起胎儿的心脏、膈、肾畸形和肺发育不全等。

④ 酶的抑制:细胞增殖、分化及器官生长发育等过程均有酶参与,如 DNA 合成酶、RNA 转录酶、核糖核酸酶及碳酸酐酶等。它们在细胞分化增殖过程及维持正常代谢中起着重要的作用。目前已知的影响酶类活性并可致畸的化学污染物有:胞嘧啶阿拉伯糖能抑制 DNA 聚合酶,5-氟尿嘧啶能抑制胸腺苷酸合成酶,羟基脲抑制核苷二磷酸还原酶,叶酸盐拮抗剂抑制二氢叶酸还原酶,6-氨基烟酰胺抑制葡萄糖-6-磷酸脱氢酶等。利尿剂乙酰唑胺是碳酸酐酶的抑制剂,可引起大鼠的特异肢体畸形。乙酰唑胺可引起血液和组织中 $CO_2$ 浓度增加,使细胞外液 pH 降低,导致蛋白质合成及糖酵解供能过程受到干扰,细胞增殖减缓,最终发生畸形。

⑤ 对细胞膜损伤:细胞膜结构的正常及一定的渗透压是维持细胞增殖及代谢所必需,一旦受到损害,将影响细胞正常功能及增殖过程,导致畸形。大剂量的维生素 A 给予大鼠所引起的致畸作用,是由于高浓度的维生素 A 破坏了胚胎细胞膜的超微结构所致。

⑥ 非特异性发育毒性作用:

非特异性发育毒性作用的特点是全部胚胎组织细胞的基本生命现象均受到干扰。例如,损伤线粒体功能、抑制 ATP 的产生、抑制细胞色素氧化酶活性和降低细胞能量供给等,这种毒性作用可使组织受到损害,导致胚胎生长迟缓甚至死亡。

⑦ 母体及胎盘的正常功能受到干扰:胚胎的正常发育与母体及胎盘的正常功能发挥有密切的联系。当母体必需的某种营养素(如维生素 A 和叶酸)缺乏、营养失调(如蛋白质和热能供给不足)、营养成分由母体至胚胎的转运受阻、子宫和胎盘血液循环障碍等均可影响胚胎的发育,造成畸形甚至胚胎死亡。

化学污染物生殖发育毒性评价方法

## 思 考 题

1. 名词解释:毒性,中毒,剂量,靶剂量,体内负荷,半数致死量,半数耐受限量,中毒阈值,最大无作用剂量,每日容许摄入量,量效应,协同作用,拮抗作用,突变,直接致癌物、间接致癌物、助癌物,引发剂,促长剂,癌基因,肿瘤抑制基因,生殖毒性,发育毒性,胚胎毒性,母体毒性,畸形。

2. 何谓毒物与非毒物?试举例论述之。

3. 毒理学常用的剂量概念有哪些?

4. 何谓剂量-效应关系?它们有哪些类型?

5. 毒性作用的类型有哪些?

6. 化学物质的联合毒性作用的类型有哪些?如何评定?

7. 论述外源化合物质对组织细胞毒性作用的机理。

8. 简述化学污染物对机体毒性作用的影响因素。

9. 简述致突变作用的不良后果。

10. 简述 DNA 损伤修复与致突变作用的关系。

11. 简述化学致癌的多阶段学说。

12. 试论化学污染物的生殖毒性作用。

13. 简述化学污染物致畸作用的机理。

电子教案

参考文献

# 第四章 大气环境毒理学

## 第一节 概　　述

### 一、大气环境毒理学概念

大气环境毒理学是研究大气污染物特别是化学污染物对人类健康的损害作用及其机理的科学。进入大气中的化学污染物的量超过大气自净能力,甚至超出大气卫生标准的要求,对居民的身心健康造成直接、间接或潜在的不利影响,这种大气质量恶化的状态称为大气污染。在 14 世纪之前,很少有资料报告大气污染会引起健康问题。18 世纪末到20 世纪初的工业革命,为人类社会带来了巨大生产力,同时也引起了严重的环境问题。早在 1900 年就有报告,由于燃煤增加,煤烟与雾形成的烟雾导致城市人口死亡率急剧增加。1915 年有人报告内燃机排放的废气对健康有潜在危害。第二次世界大战以来,随着世界人口的增加、工业生产、交通运输的发展,以及煤炭、石油等能源利用的增长,各种废气排放量增多,大气受到了严重污染,使人群的健康和物质财富受到直接、间接的严重危害。

### 二、大气环境污染物的来源与类型

大气环境污染物的来源极为广泛,主要来自人为污染源,也可来自天然污染源,如火山爆发、森林火灾、细菌、病毒、植物花粉等。人为污染源是在人类生产和生活活动中产生的,可分为固定污染源如工业企业、生活炉灶、采暖锅炉等,及流动污染源如汽车、火车、飞机、轮船等交通运输工具。以火力发电厂、钢铁厂、有色金属冶炼厂、石油化工厂、化肥厂、造纸厂、染料厂、水泥厂、炼焦厂及制砖厂等对大气造成的污染较为严重。

大气环境污染物随能源种类和性质的不同,可分为三种类型:一是由于以煤为主要能源,形成以煤烟尘和二氧化硫($SO_2$)为主的大气污染,称为煤烟型污染(又称"煤炭型""还原型""伦敦型"污染),1952 年英国伦敦烟雾事件就是典型代表。另一类型是以石油为主要能源形成的石油型大气污染(又称"氧化型""洛杉矶型"污染)。在汽车众多的大城市,汽车废气成为大气污染的主要来源,从汽车废气中已分离出 80 多种污染物,如高浓度的氮氧化物($NO_x$)、碳氢化含物(如多环芳烃等)、$SO_2$、一氧化碳($CO$)、铅和烟尘等。$NO_x$和碳氢化合物在太阳光紫外线作用下生成有刺激性的光化学烟雾。1943年以来直至20世纪50年代在美国洛杉矶多次发生的光化学烟雾事件就是石油型大气污染的代表。第三类大气污染称为混合型大气污染,是由于既以煤炭又以石油为主要能源而形成的大气污染。随着新能源的出现、燃料的变化及生产过程的革新,将会出现新的不同类型的大气污染,不断探索大气污染类型的转化,发现新的大气污染物,研究污染物对健康的危害,及时提出对大气污染危害的防治对策,是大气环境毒理学研究的主要内容。

### 三、一次污染物与二次污染物

一般来说,大气污染物可分为两大类:一次污染物和二次污染物。由污染源直接排入大气的污染物称为一次污染物。一般可归纳为两大类:① 颗粒物质,如可吸入颗粒物($PM_{10}$)、细颗粒物($PM_{2.5}$)、炭黑、金属及其化合物等;② 有害气体和蒸气:有害气体如$SO_2$、$CO$、$NO_x$($NO$、$NO_2$、$N_2O_5$)、碳氢化合物及其氧化物、卤素及其衍生物等;有害蒸气如汽油蒸气、汞蒸气等。

大气二次污染物是某些一次污染物在大气中相互作用,或与大气正常组成成分发生反应,或因太阳光紫外线引起光化学反应而产生的新物质。二次污染物可能比其一次污染物的毒性更大。二次污染物形成后,可能通过各种氧化作用和光化学反应继续发生改变,形成三次、四次等多次污染物。

### 四、室内环境空气污染

"室内"主要是指生活、办公、学习、医疗、娱乐、体育、交通工具等人们工作和活动的密闭场所,有的认为生产车间也应包括在内。

室内甲醛污染状况及其对健康的影响

20世纪中期,尤其是近30年来,人们逐渐认识到室内空气污染对健康的影响更为严重。其原因主要是:① 室内空气污染物的来源广、种类多。随着人们生活水平的提高,不同家用燃料的消耗和菜肴烹调增加,能够挥发有害物质的各种建筑和装饰材料进入室内,使室内有害物质的种类和数量逐渐增多。据统计,至今已发现室内空气污染物300余种,常见的如甲醛、氡、$NO_2$、烟、石棉等,对人体健康有严重危害。② 人们对室内环境的接触远比室外环境更密切、更频繁、更长久。据统计,人们每天在室外环境一般为1~2 h,在室内为22~23 h,且室内时间的46%是在工作环境中度过的,与室内空气污染物的接触时间远多于室外。据测量,在室内接触空气污染物的量比室外接触量大。③ 室内空间有限且密闭程度高。室内的排放物包括从墙壁表面、地毯、家具、油漆、衣物、加热、烹调、洗涤等排放出的化学物质,其浓度除与这些污染源对污染物的排放率有关外,还与室内空间大小、通气状况密切相关。有限的室内空间和密闭程度的增加,造成室内污染物不能及时排出室外,室外的氧气也不能正常进入室内,致使室内氧气含量偏低,污染物大量聚积。目前,室内空气污染已成为许多国家极为关注的环境问题之一,其对人体健康损伤效应及防护的研究,已成为大气环境毒理学的一个重要组成部分。

# 第二节　大气环境污染物对人体健康的影响

## 一、大气环境污染物毒性作用的特征

### （一）大气环境污染物侵入人体的途径与危害部位

1. 侵入途径

大气污染物主要随呼吸作用通过呼吸道进入体内,也可通过消化道和皮肤进入体内。

2. 致病部位

大气污染物可随呼吸气流首先进入呼吸道内,呼吸道黏膜对污染物有很强的吸收能力,且对污染物特别敏感。由于吸入性污染物与呼吸道接触时间长,接触浓度高,使呼吸器官成为大气污染物的主要危害部位之一。此外,一些化学污染物可通过呼吸系统进入体内血液循环系统在全身分布,造成全身性毒害作用而成为全身性毒物。

大气中刺激性污染物也可不经人体吸收而直接刺激呼吸道黏膜、眼睛及体表皮肤,甚至直接接触产生化学腐蚀作用。大气污染严重地区,由于眼结膜受污染物的长期刺激,眼结膜炎检出率较轻污染区和对照区高。光化学烟雾严重地区,红眼病发病率也增加。

### （二）低浓度、长时期作用和慢性毒害

大气污染物一般浓度较低,与机体接触的时间较长,可反复多次接触,甚至持续终生。这种低剂量、长期持续的作用可引起人体健康的慢性毒害。只有在特定的情况下,例如,事故排放、某些气象条件变化,可使大气中有害物质浓度急剧增加,才会对居民产生明显的急性毒害作用。

### （三）多种污染物同时存在、作用机制复杂

在大气环境中往往有多种形态不同、化学各异的污染物同时存在,且它们的组成也可发生改变。因此,大气污染对健康影响的性质和程度主要取决于大气中有害污染物的种类、性质、浓度及持续作用时间等因素。例如,大气颗粒污染物对人体的危害作用就取决于颗粒物的来源、粒径、硬度、溶解度、化学成分,以及吸附在其表面上的各种有害物质和微生物等。不同有害气体在物理性质、化学性质和毒理性质等方面的差异,使它们的毒性作用的性质和程度彼此不同。

多相、多种化学物质在大气中同时存在,它们在对生物体的毒性作用中,各种因素之间可能同时呈现协同、相加、拮抗、独立等不同类型的联合作用。与单一毒物对机体的作用相比,大气污染物对生物体毒性作用的机制更为复杂、更具多方向性。加之,大气污染物之间的组成比例受多种因素的影响而处于不间断的动态变化之中,更增加了其对机体毒性作用及其机制的复杂性。

### （四）接触人群广泛、易感性差异较大

大气污染可影响到居民区全体居民,其中包括老、幼、病、弱各种人群。不同个体、不同

人群,对污染物的敏感性差异很大。年龄、性别、发育、营养、遗传、生活习惯及健康状况等都会影响人体对污染物反应的敏感性。例如,儿童对大气中 $SO_2$、颗粒物等污染物比较敏感,呼吸道容易受到损伤;冠心病患者对 CO 的毒性比较敏感;在一些严重的大气污染事件中,老年健康受损害的程度往往比较严重,其原因除了年老体弱、组织器官功能衰退、对大气污染毒害作用的抵御能力较弱以外,还由于老年人心血管病和呼吸道疾病患病率较高,而大气污染加重了这些疾病的症状和过程。

## 二、大气环境污染物对健康的危害

### (一) 急性中毒

大气污染急性中毒是指大气污染物浓度在短期或较短时间内急剧增加,使暴露人群因吸入大量污染物而快速引发或加剧的功能性或器质性病变。大气污染引起的急性中毒对患有慢性呼吸道疾病和心血管疾病的居民,引起病情恶化或死亡的危险更大。按急性中毒形成的原因可分为三类:烟雾事件、事故性污染物排放、非事故性污染物增高。

1. 烟雾事件

由于燃煤或石油燃烧产生的污染物大量排入大气,在不良地理和气象条件下,污染物不易扩散而浓度剧增,从而引起烟雾事件。不良地理气象因素包括:① 地处污染源的下风向,且为河谷盆地,污染物易聚难散;② 气象条件变成逆温、微风或无风、气湿很高甚至有大雾,易于形成二次污染物且难以扩散。根据烟雾形成的原因,烟雾事件可分为煤烟型烟雾事件、光化学烟雾事件及雾霾事件。

(1) 煤烟型烟雾事件

煤烟型烟雾事件主要由于燃煤产生的污染物大量排入大气,在不良地理和气象条件下,污染物不易扩散而浓度剧增。自 19 世纪末以来,世界各地发生过多次此类烟雾事件,例如比利时马斯河谷烟雾事件,美国宾州多诺拉烟雾事件以及英国伦敦烟雾事件(London smog episode)。自 1873 年以来,英国伦敦等大城市曾发生过十多次重大的煤烟型烟雾事件。其中,以 1952 年 12 月 5 至 9 日在伦敦发生的烟雾事件最为严重,一周之内死亡人数比往年同期多 4 000 人,在之后的两个月时间内,又有 8 000 人陆续死亡。

(2) 光化学烟雾事件

光化学烟雾事件(photochemical smog event)主要是由于石油燃烧产生的大量污染物排入大气,加之地理和气象因素不利污染物扩散而引起。美国洛杉矶是一个最早拥有大量汽车的城市,其地形地貌为三面环山的盆地,加之天气晴朗且经常出现强逆温层、微风或无风、大气稳定,使光化学烟雾污染物[臭氧( $O_3$ )、过氧酰基硝酸酯类(PANs)、醛类、$NO_x$ 等]易形成、难扩散、浓度急剧增加,故在该市曾多次发生光化学烟雾急性中毒事件。1953 年在洛杉矶发生的一次光化学烟雾事件中,65 岁以上老年人中就有 400 人由于呼吸衰竭导致死亡。

(3) 雾霾事件

雾霾是在空气湿度很高、逆温、微风或无风的气象条件下,空气中悬浮的高浓度细颗粒物吸水、长大,形成大量极细的水滴或冰晶,使空气水平能见度显著降低的、严重污染的天气现象。

雾霾的形成主要与空气中高浓度细颗粒物和高湿而稳定的气象条件有关。颗粒物一方面来源于风沙尘土、火山爆发、森林火灾等自然过程,另一方面来源于人类的生产、生活活动,例如,工业生产和生活中煤和石油的燃烧和排放、交通尾气排放及二次颗粒物(如硫酸盐、硝酸盐、铵盐等)的大量形成等,其中人类活动导致的大气颗粒物污染是雾霾形成的关键因素。例如,我国大部分地区雾霾日呈冬季多、夏季少,春秋季居中的特点,这与我国大气颗粒物污染呈冬季高、夏季低的状况相一致。

雾霾天气

我国 1956—1975 年间雾霾日较少,之后随着工业化的进程逐年增多,到 21 世纪雾霾天气显著增多。近年来,随着大气质量的改善,颗粒物浓度显著下降,雾霾天气显著减少。雾霾的发生往往有污染范围广、持续时间长、污染程度严重及污染物累积迅速等特点,其化学污染特征是以细颗粒物($PM_{2.5}$)为主的混合型污染。在雾霾天气,不仅大气颗粒物浓度高,而且 $SO_2$ 和 $NO_2$ 水平也较高,$PM_{2.5}$ 上的 $Cu$、$Zn$、$Pb$、$As$、$S$ 等元素和多环芳烃($PAHs$)比非雾霾期间更容易富集,从而导致严重的大气污染。

由于雾霾发生时大气 $PM_{2.5}$ 浓度急剧升高,其他多种污染物的浓度也较高,所以对公众健康造成了严重危害。据初步研究,雾霾可引起暴露居民呼吸系统疾病和心血管系统疾病急诊、门诊和住院人次增加,还可引起暴露居民总死亡率、呼吸系统疾病死亡率和心血管疾病死亡率增加。

2. 事故性污染物排放

近百年来,世界上由于工业事故性排放导致的大气污染急性中毒事件非常之多,后果十分严重,受害人数众多,难以估计。其中,印度博帕尔毒气泄露事件和苏联切尔诺贝利核电站爆炸事件最为严重。

1984 年,美国联合碳化公司在印度的博帕尔市农药厂由于异氰酸甲酯(methyl isocyanate,MIC)事故性排放而引发了历史上最大的环境污染灾难。在 12 月 2 日晚,该农药厂由于 MIC 毒气泄漏,造成重大急性中毒事件,涉及当地 20 余万人,治疗抢救约 12.5 万人,其中 5 万人失明致残,2 500 人死亡。

1986 年 4 月 26 日凌晨 1 时许,苏联切尔诺贝利核电站发生爆炸,大量放射性物质泄露,其中主要有 $^{131}I$、$^{103}Ru$、$^{137}Cs$ 和少量的 $^{60}Co$,使周围环境的放射性高达 200 R/h,为人体允许剂量的 2 万倍。该事故造成 13 万居民急性暴露,233 人受伤,31 人死亡,经济损失达 35 亿美元。

3. 非事故性污染物增高

研究发现,在未发生烟雾事件或事故性污染物排放的情况下,大气环境颗粒物($PM_{10}$、$PM_{2.5}$)、$SO_2$、$NO_2$、$CO$、$O_3$ 等污染物浓度在短期内的明显增加也可以引起暴露人群的呼吸系统和心血管系统疾病死亡率增加。

由于各国对大气环境污染治理的加强,事故性污染物排放事件逐渐减少,而在常态下大气环境污染物浓度受某些因素(如气象因素)的影响在短期内明显增高的现象已经成为一种突出和普遍的问题。因此,对大气污染急性中毒的研究也将转向对常态下化学污染物在短期内的增高对健康急性影响的探索。

(二)慢性中毒

在一般情况下,大气污染物的浓度较低,但由于人群长期持续地暴露于污染的大气中,使大气污染物长期、反复地对人体产生毒性作用,从而对机体产生慢性中毒,或降低机体的抵抗力使之易于诱发各种慢性疾患。大气污染物的种类繁多,不同种类的污染物引起的慢性中毒症状和慢性疾患往往不同,而同一种疾病一般常常由多种污染物共同作用所引起。

1. 对呼吸系统健康的影响

在大气污染物中,能够直接刺激呼吸道的有害化学物质中,最常见的有 $SO_2$、$NO_x$、硫酸雾、$O_3$、$Cl_2$、HF、颗粒物等。这些化学物质被吸入后,首先刺激呼吸道黏膜的迷走神经末梢,使气管支气管反射性收缩和痉挛,引起咳嗽、喷嚏和气道阻力增加;同时引起黏膜表面黏液分泌增加,黏液层增厚、变稠,使上呼吸道纤毛的活动受阻,导致上呼吸道过滤、清除、排出有害物质的能力减弱。随着有害物质长期、反复和慢性作用,呼吸系统的免疫功能和防御作用均遭到削弱甚至破坏。大量调查研究指出,大气污染严重地区居民的肺功能降低,鼻炎、咽炎、支气管炎、慢性支气管炎患病率均明显增加;支气管哮喘、哮喘性支气管炎、肺炎、肺气肿、肺水肿、肺心病等疾病的发病率增高。在沙尘暴多发区的居民,由于长期暴露在沙尘天气之中,吸入的沙尘颗粒物可在肺部积累,引起非典型性尘肺——"沙漠尘肺"在暴露人群中的发病率增加。

2. 对心血管系统健康的影响

大气污染与心血管疾病急诊率、住院率、疾病加重率和死亡率等的增加有关。大气污染也与心律不齐、心衰、心脏骤停的危险度升高有关。

3. 对机体免疫功能的影响

大气污染可使呼吸系统的免疫功能和防御作用遭到削弱甚至破坏。此外,大气污染还可使居民尤其是儿童的唾液溶菌酶活性降低、唾液免疫球蛋白 A 的含量减少,非特异性免疫功能下降。

4. 引起机体变态反应

大气污染物中能够引起机体产生变态反应的物质很多,这些物质被称之为变应原。大气中一些生物性污染物如植物花粉、尘螨、真菌孢子、飘散的生物性微小残片等可引起机体产生变态反应。大气中一些化学物质也可引起机体的变态反应。大气中的 $PM_{2.5}$、$NO_x$、$SO_2$、$O_3$ 等化学污染物可提高气道反应性,诱发或促进哮喘的发生,对已有的哮喘病症有加剧作用。

5. 其他危害

大气氟污染严重的地区可引起居民氟中毒。机动车使用含 Pb 汽油使公路两旁的大气和土壤受到 Pb 污染,对儿童的智力发育有不利影响。美国 28 个大城市的调查表明,大气中 Pb、Zn、Pb、Cr 浓度高的地区分布与居民心脏病、高血压、动脉硬化、慢性肾炎、中枢神经系统疾病等疾病的分布趋势一致。

（三）致癌作用

大气环境污染引起的肺癌发病率增加,可能是某一种致癌物的严重污染引起的如苯并（a）芘,但大多数情况下可能是大气中多种污染物综合作用的结果。这里着重介绍的就是大气综合污染与癌症增加的关系。

基于肺癌(lung cancer)流行病学调查、各国工业发展与肺癌死亡率的分析、大气污染物致癌物质的检出及大气污染物致突变、致癌变的动物试验研究,充分证明大气环境污染与肺癌的发生有密切关系。2013 年世界卫生组织(WHO)下属国际癌症研究机构(IARC)组织确认室外空气污染的暴露使肺癌发生的风险增加。基于这一评估,2013 年 10 月,IARC 正式将大气环境污染及其颗粒混合物确定为人类一类致癌物质(Group I)。

流行病学调查已经显示,在吸烟者比例相近的情况下,大城市的工业发达,大气污染严重,肺癌死亡率较高。一般来说,大都市居民肺癌死亡率>中等城市>小城市>市郊>农村,这一肺癌死亡率的递减规律与大气污染的递减规律相一致。这种随大气污染的加剧,肺癌死亡率升高的现象,表明大气污染与肺癌的发生有关。从大气污染物中也检出了多种已确认可对人体致癌的有机化合物(如 BaP)和无机元素(如 As、Be、Ni、Cr 等)。因此,大气污染诱发癌症是多种致癌物质综合作用的结果。欧美发达国家的流行病学研究显示,大气颗粒物、$SO_2$、$NO_2$、$O_3$ 与肺癌发生有关。我国对云南省宣威市农民肺癌高发地区进行的流行病学研究表明,室内燃煤空气污染尤其是致癌性多环芳烃污染与当地肺癌高发有关。

自 20 世纪 70 年代以来,我国肺癌发病率及死亡率呈迅速上升趋势,从 2005 年起,肺癌已成为我国首位恶性肿瘤死因。2004—2005 年我国肺癌死亡率上升到 30.84/(10 万),与 1973—1975 年相比,肺癌死亡率增加了 464.8%。肺癌发病率及死亡率的迅速增长,其原因除大气污染外,还与吸烟、不良生活方式、高节奏生活等因素有关。目前,我国每年新发肺癌人数为 60 万左右,据流行病学专家预测,如果不控制吸烟和空气污染,到 2025 年,我国每年肺癌患者将超过 100 万,将成为世界第一肺癌大国。

有些流行病学资料显示,除肺癌之外,大气污染还与膀胱癌、食道癌、胰腺癌等癌症的发病率增加有关,室内甲醛污染与暴露儿童白血病发病率增加有关。

（四）间接危害

当今大气污染已导致全球气候变暖、酸雨形成、臭氧层破坏、生物多样性锐减等全球生态环境严重恶化,从而对人类的健康造成间接危害。

此外,大气污染物可降落在植物、水体和土壤中,然后被农作物吸收并富集于蔬菜、果实及粮食中,通过食物和饮水长期反复地进入体内并蓄积起来,成为慢性中毒甚至致畸变、致癌变的因素。因此,在研究大气污染物对健康的影响时,应考虑这些从饮水和食物中摄入的有害物质,以阐明大气污染对健康危害的真实贡献。

大气污染还可通过对当地居民生活环境的破坏,对健康造成严重危害,例如:

（1）影响居民生活卫生条件:大气颗粒污染物,可降落在街道、庭院和室内,使生活环境污秽,影响开窗换气,甚至晾晒衣物等。

（2）减弱太阳辐射强度:大气污染使雾天增加,大气透明度减小,使太阳辐射强度减弱,降低了杀菌作用,减弱了机体的抗佝偻病能力。

（3）影响绿化和植被:导致生态环境破坏,使居民身心健康受到影响。

（4）影响交通安全:大气中的细颗粒物和水汽易形成雾霾,不仅对人体健康可造成直接危害而且使大气能见度降低,从而影响交通安全。

# 第三节　大气环境气态污染物的毒性作用

在大气环境中存在多种气态化学污染物,主要包括二氧化硫、氮氧化物、一氧化碳、臭氧、氨气、氯气、硫化氢、氟化氢等多种无机气态化学物和烃、卤代烃、醛、醇、酮、醚、有机酸类等多种挥发性或半挥发性有机物。本章仅对二氧化硫、氮氧化物、光化学烟雾和臭氧等几种常见大气气态污染物的毒性及作用机理进行论述。

## 一、二氧化硫

二氧化硫（$SO_2$）是最常见的大气污染物。早在 20 世纪初期和中期,世界上发生的多起大气污染公害事件如伦敦烟雾事件、马斯河谷烟雾事件、多诺拉烟雾事件、日本的四日市哮喘等均与 $SO_2$ 对大气的污染有关。含硫的石油、煤、天然气的燃烧,硫化矿石的熔炼和焙烧,各种含硫原料的加工生产过程等均能产生 $SO_2$ 而污染大气。产生 $SO_2$ 的工业生产过程主要有:有色金属冶炼、石油精制、硫酸制造、硫黄精制、造纸、硫化橡胶等。其中以有色金属冶炼和硫酸制造最为严重。

（一）理化性质

$SO_2$ 为无色、具辛辣及窒息性气味的气体,属中等毒性物质;分子量为 64.06,液态相对密度为 1.434,气体较空气重约 2.3 倍,熔点 $-72.7$ ℃,沸点 $-10$ ℃;易溶于水（在水中溶解度 8.5%,25 ℃）。最近发现,$SO_2$ 在有机溶剂（乙醇、甘油、二甲基亚砜）中的溶解度比在水中还要大。

$SO_2$ 易溶于水,一般认为 $SO_2$ 的水溶液为亚硫酸,但实际上在水溶液中形成了 $SO_2$ 水化物,即以 $SO_2 \cdot nH_2O$ 的形式存在,只有极小量以 $HSO_3^-$ 的形式存在,从未发现在 $SO_2$ 水溶液中有亚硫酸根负离子（$SO_3^{2-}$）存在。只有在碱性水溶液（pH>7）中,$SO_2$ 才与碱性物质反应生成亚硫酸盐（sulfite）和亚硫酸氢盐（bisulfite）。最近发现,$SO_2$ 的水溶液在可见-紫外分光光度计上的最大吸收峰为 276 nm,与 $SO_2$ 气体的最大吸收峰（280 nm）相差甚微,仅有稍微蓝移,这表明 $SO_2$ 在溶液中没有与水分子发生化学反应,而是以 $SO_2 \cdot nH_2O$ 状态存在。

$SO_2$ 在空气中可在 290~400 nm 光作用下发生光氧化反应形成三氧化硫（$SO_3$）,空气和体内的 $SO_2$ 也可在亚铁和锰等金属离子的催化下氧化形成 $SO_3$。

（二）$SO_2$ 吸收、转化、分布及排泄

1. 吸收

由于 $SO_2$ 既易溶于水又易溶于脂质,所以吸入呼吸道的 $SO_2$ 很容易进入黏膜表面的水层,且容易通过简单扩散的方式透过细胞膜,导致 $SO_2$ 很容易透过气管和支气管的黏膜或肺毛细血管而进入血液。因此,低浓度的 $SO_2$ 在呼吸道中主要被鼻腔和上呼吸道黏膜吸收,从而不易到达肺部,但 $SO_2$ 可吸附于大气颗粒物的表面而随细颗粒物进入呼吸道深部。

2. 转化和分布

$SO_2$ 被呼吸道吸收而进入血液以后,由于血液为微碱性（pH=7.35~7.45）,所以 $SO_2$ 在血液中立即转化为它的衍生物——亚硫酸盐和亚硫酸氢盐而循环到全身。由于亚硫酸根离子和亚硫酸氢根离子化学性质活泼,所以易于与血浆蛋白结合而存在于血浆中,导致在低浓度下一般不以游离态形式存在于血浆中,从而难以被红细胞吸收。在 $SO_2$ 从呼吸道进入血液的初期,其衍生物在气管、肺、肺门淋巴结和食道中含量最高,其次为肝、肾、脾等器官。

3. 排泄

体内的亚硫酸盐和亚硫酸氢盐在亚硫酸盐氧化酶的催化下被氧化形成硫酸盐而通过肾随尿排出体外。体内的亚硫酸盐和亚硫酸氢盐也可来自食物、药物及体内含硫氨基酸的代

谢转化。由口摄入的亚硫酸盐约 50% 在消化道内被氧化为硫酸盐而排出体外。

亚硫酸盐氧化酶(sulfite oxidase)是一种含钼酶,可有效地催化亚硫酸根离子与氧结合生成硫酸根离子($SO_4^{2-}$),以硫酸盐的形式随尿排出。因此,亚硫酸盐氧化酶是体内 $SO_2$ 及其衍生物——亚硫酸盐和亚硫酸氢盐的解毒酶。大鼠全身各个脏器均含有亚硫酸盐氧化酶,其中以肝、肾活性最高。在细胞内,亚硫酸盐氧化酶存在于线粒体内,亚硫酸盐或亚硫酸氢盐对该酶没有诱导作用。不同个体对 $SO_2$ 及其衍生物敏感性的差异,在一定程度上与亚硫酸盐氧化酶活性和含量的个体差异有关。

### (三) $SO_2$ 对健康的影响

$SO_2$ 空气污染与暴露人群呼吸与循环系统疾病的发病率和死亡率上升密切相关。短期接触一定浓度 $SO_2$,可引起支气管收缩以及哮喘症状加重,而长期接触即使是低浓度 $SO_2$ 也会引起慢性支气管炎、慢性鼻咽炎等呼吸道损害。慢性支气管炎、支气管哮喘和肺气肿三者合称为慢性阻塞性呼吸道疾病(chronic obstructive pulmonary diseases,COPD),它们可以继发性地引起心脏疾患。同时,$SO_2$ 通过呼吸道进入血液循环系统后,可直接对心血管或其他器官产生毒性作用,从而引发各种疾病。

1. 对呼吸与循环系统疾病死亡率的影响

$SO_2$ 可直接损害呼吸系统,严重时会导致呼吸衰竭,甚至引起过早死亡。流行病学调查发现,即使在低于各国政府规定的浓度之下,$SO_2$ 浓度上升也与居民日死亡数增加有关。对上海市的一项调查指出,大气中 $SO_2$ 浓度每增加 10 $\mu g/m^3$,城区居民每日总死亡数、心血管疾病死亡人数和呼吸道疾病死亡人数分别增加 1.25%,1.45%,1.71%。

2. 对呼吸道功能和发病率的影响

(1) $SO_2$ 对呼吸道功能的影响

国外有研究发现,$SO_2$ 浓度每升高 10 $\mu g/m^3$,儿童用力肺活量(FVC)与第 1 秒钟用力呼气容积($FEV_{1.0}$)[①]分别下降 3.2% 与 1.2%。随着 $SO_2$ 浓度的降低,肺功能明显改善,FVC、$FEV_{1.0}$ 均有增加。研究也发现,生活在 $SO_2$ 日平均浓度为 143 $\mu g/m^3$ 环境下的居民,呼吸道疾病发病率较高,肺功能下降,气道阻力高于对照组 1 倍。

(2) $SO_2$ 对呼吸道发病率的影响

① 对呼吸道炎症类疾病发生的影响

$SO_2$ 浓度超过 7.5 $mg/m^3$ 就可对暴露人群产生不良反应。短时间吸入 $SO_2$ 最主要的反应是轻度的气管收缩,但长期接触 $SO_2$ 可削弱或破坏呼吸系统的免疫功能和防御能力,诱发各种呼吸道炎症,例如气管炎、支气管炎、支气管哮喘等。北京市一项研究表明,大气 $SO_2$ 浓度每升高 100 $\mu g/m^3$,儿科门诊、急诊上呼吸道感染就诊人数均增加 1.17%、肺炎就诊人数增

---

① 用力肺活量(forced vital capacity,FVC)过去称时间肺活量,是指尽力最大吸气后,尽力尽快呼气所能呼出的最大气量。其中,开始呼气第 1 秒内的呼出气量为 1 秒钟用力呼气容积(forced expiratory volume in one second,$FEV_{1.0}$)。正常人 3 秒内可将肺活量全部呼出,第 1、2、3 秒所呼出气量各占 FVC 的百分率正常分别为 83%、96%、99%。$FEV_{1.0}$ 正常值:男性为 3 179±117 mL、女性为 2 314±48 mL。临床上常用第 1 秒肺活量($FEV_{1.0}$)占整个肺活量(FVC)百分比($FEV_{1.0}$/FVC%)作呼吸道有无阻力的重要指标,称 1 秒率。正常人 1 秒率大于 80%,低于 80% 表明存在气道阻塞性通气障碍,如慢性阻塞性肺病、支气管哮喘。由于气道阻塞、呼气延长,其 $FEV_{1.0}$ 和 1 秒率均降低,低于 80% 及 60% 可评判支气管哮喘发病的轻重程度。

加 1.41%、气管炎就诊人数增加 8.51%。

② 对哮喘发生的影响

SO₂虽然不能直接诱发哮喘发生,但能增加呼吸道对致敏物质的敏感性,从而使哮喘发生率增加,此外,SO₂可使哮喘病患者的哮喘症状加重。

SO₂是一种
生物气体
信号分子

3. SO₂对心血管功能与发病率的影响

SO₂与心血管系统的健康密切相关。SO₂空气污染可增加缺血性心脏疾病(ischemic heart diseases,IHDs)的风险和死亡率。长期接触 SO₂空气污染可增加心律失常的危险性。一项欧洲的研究指出,SO₂平均每增加 10 μg/m³,IHDs 发生率增加 0.7%。北京市一项研究指出,大气 SO₂浓度升高可以导致心脑血管疾病总急诊、冠心病急诊、心衰急诊、脑血管疾病急诊人数增加。

4. SO₂对其他健康问题的研究与展望

环境毒理学研究已经证明,SO₂及其衍生物(亚硫酸氢盐和亚硫酸盐)是具有多种毒性作用的、全身性的毒物。这意味着,SO₂空气污染不仅可对暴露人群呼吸和心血管系统的健康造成危害,而且也可能对其他器官和系统的健康产生不利影响,对此有待流行病学研究证实。例如,有流行病学研究发现,怀孕妇女暴露于 50 μg/m³左右的 SO₂大气环境下 3~5 个月,可以引起早产和新生儿低体重发生。

## (四)SO₂的毒性作用及机理

1. SO₂对呼吸系统的急性和慢性毒性作用

(1)急性暴露

一般情况下,空气 SO₂浓度为 0.28~0.84 mg/m³时大多数人不能闻到它的气味。正常人急性吸入 2.8 mg/m³SO₂可产生轻微的呼吸道症状,引起细支气管收缩和呼吸道气流阻滞。这些效应是暂时的、可逆的,一般在停止吸入 SO₂1 h 后可恢复正常。

SO₂浓度在 9.8 mg/m³以上时,可闻到刺鼻的硫臭味;浓度为 14 mg/m³,暴露 3 h,可引起肺功能轻度减弱;浓度为 28~42 mg/m³时,呼吸道纤毛运动和黏液分泌功能均受到抑制;浓度为 56 mg/m³时,鼻腔和上呼吸道受到明显刺激,引起咳嗽,眼睛也有不适感;浓度为 280 mg/m³时,支气管和肺组织明显受损,可引起急性支气管炎、肺水肿和呼吸道麻痹,其症状为咳嗽、胸闷、胸痛、呼吸困难;高浓度 SO₂时,可因引起反射性声门痉挛、声门水肿而导致窒息死亡,浓度为 1 120~1 400 mg/m³时可危及生命。

(2)慢性暴露

长期吸入低浓度 SO₂气体,对呼吸道的毒理作用主要有五个方面:① 引起气管和支气管收缩、呼吸道阻力增加。② 肺功能降低,如长期吸入 2.1 mg/m³ SO₂,30 秒肺活量、1 秒钟用力呼吸量(FEV₁.₀)、平均最大流速(MMFR)及 50%最大呼吸流速(MEFR₅₀)均有一定程度减小。③ 影响呼吸道纤毛运动和黏液的分泌。短期吸入低浓度 SO₂气体,可促进支气管的清除作用,原因是 SO₂刺激副交感神经反射性地引起黏液分泌增加,使清除作用加速。如长期吸入低浓度 SO₂则使黏液清除减慢,这是因为高浓度或长期低浓度 SO₂的暴露,可直接抑制纤毛的运动,纤毛运动减弱则黏液变稠,引起上皮细胞坏死,使呼吸防御功能降低,导致容易发生呼吸道感染,久之可诱发各种炎症如慢性气管炎、慢性支气管炎等。④ SO₂对肺泡有刺激作用,可引起肺泡壁弹力蛋白和胶原蛋白破坏,从而引发或加重肺气肿和支气管哮喘等疾病。⑤ 组织病理学损伤。长期暴露在 28.6 mg/m³ $SO_2$ 的浓度下可看到明显的呼吸道组织病理学损伤。此外，$SO_2$ 引发的慢性支气管炎、支气管哮喘和肺气肿均可继发性地引起心脏疾患，对心血管系统造成损害。

不同的人对 $SO_2$ 的敏感性不同，个体差异较大。一般患有肺功能不全及呼吸或循环系统疾病的患者、老年人和儿童对 $SO_2$ 较敏感。个体对 $SO_2$ 的敏感程度还与呼吸途径和活动程度有关。经鼻呼吸，由于鼻腔能吸收一部分 $SO_2$，从而降低了对气管和支气管的刺激作用。活动增加可引起 $SO_2$ 吸入量增多，机体的反应性提高。

2. $SO_2$ 对细胞生长及超微结构的损伤作用

对细胞生长的抑制作用：一定浓度 $SO_2$ 衍生物亚硫酸氢钠和亚硫酸钠混合物（二者的摩尔比为 1∶3）可使体外培养的人血淋巴细胞分裂指数下降和细胞分裂迟缓，也可使体外培养的哺乳类细胞株的生长受到抑制。

细胞超微结构损伤：$SO_2$ 吸入达到一定浓度可引起小鼠肺、脑、心、肝、脾、胃、肠、肾及睾丸等组织细胞的膜、核、线粒体、内质网、高尔基体等的超微结构损伤，从形态解剖学上证明了 $SO_2$ 是全身性毒物。

3. $SO_2$ 生物化学毒理学作用

$SO_2$ 及其衍生物可引起多种组织细胞 DNA 损伤、DNA-蛋白质交联、蛋白质氧化和脂质过氧化水平增高及抗氧化物质还原性谷胱甘肽含量减少；还可引起抗氧化酶（如超氧化物歧化酶、谷胱甘肽过氧化物酶、过氧化氢酶、葡萄糖-6-磷酸脱氢酶等）的活性异常，细胞的抗氧化能力降低。其原因是 $SO_2$ 及其衍生物可在体内发生自氧化和酶促氧化，从而产生超氧阴离子自由基等活性氧种类（ROS）而引起氧化损伤。同时，$SO_2$ 及其衍生物可与蛋白质、多肽及含硫氨基酸的巯基发生反应生成 $R—S—SO_3^-$，从而影响含巯基酶的活性。

4. $SO_2$ 分子毒理学作用

（1）肺全基因组表达谱的变化：长期（30 天）低浓度（28 mg/m³）$SO_2$ 动态吸入染毒能引起大鼠肺全基因组中 300 余种基因表达上调或下调，表明肺组织多种基因的表达易受 $SO_2$ 的影响。

（2）抑制细胞色素 P-450 酶：$SO_2$ 及其衍生物可引起大鼠肺、肝细胞及体外培养的人支气管上皮细胞中细胞色素 P-450 家族中的 CYP1A1，CYP1A2，CYP2B1，CYP2E1 等代谢酶基因表达和蛋白质表达的抑制，导致这些酶的活性下降。

（3）促凋亡基因表达上调：$SO_2$ 及其衍生物可引起大鼠肺、肝细胞及体外培养的人支气管上皮细胞促凋亡基因 $p53$、$bax$、$caspase-3$、$caspase-8$、$caspase-9$ 等基因 mRNA、蛋白表达水平增加及凋亡酶活性升高，而引起抑凋亡基因 $bcl-2$ 的 mRNA 和蛋白表达水平降低，从而促进细胞凋亡，影响组织和器官的发育和功能。

（4）促进哮喘易感基因的表达：$SO_2$ 对哮喘症状有促进或加重作用，单独的 $SO_2$ 虽不能引发哮喘发生，但能提高正常人对哮喘因子的敏感性，促进过敏原对哮喘的诱发，使正常人更容易发生哮喘。$SO_2$ 可使正常大鼠和哮喘模型大鼠气管、肺组织的黏蛋白 5AC（mucin 5 Subtype AC，MUC5AC）、表皮生长因子（epidermal growth factor，EGF）、表皮生长因子受体（epidermal growth factor receptor，EGFR）、细胞间黏附因子 1（intercellular adhesion molecule 1，ICAM-1）、环氧合酶-2（cyclooxygenase-2，COX-2）等哮喘易感基因的表达显著增加。$SO_2$ 诱发这些哮喘易感基因表达的持续上调可能是 $SO_2$ 使哮喘症状加重、使正常人对致哮喘因素敏感的一个重要机制。

5. $SO_2$ 与颗粒物的联合作用

$SO_2$ 与颗粒物常常共存于大气环境中,二者有很强的联合作用。细颗粒物不仅可携带 $SO_2$ 进入呼吸道深部,颗粒物还含有锰、铁等金属化合物,可催化 $SO_2$ 氧化成 $SO_3$ 并与水分子结合形成硫酸,而硫酸的刺激和腐蚀作用远比 $SO_2$ 大。

随细颗粒物进入呼吸道深部的 $SO_2$,可黏附在肺泡壁上,产生刺激和腐蚀作用,引起细胞破坏和纤维断裂,形成肺气肿。在 $SO_2$ 长期作用下可引起肺泡壁纤维增生而发生肺纤维性变性。

此外,吸附有 $SO_2$ 的颗粒物也是一种变态反应原。据对四日市哮喘的研究,40 岁以上人群发生哮喘,可能与硫酸雾损伤呼吸道黏膜而引起继发性感染,产生自身免疫有关;11 岁以下人群发生哮喘可能与高浓度 $SO_2$ 诱发过敏有关。

### (五) $SO_2$ 细胞遗传毒性及致突变、致癌变作用

$SO_2$ 及其衍生物可直接与 DNA 发生化学反应,同时在 $SO_2$ 代谢转化过程中产生的超氧阴离子自由基等活性氧种类(ROS)也可引起细胞遗传物质的损伤。

1. $SO_2$ 与生物大分子发生化学反应

进入体内的 $SO_2$ 在体液中与碱性物质发生反应生成的亚硫酸根离子($SO_3^{2-}$)和亚硫酸氢根离子($HSO_3^-$)不需要进一步的代谢活化便可以直接与细胞内的生物分子发生反应。特别是 $HSO_3^-$,其化学性质活泼、反应性甚强,可与蛋白质、多肽及含硫氨基酸的巯基反应生成 $R—S—SO_3^-$。$HSO_3^-$ 与 DNA 中的胞嘧啶反应,使之脱氨生成尿嘧啶,导致 DNA 复制时,本来的 C—G 碱基对,变成了 U—A 碱基对,再复制就变成了 T—A,发生 C—G 到 T—A 的转换,从而增加基因突变的风险(见图 4-1)。反应如下:

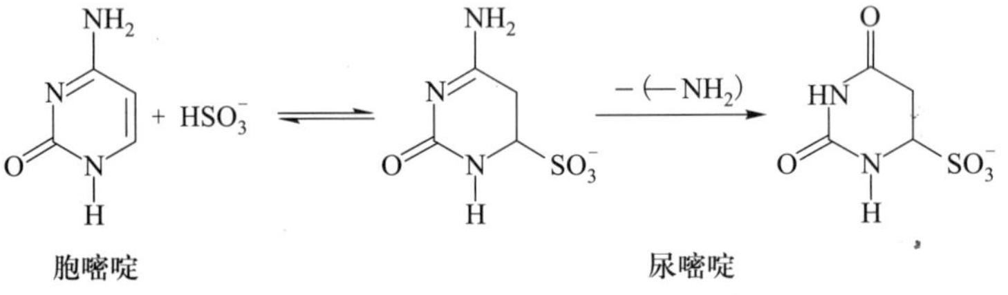

图 4-1　$HSO_3^-$ 与核酸链中胞嘧啶残基的反应

2. $SO_2$ 导致原癌基因与抑癌基因表达失衡

低浓度 $SO_2$ 及其衍生物可引起大鼠肺细胞、肝细胞和人支气管上皮细胞的原癌基因 $C\text{-}fos$,$C\text{-}jun$,$C\text{-}myc$,$Ki\text{-}ras$ 等基因表达上调,而对抑癌基因 $Rb$,$p16$ 的表达有抑制作用,使原癌基因与抑癌基因表达失去平衡,导致细胞对致癌物致癌作用的敏感性提高,从而起到促癌作用。$SO_2$ 和 BaP 对上述基因表达的效应有协同作用,从而使 $SO_2$ 对 BaP 致癌效应发挥促进作用。

3. $SO_2$ 作为染色体断裂剂

接触 $SO_2$ 的工人,其外周血淋巴细胞染色体畸变(chromosome aberration,CA)、姐妹染色单体互换(sister chromatid exchange,SCE)及微核率(micronuclei,MN)增高;用 $SO_2$ 体内衍生

物——亚硫酸钠和亚硫酸氢钠混合液（二者摩尔比为 3∶1）处理体外培养的人血淋巴细胞，也可使 CA、SCE、MN 增高，表明 $SO_2$ 是人血淋巴细胞染色体断裂剂和基因毒性因子。

（六）酸雨对健康的危害

目前，我国大气 $SO_2$ 污染比 $NO_x$ 严重，因此我国酸雨主要来自 $SO_2$ 和 $SO_3$ 的云下洗脱。长期生活在酸雨多发的环境中，酸雨可对呼吸道防御功能造成损害，导致呼吸道感染和肿瘤发病率增高。此外，酸雨可诱导体内产生过多的氧化酶，导致动脉硬化、心肌梗死等心血管疾病增多。每年由于酸雨而导致死亡的人数很惊人，据报道，英国有 1 500～5 000 人，德国有 2 000～4 000 人，美国1.5 万～2.5 万人，特别是在 1980 年美国和加拿大竟有 5.1 万人的死亡与酸雨有关。

## 二、氮氧化物

氮氧化物（$NO_x$）是大气中常见污染物，其主要种类是 NO 和 $NO_2$。$NO_x$ 主要来自石油、煤、天然气等燃料的燃烧。在燃烧的高温条件下燃料中的含氮化合物与空气中的氧化合生成 $NO_x$。汽车排出的废气是城市大气中 $NO_x$ 的重要污染源。硝酸厂、氮肥厂、硝基炸药厂、冶炼厂等工业生产过程，也有 $NO_x$ 排放。据估计全世界每年人类的生产和生活活动向大气排出的 $NO_x$ 量可达 $5.3×10^7$ t。

（一）氮氧化物的理化性质

氮氧化物（$NO_x$）作为大气污染物，通常是指一氧化氮（nitric oxide，NO）和二氧化氮（nitrogen dioxide，$NO_2$）。大气中还有 $N_2O$、$N_2O_3$、$N_2O_4$、$N_2O_5$ 等氮氧化物。$N_2O$（笑气）毒性甚低，曾用作吸入麻醉药。$N_2O_3$、$N_2O_4$ 和 $N_2O_5$ 易分解为 NO 和 $NO_2$，在毒理学上无重要意义。

1. 物理性质

NO 是无色、无味、无刺激性、难溶于水的气体，分子量 30.01，熔点 -163.6 ℃，沸点 -151.7℃。在空气中能与氧或臭氧（$O_3$）生成 $NO_2$。

$NO_2$ 是红棕色的、有刺激性、难溶于水的气体，分子量 46.01，熔点 -9.3 ℃，沸点 -21.2 ℃。由于 $NO_2$ 易于与水分子发生化学反应，从而使其进入水中的体积大为增加，所以至今未能对 $NO_2$ 在水中的溶解度进行测定。

2. 化学性质

（1）$NO_2$ 与水的反应

$NO_2$ 与水分子发生化学反应可生成硝酸（$HNO_3$）和 NO。但 $NO_2$ 溶于水后并不会完全与水发生反应，所以会有少量 $NO_2$ 分子存在，使溶液呈黄色；这表明 $NO_2$ 不易溶于水。因 $NO_2$ 溶于水后除生成硝酸以外还生成一氧化氮，所以 $NO_2$ 不是硝酸的酸酐。$NO_2$ 与水的反应如下：

$$3NO_2 + H_2O === 2HNO_3 + NO$$

在有氧存在下，上述反应生成的 NO 可与 $O_2$ 发生化学反应生成 $NO_2$，后者继续与水反应生成 $HNO_3$ 和 NO，如此反复进行，直至 NO 全部转化成硝酸，其总反应式如下：

$$4NO_2 + 2H_2O + O_2 === 4HNO_3$$

由于硝酸的刺激性、腐蚀性很强，所以 $NO_2$ 溶于水以后，对机体的刺激性和腐蚀性增强。

（2）氧化性

在 $NO_2$ 分子中，虽然 N 周围的价电子数为 5，但 $NO_2$ 的氮元素化合价为 +4，故 $NO_2$ 有氧化性且其化学性质活泼，可和氧气一样支持某些金属和非金属的燃烧。

（3）光化学反应

正常情况下，$NO_2$ 在空气中的浓度为 0.002 $mg/m^3$，一般较稳定，但在阳光紫外线的作用下能与 $O_2$ 生成 NO 和 $O_3$。$NO_x$ 和烃类大气污染物在强烈日光作用下，可发生一系列光化学反应，详见本节（三）。

（二）氮氧化物的吸收、分布、转化及排泄

NO 与 $NO_2$ 均难溶于水，呼吸道黏膜上覆有稀薄的水层，使其不易在上呼吸道吸收，故吸入后短时间内对上呼吸道刺激作用不大，也因此使其容易进入下呼吸道直至肺的深部。

NO 到达肺泡后，由于它易溶于脂质，所以有一部分 NO 可穿过水层以简单扩散的方式很快通过肺泡细胞膜而进入血液，进一步代谢转化。大部分 NO，由于肺组织氧气充足，可以与 $O_2$ 形成 $NO_2$，如吸入的 $NO_2$ 一样被转化、吸收。

当 $NO_2$ 到达肺泡后，可与肺泡表面的水发生反应形成硝酸及其盐类，由于肺组织含有丰富的氧，所以 $NO_2$ 与水反应生成的产物之一 NO 也最终转化为硝酸及其盐类了。因此，吸入肺组织的 $NO_2$ 以硝酸根离子（$NO_3^-$）的形式进入血液，在全身分布，对肾、肝、心等多种脏器产生毒性作用，显示 $NO_2$ 是一种全身性毒物。

进入血液循环中的硝酸盐被口腔中的唾液腺（salivary glands）大量摄取，再分泌到口腔的唾液中，大部分被口腔中的硝酸盐还原菌还原为亚硝酸盐而吞咽到胃肠中；在口腔中未被还原的硝酸盐有的也可被胃肠（主要是十二指肠）中的硝酸盐还原酶还原为亚硝酸盐。进入胃肠道中的亚硝酸盐和硝酸盐可被吸收而进入血液，并随血液循环再次进入唾液腺。经历从口腔唾液腺—口腔—肠的循环过程（简称"口肠循环"），使硝酸盐不断地在口腔和肠胃被还原成亚硝酸盐，人体内大部分硝酸盐是由这个循环而转变为亚硝酸盐的。此外，硝酸盐在肝等组织器官也可以通过生物转化的还原反应而生成亚硝酸盐。亚硝酸盐具有较强的氧化作用而对机体引起氧化应激反应，同时它也可以与胺类化学物反应生成 N—亚硝胺类致癌物，从而对机体产生一系列严重的毒性作用。

进入呼吸系统的 $NO_2$ 可以通过呼气排出体外，进入血液的硝酸盐和亚硝酸盐则主要通过肾随尿液排出体外，少量可随粪、汗液排出体外，也可通过唾液吐出体外。

（三）氮氧化物对健康的影响

1. 呼吸系统

大气 $NO_2$ 污染可引起多种呼吸系统疾病包括肺气肿、哮喘、慢性阻塞性肺病及肺癌等。大气 $NO_2$ 污染长期作用可引起儿童肺功能降低和儿童哮喘患病率增加。一项研究表明，$NO_2$ 对人体产生危害作用的阈浓度为 0.31～0.62 $mg/m^3$。低浓度大气 $NO_2$ 污染的急性暴露可引起呼吸系统疾病入院人数增加，且 $NO_2$ 的作用有滞后现象。有研究指出，大气 $NO_2$ 每增加 10 $\mu g/m^3$，可导致暴露居民呼吸系统疾病日死亡率增加 1.61 %（95%CI：0.30%～2.92%）。

2. 心脑血管系统

（1）对心脑血管功能和发病率的影响：大气 $NO_2$ 污染长期暴露可降低人的心脏自律控制，尤其是患有心血管疾病的人群。此外，大气 $NO_2$ 污染与缺血性心脏病、心肌梗死住院率增加相关。

（2）对心脑血管疾病死亡率的影响：大气 $NO_2$ 污染可增加急性心肌梗死的病死率和冠心病的死亡率。北京市一项研究指出，大气 $NO_2$ 浓度每升高 10 $\mu g/m^3$，心脑血管疾病死亡危险性增加1.30%（0.20%～2.40%）。

（3）对脑中风发病率和死亡率的影响：在大气 $NO_2$ 污染较为严重的地区，人群脑中风和神经退行性疾病的发病住院率和死亡率增高。日本一项调查发现，$NO_2$ 每增加 10 $mg/m^3$，缺血性脑中风患者的死亡率增加 28%。

3. 与其他疾病的相关性

天津市的一项研究显示，妊娠妇女在妊娠前 3 个月及妊娠早期暴露于较高浓度 $NO_2$ 与出生缺陷的发生有关。有研究指出，长期暴露于交通相关的空气污染（主要为 $NO_2$）可能会导致糖尿病的发生。

4. 促癌作用

在瑞典的一项流行病学研究显示，$NO_2$ 长期暴露与儿童癌症发病率增加可能有关。在丹麦的一项流行病学研究显示，当母亲怀孕期间 $NO_2$ 的浓度增加 1 倍时，儿童患何杰金氏病[①]的危险性将增加 147%。俄国某化肥厂工人肿瘤流行病学研究发现 $NO_x$ 空气污染增高了接触者发生胃癌的危险。

（四）氮氧化物毒性作用与机理

1. NO 的毒性作用与机理

有关 NO 中毒的资料甚少，这是因为 NO 在空气中易氧化成 $NO_2$，所有 NO 的毒性研究较难进行。通常健康的男性吸入浓度为 2.1～2.7 $mg/m^3$ 的 $NO_2$ 可引起气道阻力增加，而吸入浓度约为 27 $mg/m^3$ 的 NO 才能引起呼吸道阻力增加。

NO 还能和血红蛋白结合形成亚硝基血红蛋白，使血液中高铁血红蛋白含量增加，导致红细胞携氧能力下降。NO 对血红蛋白的亲和力为 CO 的 1 400 倍，为氧的 30 万倍。由于 NO 难溶于水而不易被吸收，故只有暴露在一定浓度下才能引起毒性作用。

2. $NO_2$ 的毒性作用与机理

（1）$NO_2$ 的毒性作用机理

$NO_2$ 对上呼吸道及眼结膜的刺激作用较小，它主要作用于深部呼吸道、细支气管及肺泡。当 $NO_2$ 经上呼吸道到达肺泡时，溶于肺泡表面的水液中，形成的硝酸及其盐类，可对肺组织产生强烈的刺激和腐蚀作用，甚至引起化学性肺炎和肺水肿。进入血液中的硝酸盐可还原为亚硝酸盐，后者具有强氧化性，可引起脂质过氧化损伤和核酸、蛋白质大分子氧化损伤。

（2）$NO_2$ 的毒性作用

① 对呼吸道的急性毒性作用：$NO_2$ 在 4.1～12.3 $mg/m^3$ 时即可嗅出；20.6 $mg/m^3$ 时暴露 10 min 可使呼吸道阻力增加；53.4 $mg/m^3$ 时对鼻和上呼吸道产生明显的刺激作用；94.1 $mg/m^3$ 时暴露 60 min，可能出现亚急性肺水肿或慢性肺部病变；188.1 $mg/m^3$ 时暴露 60 min，可出现严重肺水肿甚至死亡；在 411～617 $mg/m^3$ 下暴露 30～60 min，可引起喉头水肿，出现呼吸困

---

① 何杰金氏病又称何杰金淋巴瘤或霍奇金淋巴瘤（Hodgkin Lymphoma, HL），是淋巴瘤的一种独特类型，为青年人中最常见的恶性肿瘤之一。病初症状多为无痛性浅表淋巴结肿大，以颈部淋巴结和锁骨上淋巴结常见，然后扩散到其他淋巴结，晚期可侵犯血管，累及脾、肝、骨髓和消化道等。

难、发绀甚至窒息致死。NO₂引起肺炎和肺水肿的主要原因是由于 NO₂转化产物硝酸和亚硝酸及其盐类对肺组织中毛细血管的腐蚀,可引起肺部毛细血管壁通透性增加,使血浆蛋白从血管中渗出导致过多的液体流入组织间隙而引起化学性肺炎和肺水肿。

健康状态不同的人对低浓度 NO₂的敏感性也不同。健康人在 10 mg/m³下暴露 2 h,慢性支气管炎病人在 6.6~8.2 mg/m³下暴露 15 min,哮喘病人在 0.4 mg/m³暴露 1 h,可引起呼吸道阻力增加,呼吸道纤毛运动减弱,肺泡吞噬细胞吞噬能力下降,对感染的敏感性增加,久之能引起上呼吸道黏膜和支气管慢性炎症。

② 生物化学毒理学影响:急性与慢性接触 NO₂均能引起动物体内发生生物化学毒理学改变,引起多种酶的活性改变。例如,大鼠接触 1.9 mg/m³ NO₂ 4 天,可引起肺磷脂合成的减少及肺脂质过氧化作用增加;暴露 4 天,可引起谷胱甘肽过氧化物酶活性升高;在 12 mg/m³时,还可引起谷胱甘肽还原酶和葡萄糖-6-磷酸脱氢酶活性明显增加;小鼠暴露于 16.4 mg/m³ NO₂ 4 天,肝功能受到损害,表现为血清碱性磷酸酶、谷氨酸草酰乙酸转氨酶升高、总胆固醇降低;豚鼠长期(10 周)接触 28 mg/m³ NO₂ 或短期(4.5 天)接触 75 mg/m³ NO₂ 均可引起脾和肾的耗氧量增加,肺、肝和肾中乳酸脱氢酶、醛缩酶活性增加。

③ 血液学改变:NO₂在体内的转化产物亚硝酸盐可使低铁血红蛋白转变成高铁血红蛋白而失去携氧能力,从而导致组织缺氧,出现呼吸困难、发绀、血压下降及中枢神经系统症状。

④ 对免疫功能的影响:长期接触 NO₂可降低肺泡吞噬细胞和血液白细胞的吞噬能力,还可抑制血清中抗体的形成,从而影响机体的免疫功能,导致机体抗感染能力下降。

⑤ 促癌作用:动物试验表明 NO₂有促癌作用,当动物暴露于 102.8 mg/m³ NO₂ 和苯并(a)芘环境中,能促使苯并(a)芘诱发的支气管鳞状上皮癌的发病率增加。

⑥ NO₂与其他污染物的联合作用:NO₂与 SO₂共存时,对健康成人肺功能的损伤有相加作用。0.2 mg/m³ NO₂ 和 0.4 mg/m³ SO₂ 共同作用 2 h,可引起呼吸道阻力增加。NO₂与 O₃共存时,可产生协同作用。8.2 mg/m³ NO₂ 和 0.04 mg/m³ O₃ 混合染毒,可显著降低动物对呼吸道感染的抵抗力。NO₂与烃类共存时,在强烈日光照射下,可发生光化学反应,生成的光化学氧化物可对机体产生严重危害。NO₂与多环芳烃(PAHs)共存时,可使 PAHs 发生硝基化作用,形成硝基 PAH。如苯并(a)芘在 0.51 mg/m³ NO₂ 和微量 HNO₃ 存在下暴露 8 h,18% 苯并(a)芘可转化成硝基苯并(a)芘。很多种类的硝基 PAHs 化合物有致突变、致癌变作用,如 1-硝基芘、3-硝基荧蒽、6-硝基菌、6-硝基苯并(a)芘等均有致突变和致癌变作用。

## 三、光化学烟雾

光化学烟雾是大气中的烃类、NOₓ等污染物在强烈日光紫外线作用下,经一系列光化学反应生成的二次污染物,蓄积于大气中形成的一种浅蓝色烟雾。光化学烟雾又称"氧化型烟雾"。因首先在美国的洛杉矶发现,故也称"洛杉矶烟雾"。在日本的东京、大阪、川崎,澳大利亚的悉尼,意大利的热那亚,印度的孟买等城市也曾发生大气光化学烟雾污染。世界卫生组织把臭氧(O₃)或光化学氧化剂①的水平作为判断大气环境质量的标准之一,并据以发

---

① 光化学氧化剂是指大气环境中的 O₃、PANs、醛类及其他能使碘化钾氧化为碘的氧化剂的总称。

布光化学烟雾的警报。

### （一）光化学烟雾的主要成分

光化学烟雾的主要成分是 $O_3$、过氧酰基硝酸酯类（peroxyacyl nitrates，PANs，主要为过氧乙酰硝酸酯，其他还有过氧丙酰硝酸酯和过氧苯酰硝酸酯等）、醛类、过氧化氢等化学物及由硝酸盐、硫酸盐和某些高分子有机物所形成的气溶胶颗粒等。其中 $O_3$、PANs、醛类、过氧化氢等化学物均具强氧化能力，统称为"光化学氧化剂"，它们的总量称为"总氧化剂"，其中 $O_3$ 约占 85%，PANs 占 10% 左右，其他物质仅占很小比例。细颗粒物也是光化学烟雾的主要成分，它是由硝酸盐、硫酸盐等无机物（约占 60%）和有机物（约占 15%）及水分等组成的。

A. 过氧乙酰基硝酸酯（peroxyacetyl nitrate，PAN）
B. 过氧酰基硝酸酯类（peroxyacyl nitrates，又称 acyl peroxy nitrates，APNs 或 PANs）

### （二）光化学烟雾的形成

从汽车尾气和工业废气等污染源排入大气的碳氢化合物（CH）和氮氧化合物（$NO_x$）等一次污染物，在阳光的作用下发生化学反应，光化学反应过程极为复杂，可涉及 100 多个化学物种和 300 多个化学反应。这些发生在大气中的光化学反应可生成 $O_3$、醛、酮、酸、PANs等二次污染物，它们在不利污染物扩散的地理和气象条件下，在大气环境中积累到一定浓度就形成了光化学烟雾。因此，光化学烟雾多在汽车众多的城市发生，一般在大气湿度较低、气温为 24~32 ℃ 的夏、秋季晴天时发生。光化学烟雾最大值多出现在一天的 12~14 点。傍晚时，光化学烟雾减少或消失。

### （三）光化学烟雾的毒性作用与健康

#### 1. 光化学烟雾事件的致死效应

在美国洛杉矶，1952 年 12 月和 1955 年 9 月发生的两次严重的光化学烟雾事件中，每次事件都引起 400 多位 65 岁以上的老人死亡。

#### 2. 光化学烟雾对眼睛和呼吸道的刺激作用

光化学烟雾具有特殊的气味，化学氧化性强，对眼和呼吸道黏膜有强烈刺激作用，能引起眼睛红肿、干涩、流泪、畏光、头晕、头痛、喉痛、咳嗽、胸闷、气喘及呼吸困难等症状，从而使儿童的肺功能受到影响、运动员的竞技状态降低、哮喘患者症状加重。

光化学烟雾中的过氧酰基硝酸酯类（PANs）和醛类等氧化剂对眼睛有强烈的刺激作用，是引起眼结膜炎的主要因素。光化学烟雾中的醛类对皮肤和呼吸道有刺激作用，而过氧酰基硝酸酯是一种极强的催泪剂，相当于甲醛的 2 000 倍，而另一种光化学烟雾成分过氧苯酰硝酸酯（PBN）对眼的刺激作用比 PANs 大约强 100 倍。同时，光化学烟雾中的细颗粒物能吸附和凝集大气环境中的气体污染物，对污染物起到浓缩作用并将其带入眼内和呼吸道深部，从而加重气体污染物对眼的刺激作用和对呼吸道的毒害作用。

**3. 其他健康危害**

光化学烟雾中的多种成分具有多种毒性作用,包括致突变、致癌变作用。例如,PANs还是一种环境诱变剂,可诱发皮肤癌。

**(四)臭氧($O_3$)的毒性作用与健康**

$O_3$是光化学烟雾氧化剂的主要成分,约占总氧化剂的85%。$O_3$不但是光化学烟雾中的最主要成分,而且在一般大气污染状态下,空气中也有$O_3$的存在。对于室内环境,$O_3$则主要源于复印机、臭氧发生器、静电除尘器等电气设备。

**1. $O_3$对健康的影响**

**(1)对疾病死亡风险的影响**

① 全死因死亡率:美国对48个城市研究显示,在$O_3$浓度最高的夏季,浓度每增加10 μg/m³,人群死亡率增加0.98%(95%CI:0.75%~1.07%),而污染最轻的冬季未观察到健康危害。英国的一项研究发现,臭氧浓度每增加10 μg/m³,城市和乡村的全死因死亡率分别增加0.18%(95% CI:0.35~0.60)和0.58%(95%CI:0.36~0.81)。由此可见,$O_3$对全死因死亡率的效应还受到其他因素的影响。

② 呼吸系统疾病死亡风险:美国对96个大城市的研究显示,$O_3$长期暴露对呼吸系统死亡率有促进作用。美国一项研究报道,8小时大气$O_3$平均浓度从自然本底升到100 μg/m³时,可使人群死亡率增加1%~2%。我国珠三角四城市的研究指出,$O_3$浓度每增加10 μg/m³,人群慢性阻塞性肺病死亡风险增加1.16%(95%CI:0.56%~1.77%)。

③ 血液循环系统疾病死亡风险:一项对广州、中山、上海、苏州的研究结果显示,$O_3$浓度每增加10 μg/m³,心血管系统疾病死亡风险分别增加高达0.98%,0.77%,0.53%,0.63%。对珠三角四城市的研究发现,$O_3$浓度每增加10 μg/m³,卒中死亡风险增加1.17%(95%CI:0.65%~1.70%),冠心病死亡风险增加0.79%(95%CI:0.36%~1.22%)。

**(2)对呼吸系统功能和疾病发病率的影响**

① 肺功能降低:$O_3$在一定浓度下,可引起儿童和成人肺功能降低。其原因可能与$O_3$可直接氧化细胞膜、刺激中性粒细胞和肥大细胞释放炎症介质组胺[①]有关。$O_3$分别与$SO_2$、$NO_2$、PAN联合作用时,均能增加对肺功能的损伤作用。

② 疾病发病率:暴露于一定浓度的$O_3$可引起人呼吸道阻力增加、咳嗽、头痛、思维能力下降;还可引起呼吸道过敏反应,诱发和加重哮喘;严重时可导致肺气肿和肺水肿等病变。

香港一项研究发现,空气$O_3$浓度每增加10 μg/m³,65岁以上老年人呼吸系统疾病住院风险增加0.8%(95%CI:0.3%~1.3%),儿童哮喘住院风险增加1.63%(95%CI:0.20%~2.72%),而同地区全人群哮喘住院风险增加0.034%。

**(3)对心血管疾病发生的影响**

空气$O_3$污染与老年人心血管系统疾病住院、局部缺血性心脏病患者住院、城区骑车者的心率变异系数均有不同程度相关性。香港一项研究发现,随空气$O_3$浓度的增加,65岁以上老年人心血管系统疾病住院风险增加。

---

① 组胺(histamine)是自体活性物质之一,由组氨酸脱羧基而成,正常情况下组胺是以无活性的结合型存在于肥大细胞和嗜碱性粒细胞的颗粒中,以皮肤、支气管黏膜、肠黏膜和神经系统中含量较多。当机体受到理化刺激或发生过敏反应时,可引起这些细胞脱颗粒,导致组胺释放,与组胺受体结合而产生生物效应。

2. $O_3$的毒性作用及其机理

（1）毒性作用

① 刺激作用：$O_3$主要刺激和损害深部呼吸道，也可以引起眼、鼻、喉的刺激症状，胸部不适，咳嗽及头痛。有些研究表明，$O_3$浓度为 $110\sim1\,070\ \mu g/m^3$ 时，人可闻到 $O_3$ 的不愉快的气味，并能使眼肌平衡失调，眼睛的视觉敏感度和暗适应下降。

② 对呼吸道黏膜的损伤：呼吸道纤毛细胞对 $O_3$ 特别敏感，吸入后的 $O_3$ 主要作用于支气管和肺泡，损伤支气管纤毛细胞和肺泡上皮 I 型细胞，表现为支气管上皮纤毛丧失及肺泡上皮细胞坏死和脱落。将小鼠暴露于 $250\ \mu mg/m^3$ 的 $O_3$ 环境中（每天 8 h，连续 3 天），可引起支气管纤毛超微结构变化，线粒体、内质网高度肿胀，甚至纤毛坏死脱落。$O_3$ 对呼吸系统的毒性大小与其浓度、暴露时间、机体年龄和营养状况等因素有关。

③ 对免疫系统的毒性：在低浓度 $O_3$ 长期暴露下，可损伤 T 淋巴细胞和 B 淋巴细胞的功能，使免疫功能下降、呼吸道对感染的敏感性增加，使潜在的感染如肺结核活动化，使存在的肿瘤进一步恶化。Seltzer 报道，人体暴露于 $0.6\ mg/m^3$ $O_3$ 中 3 h，肺泡巨噬细胞吞噬活性下降；暴露于 $0.9\ mg/m^3$ $O_3$ 中 3 h，中性粒细胞杀菌功能降低。$O_3$ 对淋巴细胞免疫功能的损害，可能与其引起细胞表面生物大分子的巯基发生氧化损伤、诱发细胞膜脂质过氧化、影响细胞的代谢过程等有关。

④ 加速动物衰老、诱发肺癌及其他作用：长期吸入 $O_3$ 能加速动物衰老，如使胸骨和肋骨过早钙化。$O_3$ 能降低血液的输氧功能，使组织缺氧。$O_3$ 还能引起甲状腺功能损害。动物试验表明，$O_3$ 能诱发染色体畸变和肺部肿瘤。小鼠吸入 $600\sim1\,100\ \mu g/m^3$ $O_3$ 6 h，肺癌发生率明显增加。

（2）毒性作用机理

关于 $O_3$ 的毒性作用机理尚未完全阐明，其作用机理主要包括两个方面：① 氧化应激机理：$O_3$ 是一种强氧化剂，其毒性效应可通过氧化损伤所致。$O_3$ 被吸入体内后，能迅速转化为反应性很强的活性氧种类（ROS）。$O_3$ 和 ROS 均可直接氧化细胞膜磷脂、蛋白质，并可在氧化反应中产生有机自由基（RO · 或 ROO ·），也可直接氧化脂肪酸和多不饱和脂肪酸而形成有毒的过氧化物，从而损害生物膜的结构和功能，改变膜的通透性，导致细胞内酶的外漏，引起组织损伤。缺乏维生素 C 和维生素 E 的动物对 $O_3$ 的敏感性增加，可能与这两种维生素的抗氧化作用有关。② 分子毒理学机制：$O_3$ 可使体外培养人肺上皮细胞的应激信号转导途径激活，刺激核转录因子 NF-kB 产生和转移，诱导一些细胞因子和炎前因子、肿瘤坏死因子、白细胞介素、黏附分子等的产生，这些因子可引起中性粒细胞向气道和肺泡转移、聚集，导致炎症发生和组织损伤。最近研究发现，一些基因的多态性与人群对 $O_3$ 的敏感性差异有关。

# 第四节　大气颗粒物的毒性作用

颗粒物是大气环境的首要污染物，它也是人类一级致癌物质。大气细颗粒物可引起实验动物所有器官发生脂质过氧化损伤，是一种全身性毒物。加之，我国目前大气颗粒物总体污染水平较高。因此,研究大气颗粒物污染对健康的毒性作用及其机理,是环境毒理学的重要任务之一。

## 一、大气颗粒物的来源、类别及其在呼吸系统的转归

（一）大气颗粒物的来源

大气环境中颗粒物的来源分为两类:自然源和人为源。自然源是指由于自然因素所产生的颗粒物,如火山爆发、森林火灾、宇宙尘埃、海盐溅溅及土壤颗粒等;人为源是指在人类生产和生活活动中所产生的颗粒物,如煤炭、石油及生物材料的燃烧产生的颗粒物,汽车和飞机等交通工具排放的颗粒物,以及工业生产产生的尘粒等。钢铁厂、有色金属冶炼厂、火力发电厂、水泥厂、石油化工厂等的燃料燃烧和生产过程、机动车交通排放、生物质燃烧及各种扬尘等都是大气颗粒物常见的污染源。

（二）大气颗粒物的类别

根据颗粒物空气动力学直径,可分为总悬浮颗粒物（total suspended particulates, TSP）、可吸入颗粒物（inhalable particulates, IP 或 $PM_{10}$）、细颗粒物（fine particulates, $PM_{2.5}$）及超细颗粒物（ultrafine particles, UFP）。总悬浮颗粒物是指粒径 ≤ 100 μm 的固体、液体,或液体和固体结合存在并悬浮于空气介质中的颗粒物。可吸入颗粒物是指粒径 ≤ 10 μm、能被吸入人体呼吸道的颗粒物。细颗粒物是指粒径 ≤ 2.5 μm、能被吸入人体下呼吸道深部直至到达肺泡区的颗粒物。由于 $PM_{2.5}$ 的粒径小、比表面积大、吸附性强,可附着多种有毒化学物,故比 $PM_{10}$ 对健康的危害更大。超细颗粒物又称 $PM_{0.1}$ 或纳米颗粒物（nanoparticles）,是指比表面积大于 60 $m^2/g$、粒径 ≤ 100 nm 的颗粒物。由于 $PM_{0.1}$ 更易于吸入呼吸道深部并可渗透入肺间质组织,因此毒性作用更大,对其毒性作用目前尚在探索中。对于粒径 ≤ 100 μm 的颗粒物,由于其可在大气中均匀分散并形成较稳定的悬浮体系,故又称为悬浮性颗粒物或气溶胶。

国际放射性辐射防护委员会（ICRP）根据颗粒物在肺部的沉积和清除机理,将呼吸道分为鼻咽、气管支气管、肺泡三个区（图 4-2）,不同粒径的颗粒物在各区的沉积百分率不同。不同粒径颗粒物可到达肺部无纤毛区的比率:>10 μm 为 0,5 μm 为 25%,3.5 μm 为 50%,2.5 μm 为 75%,2 μm 为 100%。

（三）大气颗粒物在呼吸系统的转归

1. 颗粒物在呼吸道的沉积

肺泡结构与
功能模式图

大气颗粒物随气流进入呼吸道后,可通过撞击、截留、重力沉积、静电沉积、布朗运动而发生沉降。颗粒物的沉降作用,与其大小、密度、电荷、流动速度有关。粒径较大的颗粒物在大气道分岔处可发生撞击沉降。纤维状颗粒物主要通过截留作用沉积。随着气道变小总截留面积增大,气流减慢,颗粒物可由于重力沉积阻留于气道表面。直径大于 1 μm 的颗粒物大部分通过撞击和重力沉降而沉积,沉降率与颗粒物的密度和直径的平方成正比;直径小于 0.5 μm 的颗粒物主要通过空气分子的布朗运动沉积于小气道和肺泡壁。带较多电荷的颗粒物,易在呼吸道表面产生静电沉积。

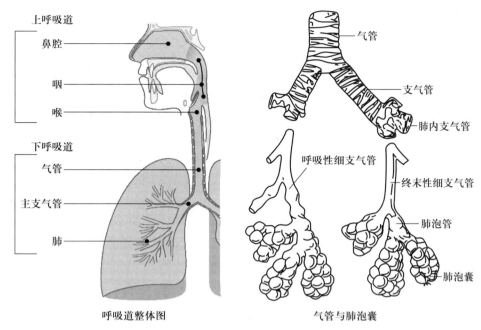

图 4-2　呼吸道各部分结构模式图

2. 呼吸系统对颗粒物的防御和清除

人体一般通过以下三道防线来防御和清除吸入的颗粒物：

（1）鼻腔、喉、气管支气管树的阻留作用：大量颗粒物随气流吸入时通过撞击、截留、重力沉积、静电沉积作用阻留于呼吸道表面，从而减少进入气体交换区域（呼吸性细支气管、肺泡管、肺泡）的颗粒物量。此外，气道平滑肌的异物反应性收缩可使气道截面积缩小，从而减少含颗粒物气流的进入，增多颗粒物截留，并可引起咳嗽和喷嚏反射，排出颗粒物。

（2）呼吸道上皮黏液纤毛系统的排出作用：呼吸道上皮存在着由黏膜上皮细胞表面的纤毛和覆盖其上的黏液组成的"黏液纤毛系统"。在正常情况下，阻留在气道内的颗粒物黏附在气道表面的黏液层上，纤毛向咽喉方向有规律地摆动，将黏液层中的颗粒物移出。这种方式是很有效的颗粒物及外来异物的清除方式，但如果长期大量吸入颗粒物，黏液纤毛系统的功能和结构会遭到严重损害，使其颗粒物清除能力降低，从而导致颗粒物在呼吸道滞留。

（3）肺泡巨噬细胞的吞噬作用：进入肺泡的颗粒物黏附在肺泡腔表面，被肺泡巨噬细胞吞噬，形成尘细胞。大部分尘细胞通过自身阿米巴样运动及肺泡的舒张转移至纤毛上皮表面，再通过纤毛运动而清除。绝大部分颗粒物通过这种方式约在 24 h 内被排除；小部分尘细胞因颗粒物作用受损、坏死、崩解，尘粒游离后再被巨噬细胞吞噬，如此循环往复。进入肺间质的小部分颗粒物也可以被间质巨噬细胞吞噬，形成尘细胞，部分尘细胞坏死、崩解释放出尘粒。此外，尘细胞和颗粒物可以进入淋巴系统，沉积于肺门和支气管淋巴结，有时也可经血液循环到达其他脏器。

呼吸系统通过上述作用可使进入呼吸道颗粒物的绝大部分在 24 h 内排出。人体通过各种清除功能，可排出进入呼吸道的 97% ~ 99% 的颗粒物，1% ~ 3% 的颗粒物沉积在肺内。如果长期吸入颗粒物可削弱上述各项清除功能，导致颗粒物过量沉积，酿成肺组织病变，引起疾病。

## 二、大气颗粒物的化学组成与生物成分

### （一）大气颗粒物的化学组成

臭氧老化对
黑碳颗粒物
理化特性与
毒性的影响

颗粒物的毒性与其化学组分有密切关系，其化学组分种类繁多，主要分为有机和无机两大类。有机组分占颗粒物总量的 20%~40%，来自各种燃烧过程，有数百种甚至上千种之多，包括碳氢化合物（如 PAHs），羟基化合物，含氮、含氧、含硫有机化合物，有机金属化合物，有机卤素等。大气环境中的 PAHs 是有机物燃烧不完全的产物，PAHs 与 $NO_x$ 反应还可生成多种硝基-PAHs 化合物，其中有很多化合物有致癌变、致突变作用。

颗粒物中的无机组分指元素及其化合物，如元素碳（element carbon，EC）、金属、金属氧化物、无机离子及各种气态无机化学物等。元素碳又称黑碳（black carbon，BC）是高度热稳定性含碳物质，由化石燃料（特别是柴油）和生物质的不完全燃烧所生成。颗粒物中的无机盐主要为二次污染成分硫酸盐、硝酸盐和铵盐等，其中氨主要来源于农田释放、垃圾腐烂及动物排泄物。金属及其氧化物则主要来源于地壳扬尘和工业排放。

### （二）大气颗粒物的生物成分与生物气溶胶

由于大气颗粒物表面积大、吸附能力强，在其表面往往吸附或粘附有各种生物粒子而形成生物气溶胶（bioaerosol）。其中，有些生物粒子是致病微生物或病原体，使生物气溶胶不但可以把病原体携带进入呼吸道深部引发疾病，还可以随着空气运动远距离传送病原体而引起疾病的传播。

大气颗粒物表面附着的微生物，包括细菌、真菌、放线菌、病毒、虫卵、原生动物及植物花粉、霉菌孢子、蕨类孢子及藻类等，且附着微生物的种类和数量随环境、气象、化学和生物污染等因素而变化。其中的病原微生物随颗粒物吸入呼吸道以后，立即侵染细胞或在适宜的营养条件下开始繁殖，引起机体不适，甚至发病。例如，新型冠状病毒（SARS-CoV-2）可以附着在空气颗粒物上传播，引起人群感染和发病。颗粒物吸附的花粉、孢子或菌丝体等致敏原也可以随颗粒物吸入呼吸道而引起人体发生过敏反应或哮喘。

## 三、大气颗粒物对健康的影响

### （一）大气颗粒物对呼吸系统健康的危害

1. 对肺功能的影响

大气颗粒物污染可导致人体肺功能水平下降。肺通气指标（FVC 和 $FEV_{1.0}/FVC\%$）与 $PM_{10}$、$PM_{2.5}$ 暴露水平存在负相关。这可能是由于细颗粒物在细支气管与肺泡中的沉积可引起肺组织反复发生炎症与修复过程，使肺组织发生纤维性增生，导致肺通气功能降低。尤其是儿童尚处于生长发育阶段，呼吸道结构及其免疫功能尚不够成熟，故儿童肺功能受到的不良影响更为严重。

2. 对呼吸系统发病率的影响

进入呼吸道的大气颗粒物可以刺激和腐蚀呼吸道黏膜直至肺泡壁，引起呼吸系统症状

如咳嗽、咳痰、胸闷、气喘等的发生率增加,而且可引起慢性支气管炎、肺气肿、支气管哮喘等疾病的发病率增加。大量研究显示,大气颗粒物短期或长期暴露均可引起呼吸系统疾病的门诊、住院人数增加。儿童、老年人和呼吸系统疾病患者等对颗粒物的致病作用更为敏感。

3. 对呼吸系统疾病死亡率的影响

大气颗粒物污染的短期和长期暴露均能引起呼吸系统疾病死亡率增加。最近国内一项对我国 12 个大型城市+珠江三角洲城市的流行病学研究结果显示,短期暴露 $PM_{10}$ 浓度每增加 10 $\mu g/m^3$,导致暴露居民呼吸系统疾病死亡率升高 0.32%(95%CI:0.23%~0.40%);$PM_{2.5}$ 浓度每增加 10 $\mu g/m^3$,导致呼吸系统疾病死亡率升高 0.51%(95%CI:0.30%~0.73%)。

（二）大气颗粒物对心血管系统健康的危害

1. 对心血管功能的影响

心血管功能主要反映在心率、心律和血压等方面。细颗粒物进入血液以后可刺激活性氧种类(ROS)产生,引起心血管系统发生氧化损伤;还可激活血管内皮细胞中的多条信号途径,使一氧化氮(nitric oxide,NO)合成减少,从而使血管舒张能力降低,同时使血管紧张素 II 释放增加而引发血管收缩增强,导致血压增加。

2. 对心血管发病率的影响

许多研究一致证明大气 $PM_{2.5}$ 污染的短期暴露可以增加多种心血管疾病的发病率或住院率。研究显示,$PM_{2.5}$ 每增加 10 $\mu g/m^3$,因脑血管病、高血压、心律失常、心力衰竭、缺血性心脏病等疾病而住院的人数增加,且前四种疾病以 $PM_{2.5}$ 水平上升当天最为明显,而缺血性心脏病在暴露两天后增加更为明显。

国内一项对沙尘暴细颗粒物毒性的研究显示,从浮尘天气、扬沙天气到沙尘暴,大气中的颗粒物浓度越来越高,暴露人群的多种心血管系统疾病(缺血性心血管疾病、风湿性心脏病、高血压、心律失常、充血性心力衰竭等)的门诊人数和住院人数也相应增加,这些心血管疾病的门诊、住院人数与大气 $PM_{2.5}$、$PM_{10}$ 浓度之间存在明确的剂量效应关系。这项研究也说明,即使在非工业污染地区的大气沙尘颗粒物污染也能够引起多种心血管疾病的发生。

3. 对心血管疾病死亡率的影响

大气颗粒物污染的短期或长期暴露均可引起心血管系统疾病死亡率增加。例如"欧洲大气污染与健康研究"(APHEA-2)涉及 29 个欧洲城市的 4 300 万人,结果显示 $PM_{10}$ 浓度每增高 10 $\mu g/m^3$,全因死亡率升高 0.6%(95%CI:0.4%~0.8%),心血管死亡率升高 0.69%(95%CI:0.31%~1.08%)。

大气颗粒物的长期作用对心血管疾病的影响更大。哈佛大学学者对美国 6 个城市大气污染与心血管疾病相关性进行研究,即有名的"哈佛六城市研究"(Harvard Six Cities,HSC),结果显示 $PM_{2.5}$ 每升高 10 $\mu g/m^3$ 总死亡率增加 16%(95%CI:7%~26%),心血管疾病死亡率增加 28%(95%CI:13%~44%),而且呈线性相关,没有安全阈值存在。此外,研究还显示,$PM_{2.5}$ 污染与心血管病死亡率的关联显著高于肺部疾病死亡率。

（三）大气颗粒物对其他器官或系统的健康危害

环境毒理学研究显示,$PM_{2.5}$ 可引起实验大鼠多种器官组织发生氧化损伤,从而得出 $PM_{2.5}$ 是一种全身性毒物的结论。近年来,越来越多的环境流行病学研究证明,大气 $PM_{2.5}$ 污染与多种器官疾病的发生有关联。但是,由于这方面的研究起步较晚,所以关于颗粒物对全身性器官或组织的毒性作用及其机制仍然在探索之中,举例论述如下。

**1. 对免疫系统的危害**

大气颗粒物对人体免疫系统可产生不良影响,可引起机体免疫功能下降。例如,长期居住在颗粒物污染严重社区的居民血液中的淋巴细胞比例和免疫球蛋白 IgM 含量显著低于颗粒物轻度污染社区的常住居民。长期居住在大气颗粒物污染严重地区的居民对病菌感染的抵抗力下降,呼吸道患病率和呼吸道疾病有关症状如咳嗽、咳痰、气急的发生率增加。

**2. 对中枢神经系统的危害**

$PM_{2.5}$ 或超细颗粒物可通过血脑屏障、嗅神经等途径进入中枢神经系统,导致缺血性脑血管病、认知功能损害等中枢神经系统疾病发生。长期暴露于交通来源的颗粒物可能与阿尔兹海默病的发生有关。大气高水平的黑炭暴露可使儿童的认知功能和记忆能力降低。

**3. 对排泄系统的危害**

环境流行病学调查发现,长期暴露于大气颗粒物污染的人群其肾功能紊乱、慢性肾病发生率增加。

**4. 对生殖发育的危害**

研究发现,大气颗粒物污染可引起精子数量减少、活力下降,还可引起早产、流产、死胎、低出生体重等发生率增加,此外还可引起胚胎和胎儿发育迟缓,甚至异常。中国台湾高雄市的研究显示,$PM_{10}$ 浓度每增高 1 $\mu g/m^3$,胎儿出生体重平均下降 0.52 g。一项重庆市的研究显示,空气污染浓度较高的城区志愿者的正常精子百分率和精子活力均有所下降,且与大气 $PM_{10}$、$SO_2$、$NO_2$ 的浓度升高呈显著关联。

此外,近年来研究显示,大气颗粒物污染与代谢综合征的发生存在关联。一些研究表明,大气 $PM_{2.5}$ 污染可增加机体 1 型糖尿病、2 型糖尿病及胰岛素抵抗的易感性。美国一项研究显示,$PM_{2.5}$ 每升高 10 $\mu g/m^3$,糖尿病的发生率增加 1%。

## 四、大气颗粒物的毒性作用及影响因素

研究颗粒物的毒性作用对于确定大气颗粒物污染对健康的影响、了解其毒性作用机理、筛选生物标志物、制定精准的预防治疗策略及进行环境安全评价、加强环境管理等均具有重要的理论与实践意义。

### (一) 大气颗粒物对呼吸道黏膜的刺激和腐蚀作用

由于颗粒物表面吸附有多种有毒、有刺激性和有腐蚀性气体(如 $SO_2$、$NO_2$、$HF$、$Cl_2$ 等)、金属和其他有机、无机化合物,对呼吸道黏膜有强烈的刺激和腐蚀作用。长期作用下,可使呼吸道防御机能降低,发生慢性支气管炎、支气管哮喘等疾病,使呼吸道发病率升高。

### (二) 大气颗粒物对肺细胞的毒性作用

**1. 急性毒性作用**

吸入并到达肺泡区的细颗粒物,可对肺泡和其他种类的肺细胞产生刺激、腐蚀和破坏作用,严重者可引起肺气肿、肺水肿等疾病。不同类型的大气颗粒物对肺细胞的毒性不同,从大到小为:燃煤烟尘>城市颗粒物>地面扬尘。地面扬尘包括沙尘颗粒物对健康的危害也很严重。

2. 慢性毒性作用

$PM_{2.5}$的大部分能进入呼吸道深部,由于深部的细支气管、肺泡和肺泡壁没有清除颗粒物的黏液层和纤毛层,导致到达肺泡的细颗粒物沉积于肺泡壁、长期对肺泡产生毒性作用,引起局部肺纤维增生和肺纤维性变、肺纤维断裂,从而引起慢性阻塞性肺部疾病(包括慢性支气管炎、支气管哮喘、弥漫性肺气肿)。肺泡壁的纤维增生、变性,损害了肺泡壁上的微细血管,导致小动脉和小静脉狭窄、阻塞,造成肺部血管阻力增加,使肺动脉压升高,进而使右心室肥大,最终导致肺性高血压和肺心病。

### (三) 大气颗粒物的系统性炎症反应

大气颗粒物(主要是细颗粒物和超细颗粒物)进入肺组织后,可引起肺部炎性损伤和炎性因子水平升高。颗粒物可以激活核转录因子-κB(NF-κB),而NF-κB能够启动多种炎症相关基因的表达[包括白细胞介素-1、-6、-8,干扰素,肿瘤坏死因子-α(TNF-α)等细胞因子基因表达]。反过来,这些细胞因子又能激活NF-κB,后者又启动一系列炎症相关基因表达,如此反复,产生细胞因子瀑布放大效应,从而引起机体更为广泛弥漫的炎症效应,导致严重的病理损伤。

大气颗粒物污染也可以引起循环系统炎症反应。超细颗粒物$PM_{0.1}$可以直接进入血液循环引发系统性炎症反应,另外,颗粒物引发呼吸系统释放的细胞因子也可以通过肺毛细血管进入血液循环介导循环系统炎症反应。C-反应蛋白(C-reactive protein, CRP)、TNF-α和纤维蛋白原(fibrinogen)等是典型的系统性炎症生物标志物,大气颗粒物浓度升高可引起暴露人群血液CRP、TNF-α和纤维蛋白原水平增加。

### (四) 大气颗粒物的氧化应激反应

进入体内的颗粒物可刺激机体组织细胞产生活性氧分子,机体在清除颗粒物的过程中也可产生活性氧和活性氮,引起氧化损伤。同时,进入体内的颗粒物及其附着的成分也可通过多种反应生成自由基,引起生物大分子发生氧化损伤。此外,颗粒物引发呼吸系统释放的细胞因子可通过肺毛细血管进入血液循环介导多种器官发生氧化损伤。2005年的一项研究发现,大气$PM_{2.5}$可引起大鼠脑、心、肺、肝、脾、肾、睾丸等多种器官组织发生氧化损伤,从而提出$PM_{2.5}$是一种全身性氧化剂,故而也是全身性毒物。

### (五) 大气颗粒物对免疫功能的损伤

免疫系统是机体对环境因素发生反应的第一道防线,对大气颗粒物污染的影响十分敏感。大气颗粒物对机体的非特异性免疫或特异性免疫,对天然免疫或适应性免疫功能,均有不良影响。例如,$PM_{2.5}$可对免疫细胞的功能产生抑制作用,引起T-细胞亚群比例失衡、B-细胞产生抗体的能力和种类异常、血液免疫球蛋白IgM含量降低等,从而导致机体免疫功能下降。

### (六) 大气颗粒物毒性作用的影响因素

(1) 颗粒物的大小:一般随粒径减小,颗粒物毒性增大。这是因为一方面颗粒越小越不易沉降,愈易进入呼吸道深部直达肺泡壁,另一方面粒径较小的颗粒表面吸附能力较强,往往吸附有更多的有毒气体、金属及其他化合物,含有的毒物浓度大、种类多,所以小颗粒物毒性较大。

(2) 颗粒物的浓度:颗粒物在空气中的浓度越大,毒性就越强。例如,英国伦敦1952

年和 1962 年两次烟雾事件,其可吸入性颗粒物浓度分别为 $4.46\ mg/m^3$ 和 $2.80\ mg/m^3$;虽然 1962 年 $SO_2$ 浓度($4.1\ mg/m^3$)比 1952 年($3.8\ mg/m^3$)高,但由于大气颗粒物浓度的降低,使一周内超额死亡人数显著下降:1952 年为 4 000 余人,而 1962 年为 750 人。

(3) 颗粒物的化学组成:颗粒物的化学组成与颗粒物的毒性密切相关。它取决于颗粒物的来源和对大气中有毒气体、金属及其他化合物的吸附。当大气中毒物污染严重时,颗粒物表面吸附的毒物增多,颗粒物的毒性增大。此外,颗粒物的毒性还与其化学组成成分是否可从颗粒物中解析出来、解析的速度和程度有关。例如吸附在颗粒物上的三种金属氧化物,其毒性相比为 CdO>PbO>NiO,其原因是 CdO 容易从颗粒物中解析出来而发挥其毒性作用。

(4) 大气颗粒物的人群易感性

大气颗粒物对健康的毒性作用与人群易感性关系密切,影响人群易感性的因素包括遗传因素和非遗传因素。不同个体的基因多态性、年龄、健康状况、生活方式、营养状况等因素均对颗粒物的毒性作用有较大影响。

大气颗粒物污染对老年人群和患有疾病的人群有更明显的不良影响。例如,大气颗粒物导致的心血管事件大部分都发生在老年人及糖尿病、冠状动脉狭窄、心力衰竭、高血压、冠心病等慢性心、肺疾病患者等易感人群;而颗粒物对呼吸系统健康的影响,以对老年人、患有慢性支气管炎患者、哮喘病患者、慢性阻塞性肺病患者及其他慢性呼吸道疾病患者的不良健康影响较为严重。

儿童正处于生长发育时期,对毒物的代谢转化机制尚未完全成熟,免疫系统的发育还未完成,故大气颗粒物对儿童的毒性作用也比较严重。妇女在妊娠期间和哺乳期间处于生理特殊时期,也容易受到大气颗粒物对健康的危害。

(5) 颗粒物与其他大气污染物的联合作用

颗粒物与其他多种污染物往往共存于大气中,它们可同时被吸入体内,相互产生联合毒性作用。例如,单纯的 $SO_2$ 并不能引发哮喘病的发生,但吸附有 $SO_2$ 的颗粒物却是一种变态反应原,能引起哮喘发生,日本的四日市哮喘病就是典型例症。颗粒物和 $O_3$ 均可引起氧化应激、全身性炎症、血压增加、动脉粥样硬化、心率变异性降低等毒性作用,如二者同时吸入机体则可使这些毒性增强,表现为相加或协同联合毒性作用。此外,颗粒物、$SO_2$ 和 $O_3$ 三者对呼吸道的刺激和腐蚀效应存在相加联合作用。

## 五、大气颗粒物的致癌作用与机理

### (一) 大气颗粒物的致癌作用

1. 流行病学研究

在 20 世纪欧美连续暴发大气污染公害事件的启示下,欧美科学家从 20 世纪 70 年代开始开展大气污染对健康危害的前瞻性队列研究,为大气污染长期暴露影响健康的评估提供了科学依据。北美、欧洲和亚洲(中国和日本)各地进行的大型流行病学研究一致证明肺癌风险与 $PM_{2.5}$ 暴露密切相关。IARC 的专家组对这些研究进行分析,最终结果显示,$PM_{2.5}$ 每升高 $10\ \mu g/m^3$,肺癌发病率显著增加[相对风险(RR)为 1.0~1.4]。在这些大型研究中,影响较大的研究有美国的哈佛六城市研究、ACS 研究以及欧洲大气污染健康影响队列研究(European Study of Cohorts for Air Pollution Effects,ESCAPE)等。

2. 动物致癌研究

大气污染物的动物致癌试验,对于验证流行病学调查结果,探索致癌机理有重要价值。大气颗粒物成分复杂,含有多种致癌物和促癌物。动物试验证明,皮肤涂抹或皮下注射颗粒物均可诱发局部肿瘤,粒径愈小,致癌性愈强。不同地区大气颗粒物的致癌强度不同,可能是由于污染源不同的颗粒物中所含致癌物质的种类和含量不同的缘故。

（二）大气颗粒物的致癌机理

大气颗粒物的化学组成多种多样,且往往是多种污染物同时存在,其致癌机理很复杂,目前主要在两个方面进行探讨。

1. 遗传毒性

大气细颗粒物及其有机和无机提取物均可引起哺乳类细胞 DNA 氧化损伤、DNA 链断裂、DNA 加合物形成,同时可抑制细胞对 DNA 损伤的修复功能,还可引起 HPRT、TK 等基因点突变和染色体畸变,Ames 试验显示颗粒物可引起沙门氏菌基因回复突变。从此可知,大气颗粒物具有遗传毒性作用,从而为大气颗粒物致癌的遗传机制学说提供了科学证据。

2. 氧化应激与炎性反应

由于细颗粒物具有表面电荷和吸附自由基的特性,所以大气污染中的细颗粒物进入机体以后可与生物组织发生交互作用产生活性氧种类（ROS）,颗粒物吸附的过渡金属或一些有机物也可以与细胞组分发生反应形成自由基。产生的自由基或 ROS 可以引起组织细胞发生氧化应激,引起 DNA 氧化损伤,导致基因突变,或者引起表观遗传学改变,最终导致细胞癌变。动物试验也已证明,$PM_{2.5}$ 可引起大鼠多种器官组织的脂质过氧化水平升高和抗氧化能力降低。

大气污染的氧化损伤和其他毒性作用可导致呼吸道发生炎性反应。长期的细胞炎性反应,可以刺激细胞发生生物化学、遗传学或表观遗传学改变,最终导致细胞恶性转变。近年来的研究证明,颗粒物引起的慢性呼吸道炎症在肺癌的发生中有非常重要的作用,患慢性呼吸道炎症 10 年以上的患者其发生肺癌的危险度比正常人高 10 倍以上。由此推测,大气颗粒物致癌机理可能既包括遗传机制又包括非遗传机制,其致癌机理较为复杂。

大气环境
污染的预防
与控制

大气环境一
氧化碳的毒性
作用与健康

# 思　考　题

1. 名词解释:大气环境毒理学、光化学烟雾、总悬浮颗粒物、酸雨、低氧血症、碳氧血红蛋白。

2. 论述大气污染对健康的影响及其特征。

3. 论述 $SO_2$ 的毒性作用及其机理。

4. 何谓亚硝酸盐的"口肠循环",有何毒理学意义?

5. 简述 $NO_x$ 的毒性作用及其机理。

6. 试述光化学烟雾的形成及其毒性作用。

7. 简述颗粒物的健康危害和致癌作用及其影响因素。

8. 讨论大气环境污染对健康危害的预防对策。

电子教案

参考文献

# 第五章 水环境毒理学

## 第一节 概　　述

水环境毒理学是研究水环境中各种污染物特别是化学污染物对人类健康的毒性作用及其机理的科学。

### 一、水圈与水体

水圈指地球表面的液态水层,它由地表上的海洋、湖泊、沼泽和江河内的水及地下水组成。它是生物圈的重要组成部分。水圈覆盖了地球表面积的 70.8%,地球上共有 13.86 亿 $km^3$ 的水体,但 97.47% 是海水,不便利用。淡水只占 2.53%,约 0.35 亿 $km^3$。真正可供人类利用的河流、湖泊及浅层地下水,储量约占全球淡水总储量的 0.3%,只占全球总储水量的 $7/10^5$。通常所说的水资源主要指这部分可供使用的,逐年可以恢复更新的淡水资源。

水体是河流、湖泊、沼泽、水库、地下水、冰川、海洋等地表贮水的总称。环境科学中的水体除包括水以外,还包含水中的悬浮物、溶解物质、水生生物和底泥等,它是一个完整的生态系统或完整的自然综合体。

水是机体中含量很高的组成成分,同样也是维持人体正常生理活动的重要物质。正常成人体液总量占体重的 60% 左右,婴儿可达 80%。这就是说,体重中的 60% 是由水和溶解在水中的电解质、低分子化合物和蛋白质所组成的。当机体丢失水分达到 20% 的时候,生命就会出现危险。

### 二、水体污染物的类型

水体污染(water pollution)是指人类生产和生活活动排放的废物进入江河、湖泊、水库或地下水,其数量超过了水体的自净能力,使这些水体的水质、底泥的理化性状和生物种群发生变化,从而影响水的使用价值,造成水质恶化,乃至对生态环境和人体健康造成直接或间接危害的现象。

水体污染物种类很多,按其性质可分为物理性、化学性和生物性污染物,其中以化学性污染最为普遍和严重。人类生产和生活活动产生的各种化学物质可通过不同途径进入水体。据统计,污染水体的化学物质在 2 200 种以上,可分为无机物和有机物两大类。常见的无机污染物如无机酸、碱、氰化物、盐类、汞、铅、铬、砷、氮、磷等。有机污染物如各种藻毒素、有机氯化合物、苯、酚类化合物、多环芳烃类化合物、石油及其制品等。一些有机物具有致癌、致畸、致突变作用,对人体健康危害很大。化学性污染物主要来自冶金、电镀、化工、颜料、制药、炼油、焦化、煤气、树脂、塑料等工厂废水。

### 三、水体污染物的迁移转化与生物富集

污染物在水环境中的迁移转化主要取决于其本身的性质及水体的环境条件。可溶性污染物溶解在水中,然后逐步在水体中扩散,随水的流动向下游扩散。非水溶性污染物进入水体后,会很快沉降到水体底部,而在风的作用下,又可重新在水体中悬浮。水体中的污染物也可通过各种物理作用、化学反应及生物富集等过程而发生迁移转化。

水体富营养化(eutrophication)通常是指在湖泊、水库和海湾等封闭性或半封闭性的水体,以及某些滞留(流速小于 1 m/min)河流水体,氮、磷等营养元素的污染严重,导致某些藻类(主要是蓝藻、绿藻等)异常增殖,致使水体透明度下降、溶解氧降低,水生生物随之大批死亡,水味变得腥臭难闻。由于占优势的浮游藻类颜色不同,水面往往呈现蓝、红、棕、乳白等颜色,在海水中出现的这种现象叫赤潮(red tide),在淡水中出现的叫水华(water bloom)。有些藻类,尤其是蓝藻能合成和释放生物毒素类次级代谢物,如藻毒素等。因此,人们在富营养化的水体中洗澡、游泳及做其他水上运动时,含藻毒素的水体可引起眼睛和皮肤过敏;少量饮用可引起急性肠胃炎,长期饮用则可能引发神经中毒症状,甚至肝癌。

污染物进入
水体的途径

有些化学物污染水体以后可以通过人类的食物链富集而达到对人体造成中毒的水平。据 Woodwell 报道,在 DDT 浓度为 $0.000\ 05\times10^{-6}$ 的水中生长的藻类,体内 DDT 含量为 $0.04\times10^{-6}$(浓缩 800 倍),鱼类 DDT 含量达 $2.07\times10^{-6}$(浓缩 41 400 倍),人类以这种鱼为食就会对人体健康造成危害。除 DDT 外,多氯联苯、六六六、甲基汞、镉、铅等多种化学污染物也有生物富集作用。

水生生物也有浓缩和蓄积放射性物质的能力。如生长在铀矿废水污染的池塘里的鱼、虾,其体内的放射性比没有受到铀污染的鱼、虾分别高 20 倍和 150 倍,被人食用后可在人体产生放射性铀的内照射危害。

## 第二节　水环境污染对人体健康的影响

水是人们生活和生产中不可或缺的物质,水环境质量的优劣直接影响着人们的身体健康。水体污染可分为物理性、化学性和生物性污染,本章主要论述水体化学性污染对人体健康的影响。

## 一、急性和慢性中毒

当饮水中有害物质超过容许浓度时,人饮用后就可能产生急性和慢性中毒。发生急性中毒时,往往有一个比较严重的污染源或存在事故排放。如氰化物在水中含量过高时,人饮用后就会产生急性中毒,造成细胞窒息死亡,导致人呼吸困难而死。1993年嘉兴市某电镀厂氰化物污染自来水,受污染管网水氰化物含量为0.229 mg/L,超标3.58倍,发生中毒病人10人。临床表现以腹泻、腹胀、呕吐为主。其中有2名儿童因直接用龙头水漱口而当即昏迷倒地。畜牧剩留饲料氰化物含量为23.51 mg/L,造成猪中毒死亡29只,鸡死亡100余只。

环境中的低浓度有毒有害污染物长期反复作用于人体则可引起慢性中毒。慢性危害是由于毒物在体内蓄积或机体对微小损害积累的结果。此外,毒物长期作用于人体,机体防御功能受到破坏,对病原菌的抵抗力下降,导致人群中发病率、患病率和死亡率增加。如在印度加尔各答西南部地区居民饮用了化工厂含砷废水污染的浅井水、深井水和自来水,在73个家庭成员中有53位(67%)有慢性砷中毒症状,主要为虚弱(85%)、肌肉疼痛(70%)、皮肤瘙痒和手脚麻木(65%)、咳嗽(40%),体征主要为色素沉着(100%)、脾肿大(35%)、肝肿大(80%)、手脚掌增厚(65%)及贫血(25%)等症状。

## 二、致突变、致癌和致畸作用

水体中比较常见的致突变物有氯化甲烷、溴代甲烷、溴仿、1,2-二氯乙烷、氯丹、丙烯腈、苯并($a$)芘、氯乙烯、四氯乙烯等;而四氯化碳、氯仿、氯丹、林丹、狄氏剂、艾氏剂、四氯乙烯、苯并($a$)芘、丙烯腈等具有潜在的致癌作用。国内外一些流行病学研究表明,长期接触或饮用受致突变、致癌物污染的水,可使当地人群中一些癌症的发病率增高。我国江苏省某肝癌高发区位于长江三角洲,当地居民饮用水质状况不同的水,其肝癌发病率有显著差异:水质污染程度从大到小依序为宅沟水、浜沟水、河水和井水,其五年肝癌发病率依次为94.18/(10万)、88.03/(10万)、35.48/(10万)和0.85/(10万)。国外关于水污染与肿瘤研究已有二十多年历史,把研究结果归纳来看,饮水中有机物暴露与肿瘤有统计学相关意义的依次为:胃、直肠、膀胱、食管、肺、肝和胆、结肠、胰、乳房、小肠等。其中,消化系统肿瘤与水污染的相关性最大,泌尿系统肿瘤次之。

在污染水体中还存在着一些致畸物质,如甲基汞、西维因、敌枯双、五氯酚钠等。这些物质产生致畸作用可分为两种:一种是致畸物进入妊娠的母体,透过胎盘进入胎儿体内,干扰胎儿的正常发育过程,使胎儿体细胞发生改变而导致胚胎发育异常,从而出现先天畸形,不具有遗传性,这种机制较为多见;另一种是环境致畸物进入人体作用于生殖细胞的遗传物质引起基因突变而致畸。这种致畸往往不是形态畸形,一般是功能畸形,如痴呆、智能低下等,这种畸变具有遗传性,可以遗传给子代,使子代细胞携带这种突变基因。

## 三、公害病

公害病是由于环境污染造成的区域性中毒性疾病,是环境污染对人体和人群健康损害

水体富营
养化

常见的地方病

而造成的严重后果。不同的化学性污染可以引起不同的公害病,水俣病 (Minamata disease)是由于水环境化学污染物甲基汞引发的典型公害病,由于在日本水俣湾首度发生而得名。患者由于脑中枢神经和末梢神经被侵害,轻者可见口齿不清、步履蹒跚、面部痴呆、手足麻痹、感觉障碍、视觉丧失、震颤、手足变形,严重者痉挛、麻痹、意识障碍等症状,严重者可导致死亡。

我国松花江吉林段受甲基汞污染经鱼类富集,使得沿江食用这类江鱼的部分渔民出现轻微的周围型感觉障碍,周边性视野缩小,感觉神经性耳聋等三项体征与对照组渔民比较有显著性差异,确诊为甲基汞中毒。上述的水俣病也是通过甲基汞在人类水生食物链富集而引起公害病发生的。

此外,另一种公害病——痛痛病则是由于含镉废水对河流和稻田污染,水稻籽粒富集了大量镉,从而使当地长期食用这种稻米的人发生慢性镉中毒,导致痛痛病发生。

### 四、生物地球化学性疾病

在一些地区的水环境中某些或某种化学元素过多或缺乏,可引起生物地球化学性疾病 (biogeochemical disease),又称地方病。如长期摄入含氟高的水可引起氟斑牙和氟骨症;长期摄入含砷高的水可引起"乌脚病"或"黑脚病"(black foot disease),也可引起皮肤色素沉着症、角化症、皮肤癌、肝癌及周围血管疾病。

## 第三节    水环境污染物的毒性作用及其机理

水环境污染物种类繁多,它们的毒性作用各不相同,目前研究较多的有藻毒素、氯化消毒副产物、氰化物、酚类化合物、氟化物和微塑料等。

### 一、藻毒素

(一) 概况

氮和磷等植物营养元素的污染可引起水体富营养化,导致有些藻类疯长,在多数富营养水体中,蓝藻数量多且为优势种,但也有部分湖泊中绿藻为优势种。由于淡水富营养化引起蓝藻(严格意义上应称为蓝细菌)、绿藻、硅藻等疯长而形成"水华",使水体呈蓝色、绿色或其他颜色。形成"水华"的部分藻类可产生大量藻毒素使水源污染,藻毒素可通过消化道途径进入人体,引起腹泻、神经麻痹、肝损伤,严重者可发生中毒甚至死亡。在藻毒素中以蓝藻毒素为多,主要包括肝毒素、神经毒素和内毒素。淡水水体中蓝藻毒素已成为全球性的环境问题。

由于水体中的蓝藻毒素一般含量较低,故其多为慢性毒性作用。但近30年来陆续出现了一些急性中毒事件(表5-1),提示蓝藻毒素的危害已经不容忽视,必须采取有力措施防止藻毒素对人类和其他生物体的危害。目前世界卫生组织(WHO)制定的饮用水中微囊藻毒素-LR的最高允许含量(针对成人)为 1 μg/L,这是只考虑微囊藻毒素的一般毒性得出的结果,若考虑促肿瘤作用,则微囊藻毒素-LR的最高允许含量为 0.3 μg/L。对其他藻毒素含量目前还没有一致的看法。

**表 5-1 近 30 年来发生的蓝藻毒素引起人类中毒事件**

| 接触方式 | 年代 | 地点 | 受影响人群 | 毒素种类 |
|---|---|---|---|---|
| 饮水 | 1975 | 美国 | 约 5 000 人患急性胃肠炎 | 未鉴定 |
| | 1979 | 澳大利亚 | 149 人出现类似肝炎的症状 | 柱孢藻毒素/筒孢藻毒素 |
| | 1972—1995 | 中国江苏和广西部分地区 | 原发肝癌发病率高 | 微囊藻毒素 |
| | 1988 | 巴西 | 2 000 人患胃肠炎,其中 88 人死亡 | 未鉴定 |
| | 1992 | 澳大利亚 | 许多人患"Barcoo fever",看到食物就恶心、呕吐 | 肝毒素 |
| 直接接触 | 1989 | 英国 | 2 人患肺炎,16 人患咽喉溃疡、头痛、腹痛、呕吐、腹泻 | 微囊藻毒素 |
| | 1995 | 澳大利亚 | 777 人患胃肠炎,发烧,眼、耳受刺激,嘴唇起疱 | 肝毒素 |
| 血透析 | 1996 | 英国 | 11 人发烧,发皮疹 | 微囊藻毒素 |
| | 1974 | 美国 | 23 人肌痛、呕吐、寒战、发皮疹 | 脂多糖内毒素 |
| | 1996 | 巴西 | 116 人视物模糊、恶心、呕吐、肝损伤,其中 63 人死亡 | 微囊藻毒素 |

注:引自韩志国,武宝玕,郑解生,等.淡水水体中的蓝藻毒素研究进展.暨南大学学报(自然科学版),2001,22(3):129-135.

## (二)藻毒素的类别和理化性质

淡水水体中蓝藻毒素很多,主要包括作用于肝的肝毒素(hepatotoxins),作用于神经系统的神经毒素(neurotoxins)和位于蓝藻细胞壁外层的脂多糖(lipopolysaccharides,LPS)内毒素蓝藻毒素分子结构图如图5-1所示。

### 1. 肝毒素

肝毒素包括微囊藻毒素(microcystin,MC)、节球藻毒素(nodularin,NOD)和柱孢藻毒素/筒孢藻毒素(cylindrospermopsin)。微囊藻毒素为环七肽,节球藻毒素为环五肽。

微囊藻毒素是蓝藻产生的主要藻毒素,主要由 *Microcystis*、*Amabaena*、*Nostoe*、*Oscillatoria* 等属产生,其结构为一组环七肽复合物,分子量为 1 000 左右。微囊藻毒素在结构上不是很保守,常在 2 位和 4 位的氨基酸位置、脱甲基或乙酰化氨基酸残基上发生变异。目前已鉴定有近 50 个微囊藻毒素变式,其中绝大多数具有较高毒性。其中存在最普遍、含量相对较多、毒性较大的是微囊藻毒素-LR、微囊藻毒素-RR、微囊藻毒素-YR。L、R、Y 分别代表可变氨基酸为亮氨酸、精氨酸、酪氨酸。结构式中还含有 Adda(3-氨基-9-甲氧基-2,6,8-三甲基-10-苯基-4,6-

二烯酸),是 MC 生物活性表达所必需的。MC 因环状结构和间隔双键而具有高的稳定性,能抗酸碱、耐高温,加热煮沸都不能将其彻底破坏,传统的自来水处理工艺如混凝沉淀过滤加氯消毒等都不能将其彻底去除。尽管它们为多肽结构,但普通的蛋白水解酶对它们不起作用。它们在阳光下很稳定,但当有色素存在时阳光照射易使毒素降解和异构化。除光解之外,自然条件下,微囊藻毒素还可被生物降解,水体中的鞘氨醇单胞菌(*Sphingomonas.sp*)和草履虫可以降解微囊藻毒素。节球藻毒素是一组环状五肽,相对分子质量为 824,存在于泡沫节球藻(*Nodularia spumigena*)中。

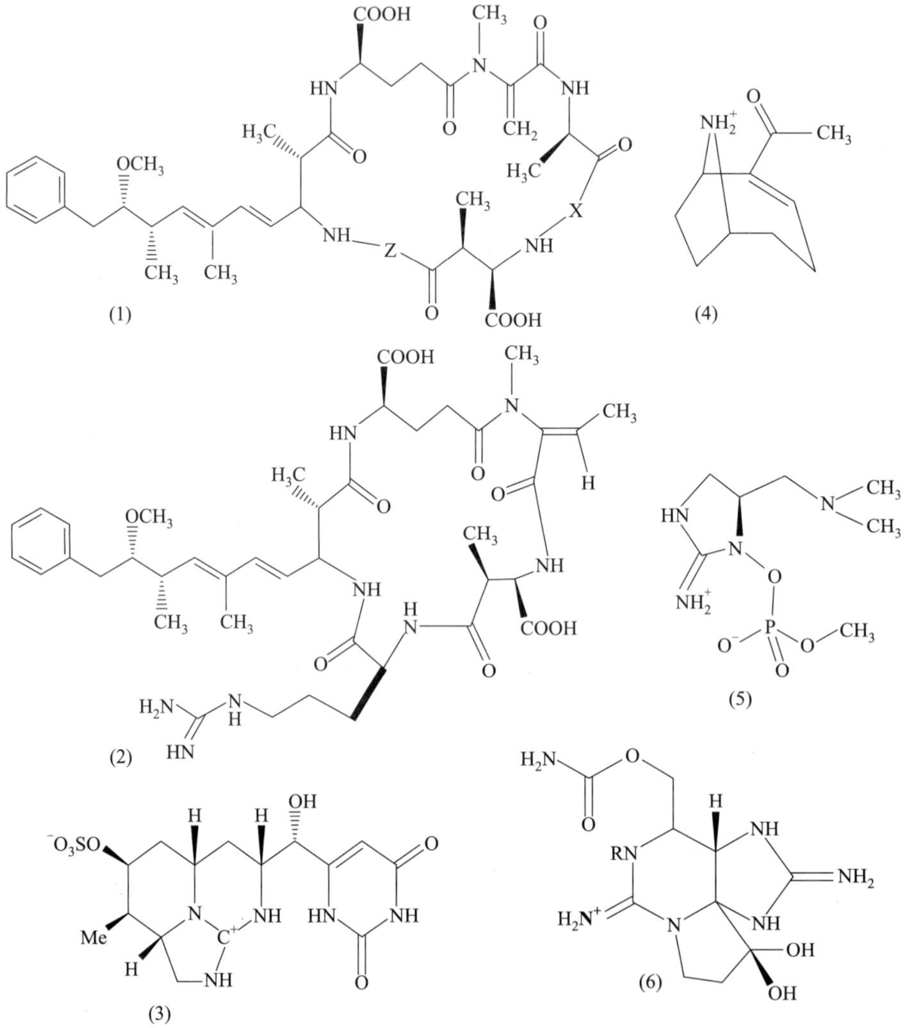

图 5-1　蓝藻毒素分子结构图

(1) 微囊藻毒素;(2) 节球藻毒素;(3) 柱孢藻毒素/筒孢藻毒素;(4) 鱼腥藻毒素-α;

(5) 鱼腥藻毒素-α(s);(6) R=H,石房蛤毒素,R=OH,新石房蛤毒素

## 2. 神经毒素

神经毒素主要包括鱼腥藻毒素-α(anatoxin-α,ANTX-α)、鱼腥藻毒素-α(s)[anatoxin-α(s)]、石房蛤毒素(saxitoxin)、新石房蛤毒素(neosaxitoxin)和膝沟藻毒素(gonyautoxin),其中后三者统称为麻痹性贝毒(paralytic shellfish poisoning, PSP)。鱼腥藻毒素-α 为仲胺碱,

鱼腥藻毒素-α(s)为胍甲基磷酸酯,麻痹性贝毒为氨基甲酸酯类。

鱼腥藻毒素-α(anatoxin-α,ANTX-α)是一个低分子量(165 道尔顿)的仲胺类,分子式为 $C_{10}H_{15}NO$。有三种同分异构体:右旋型(+)ANTX-α、左旋型(-)ANTX-α、外消旋型(racemic) ANTX-α。其中(+)ANTX-α 在自然界中最常见。目前发现鱼腥藻、颤藻、束丝藻(*Aphanizomenon*)、柱孢藻(*Cylindrospermum*)和微囊藻可以产生鱼腥藻毒素-α。Homoanatoxin-α 是从美丽颤藻(*O.formosa*)中分离到的一种鱼腥藻毒素-α 的同系物,它用丙酰基替代了鱼腥藻毒素-α 中 C2 上的乙酰基。鱼腥藻毒素-α(s)是 *N*-羟基鸟嘌呤的单磷酸酯,到目前为止,仅在北美洲发现,由水华鱼腥藻(*A.flos-aquae*)和 *A.Lemmermannii* 藻产生。

麻痹性贝毒是一类石房蛤毒素衍生物的总称,具有类嘌呤结构,到目前已发现 20 多种。这些毒素主要是由海洋中的赤潮藻——甲藻产生的。在淡水中麻痹性贝毒主要存在于水华束丝藻、卷曲鱼腥藻(*Acircinalis*)、*Lyngbya wollei* 和 *C.raciborskii* 等藻类中。

神经毒素不稳定,自然条件下能迅速降解为无毒产物。光和碱性环境能导致鱼腥藻毒素-α 迅速降解,高强光下,鱼腥藻毒素-α 的降解呈一级动力学,半衰期为 1~2 h。石房蛤毒素和新石房蛤毒素在 pH 为 2~4 的热酸中仍很稳定,但随 pH 升高逐渐变得不稳定。

### 3. 脂多糖内毒素

脂多糖内毒素(LPS)是蓝藻细胞壁的组成部分,由脂多糖内毒素的脂 A、核心寡糖和 O-特异多糖组成。目前已从裂须藻(*Schizothrix calcicola*)、颤藻、鱼腥藻、微囊藻和水华微囊藻(*Anacystis*)中分离到。蓝藻脂多糖内毒素的脂 A 与革兰氏阴性细菌的脂多糖不完全相同,表现在藻类 LPS 的脂 A 种类更多,而且往往含有少量的磷酸。

### (三) 藻毒素的毒性作用和危害

#### 1. 肝毒素

微囊藻毒素(MC)是已知的肝毒素和肝癌促进剂。随着研究的深入,MC 的生殖毒性、神经毒性及对肾的损害等也逐渐浮出水面。在体内外试验中发现,MC 优先积累于肝,但也存在于性腺、脑、肾和其他器官中。最近研究发现,MC 具有强烈的生殖和发育毒性,认为性腺是仅次于肝的第二大靶器官。MC 是一种内分泌干扰物,可导致体内激素水平紊乱进而影响人类的正常繁殖和生长发育。此外,1996 年的巴西血液透析事件中,许多患者就出现了一系列的神经系统中毒症状,如头疼头晕、耳鸣耳聋、恶心呕吐、视力障碍等,这说明 MC 具有一定的神经毒性。肾也是 MC 的另一大靶器官,在动物体内 MC 的代谢和排泄中起重要作用,当 MC 通过肾小管和肾小球后,会发挥其毒理作用,对肾造成一定的损害。进入生物体内的微囊藻毒素大部分不能被降解,能够通过粪便和尿迅速地排泄。

饮用水受微囊藻毒素和节球藻毒素污染的地区,其人群中皮肤癌、肝炎及肝癌发病的危险增大,孕妇畸胎发生的危险也增加。例如,澳大利亚以铜绿微囊藻污染严重的水库作为水源的居民,其肝受损,从而导致血清中某些肝脏代谢酶含量增高。对中国泰兴肝癌高发区不同饮水类型的人群进行比较研究后发现,长期饮用微囊藻毒素污染的水,导致乙型肝炎病毒(HBV)感染标志物及血清丙氨酸氨基转移酶(ALT)、碱性磷酸酶(ALP)和 γ-谷氨酰转移酶(γ-GT)等肝损伤指标显著高于对照组。三峡库区水环境微囊藻毒素(MC)污染乡镇人群肿瘤和肝癌粗死亡率分别为水源无 MC 污染人群的 3.54 倍和 4.74 倍。

微囊藻毒素的理化特征、毒性作用与健康

微囊藻毒素可明显增加细胞微核形成率,但不能诱导 TA98 和 TA100 菌株的回复突变。微囊藻毒素可明显增强低剂量 3-甲基胆蒽(MCA)启动的细胞恶性转化作用,并呈一定剂量-反应关系,而单独微囊藻毒素无诱导癌变的作用。因此,微囊藻毒素和节球藻毒素被认为是潜在的促癌剂,它们是蛋白磷酸酯酶强抑制剂,主要通过抑制蛋白磷酸酯酶 1(PP1)和蛋白磷酸酶 2A(PP2A)的活性,使调控细胞增殖的信号分子的磷酸化和去磷酸化比例失衡,导致细胞增殖失控,从而促进肿瘤细胞生长。

**2. 神经毒素**

鱼腥藻毒素-α 是神经递质乙酰胆碱的类似物,它可与乙酰胆碱受体结合,但乙酰胆碱酯酶或真核生物中的任何酶均不能降解它。它与乙酰胆碱受体结合后可使肌肉因过度兴奋而痉挛,可引起神经肌肉的去极化阻滞。也可与脑内神经元型烟碱样受体作用,引起一些神经递质(如多巴胺、去甲肾上腺素、乙酰胆碱、五羟色胺)等释放的改变。

**3. 脂多糖**

该毒素主要引起胃肠道炎症和皮肤刺激症状。

**(四)藻类和藻毒素的去除措施**

使用化学药剂控制藻类可在水源地、水处理厂进行,美国等国家采用此法控制藻类在湖泊、水库中的生长,常用的除藻剂有硫酸铜、氯气、二氧化氯等。水中藻类密度一般较小,其絮凝体不易沉降,自来水厂采用气浮处理水源水可以取得较好的除藻效果,有时可采用直接过滤和微絮凝过滤处理工艺除藻,能有效提高出水水质。此外,近年来国内外对生物处理藻污染的方法在给水净化中的应用进行了广泛深入的研究与探索,主要有应用噬藻病毒或细菌、食藻生物、放养大型藻类回收利用,建立人工复合生态系统等方法,来控制水体中氮、磷等营养物质和藻类数量。

蓝藻毒素在细胞内产生,活的蓝藻向细胞外分泌毒素的量很少,只有当蓝藻死后才将毒素释放出来。当蓝藻裂解或采用杀藻剂使蓝藻毒素释放到水中时,会使水中毒素含量超过健康标准,因此需要及时采取措施降低水中毒素含量。在水源处消除微囊藻及其毒素的方法主要有光解法和生物降解法。不同波长的紫外光对降解能力相差很大,波长短、能量大的UV-C(波长 200~280 nm 的紫外光部分)对微囊藻毒素的降解作用较为明显。某些鱼类(如鲢鱼、罗非鱼等)对水华的耐受性较强,并可吞食和消化水华藻类,具有生物控藻作用。除了在水源水控制藻毒素,水厂工艺处理对控制饮用水中微囊藻毒素含量作用更加重要。根据水厂水质处理工艺的特点,通常采取的方法有:化学试剂法、深度氧化法及纳滤膜技术等。

## 二、氯化消毒副产物

饮用水氯化消毒,开始于 19 世纪末和 20 世纪初期,至今仍在控制水源传染性疾病方面起着重要作用,但在 1974 年,Rook 和 Bellar 分别报道了氯化消毒后会形成三卤甲烷(trihalomethanes,THMs)和其他卤化物等系列氯化消毒副产物(chlorination byproducts, CBPs,或 disinfection byproducts, DBPs),其中氯仿含量最高。随后美国国立癌症研究所报道了氯仿、二氯酚、二氯乙氰等具有致癌和致突变作用。因此,饮水氯化消毒副产物的安全问题引起了人们的高度关注。

（一）氯化消毒副产物的产生和分类

氯化消毒副产物主要是指饮水氯化消毒过程中所产生的卤代烃类化合物,目前有 300 余种,由一系列挥发性有机物和非挥发性有机物组成。

挥发性氯化消毒副产物主要是总三卤甲烷(trihalomethanes,THMs),包括氯仿(CHCl$_3$)、一溴二氯甲烷(BDCM,分子式 CHBrCl$_2$)、二溴一氯甲烷(CDBM,分子式为 CHBr$_2$Cl)和三溴甲烷(CHBr$_3$),其中以 CHCl$_3$ 和 BDCM 含量较高,分别占到 THMs 总含量的 77% 和 18%。

在氯化消毒副产物中还含有少量的非挥发性有机物,主要有卤代乙酸(haloacetic acids,HAAs),含量约为非挥发性有机物总浓度的 50%,包括二氯乙酸(DCA)、三氯乙酸(TCA)。而其他非挥发性副产物如卤代氰(cyanogen halides)、卤代酮(halo ketones)、卤代醛(halo adehydes)、卤代酚(halo phenols)等含量甚微(通常 < 1 μg/L)。另外,还有强致突变物 3-氯-4-二氯甲基-5-羟基-2-(5H)呋喃酮(MX)和溴酸根离子,也被确定为对人有害的氯化消毒副产物。

（二）氯化消毒副产物的毒性

1. 氯化消毒饮水的致癌作用

1991 年,国际癌症研究机构(IARC)的研究报告表明直肠癌、结肠癌和膀胱癌的死亡率与氯化消毒副产物具有强而稳定的联系,此外,胃、脑、胰腺、肺、肝的癌症死亡率也与氯化消毒副产物有关。流行病学研究发现,长期饮用经氯化消毒饮水的人群,其膀胱癌、胃癌、结肠癌和直肠癌的发病率比对照人群高。

2. 不同氯化消毒副产物的致癌变、致突变、致畸变作用

1983 年 Krill 报告,饮水中 700 多种有机物有 20 种致癌物、23 种可疑致癌物、18 种促癌物、56 种诱癌物,大部分都是氯化消毒的产物,其中最主要的是三卤甲烷类,其次是卤代乙酸类化合物。水中腐殖酸含量高时,生成的三卤甲烷类物质较多。

美国国家环境保护局的安全水法中,将三氯甲烷列为致癌物,一溴二氯甲烷、二氯乙酸、溴酸盐列为可疑致癌物,二氯甲烷、一溴二氯甲烷、二溴一氯甲烷、溴仿等列为致突变物。其他卤代有机物大部分也具有一般毒性和致突变、致癌变、致畸变作用,例如,三氯硝基甲烷具有神经毒性,氯乙腈和氯溴乙腈能致突变和致癌,卤代酮和卤化醛能致畸,卤代酚能致癌且能损伤受试动物的生殖系统和免疫系统等。

酸性氯化呋喃酮(MX)是 20 世纪 80 年代以来在氯化饮水消毒中发现的一种氯化消毒副产物,已被证实有极强的致突变性。酸性氯化呋喃酮可致细菌和哺乳动物细胞 DNA 损伤和染色体突变,主要引起碱基置换型突变,还可引起移码突变及 DNA 复制错变。世界卫生组织已在 2003 年将 MX 列入饮水中需限制的物质。

动物实验证实,很多氯化消毒副产物具有致癌作用,其致癌机制和部位因种系和性别的不同而有差异。如氯仿可致小鼠肝和肾肿瘤,二氯乙酸可诱导小鼠、大鼠的肝肿瘤;而酸性氯化呋喃酮有直接致癌作用,大鼠的肝和甲状腺是其致癌的主要靶器官,还可使大鼠淋巴瘤、白血病、肾上腺和胰腺肿瘤发生率增高。

3. 氯化消毒副产物的其他毒性作用

大量的毒理学实验和流行病学研究已表明,氯化消毒副产物对出生体重低、早产、自发性流产、死胎及出生缺陷具有不同程度的关联。最近有研究报道,氯化消毒饮用水的有机提

取物能够对哺乳类细胞包括人类睾丸细胞引起氧化损伤而导致细胞异常、染色体片段形成、DNA 单链断裂等,提示对人类的生殖健康有着潜在的遗传性危害。因此,氯化消毒副产物也是潜在的生殖发育毒性物质,主要有氯仿、一溴二氯甲烷、二溴一氯甲烷、卤代乙酸、酸性氯化呋喃酮、卤代乙腈(HANs)等。各种受试卤代乙酸的发育毒性的大小依次为:一溴乙酸(MBA)>一氯乙酸(MCA)>二溴乙酸(DBA)>三氯乙酸(TCA)>乙酸(AA)>二氯乙酸(DCA)>三氟乙酸(TFA)>二氟乙酸(DFA)。

### (三) 氯化副产物的减少措施

由于氯化消毒副产物中总三卤甲烷的毒性较大,故美国国家环境保护局将总三卤甲烷的最高浓度规定为 50 μg/L,许多国家也相继提出了类似的卫生标准,我国《生活饮用水卫生标准》(GB 5749—2022)规定总三卤甲烷中各种化合物的实测浓度与其各自限值的比值之和不超过 1。

为减少氯化消毒副产物对人群健康的影响,研究控制水中氯化消毒副产物生成的措施很有必要。目前的研究主要集中在去除消毒副产物前体物、改进氯化消毒工艺、减少或消除已生成的氯化消毒副产物等方面。水中的有机物,尤其是腐殖酸及富里酸是主要的消毒副产物前驱物,因此只要在消毒工艺之前能够降低或是去除这些前驱物,将会大大降低氯化消毒副产物的生成量。目前研究最热的去除前驱物的方法主要有:强化混凝法、化学氧化法、活性炭吸附法、膜过滤法以及纳米工艺。直接去除氯化消毒副产物的方法有曝气法、活性炭吸附及膜分离技术。

此外,为了减少氯化消毒副产物的产生,必须改进传统的氯化消毒工艺,严格控制投氯量、尽量采用滤后加氯等。还有人研究利用其他方法来取代氯化消毒方法,如二氧化氯消毒、臭氧消毒、紫外线消毒和超滤等方法。

## 三、氰化物

### (一) 理化性质

最常见的氰化物有氢氰酸及其金属盐类(如氰化钾、氰化钠等)。其他有卤族氰化物(氯化氰、溴化氰)、亚铁氰化物(亚铁氰化钾)、铁氰化钾等。有机氰化物有腈类、胩类、氰酸酯及异氰酸酯类等。

大多数氰化物属高毒类物质,如氰氢酸及其金属盐类、卤族氰化物等。亚铁氰化物、铁氰化物因比较稳定,属低毒类,但加热或遇酸时,也能放出氰氢酸。氰酸酯、异氰酸酯等的毒性较低。

氢氰酸(hydrocyanic acid,HCN)系无色透明的液体。分子量为 27.03,熔点 $-14\ ℃$,沸点 $26\ ℃$,相对密度 0.69,蒸气相对密度 0.93,易挥发扩散,易溶于水、脂肪和有机溶剂。气体状态称为氰化氢,为具有苦杏仁味的无色液体。

### (二) 污染来源

天然水体中不含氰化物,污染环境的氰化物主要来自工业生产,如电镀、炼焦、贵重金属(金、银)提炼、塑料、有机玻璃、化纤、农药等工厂的含氰废水、废渣。有机氰化物的不完全燃烧也可产生氰化物。水的 pH 在 6~8 时,水中氰化物多以 HCN 形式存在。HCN 还可以由水体中挥发到大气中污染大气。

（三）毒理作用

氰化物可经口、呼吸道或在高浓度下经皮肤吸收。进入胃内的氰化物在胃酸的作用下，立即被水解为氢氰酸而被吸收入血，并以 $CN^-$ 的形式迅速与细胞色素氧化酶的 $Fe^{3+}$ 结合，生成氧化高铁细胞色素氧化酶，使 $Fe^{3+}$ 失去传递氧的能力，造成细胞内窒息死亡。在非致死剂量的范围内，氰化物经体内一系列代谢转化与硫结合生成硫氰化物从尿中排出。

（四）危害

由于氰化物能抑制细胞色素氧化酶对氧的传递，而呼吸系统、中枢神经系统对缺氧最为敏感，因此氰化物中毒主要危害呼吸系统和神经系统的功能。中毒的临床表现为呼吸急促，唇舌麻木，眩晕头痛，恶心呕吐，口中有杏仁味，心前痛，胸部压迫感等；重者神志昏迷、大小便失禁，因呼吸麻痹而死亡。口服 50～100 mg 的氰化钾（或氰化钠）可使呼吸立即停止。$CN^-$ 可抑制人体内 42 种酶的活性，但与细胞呼吸酶的亲和力最大。小部分与葡萄糖结合成为无毒的腈类。

长期饮用受氰化物（0.14 mg/L）污染的水可产生慢性毒性作用，主要表现为神经衰弱综合征，出现头疼、头晕、健忘、心悸、睡眠障碍、周身无力等。可能与神经系统发生细胞退行性变有关。此外还有肌肉酸痛，以运动肌为主，多数从腰脊两侧开始、视力减退、皮肤感觉异常，可出现皮疹。在饮用含氰饮水的居民中，甲状腺肿的发生率显著上升，可能与体内的硫氰化物长期蓄积而干扰了甲状腺素的合成，导致甲状腺代偿性肥大有关。研究表明，氰化物接触人群职业性接触性皮炎患病率明显高于非接触人群，发病部位以暴露部位或直接接触部位为主，且工龄越长患病率越高。

我国《生活饮用水卫生标准》（GB 5749—2022）规定氰化物最高浓度为 0.05 mg/L。

## 四、酚类

（一）理化性质

酚类化合物是指芳香烃苯环上的氢原子被羟基取代所生成的化合物。根据苯环上的羟基数目多少，又可分为一元酚（$C_6H_6O$）、二元酚（$C_6H_6O_2$）、三元酚（$C_6H_6O_3$）等。含两个以上羟基的酚类称为多元酚。酚类中能与水蒸气一起挥发（沸点 230 ℃以下）的称为挥发酚，不能同水蒸气一起挥发的称为不挥发酚。自然界中存在的酚类化合物有 2 000 多种。酚类化合物均具有特殊臭味，易溶于水，易被氧化，单元酚与氯结合可形成氯酚，具有特殊臭味。环境污染物中常见的酚类化合物有苯酚、甲酚、五氯酚及其钠盐等。

水环境污染常见的酚类化合物

（二）污染来源

含酚废水主要来源于炼焦、炼油、制取煤气和利用酚作为原料的工业企业，其次是造纸、制革、纤维塑料、橡胶、酚醛树脂、木材防腐等行业。酚类化合物广泛用于消毒、灭螺、除锈、防腐、防霉，因此在其运输、储存和使用中均有可能进入水体。工业废水中的酚含量可达 1 500～5 000 mg/L。天然水体中一般含数微克酚，家庭生活污水中的酚含量为 0.1～1 mg/L。

（三）体内代谢

酚类化合物可经皮肤、黏膜接触，呼吸道吸入和经口进入消化道等多种途径进入体内。

主要分布在肝、血、肾和肺。酚类化合物大部分在肝代谢氧化成苯二酚、苯三酚,并与葡糖醛酸结合而失去毒性,随尿液排出,仅小部分转化为多元酚。吸收后的酚在 24 h 内即可代谢完毕,不在体内蓄积,故酚类化合物中毒多为各种事故引起的急性中毒。

（四）毒理作用

酚类化合物是一种细胞原浆毒,其毒性作用是与细胞原浆中蛋白质发生化学反应,形成变性蛋白质,使细胞失去活性。它所引起的病理变化主要取决于毒物的浓度,低浓度时可使细胞蛋白质变性,高浓度时使蛋白质凝固,低浓度对局部的损害虽不如高浓度严重,但低浓度时由于其渗透力强,可向深部组织渗透,因而后果反而更加严重。酚类化合物可侵犯神经中枢,刺激脊髓,进而导致全身中毒症状。

（五）危害

酚急性中毒大多发生于生产事故中,如我国在 20 世纪 80 年代曾出现过因捕鱼投入大量的五氯酚钠,造成水源污染,引起 1 223 人急性中毒的事件。急性酚中毒的主要表现为大量出汗、口腔炎、吞咽困难、肺水肿、肝及造血器官损害、黑尿、受损组织坏死、虚脱甚至死亡。五氯酚中毒后可表现为呼吸困难、高热、发汗和昏迷。

若进入人体内酚的数量超过正常人体解毒功能时,超出部分可以蓄积在体内各脏器组织内,造成慢性中毒,出现不同程度的头昏、头痛、皮疹、皮肤瘙痒、精神不安、贫血及各种神经系统症状和食欲不振、吞咽困难、流涎、呕吐和腹泻等慢性消化道症状。同时尿中酚含量可显著升高。研究表明,苯基酚、烷基酚类化合物引起的职业性白斑的发病率高,苯酚可致皮肤色素减退,叔丁酚引起的白斑除暴露部位还可见背部、会阴等部位。

酚类化学物是促癌剂,达到一定剂量后显示出弱致癌作用。动物皮肤致癌试验发现,5% 的酚已有弱促癌作用,20% 的酚有弱致癌性。动物实验证明五氯酚具有致畸性。

我国卫生标准规定,生活饮用水中挥发酚不得超过 0.002 mg/L,地表水中不得超过 0.005 mg/L,农田灌溉用水中酚含量应低于 1 mg/L。

# 五、氟化物

在一些自然地质条件和地形地貌情况下,局部地区的地下水含氟量较高,人们长期汲取饮食可引起地方性氟病发生。空气含氟一般较低,但大气受到严重的氟污染时,人体也可从空气中吸入较多氟而受到危害。

（一）理化性质

氟是化学性质最活泼、氧化性最强的物质,氟能同几乎所有元素化合;在常温下氟可与除惰性气体及氮、氧、氯、铂、金等贵金属外的所有金属和非金属发生剧烈反应,也可以和除全氟有机物外的所有有机物发生剧烈反应。

（二）体内代谢

一般情况下人体氟主要来源于饮水及食物,少量来源于空气。氟主要经消化道吸收,其次是经呼吸道。氟吸收后进入血液,在血液中约 75% 的氟存在于血浆,25% 与血细胞结合。血浆中氟约 75% 与血浆白蛋白结合,游离的氟离子占 25%。当较多氟进入体内时,血浆氟离子浓度上升。通过血液循环氟被转移转运到全身组织中,血浆氟离子浓度增高时,转运到各组织中氟也增多。氟在体内分布于全身各器官组织,主要是硬组织如骨骼和牙齿等分布较多。氟通过尿液、粪便和汗液等途径排出体外,其中以肾排氟的途径最为重要。此外,乳汁、唾液、头发、指甲等也排出微量的氟。

### (三) 毒理作用

#### 1. 影响钙磷代谢

机体摄入过量的氟进入血液后,与血钙结合成为氟化钙。大部分氟化钙沉积于骨骼组织中,少部分沉积于肌腱、腱膜、韧带等软组织中,致使骨质增生硬化、软组织钙化。

#### 2. 氟对牙齿的毒作用

氟对牙齿的毒作用主要发生在恒齿萌发期。过量的氟可使造釉细胞中毒,妨碍牙釉质的正常发育,并可影响牙本质的钙化,牙齿表面出现混浊无光泽的白垩状斑点条纹,牙质松脆、易碎裂脱落。

#### 3. 抑制某些酶的活性

氟主要抑制结构中含钙、镁等阳离子的酶。体内许多阳离子是酶激活剂,当氟与它们结合后,将抑制酶的活性。当琥珀酸脱氢酶、乌头酸酶、烯醇化酶和 $\alpha$-酮戊二酸脱氢酶受抑制时,三羧酸循环将发生障碍,糖原合成减少,三磷酸腺苷生成障碍,从而使组织能量供应不足。

#### 4. 氟对胶原合成的影响

在氟的毒作用下,原胶原中某些组分氨基酸(脯氨酸、赖氨酸)羟化不全,使胶原组织合成障碍、分解加强,电镜下显示胶原纤维增粗、排列紊乱。

### (四) 对人体健康的危害

#### 1. 氟斑牙 (dental fluorosis)

氟斑牙是地方性氟病出现最早的特异性体征,其敏感人群为恒牙萌发期的儿童。氟斑牙早期釉面失去光泽,牙面上可出现斑点、斑块、条纹状白垩状改变。由于牙面粗糙,光滑度下降,许多内源性色素附着,使门齿、侧切齿上呈现浅黄、黄褐、深褐或黑色样改变。随着时间的推移,牙釉质可出现点状、片状剥脱,此种改变被称之为釉面缺损。

#### 2. 氟骨症 (skeletal fluorosis)

氟骨症起病缓慢,早期症状多不特异,表现为颈肩、腰背部疼痛,并逐渐扩展至四肢、足跟等部位。疼痛呈持续性,无红肿发热等炎症表现,与气候变化无关。疼痛的性质多为酸痛,重症患者可出现刺痛或刀割样疼,病人活动受限,咳嗽、翻身、大小便、触碰常使疼痛加剧。大多数患者早晨起床后疼痛明显,稍微活动后减

氟骨症

轻。体征有三种类型:硬化型,即由于骨质增生硬化及软组织骨化,患者可出现骨关节僵直和功能障碍;疏松型,即由于骨钙游离、骨质疏松,部分患者以骨骼弯曲、变形为主要体征,且弯曲变形以脊柱和下肢长管骨为主要部位,可形成不同程度的弯腰驼背、"X"形或"O"形腿;混合型,常同时具有硬化型和疏松型体征。

### (五) 地方性氟病的防治措施

地方性氟病在我国流行范围广泛,病区类型复杂,防控难度大。目前采用的防治措施以改换低氟水源、饮水除氟为主。对于煤烟型地方氟病病区,改用含氟量低的生活用煤,并改良炉灶加强排烟措施,使室内空气氟浓度降低。

水体卫生
防护

高氟区避免使用含氟量高的磷肥和含氟农药。防止含氟的工业三废向环境中排放。在饮茶型地方氟病病区,要采用土壤修复措施,降低土壤氟水平,以防止茶叶对水土中氟的富集。

## 六、微塑料

微塑料是一种新型环境污染物,在食品、土壤、空气和水环境及生物体中均可检出微塑料污染。微塑料指的是直径小于 5 mm 的塑料微粒,常见化学成分有聚乙烯、聚氯乙烯、聚苯乙烯、聚丙烯等。它们由塑料垃圾在自然环境中被分解,逐渐演变而成。

（一）暴露途径

（1）微塑料通过食物进入人体:微塑料被陆生或水生生物摄取而进入食物链,进而通过食物进入人体。已有研究发现,在海盐中也有微塑料的存在,食盐作为食物中必不可少的调料,其中的微塑料加大了食物摄取暴露对人体健康的危害。

（2）通过饮水/饮料进入人体:水是人体代谢的必要环境和基础物质,存在于河流、湖泊、海洋等水环境中的微塑料,成为人体微塑料的重要暴露源之一。尤其存在于饮用水中的微塑料已成为威胁人类健康的直接暴露源。在我国多个城市自来水样品中均发现有碎片状、纤维状和球形等不同形状的微塑料存在。

（3）通过呼吸进入人体:大气中悬浮的微塑料可通过呼吸道进入人体,也可通过大气沉降进入人类生活的地表环境,进而通过以上两种暴露途径威胁人类健康。

（二）对人体健康的危害

（1）对胃肠道的危害:胃肠道作为微塑料的主要暴露器官,可表现出多种毒性效应。此外,微塑料可引起肠道菌群失调。由于肠道菌群在人体代谢、调节免疫功能等方面均具有重要作用,所以微塑料可以通过肠道菌群对人体健康造成更大的威胁。

（2）对循环系统的危害:微塑料进入循环系统后会增加血液凝固性和产生血细胞毒性,并可随血液循环到达全身各脏器。肝作为人体主要代谢器官,也是微塑料的主要积蓄器官之一,可导致肝组织学损伤,还会引起肝代谢谱的改变,包括脂肪酸和氨基酸代谢等。肾是人体主要的排泄器官,也是微塑料的另一主要贮存器官,微塑料可导致肾损伤,进一步造成人体新陈代谢紊乱。

（3）引起机体局部或全身性免疫反应:微塑料可通过诱导细胞氧化应激、炎症反应、释放细胞因子等途径,造成机体局部或全身性免疫反应,导致自身免疫性疾病。

（4）对神经系统的影响:微塑料暴露会影响神经元功能,引起生物行为学的改变,与神经退行性疾病的发生发展密切相关。微塑料可通过血脑屏障进入脑内而抑制神经发育和信号传导相关基因的表达和转录,抑制神经元和神经递质合成相关酶的活性,影响神经递质释放,从而导致神经毒性。

（5）对生殖系统的危害:微塑料吸收入人体后,通过血液循环进入生殖器官而对生殖细胞产生损害,影响精子、卵子质量,导致繁殖能力下降,并对胎儿发育和出生后发育产生不良影响。

# 思　考　题

1. 谈谈我国不同类型污水的污染特点。
2. 简述水体富营养化的原因及其危害。
3. 简述水体污染对人群的主要危害。
4. 简述生物富集的概念及其影响因素。
5. 藻毒素的分类有哪些？简述各自的毒性作用及危害。
6. 简述氰化物对人体的危害。
7. 试述地方性氟病的防治措施。

电子教案

参考文献

# 第六章 土壤环境毒理学

土壤是人类生存环境的主要组成部分之一,其土壤类型、理化性质及土壤微生物学性状对人类生活条件和居住环境都有重要影响。土壤是覆盖在岩石圈表面的疏松表层,是大气圈、水圈、岩石圈和生物圈之间的纽带,是联系无机界和有机界的中心环节。

当土壤污染严重,超出了土壤的自净能力,污染物则能通过多种途径(特别是水和农作物)对人体健康造成危害。同时,预防和控制土壤污染,对于绿色农业的发展和无公害食物的生产也具有极其重要的意义。

## 第一节 土壤的组成和性状

土壤是人类赖以生存、生活和生产的物质基础,它具有独特的发生和发展过程、组成特点及形态特征。

### 一、土壤的组成

土壤是由固相(矿物质及有机质)、液相(土壤水分)和气相(土壤空气)组成的多相复杂体系。土壤三相物质之间构成了一个相互联系、相互转化、相互作用的有机整体,三者所占土壤体积比例因土壤的类型不同而异。根据体积计算,理想土壤是由45%的矿物质、5%的有机质、20%~30%的空气和20%~30%的水组成。

### 二、土壤的一般性状

#### (一) 土壤的物理学性状

不同土壤由不同大小颗粒按一定比例组合而成,占土壤总土质量的80%~90%,是组成土壤的物质基础。不同大小的土壤颗粒的相对比例和粒径分布构成土壤质地。土壤质地分为沙土、黏土和壤土三大类。当这些粒子絮凝或黏结到一起形成次生团粒时,就构成了土壤结构。总之,土壤是一个多相、疏松、多孔的体系,污染物质在土壤中可进行挥发、稀释、扩散和浓集以至移出土体。

## (二) 土壤的化学性状

土壤的化学组成主要包括土壤的无机成分、有机成分和胶体等。土壤中的无机成分与地壳的成土母岩成分有密切关系。生物机体的化学元素含量与土壤中化学元素之间有明显的相关性,并保持着动态的平衡关系。土壤有机物包括动植物死亡后遗留在土壤里的残体,以及经微生物作用形成的腐殖质。腐殖质具有很强的吸附性,是植物和微生物的主要营养来源。土壤胶体具有巨大的表面能,可将分散的土粒胶结成持水性较好的团粒。

## (三) 土壤的生物学性状

土壤微生物(soil microorganism)是土壤中最原始的活有机体,其包括细菌、真菌、放线菌、原生动物和藻类等。土壤微生物是土壤有机质和土壤养分(C、N、P、S 等)转化和循环的动力,参与有机质的分解、腐殖质的形成、养分的转化和循环的各个生化过程。此外,土壤微生物对于促进土壤自净及净化粪便、污水和垃圾等具有重要的环境毒理学意义。

污染土壤的人畜排泄物和尸体等含有病原菌,如肠道致病菌、炭疽杆菌、破伤风杆菌、产气荚膜杆菌和肉毒杆菌等。许多病原菌在土壤中可存活数十天,有芽孢的病原菌甚至在土壤中可存活数年。土壤也是某些蠕虫卵或幼虫生长发育过程所必需的环境,因此上述类型的土壤污染在肠道传染病和寄生虫病的流行上有特殊的作用。

# 第二节 土壤的污染和自净

## 一、我国土壤环境质量现状

随着工农业生产的迅速发展,我国土壤环境污染也日趋严重。污染物质在环境中的累积、迁移和转化导致环境质量恶化,严重危害土壤圈的良性物质循环和人类的生存环境。

目前,我国土壤污染整体形势较为严峻,部分地区污染十分严重。2014 年全国土壤污染状况调查公报显示,全国土壤污染总的超标率为 16.1%,其中轻微、轻度、中度和重度污染点位比例分别为 11.2%、2.3%、1.5% 和 1.1%。污染类型以无机型为主,有机型次之,复合型污染比重较小,无机污染物超标点位数占全部超标点位的 82.8%。从污染分布情况看,南方土壤污染重于北方;长江三角洲、珠江三角洲、东北老工业基地等部分区域土壤污染问题较为突出,西南、中南地区土壤重金属超标范围较大;镉、汞、砷、铅 4 种无机污染物含量分布呈现从西北到东南、从东北到西南方向逐渐升高的态势。

## 二、土壤污染物的来源、类型和特点

当土壤中含有害物质过多,超过土壤的自净能力时,就会引起土壤的组成、结构和功能发生变化,微生物活动受到抑制,有害物质或其分解产物在土壤中逐渐积累,直接或间接通过"土壤→植物→人体",或通过"土壤→水→人体"被人体吸收,达到危害人体健康的程度,这时的土壤状态就称为土壤污染(soil pollution)。

### (一) 土壤污染物的来源

土壤污染物种类繁多,主要有重金属类、类金属、放射性核素、有机类、生物类以及其他类污染物。其污染来源可分为自然污染来源和人为污染来源。人为污染来源可划分为:工业污染、农业污染、畜牧业污染、生活污染、公路交通污染、电子产品垃圾污染和战争污染。土壤污染的主要来源见表6-1。

表6-1　土壤污染的主要来源

| 污染来源 | | 污染物种类 |
|---|---|---|
| 氯碱工业,汞化合物生产等工业,仪器仪表工业,含汞农药,含汞电池,电子垃圾拆卸,战争 | 汞(Hg) | 重金属类 |
| 冶炼、电镀、染料等工业,采矿业,含镉化肥,含镉电池生产,电子垃圾拆卸 | 镉(Cd) | |
| 冶炼、铜制品生产等,采矿业,含铜农药 | 铜(Cu) | |
| 冶炼、镀锌、冶炼等工业,含锌农药,磷肥,采矿业 | 锌(Zn) | |
| 矿业,汽车排气,农药化肥,含铅电池生产,电子垃圾拆卸,战争 | 铅(Pb) | |
| 冶炼、电镀、制革、印染等工业,电子垃圾拆卸 | 铬(Cr) | |
| 冶炼、电镀、制革、印染等工业,含镍电池生产,电子垃圾拆卸 | 镍(Ni) | |
| 硫酸、化肥、农药、医药、玻璃等工业,电子垃圾拆卸,战争 | 砷(As) | 类金属 |
| 电子、电器、油漆、墨水等工业 | 硒(Se) | |
| 原子能,核工业,同位素生产,核爆炸 | 铯、铀、锶($^{137}$Cs,$^{234}$U,$^{137}$Sr) | 放射性核素 |
| 农药的生产和使用 | 有机农药 | 有机类 |
| 炼焦、炼油、石油化工、化肥、农药等工业 | 酚 | |
| 电镀、冶金、印染等工业 | 氰化物 | |
| 油田,炼油,输油管道漏油,战争 | 石油 | |
| 炼焦、炼油等工业,电子垃圾拆卸,垃圾焚烧,战争 | 多环芳烃类 | |
| 机械工业,城市污水 | 有机性洗涤剂 | |
| 城市污水,食品加工,屠宰工业 | 一般有机物 | |
| 城市污水,医院污水,畜禽饲养,厩肥,生活垃圾 | 病原微生物寄生虫 | 生物类 |
| 冶炼、磷酸、磷肥、氟硅酸钠等工业 | 其他有机、无机污染物 | 其他类 |
| 化工、机械、电镀、酸雨、造纸、纤维等工业 | | |

注:引自周宜开,王琳.土壤污染与健康[M].武汉:湖北科学技术出版社,2015.(略加修改)

（二）土壤污染的类型

按照污染途径可分为三种类型：

1. 气型污染

主要气型污染物有铅、镉、砷、氟等，多来自有色金属冶炼、加工。气源重金属微粒即金属飘尘是土壤重金属污染的途径之一。这些飘尘自身降落或随雨水接触植物体或进入土壤后随之被植物或动物所吸收。在大气污染严重的地区，作物亦有污染，其污染半径可达 5 km～10 km，甚至更远。大气中的硫氧化物和氮氧化物形成酸雨降至土壤，使土壤酸化，其污染范围可达更远。酸沉降本身既是一种土壤污染源，又可加重其他有毒物质的危害，我国长江以南大部分地区本身就是酸性土壤，在酸雨的作用下，土壤进一步酸化，养分淋溶，结构破坏，肥力降低，作物受损，从而可破坏土壤生产力。此外，尚有多种污染物（包括非金属有毒有害物质及放射性散落物等）的复合污染。气型污染分布的特点和范围受大气污染源性质的影响（如点源、面源及其排放方式的不同等），也受气象因素影响，因而不同工矿企业的污染范围和方向各不相同。

2. 水型污染

污水灌溉（简称污灌）引发土壤污染是我国土壤污染一条重要途径。我国 20 世纪 90 年代污水灌溉的农田面积已达 330 多万公顷。我国污水主要是工业废水和城市生活污水的混合型污水，且处理率很低。未经处理的混合型污水含有各种各样的污染物，分为有机和无机污染物。有机污染物主要是炼焦、制药、石油化工等企业废水中的酚类、三氯乙醛、多环芳烃等有害物质。无机污染物主要是酸、碱、盐及重金属类，其中硫酸盐、氯化物等会使土壤板结、盐渍化等；汞、镉、铅、砷、铬、锌等重金属会严重影响作物生长、污染农产品。污灌区土壤中常可积累过量的污染物，如重金属、农药，并向农作物中迁移，从而通过食物进入人体。在渗水性强，地下水位高的地方，水型污染更容易污染地下水。生活和医院污水、制革与屠宰工业废水是土壤中病原微生物的主要来源。

3. 固体废物型污染

固体废物包括工业废渣、城市垃圾、剩余污泥及畜禽粪便、农业秸秆等。其中前三者污染物含量比较高。由于这些废弃物中含有较多有机物质和一定的养分，因而有时用来作为肥料。但是，城市污水处理厂的污泥和城市生活垃圾中除富含大量植物可利用的营养物质和土壤需要的有机物质外，还含有较多的有毒有害成分，即使经过高温堆肥的处理，其含量仍很高。这些固体废物在土壤表面堆放、处理和填埋过程中，不仅侵占大量耕地，造成极大的经济损失，并且严重破坏地貌、植被和自然景观。此外，固体废物还可通过大气扩散或降水淋滤，使周围地区的土壤受到污染。

（三）土壤污染的特点

1. 隐蔽性和滞后性

土壤污染物在土壤环境中并不像在水和大气中易于识别。土壤污染往往通过对土壤样品进行分析化验和农作物残留检测情况，甚至通过粮食、蔬菜和水果等农作物及摄食的人或动物的健康状况才能反映出来，从遭到污染到产生"恶果"需要相当长的过程。例如，日本富山县锌矿排放的含镉废水污染河流，流入水田，使水稻富集水田中的镉而产出含镉的大米。人们食用这种大米后，经过十几年或更长的时间才发生慢性镉中毒性疾病——痛痛病。

2. 蓄积性和局域性

河流、大气由于不停地运动,可使污染物不断地得到稀释、扩散。而土壤能对污染物进行吸附、固定,使土壤污染物难以扩散和稀释,在土壤中不断积累并达到较高浓度。尤其是那些化学性质稳定的污染物,如重金属、农药等可以在土壤表层不断蓄积,导致污染越来越严重,使人类的健康遭受损害。同时由于土壤性质差异较大,而且污染物在土壤中迁移相对较慢,导致土壤中污染物分布不均匀,具有很强的局域性特点。

3. 恢复难

土壤污染一旦发生,仅靠切断污染源的方法往往很难自我恢复。土壤中的许多污染物都需要较长的时间才能够降解,且需要大量人力、财力、物力的投入。同时也只有采取针对性的技术手段才能够消除污染,但就目前的处理方式而言,土壤污染的治理往往需要较长的周期。

## 三、土壤污染的自净

土壤自净(soil self-purification)是指土壤本身对污染物进行吸附、分解、迁移、转化,而使土壤污染物浓度降低甚至消失的过程。土壤自净可以通过土壤本身一系列的物理、化学及生物反应过程,降低污染物浓度或改变其形态,从而消除污染物的毒性。土壤自净能力取决于土壤物质组成、性质和土壤环境等,也与污染物种类、数量和性质有关。不同土壤的自净能力不同,同一土壤对不同污染物的自净能力也不同。由于土壤的固定性,它不像大气、水一样能够较快地扩散迁移,因而土壤的净化速度比较缓慢。

# 第三节  土壤污染对人体健康的影响

## 一、土壤污染物进入人体的途径

1. 土壤—大气—人体

土壤中的挥发性和半挥发性污染物可以通过蒸发进入大气。土壤施用氮肥后,氮肥可直接从土壤表面挥发,进入大气;以有机氮或无机氮进入土壤的氮肥,在土壤微生物的作用下,转化为氮氧化物,进入大气。土壤(尤其是水稻田)中的硫化物、硫酸盐及有机硫在适宜条件下,部分能够分解和转化为对人体有毒的 $H_2S$ 和 $SO_2$ 等挥发性气体。此外,由于人类的活动,土壤中的细颗粒物会通过大气进入人体内,在肺泡中积累从而引起支气管炎等疾病。对于土壤中的放射性物质,例如 U 和 Th,会衰变释放出同位素气体 $^{222}Rn$ 和 $^{226}Rn$,当 Rn 浓度过高时会直接引发肺癌,也可能会诱发白血病和其他癌症。

2. 土壤—水—人体

氮肥和粪便的主要污染物质为硝酸盐和氨氮,这些物质会进入地表水或渗入地下水,而硝酸盐在人体内可被肠道细菌还原成亚硝酸盐,吸收亚硝酸盐后,血红蛋白会被氧化为高铁血红蛋白,后者无携氧功能,可直接使组织缺氧。此外,在农村会用未经处理的粪尿浇灌农田和菜地,粪便携带的病毒、细菌会进一步进入水体,使水体中的大肠杆菌或其他病原菌超标,从而引起急性腹泻或其他消化道疾患(详见第十五章)。

### 3. 土壤—食物—人体

土壤污染物可被植物的根茎所吸收。对于农药,土壤质地不同,植物对农药的吸收率也不同,沙质土壤要比黏质土壤吸收农药的能力高很多。不同类型农药在吸收率上也有所差异,一般来说,农药的溶解度越大越容易被作物吸收。此外,土壤中的农药还可以转化为其他有毒物质。例如,DDT可转化为DDD、DDE。含有残留农药的食品被人类食用后,残留的农药就会进入到人体内,从而对身体健康造成影响。土壤中的重金属主要是通过植物根部被吸收,进一步通过食物链影响人体健康。

食物链以生物种群为单位联系着群落中的不同物种。土壤中的污染物起始浓度不一定很高,但是随着食物链的逐级传递,经过食物链的生物放大作用之后,高级生物体内的污染物浓度会比低级生物体内的浓度大很多倍。难降解有机物质性质非常稳定,而且脂溶性很强,即使微量也能够通过生物放大作用或在动植物体内累积到高浓度而以食物的形式进入人体,从而对人体健康造成影响。因此,土壤→食物→人体的食物链比通过水和大气对人体健康造成的影响更为显著。

### 4. 土壤—人体

人体与土壤会有直接接触而使土壤污染物进入人体。土壤污染物可以通过皮肤接触和吸收而影响人体健康。人类在室内外活动时,由于四肢和口腔的接触,土壤污染物也会进入人体。此外,土壤中还存在一些放射性物质,它们可通过外照射直接作用于人体,从而引起放射性健康损害。

## 二、土壤无机物污染与健康

### 1. 重金属污染与健康

土壤重金属污染物主要有铜、铬、镉、砷、汞、铊等。它们在土壤中的活性小,易于积累,土壤一旦被其污染则极难消除。其中镉和砷的毒性较强;汞、铅、镍是中等毒性;硼、铜、锰、锌的毒性较低。土壤重金属多通过农作物和水进入人体。土壤重金属可在作物籽实中富集,人们长期食用重金属含量较高的粮食,可造成体内有毒金属的物质蓄积和功能损伤的蓄积,导致对健康的危害。有关汞、铅、镉、铬、砷毒性作用机理和健康危害可参见第八章。

土壤中的重金属来源主要是"三废"的排放。目前我国受镉、砷、铬、铅等重金属污染的耕地面积近2 000万公顷,约占总耕地面积的1/5。全国每年因重金属污染而减产粮食1 000多万吨,另外被重金属污染的粮食每年也多达1 200万吨,合计经济损失至少200亿元。

(1)土壤铅污染对人体健康的危害:铅(lead,Pb)在工业、农业和国防中广泛应用,在大气、水体和土壤环境中都会造成污染。土壤中的铅主要通过植物吸收的方式进入生态系统。国外研究表明,土壤铅大于100 mg/kg时,儿童血铅大于15 μg/(100 mL),可见土壤铅水平与儿童血铅似乎存在一定关联。

(2)土壤镉污染对人体健康的危害:金属镉(Cd)无毒性,但镉的化合物毒性极大且可以蓄积,引起慢性中毒的潜伏期可达10~30年之久,最短潜伏期为2~8年。长期接触镉化合物会造成肾损害和骨骼损害等。

（3）土壤铬污染对人体健康的危害：铬（Cr）在土壤中的存在形式主要是三价铬和六价铬，其中三价铬比较稳定，活性较差，因其在土壤中容易被胶体吸附或形成沉淀，所以毒害作用相对较轻；而六价铬活性较高，且不易被土壤胶体吸附，使其毒害作用较强。六价铬是很强的氧化剂，进入人体后，在氧化过程中产生四价铬、五价铬和自由基等多种中间产物，最终形成稳定的三价态。在此过程中，铬对细胞产生毒性作用，并引起细胞损害。铬还可与生物膜结合，干扰细胞的物质转运，激活脂质过氧化反应，从而造成细胞结构破坏。

（4）土壤铊污染对人体健康的危害：铊（thallium，Tl）是一种稀土元素，以微量共存于铅、锌、汞矿中。铊的化合物广泛应用于工业生产中，可随工业"三废"或稀土肥料对土壤造成污染。有关铊的毒性作用机理和健康危害可参见第七章。

2. 卤素污染与健康

土壤含氟或碘过高，导致人体摄入过多，会对健康造成危害。土壤含碘过高的情况比较少见，而土壤含氟过高的地区较为常见。

氟是人体必需的微量元素，适量的氟有利于形成牙齿的硬组织，且促进人体吸收钙和磷；但当土壤含氟过高时，人体从当地饮水和食物摄取的氟量过多时会对人体健康造成损害，甚至导致地氟病（又称地方性氟中毒）的发生，主要表现为氟斑牙和氟骨症。高氟会影响机体对钙磷的代谢，氟可与钙结合形成氟化钙，在骨组织中沉积，破坏骨质的晶体，此外氟还可以抑制一些酶的活性，降低骨骼对钙的利用。

3. 硝酸盐污染与健康

当土壤含氧充分时，土壤中的氨或铵盐可以在硝化细菌的作用下，氧化形成硝酸盐，这一过程叫作硝化作用；而在氧气不足的条件下，土壤中的硝酸盐会被反硝化细菌等多种微生物还原成亚硝酸盐，这一过程被称作反硝化作用。硝酸盐被人体摄入后，在胃肠道内会被某些细菌还原成亚硝酸盐，亚硝酸盐进入人体血液后会很快透过红细胞膜，将低铁血红蛋白转化为高铁血红蛋白，造成血液红细胞失去携带氧气的功能，导致身体各重要脏器陷入严重缺氧状态。

## 三、土壤有机物污染与健康

含有毒有害有机物的工业"三废"向土壤倾倒、不合理的污水灌溉及农药的滥用等，均可导致有毒有害有机物对土壤的污染。这些土壤有机污染物可以通过农作物的吸收而转移至食物，也可以进入地表水和地下水，导致对健康的危害。在土壤有机污染物中，最为普遍和严重的是农药对土壤的污染。

土壤污染的
预防与修复

有机氯农药由于氯苯结构比较稳定，不易分解，故易在土壤和农作物中积累，导致食物中的含量升高，可通过食物链进入人体并在体内蓄积起来。蓄积在体内的农药，可对机体产生激素样作用，使内分泌相关肿瘤的发病率升高，并出现出生缺陷、生长发育障碍和生育缺陷（如精子数下降和性别比例失调）等不良健康效应。蓄积在人体内的农药，不仅对当代可造成危害，还会从母体的乳汁中进入婴儿体内或从母体胎盘中转入胎儿体内，给下一代带来危害。

# 思 考 题

1. 名词解释：土壤质地，土壤微生物。
2. 简述土壤污染的类型与特点。
3. 从人类生态系统的角度，试论土壤污染对人体健康的影响。
4. 为什么对于土壤环境的保护要以预防为主？

电子教案

参考文献

# 第七章 工业环境毒理学

## 第一节 概 述

工业环境毒理学(industrial environmental toxicology)主要是研究工业环境污染物对工人健康的毒性作用与防护的科学。工业环境(industrial environment)是指生产工人在工作过程中所接触的环境,它属于大环境的一部分,其特点是有毒污染物的水平一般高于自然环境。工业接触的特点是生产环境与人体接触,接触途径以呼吸道和皮肤为主;接触剂量相对较高,接触时间相对较短;直接参加生产的人员主要是健康的成年人,较少涉及老、幼、病、弱等易感人群。

在环境污染物中人为污染物是主要的,而在人为污染物中工业生产产生的化学物质是最主要的。工业生产产生的废气、废水和固体废物首先污染其周围环境,即工业环境,而成为工业环境污染物;后者又借助于风力、水力及自身的运动而扩散到大自然环境中去,从而造成广泛的环境污染。工业环境大多属于人为环境或次生环境,是人类环境的一部分。工业环境与自然环境不是密闭的,而是相互开放、相互交流、密不可分的。工业环境往往是自然环境污染物的源头,也是环境保护的主要目标地。防止环境污染,首先要防止工业环境的污染。在很大程度上工业环境污染物与大自然环境污染物有其同源性、同根性和相似性。工业环境污染物的种类更多、浓度更高,而大自然环境中的污染物由于空气、水和土壤的巨大稀释作用导致浓度很大降低。然而,正是由于这种差异使很多环境毒理学问题的探讨往往从研究工业环境污染物对健康的影响开始,然后将其研究结果外推到大自然环境该污染物对普通人群健康的危害。时至今日,这种外推方法仍然被环境毒理学研究所广泛应用。由此可见,不论从环境保护实践的角度,还是从环境毒理学学科发展的角度出发,均足以说明工业环境毒理学是环境毒理学的一个分支学科而应受到环境毒理学研究者的高度重视。

# 第二节　工业环境有毒污染物的种类及来源

工业环境毒物(industrial environmental toxicant)是指在工业生产过程中产生的、存在于工业环境中的、对人体健康具有毒性作用的化学物质。在工业生产过程中往往存在有大量毒物的产生和排放,例如原料的开采与提炼,加料和出料,成品的处理、包装,材料的加工、搬运、储藏,化学反应控制不当或加料失误而引起冒锅和冲料,物料输送管道或出料口发生堵塞,工人进入反应釜出料和清釜,储存气态化学物钢瓶的泄漏,废料的处理和回收等过程都会产生有毒污染物。工人在工业生产劳动过程中由于接触工业环境有毒污染物而引起的中毒称为工业中毒(industrial poisoning)。工业环境有毒污染物的分类如下:

## 一、按工业行业划分

### (一) 冶金行业

冶金工业是指对金属矿物的勘探、开采、精选、冶炼及轧制成材的工业部门,生产铁(有时包括铬和锰)及其合金的工业称为黑色冶金工业,也称为钢铁工业;生产非铁金属及其合金的工业称为有色冶金工业。

1. 炼钢厂主要有毒污染物

(1) 有毒化学物质:有一氧化碳、硫化氢、氮氧化物、二氧化硫、二氧化锰等。

(2) 有毒粉尘:炼钢粉尘主要由氧化铁组成,其余的则包括氧化物杂质(如氧化钙)和其他金属氧化物(主要是锌的氧化物)。

2. 有色冶金工业主要有毒污染物

我国常见的有色金属有铝、铜、铅、锌、镍、镁、锡、钛、汞、锑等,其中铝、铜、铅、锌四种金属的产量占全国有色金属产量的90%以上。主要有毒污染物包括:

(1) 有毒化学物质:有液态二氧化硫、液氯、煤气、重油及各种有机萃取剂等。镁、铝、钠、钾、钛等有色金属本身即是易燃易爆物质。冶炼过程大量使用的强酸、强碱等强腐蚀性物质。

(2) 有毒粉尘:除存在冶炼金属自身的烟尘外,还存在伴生金属、非金属矿脉粉尘。

(3) 放射毒性:有些金属本身虽无放射性危害,但其矿物中含有放射性元素,如铌精矿、钽精矿、锂精矿等。

### (二) 化学工业

化学工业包括有机化工、无机化工、能源化工、高分子化工、材料化工、环境化工等众多领域。化学工业的有毒污染物种类繁多,在原料运输、加料、化学反应或成品精制包装过程中,由于容器的渗漏或破碎,反应管道的跑、冒、滴、漏,或操作失误等均可引起化学中毒。

由于化学工业的产品多样性和工艺复杂性,下面以合成氨为例来介绍化学工业的主要有毒污染物。

1. 有毒化学物质

在原料制备中,有一氧化碳、硫化氢、氰化氢、氨气、硫氧化碳、二氧化硫等;在净化工段,有一氧化碳、氨气、有机胺、甲醇、对苯二酚、碳酸丙烯酯、聚乙烯二甲醚、硫化氢、二氧化硫、硫醇、硫醚、硫氧化碳等;在氨合成工段,有氨气及少量的一氧化碳等。

2. 有毒粉尘

造气过程中产生的煤尘、炉渣尘、炭黑尘等。如果是以天然气或石油造气,基本没有粉尘危害。

（三）矿山行业

矿山是指有一定开采境界的采掘矿石的独立生产经营单位,主要包括一个或多个采矿车间,或称坑口、矿井、露天采场等及一些辅助车间。主要有毒污染物包括:

1. 有毒化学物质:矿井空气中含有的一氧化碳、硫化氢、氮氧化物等有害性气体。

2. 有毒粉尘:各种矿物开采过程中产生的生产性粉尘。

（四）石油化工行业

石油化工是以石油勘探、钻井、采集石油天然气,以石油及天然气为原料,生产石油和天然气化工产品、化工原料、合成橡胶、合成纤维、合成树脂、化肥等行业。

1. 石油勘探及油气开采过程中的主要有毒污染物

（1）有毒化学物质:有原油、烃类化合物、硫化氢、硫醇、一氧化碳、二氧化硫、氨气等。为防止采油设备被腐蚀,常用的有毒防腐剂有沥青、酚甲醛树脂、环氧沥青、二氯烷、苯二甲酸酐等。

（2）有毒粉尘:钻井过程中,有二氧化硅粉尘;固井过程中,有大量水泥尘;在喷砂清洗时,有高浓度硅尘。

2. 石油炼制过程中的主要有毒污染物

把原油或石油馏分加工（或精制）成目的产品的过程叫石油炼制。主要有毒污染物包括:

（1）有毒化学物质:主要有脂肪烃、硫化物、一氧化碳、氮氧化物、氨等。电化学精制过程中产生汽油、煤油、氢氧化钠、硫酸、酸渣和碱渣;催化剂重整过程中产生苯、甲苯、二甲苯、二乙二醇醚等;烷基化过程中产生液态烃、汽油、硫化氢、氢氟酸、硫醇等;酮苯生产过程中产生苯、甲苯、丙酮、液氨、二氧化硫、蜡油;尿素脱蜡过程中产生液体石蜡、煤油、异丙醇、尿素等。

（2）有毒粉尘:重油催化裂化过程中产生催化剂粉尘;延迟焦化过程中产生焦炭粉尘;糠醛精制过程中产生白土粉尘;氧化沥青过程中产生滑石粉。

（五）机械制造行业

各种机械制造工业的基本生产过程一般包括铸造、锻压、热处理、机械加工和装配。主要有毒污染物包括:

1. 有毒化学物质:燃烧锻炉可产生一氧化碳、二氧化硫、氮氧化物等有害气体;机械零件的热处理需要的辅助材料,如酸、碱、金属盐、氰盐等强腐蚀性物质。

2. 有毒粉尘:造型、铸件落砂与清理时产生大量的沙尘,在机械加工过程中,对金属零部件磨光和抛光过程可产生金属和矿物性粉尘,装配焊接时可产生电焊粉尘。

（六）纺织工业

纺织工业是将纺织纤维加工成各种纱、丝、线、绳、织物及其染整制品的工业。主要的生产工艺包括原料处理、纺纱、织布机整理和染整。主要有毒污染物包括:

1. 有毒化学物质:纺织品加工中常使用有毒的染料和助剂。染料主要有偶氮染料、蒽醌染料、靛族染料、芳甲烷染料等。助剂中常含有铅化合物、锰化合物、氨、甲苯、二甲苯、四氯化碳、二甲基甲酰胺、硫酸、乙醇、汽油、醋酸乙酯、环氧树脂等;有些助剂还是强酸、强碱。

2. 有毒粉尘:在对各种纤维材料进行采集、分级、机械加工和运输时所产生的纺织尘埃,包括有机尘埃和矿物尘埃两类。

## 二、按有毒污染物的理化特性划分

（一）金属与类金属

工业生产过程中产生的金属与类金属有毒污染物种类很多,常见的包括铅、汞、镉、砷、铜、铬、锰、铍、镍、锌、铊、锡、锑、磷、硒、硼等。

（二）有毒气体

有毒气体主要包括两大类:刺激性气体和窒息性气体。

1. 刺激性气体（irritative gases）是指对眼、呼吸道黏膜和皮肤具有刺激作用,引起机体以急性炎症、肺水肿为主要病理改变的一类气态物质。常见的刺激性气体有二氧化硫、氯化氢、氟化氢、光气、二氧化氯、二氯化砜、甲醛、乙烯酮、氨、乙胺等。

2. 窒息性气体（asphyxiating gases）是指被机体吸入后,可使氧的供给、摄取、运输和利用发生障碍,使全身组织细胞得不到或不能利用氧,而导致组织细胞缺氧窒息的有害气体的总称。窒息性气体主要有氮、氢、甲烷、二氧化碳、氦、氖、一氧化碳、硫化氢等。

（三）有机溶剂

工业环境中的有机溶剂有3万多种,其多具挥发性,因而接触途径以吸入为主。脂溶性是有机溶剂的重要特性,进入体内易与神经组织亲和而具有神经毒性和麻醉作用;有机溶剂也具有一定水溶性,故易经皮肤进入体内。

（四）苯的氨基和硝基化合物

苯或其同系物（如甲苯、二甲苯、酚）苯环上的氢原子被一个或几个氨基（—NH$_2$）或硝基（—NO$_2$）取代后,即形成芳香族氨基或硝基化合物。常见的有苯胺、苯二胺、联苯胺、二硝基苯、三硝基甲苯、硝基氯苯等,其主要代表为苯胺和硝基苯。

除上述之外,常见工业有毒污染物还有农药、粉尘等。常见物理污染因素有:高温、低温、噪声、振动、电离辐射、电磁辐射等。

# 第三节    工业环境有毒污染物的毒性

工业环境中的有毒污染物种类繁多,有的在本书其他章节对其毒性进行论述,本节仅对常见的且在其他章节少有涉及的几种金属、有毒气体和粉尘类污染物的毒性及其对健康的影响进行介绍。

## 一、金属与类金属

金属与类金属的种类很多,这里重点论述工业环境中常见金属镍、锰、铊、锡、铝,而汞、铅、镉、铬和砷的毒性及对人体的危害详见第八、十章。

### (一)镍

常见的镍(nickel,Ni)化合物有氧化镍、氢氧化镍、硫酸镍、硝酸镍等,毒性最大的化合物是羰基镍。

羰基镍蒸气可经呼吸道、再经肺而进人体,有 30%~40% 可在 6 h 内由呼吸道排出,其余部分在体内代谢,在细胞内逐渐分解,释放出二价镍气和一氧化碳,导致血红蛋白和一氧化碳结合,使血液把镍带到全身多种器官。羰基镍急性中毒的主要病变在肺,其次为脑、肝及肾上腺,其急性毒性约为一氧化碳的 50 倍。肺的主要病理改变为充血、水肿、局灶性肺炎伴坏死。

镍属致敏物,分子量低的镍离子作为半抗原,接触皮肤或进人体内后可与大分子蛋白结合,形成具有免疫原性的半抗原-载体复合物,通过致敏 T 细胞,导致机体产生过敏反应。镍金属和可溶性盐是很强的皮肤致敏物,会引起过敏性接触性皮炎。在工业生产环境下,工人的皮肤过敏损害比较常见,主要表现为皮炎和湿疹,少数人可发生皮肤瘙痒症和荨麻疹等损害。此外,也有镍引起过敏性肺炎和支气管哮喘的报道。

国际癌症研究机构(IARC,1990)已经确定镍化合物为人类一类致癌物质(Group I,G1);金属镍和镍合金列为对人类可能(possible)致癌物(Group 2B,G2B)。

### (二)锰

锰(manganese,Mn)是一种相对低毒的金属,天竺鼠、小鼠、大鼠口服锰化合物溶液的半数致死量为 400~830 mg/kg,大鼠、小鼠注射锰化合物溶液的半数致死量为 38~46 mg/kg。锰阳离子的毒性比阴离子的毒性大,二价锰离子的毒性约是三价锰离子的毒性的三倍。

锰的慢性中毒多由长期接触较高浓度的锰而引起。中枢神经系统是锰毒性最主要的靶器官。长期吸入锰烟(一般 2 年以上)可产生慢性锰中毒效应:早期表现为神经衰弱症状,可以表现为失眠、紧张等;继而可出现异常精神症状,如易激怒、步态不稳、行走困难、肢体僵直、语言不清和强迫行为;持续接触可出现细小震颤等帕金森病类症状。

锰及其化合物可经呼吸道和消化道吸收。锰是人类组织和体液的组成部分,大多数组织的锰浓度在 0.1~1 μg/g(湿重),在肝、胰腺和肾中的含量较高,而在骨骼和脂肪含量较低。吸收的锰可很快从血液中清除,一般来说,器官和组织不能蓄积大量的锰。细胞内的锰约 2/3 存积在线粒体内。

锰可通过血脑屏障和血脑脊液屏障,经主动转运进入脑组织、被动扩散排出大脑。锰可通过引起氧化应激,直接或间接诱导神经细胞凋亡,诱发神经毒性。锰可引起大鼠脑琥珀酸脱氢酶、$Na^+-K^+-ATP$ 酶和氨酰胺合成酶活性降低及谷氨酰胺酶活性升高,造成谷氨酸代谢失衡。

锰能通过胎盘屏障。母体孕期接触的锰能通过胎盘进入子代体内,在体内蓄积,对子代的生长发育产生损害。孕期锰暴露与胎儿低出生体重有关,还可能影响胎儿早期发育。

锰主要通过排泄保持体内的内稳态。血液中的锰在肝与胆汁结合,排入肠道。在肠道大部分锰随粪便排出体外,小部分锰可通过肠肝循环而被重吸收。尿液、汗液和奶液可排出少量锰。给大鼠静脉注射含锰溶液 5 天后,99% 的锰通过粪便排出体外。通过呼吸道吸入氯化锰,4 天后大约 60% 经粪便排出。人尿中锰含量低于 1 μg/L,占机体总锰量的 0.01%。

### (三)铊

铊(thallium,Tl)是一种重要的稀有金属,广泛存在于铁、铝、铜、锌等矿石中,这些矿石的开采与冶炼过程都可产生铊,对环境造成污染。常见铊化合物有醋酸铊、硫酸铊、溴化铊和碘化铊。

铊属高毒类,具有蓄积毒性,为强烈的神经毒物。可通过消化道、皮肤和呼吸道吸收,尤其可溶性铊盐,口服 0.5~1 g 即可致命。铊化合物对人的急性毒性剂量为 6~40 mg/kg,成人最小致死量为 12 mg/kg,儿童致死剂量为 5~7.5 mg/kg。血中的铊不与血清蛋白结合,而以离子状态运转。铊大部分蓄积在细胞内,可稳定地和一些酶结合,包括 $Na^+-K^+-ATP$ 酶。因此,血铊含量不能准确反映它在人体内负荷量和摄入量。铊经胃肠道吸收后,可随血液迅速分布于全身,由于铊对组织器官的亲和力不同及组织细胞对铊富集能力上的差异,组织器官中铊浓度具有显著差异。铊在人体的分布,以肾中含量最高,其次是肌肉、骨骼、肝、心、肠、胃、脾、睾丸和神经组织,皮肤和毛发中含一定量的铊,而脂肪组织中含量极微。铊主要通过尿和粪便排出,少量可经乳汁、汗腺、毛发和唾液排出。

铊可通过血脑屏障在脑内蓄积而产生明显的神经毒作用,主要损伤中枢神经系统、周围神经以及胃肠道和肾等。另外,铊对甲状腺有明显的毒性作用,使甲状腺功能低下,从而影响骨骼系统的生长发育与脑的发育成熟。铊可与核糖体结合,干扰蛋白质合成。铊还可拮抗钙对肌肉的激活效应。

工业环境中,铊中毒可表现为急性或慢性中毒,由于短期内吸入较大量或长期慢性接触含铊烟尘、蒸气、气溶胶或可溶性铊盐引起。急性中毒表现为胃肠道刺激症状,上行性神经麻痹,精神障碍。2~3 周后可发生脱发(包括头发和体毛),是铊中毒特异性体征之一,但也有中毒患者不发生脱发。

慢性铊中毒早期表现为类神经症,如头痛、头晕、失眠、多梦、记忆力减退、疲倦、乏力等,随后出现毛发脱落及皮肤干燥,可伴有食欲减退、恶心、呕吐、腹痛、腹泻等;视力下降是一突出表现,严重者只有光感;也可有周围神经病变、皮肤色素沉着等;也可有内分泌紊乱,包括阳痿和闭经。少数可出现中毒性脑病或中毒性精神病。近年来发现铊有致畸变和致突变作用。

铊中毒机制目前尚未完全阐明,可能与铊能竞争性抑制钾离子、改变脂质体的膜属性、与蛋白质或酶的巯基结合、损害线粒体功能及与核黄素结合破坏电子传递机制等有关。

（四）锡

在工业环境中,锡(stannum,Sn)的开采、冶炼、焊锡、合金、电镀等,可产生锡及其合金污染。

锡及其无机化合物大多属微毒或低毒类,有机锡具有中高度毒性。空气中锡及其无机化合物颗粒物主要经呼吸道吸收,吸入后主要滞留在肺。有机锡化合物可经呼吸道、消化道和皮肤吸收。无机锡及其化合物经口染毒动物出现呕吐等症状,未发现任何特异的毒性表现。锡盐注入动物体内后,广泛分布于全身组织器官。新生儿体内无锡,证明锡不能通过胎盘;出生后则锡迅速在体内,特别是肺蓄积,并随年龄增加而增多。经口摄入锡主要由粪便排出,已被机体吸收的锡则由尿排出。

吸入四氯化锡可导致动物痉挛及引起中枢神经系统损害。Kappas 经皮给予动物氧化亚锡剂量为 $2.5 \sim 25 \ \mu mol/(100 \ g)$,肾的血红素氧化酶活性比对照组动物高 $20 \sim 30$ 倍,肾微粒体细胞色素 P-450 的含量下降 50%。无论雄性还是雌性大鼠,长期通过喂饲含氯化亚锡及硫化锡、氧化锡、酒石酸锡及正磷酸锡饲料 $68 \sim 325 \ mg/(kg \cdot d)$,发现动物出现贫血,导致血球压积、红细胞及血红蛋白含量下降。三丁基氯化锡是有机锡化合物中毒性最大的一种,可诱导小鼠胸腺细胞凋亡。

接触高浓度无机锡尘可引起眼、喉及呼吸道刺激症状。接触锡烟可致金属烟雾热。某些烃基锡可引起脑白质水肿,表现为剧烈头痛、视力障碍,严重者可致死。此外,有机锡对皮肤有强烈刺激作用。

（五）铝

铝(aluminum,Al)在地壳上分布居第三位,约占地壳总质量的 8%。在自然界以 $Al^{3+}$ 形成各种氧化物和铝硅酸盐类等稳定的化合物。铝污染主要来源于铝矿的开采和冶炼,铝制品和铝材的生产、加工等。

铝及其化合物由于胃肠道和呼吸道吸收差,仅在大剂量或长时间吸入时有一定的损害,不溶性铝化合物,虽一次给予较大剂量,一般不引起明显的急性毒性作用。和大多数金属一样,可溶性铝化合物更易于吸收和分布到靶器官。

长期吸入不溶性铝粉可导致肺纤维化。从事铝电解、粉碎、铝电弧焊接的工人均会有铝或氧化铝尘肺的发生,但目前铝尘肺的发病机制还不十分清楚。呼吸道吸入金属铝尘时,可长时间蓄积在肺和肺门淋巴结。铝进入机体后,可快速从血液循环系统进入肝、肾、肺、肾上腺和骨骼,并蓄积在脑中。此外,铝还可长期存留在骨骼中。

经肺和胃肠道吸收的铝,主要经尿排出,少量经胆汁排出。未被吸收的铝主要以不溶性磷酸铝形式经粪便排出。人体内铝的蓄积并不随年龄增加或大量进食铝而增加。摄入铝量大时,粪便和尿中的排泄就显著增加,因而可保持体内相对恒定的动态平衡。

吸入高浓度的氯化铝可刺激上呼吸道产生刺激性支气管炎,还可产生间质性肺炎;另外,氯化铝对皮肤和黏膜有刺激作用,可引起急性结膜炎。吸入熔炼铝的蒸气和在电解铝的生产过程中吸入氟化铝可导致支气管哮喘发作;吸入高浓度的烷基铝化合物的蒸气可引起中毒性肺水肿和化学性肺炎。

长期铝接触可引起电解工人的认知功能障碍,因此铝可能是轻度认知功能障碍发病的危险因素之一。近年来研究证明,低浓度的三氯化铝便可引起大鼠海马 CA1 区神经元钠、钾离子通道功能发生改变,这可能是铝引起学习记忆功能降低、认知能力受损的机制之一。

此外,铝能减慢实验动物骨骼的成骨细胞生长和活性,导致骨软化病和再生不良性骨病。铝作业工人冠心病发病风险增加,这可能与铝尘引起的机体炎症应答反应增加、血浆中纤维蛋白原水平增高有关。

## 二、有毒气体

工业环境中的有毒气体的种类很多,这里重点论述工业环境中常见的氯气、氨气、硫化氢气体的毒性,而二氧化硫、氮氧化物、光化学烟雾及臭氧等有毒气体对健康的危害详见第四章。

### (一) 氯气

氯气(chlorine, $Cl_2$)污染主要来源于氯气的制造、装罐、运输、储藏及使用过程,如密闭不良、储罐泄漏、管道阀门破裂或意外爆炸等,均可造成外逸。

氯气被吸入后与呼吸道黏膜的水作用生成次氯酸和氯化氢,从而产生毒性作用。氯化氢可使上呼吸道黏膜水肿、充血和坏死;次氯酸可透过细胞膜,破坏膜的完整性、通透性及肺泡壁的气-血、气-液屏障,引起眼、呼吸道黏膜充血、炎性水肿,甚至坏死。次氯酸还可与半胱氨酸的巯基起反应,抑制多种酶的活性。

低浓度氯气(如 1.8 $mg/m^3$)主要引起黏膜刺激症状,如眼结膜辛辣感、流泪、咽痛、干咳、胸闷及恶心等。吸入较高浓度(如 90 $mg/m^3$)的氯气,能立即引起持续性咳嗽、胸部紧迫感、呼吸不畅,并有明显的头痛、头昏、烦躁不安、无力、欲睡等症状,还伴有恶心、呕吐、腹痛等急性胃肠反应。有时可引起化学性肺炎,一般发热 38 ℃ 左右。吸入高浓度氯气(如 300 $mg/m^3$)时间较久,可发展为肺水肿,引起昏迷和休克,严重者能引起喉头与支气管痉挛和水肿,造成窒息,甚至引起“电击样”死亡。氯气浓度与急性毒作用的关系见表 7-1。

表 7-1　氯气浓度与急性毒作用的关系

| 浓度 | | 反应 |
|---|---|---|
| $mg/m^3$ | ppm | |
| 0.06 | 0.02 | 嗅觉阈浓度 |
| 1.5 | 0.5 | 有气味 |
| 3~9 | 1~3 | 有明显气味 |
| 18 | 6 | 刺激咽喉 |
| 90 | 30 | 引起剧烈咳嗽 |
| 120~180 | 40~60 | 接触 30~60 min 可引起严重损害 |
| 300 | 100 | 可造成致命损害 |
| 3 000 | 1 000 | 深吸入少许,能危及生命 |

长期接触低浓度氯可引起嗅觉灵敏度显著降低,及上呼吸道、眼结膜、皮肤等的刺激症状,其中以慢性支气管炎为常见。由于部分气管阻塞或狭窄,可引起肺功能减退,使最大通气量和时间肺活量(又称用力呼气量)下降。氯气还可损害中枢神经系统,引起植物神经系统紊乱,还可引起血压偏低、窦性心动过缓和心律不齐等。

### (二) 氨

工业环境中的氨(ammonia,$NH_3$)污染主要来源于合成氨生产及以氨为原料的各种化学工业,如制造碱、炸药、医药及合成纤维、塑料、树脂、油漆、染料等生产过程中都会产生氨。

氨对眼及上呼吸道具有明显的刺激和腐蚀作用。氨分子量小,扩散速度快,能迅速通过细胞渗透到组织内,使病变向深部发展。氨对人体的毒性反应与空气中氨气浓度和接触时间有关,浓度越大,接触时间越长,毒性作用越大。

氨轻度中毒以气管、支气管损害为主,表现为支气管炎或支气管周围炎,也可引起轻度喉水肿;中度中毒表现为支气管肺炎或间质性肺水肿;重度中毒以肺部严重损害为主,可出现肺泡性肺水肿,伴有明显的气胸或纵隔气肿等并发症,同时可出现中毒性肝、肾损害等病症。

进入体内的氨过多会影响机体糖代谢和三羧酸循环,使血糖、血丙酮酸浓度增高,最终导致 ATP 生成减少。脑氨增高,可致中枢神经系统兴奋性增强,出现兴奋,惊厥等病症,继而转为抑制,以致昏迷、死亡;也可通过神经反射作用引起心跳和呼吸骤停。

### (三) 硫化氢

硫化氢(hydrogen sulfide,$H_2S$)在常温常压下为无色、具有强烈臭鸡蛋样气味的气体。硫化氢污染来源于含硫石油的开采、炼制和加工中的脱硫和废气排放;在含硫矿物开采和冶炼中 $H_2S$ 可用于分离、提纯或去除金属离子等,在使用中往往有 $H_2S$ 逸出到环境中。

硫化氢主要经呼吸道吸收,消化道和皮吸收均较少。进入血液的硫化氢小部分以原形从呼出气排出,其余部分主要分布在脑、肝、肾、胰和小肠中,而后大多被氧化为无毒或低毒的硫酸盐,仅少量生成有机硫化物如甲硫醇、甲硫醚等。主要经肾排出,唾液、胃液、汗液也有少量排出;代谢迅速,无蓄积作用。

硫化氢为剧毒气体,具有局部刺激作用,损害眼睛、上呼吸道黏膜,以及皮肤。接触后出现眼刺痛、畏光、流泪、流涕、结膜充血、咽部灼热感、咳嗽等刺激症状,以及头痛、头晕、乏力、恶心等神经系统症状。人接触浓度为 1.4 $mg/m^3$ 的含硫化氢空气即可闻到臭鸡蛋样气味;30~40 $mg/m^3$ 可引起局部刺激和中枢神经系统等全身症状;300 $mg/m^3$ 接触 1 h 可出现强烈的眼和上呼吸道刺激症状以及明显的神经系统抑制;760 $mg/m^3$ 接触 15~60 min,可引起结膜炎和角膜溃疡,以及支气管炎,甚至中毒性肺炎和肺水肿;900 $mg/m^3$ 以上,可直接抑制呼吸中枢,引发呼吸和心跳骤停、"电击型"死亡。

硫化氢微溶于水,接触到湿润的眼和呼吸道黏膜及潮湿的皮肤时,可迅速溶解,形成氢硫酸;或与黏膜表面的钠离子结合为碱性的 $Na_2S$,产生刺激和腐蚀作用,引起眼和上呼吸道炎症,甚至化学性肺炎和化学性肺水肿,也可引起皮肤充血、糜烂、湿疹。

与氰化氢作用相似,硫化氢可抑制细胞呼吸酶的活性。硫化氢与金属离子具有很强的亲和力,进入体内未及时被氧化解毒的硫化氢,可与氧化型细胞色素氧化酶中的 $Fe^{3+}$ 结合,使其失去传递电子的能力,造成组织细胞缺氧,导致细胞"内窒息";硫化氢还可与体内的二硫键结合,从而抑制三磷酸腺苷酶、过氧化氢酶、谷胱甘肽等的活性,干扰细胞内的生物氧化还原过程和能量供应,加重细胞内窒息,尤以神经系统敏感。

工人长期接触低浓度硫化氢可引起眼及呼吸道慢性炎症,如慢性结膜炎、角膜炎、鼻炎、咽炎、气管炎和嗅觉减退,甚至角膜糜烂或点状角膜炎等。全身症状可有类神经症、中枢性自主神经功能紊乱,如头痛、头晕、乏力、睡眠障碍、记忆力减退和多汗、皮肤划痕症阳性等,也可损害周围神经。国内一项调查对接触低浓度硫化氢 1 年以上的 221 名工人进行检查,发现工人头痛、头晕、咳嗽咳痰、胸闷胸痛、咽痛出现率,咽部充血、结膜充血、血常规异常、心电图异常和胸部 X 射线片异常检出率高于对照组,说明低浓度硫化氢对作业工人五官、呼吸、心血管和神经等系统等均有慢性健康危害。

## 三、工业性粉尘

在人类环境中,工业环境空气颗粒污染物远比自然环境中的空气颗粒物的种类多、浓度高。由于工业环境与自然环境之间是互为开放性的,所以工业环境也是自然环境空气颗粒物(包括 $PM_{10}$、$PM_{2.5}$)的主要来源地。因此,研究工业性粉尘对人体的毒性作用不仅有助于对职业粉尘接触者的健康防护,也有助于对普通人群的健康防护。尤其值得注意的是,在一定工业环境中的空气粉尘相对比较单一,而自然环境或大气环境中的颗粒物往往由于来源很多使其成分更为复杂,故对工业粉尘毒性的研究有利于对大气环境不同颗粒物毒性的阐明。

### (一) 常见的工业性粉尘

工业性粉尘种类很多,常见的如游离二氧化硅,在自然界中分布很广,凡接触和利用岩石、砂石的行业均有接触二氧化硅的机会;煤矿粉尘是煤炭生产过程中伴随煤和岩石被破碎而产生的混合性粉尘,主要含有煤尘、岩尘及少量其他物质;石棉矿的开采、选矿、加工和处理可产生石棉粉尘;滑石矿的开采和选矿可产生滑石尘;陶工在生产过程中可接触到陶工尘,它是石英和硅酸盐混合粉尘;工人在生产水泥的过程中会接触到大量的水泥尘;电焊时产生烟、尘含有多种金属和非金属化学物,称为电焊尘。此外,石墨是一种银白色有金属光泽的结晶型碳,呈银灰或黑色,在原子反应堆、原子能发电站、导弹等的建造和生产过程中均可接触到石墨粉尘。

### (二) 工业性粉尘对健康的影响

所有粉尘颗粒对人体都是有害的,不同粒径、不同特性,特别是不同化学性质的工业性粉尘,可能引起机体的不同部位和不同程度的损害。工业性粉尘对机体的损害是多方面的,直接的健康损害以呼吸系统损害为主,局部以刺激和炎性作用为主。由于工业性粉尘也是空气中的颗粒物,所以它被人体呼吸道的吸入与转归情况可详见第四章第四节对大气颗粒物的描述。这里仅对工业性粉尘比较特殊或重要的健康影响进行论述。

（1）对呼吸系统的影响

粉尘对机体影响最大的是呼吸系统损害，包括尘肺、粉尘沉着症、呼吸道炎症和呼吸系统肿瘤等。

① 尘肺：尘肺是由于在生产环境中长期吸入工业性粉尘而引起的以肺组织纤维化为主的疾病。工业性粉尘危害已成为世界范围内一个较为严重的公共卫生问题。据统计，尘肺病例约占我国职业病总人数的70%以上。根据粉尘性质不同，尘肺的病理学改变也轻重不一。如石英、石棉所引起的肺间质反应以胶原纤维化为主，导致肺部结构破坏，肺功能逐渐受影响，一旦发生，即使停止接触粉尘，肺部病变仍继续进展。而煤尘和水泥尘等引起的纤维化进展较为缓慢，脱尘后症状将有所缓解。

② 粉尘沉着症：有些生产性粉尘如锡、铁、锑等吸入后，主要沉积于肺组织中，呈现异物反应，以网状纤维增生的间质纤维化为主，在X线胸片上可以看到满肺野结节状阴影，主要是这些金属的沉着。这类病变称粉尘沉着症，不损伤肺泡结构，因此肺功能一般不受影响，机体也没有明显的症状和体征，对健康危害不明显。脱离粉尘作业，病变可以不再继续发展，甚至肺部阴影可逐渐消退。

③ 有机粉尘引起的肺部病变：有机粉尘有着不同于无机粉尘的生物学作用，而且不同类型的有机粉尘作用也不相同。有机性粉尘可引起肺功能改变，如吸入棉、亚麻或大麻尘引起的棉尘病，常表现为胸闷、气急和（或）咳嗽症状，也可有急性肺通气功能改变，吸烟又吸入棉尘可引起非特异性慢性阻塞性肺病。吸入带有霉菌孢子的植物性粉尘，如草料尘、粮谷尘、蔗渣尘等，或者吸入被细菌或血清蛋白污染的有机粉尘，可引起职业性变态反应性肺泡炎，患者常在接触粉尘4 h后出现畏寒、发热、气促、干咳；第二天后自行消失，急性症状反复发作可发展为慢性，并产生不可逆的肺组织纤维增生和慢性阻塞性肺病。对于多种粉尘（例如铬酸盐、硫酸镍、氯铂酸铵等）的长期吸入可引起职业性哮喘。这些均已纳入我国法定职业病范围。

④ 呼吸系统肿瘤：某些粉尘本身是或者含有人类确定致癌物，如石棉、游离二氧化硅、镍、铬、砷等都是国际癌症研究机构肯定的人类确定致癌物，含有这些物质的粉尘可引发呼吸和其他系统肿瘤。此外，放射性粉尘也能引起呼吸系统肿瘤。

⑤ 呼吸系统炎症：粉尘对人体来说是一种外来异物，因此机体具有本能的排除异物反应，在粉尘进入的部位积聚大量的巨噬细胞，导致炎性反应，引起粉尘性气管炎、支气管炎、肺炎、哮喘性鼻炎和支气管哮喘等疾病。

⑥ 其他呼吸系统疾病：上述粉尘诱发的肺组织纤维化、肺沉积和炎症作用，常可导致肺通气功能下降，引发慢性阻塞性肺病。尘肺病常并发肺气肿、肺心病等。肺结核也是粉尘接触人员易患疾病。长期接触粉尘，还常引起机体免疫功能下降，容易发生肺部非特异性感染。

（2）局部作用

粉尘作用于呼吸道黏膜，早期引起其功能亢进、黏膜下毛细血管扩张、充血，黏液腺分泌增加，以阻留更多的粉尘；长期则形成黏膜肥大性病变，然后由于黏膜上皮细胞营养不足，造成萎缩性病变，呼吸道抵御功能下降。皮肤长期接触粉尘可导致阻塞性皮脂炎、粉刺、毛囊炎、脓皮病。金属粉尘还可引起角膜损伤、浑浊。沥青粉尘可引起光感性皮炎。

### （三）影响粉尘毒性作用的因素

**1. 粉尘的化学成分、浓度和接触时间**

根据化学成分不同,粉尘对人体可有致纤维化、刺激、中毒和致敏作用。如含游离二氧化硅粉尘吸入后可致肺纤维化,游离二氧化硅含量在70%以上的粉尘短期暴露后即可发病,而含游离二氧化硅在10%以下时,病变发展较慢。某些金属(如铅及其化合物)粉尘通过肺组织吸收,进入血液循环,引起中毒。另一些金属(如铍、铝等)粉尘可导致过敏性哮喘或肺炎。同一种粉尘,作业环境空气中浓度越高,暴露时间越长,对人体危害越严重。

**2. 粉尘的溶解度**

某些有毒粉尘,如含有铅、砷等的粉尘可在呼吸道溶解吸收,其溶解度越高,对人体毒作用越强;相对无毒的粉尘如面粉,其溶解度越高作用越低;石英粉尘等很难溶解,在体内可持续产生危害作用。正常情况下,呼吸道黏膜的 pH 为 6.8～7.4,如吸入的粉尘溶解引起 pH 范围改变,可引起呼吸道黏液纤毛上皮系统排除功能障碍,导致粉尘阻留。

**3. 粉尘的分散度**

分散度(distribution of particulate size)是用粉尘颗粒大小的组成描述某一生产过程中物质被粉碎的程度,以粉尘粒径大小(μm)的数量或质量组成百分比来表示,前者称为粒子分散度,粒径较小的颗粒越多,分散度越高;后者称为质量分散度,粒径较小的颗粒占总质量百分比越大,质量分散度越高。粉尘粒子分散度越高,其在空气中飘浮的时间越长,沉降速度越慢,被人体吸入的机会就越多。而且,分散度越高,比表面积越大,越易参与理化反应,对人体危害越大。当粉尘粒子密度相同时,分散度越高,粒子沉降速度越慢;而当尘粒大小相同时,密度越大的尘粒沉降越快。

**4. 粉尘的荷电性**

物质在粉碎过程和流动中相互摩擦或吸附空气中离子而带电。尘粒的荷电量除取决于其粒径大小和密度外,还与作业环境温度和湿度有关。飘浮在空气中90%～95%的粒子荷正电或负电。尘粒的荷电性影响其在空气中的沉降和在机体呼吸道中阻留及被巨噬细胞的吞噬速度。同性电荷相斥增强了空气中粒子的稳定程度,异性电荷相吸使尘粒撞击、聚集并沉降。一般来说,荷电尘粒在呼吸道内易被阻留。

工业环境有毒污染物的识别、评价与防治

**5. 粉尘的硬度**

粒径较大、外形不规则且比较坚硬的尘粒,可能引起呼吸道黏膜的机械损伤;进入肺泡的尘粒,由于质量小,肺泡环境湿润,并受肺泡表面活性物质影响,对肺泡的机械损伤作用可能并不明显。

# 思 考 题

1. 名词解释:工业环境毒物,工业中毒,刺激性气体,窒息性气体,尘肺,粉尘沉着症,分散度。

2. 简述工业环境有毒污染物的种类和来源。

3. 工业环境中常见金属与类金属污染物对健康的影响有哪些?

4. 工业环境中有哪些常见有毒气体？它们与自然环境大气污染有何联系？

5. 试论工业粉尘对健康的影响。

6. 讨论：为什么说工业环境毒理学是环境毒理学的一部分？

电子教案

参考文献

# 第八章　重金属的毒性

## 第一节　概　　述

金属是元素周期表中由硼（B）至砹（At）连接线左侧除氢之外所有元素的总称。金属和非金属没有明显的界限，由金属向非金属过渡的中间元素如硅、锗、砷、锑、硒、碲等称为类金属。重金属是指相对密度在 4.0 以上约 60 种金属元素或相对密度在 5.0 以上的 45 种金属元素。由于砷和硒的毒性和某些性质与重金属相似，所以在毒理学上将砷、硒也列入重金属范围进行论述。各种重金属元素在生物体内的正常含量均小于人体体重的 0.01%，属于微量元素。有的微量元素是人和动物生长发育必需的如锌、铜、铬、锰等，有的是非必需的如汞、铅、镉等。

对环境造成严重金属元素污染的主要来源是人类的生产活动，如采矿、冶炼、使用金属的工业生产过程、施用农药，以及煤、石油等燃料燃烧，将金属元素及其化合物排放入环境，造成金属污染。环境中的金属一般是通过被其污染的食物、饮水、空气及职业性接触，主要经消化道吸收，其次经呼吸道吸收，经皮肤吸收较少。

元素周期表

环境中的重金属一般浓度很低，有的可经过食物链的逐级转移、浓集，以"环境—植物—人"或"环境—植物—动物（肉、内脏、蛋、乳等）—人"的方式进入人体，提高了人对金属的接触量，从而增加了有毒金属对人体健康的潜在危害性。

在环境污染中往往是多种金属同时存在并共同进入体内，彼此间的相互作用一般多为独立作用，协同作用较少，而拮抗作用最引人兴趣。由于金属元素之间存在着复杂的拮抗和协同关系，所以在评定环境金属污染对健康的影响时，除了考虑各种金属的单独作用外，还应考虑不同金属之间的相互影响。

金属进入人体后，不易排泄，可逐渐蓄积，尤其是人体内存在有金属的贮存库（如骨骼）和金属蓄积机制（如金属硫蛋白（metallothionein）可与金属结合而沉积在细胞内）等，使多数金属在体内具备蓄积的生理条件。

当金属蓄积到超过人体的生理负荷时，就会引起生理功能改变，导致急、慢性或远期危害，主要包括：慢性中毒、致癌作用、致畸作用、变态反应与炎症及降低免疫功能等。特别是那些有致癌作用的金属如 As、Cd、Cr、Ni 等，随着年龄的增长，在体内的量逐年增多。这可能是中老年癌症发病率增高的原因之一。

汞、铅、镉、铬、砷等金属或类金属元素,特别是汞、铅、镉,不但毒性较大,而且环境污染严重,是当前环境毒理学研究的重点对象。

# 第二节    汞

汞是自然界广泛存在的元素,各种食物中均含有微量的汞,通常每人每天从食物中可摄入汞约 5~20 μg。发汞 50 μg/g 或血汞 0.4 μg/g 是引起成年人汞中毒神经症状的最低汞量。为此,WHO 提出每人周总汞摄入量不得超过 0.3 mg,其中甲基汞不得超过 0.2 mg。

## 一、汞污染的来源与行为

### (一) 汞污染的来源

以汞(mercury,Hg)为原料或催化剂的工业生产过程中所产生的含汞废水、废气和废渣对环境的汞污染非常严重。这类工业主要包括氯碱工业、电子工业、塑料工业、仪表工业、含汞农药工业等。此外,煤及石油的燃烧、含汞农药的应用及含汞污水灌溉等,也是环境汞污染的来源之一。

在过去,含汞农药曾被广泛用作杀虫剂、杀菌剂、防霉剂及选种剂,造成对大气和土壤的污染。用含汞污水灌溉农田及含汞的底泥施肥也可污染土壤。

### (二) 环境中汞的甲基化和生物富集

1. 汞的甲基化

环境中任何形式的汞(金属汞、汞无机化合物和有机化合物等)均可在厌氧条件下经汞甲基化微生物代谢转化为剧毒的甲基汞,称为汞的甲基化。甲基汞包括单甲基汞(如氯化甲基汞 $CH_3HgCl$、碘化甲基汞 $CH_3HgI$ 等)和二甲基汞(如 $CH_3HgCH_3$)。一般认为,含有甲基钴氨素(甲基维生素 $B_{12}$)的微生物可将甲基转移给无机汞而形成甲基汞,钴(Co)的缺失有可能限制环境中汞的甲基化作用。研究发现,汞甲基化具有不同的途径,有的汞甲基化途径不需要甲基钴氨素。1968 年,Wood 首次发现在沉积物中产烷细菌可以利用甲基钴氨素使汞发生甲基化。之后,研究者们发现藻类和许多细菌和真菌种类也可以使汞发生甲基化,其中硫酸盐还原菌(sulfate-reducing bacteria,SRB)和铁还原菌(iron-reducing bacteria,IRB)是最主要的汞甲基化细菌,它们的种类、群落结构和分布制约了甲基汞的生成。硫酸盐还原菌是水环境中产生单甲基汞的主要生物。水环境中汞甲基化主要发生在海洋、海湾、河流和湖泊的厌氧沉积物中。研究发现,这些微生物在厌氧条件下对汞的甲基化速率比有氧条件下更高。

汞的甲基化在自然环境中广泛存在,它是汞生物地球循环过程中的重要一环。一般认为,环境中的汞甲基化主要由生物甲基化进行,但是越来越多的研究表明,非生物甲基化作用(化学甲基化作用)也在环境中广泛存在,不过远比生物甲基化弱,往往被忽略之。

2. 汞的生物富集

汞在水和底泥中的浓度很低,不足以直接对人体引起危害。但水中的甲基汞化合物可以被单细胞动植物或藻类直接吸收和富集,单细胞动植物或藻类被鱼食入以后,由于甲基汞脂溶性较强,而鱼体富于脂肪,故汞能被鱼吸收并蓄积起来,加之,汞的转化和排出又很缓慢,使它能长期保存在鱼体中,使鱼体内甲基汞的浓度随年龄和体重的增加而增大。这样,甲基汞便通过食物链逐级转移并放大,当人食用含甲基汞很高的鱼以后,便产生了汞对健康的危害。日本水俣病就是由于渔民长期食用含甲基汞量甚高的鱼、贝类而引起的。

## 二、汞的理化性质

汞的原子序数为 80,原子量 200.61,俗称水银,在常温下是银白色而有金属光泽的液体,是唯一的液体金属。汞在常温下即能蒸发污染空气,且随温度升高其蒸发量也增加。汞蒸气是空气密度的 7 倍。汞几乎不溶于水(20 ℃时溶解度约为 20 μg/L),而能溶于硝酸、硫酸和王水,但一般不与碱性溶液发生反应。汞可以溶解 Na、K、Au、Ag、Zn、Cd、Sn、Pb 等许多金属形成汞齐,汞齐加温时又可产生汞蒸气。在室温下汞能与硫或氯结合生成硫化汞或氯化汞。

汞在自然界以金属汞、无机汞和有机汞的形式存在。有机汞化合物均为脂溶性,也有不同程度的水溶性和挥发性。有机汞的毒性较金属汞和无机汞大。

## 三、汞的代谢

### (一) 吸收

汞及其化合物可通过呼吸道、消化道、皮肤进入人体。金属汞主要以蒸气形式通过呼吸道吸收。由于汞蒸气易溶于脂肪,在类脂质和空气中的分配系数是 25∶1,故可通过肺泡壁进入血液,吸收率为 76%~85%,甚至全部被吸收。金属汞吞服后不易被消化道吸收。大鼠每日以 6 g/kg 的剂量连续灌胃 1 个月,未见中毒或死亡,灌入的汞几乎全都以汞珠随粪排出。无机汞化合物在消化道的吸收率也很低,约为摄入量的 15%。

消化道对有机汞的吸收率很高,无论水溶的还是与蛋白质结合的甲基汞在小肠内的吸收率约为 90%,乙基汞的吸收率与甲基汞类似,苯基汞在消化道的吸收率较烷基汞低,但比无机汞易于吸收。有机汞还可以通过呼吸道及皮肤吸收。有机汞可通过完整的皮肤而被吸收。人体局部皮肤接触含汞药剂造成严重中毒的现象屡有发生。

### (二) 分布

汞被吸收后可随血液迅速分布到全身各器官。进入体内的金属汞先在肝细胞和红细胞内氧化成汞离子,再产生毒作用。二价汞离子大部分与血液中血浆蛋白的巯基结合形成结合型汞,也可与含巯基的低分子化合物如半胱氨酸、还原型谷胱甘肽、辅酶 A、硫辛酸及血液中的阴离子等结合形成扩散型汞。这两种形式的汞可随血流分布到全身各组织器官,以后再逐渐转移到肾。不同汞化合物在体内分布有很大差异。

肾内汞含量以皮质中较高,其中以近端肾小管细胞内最高。金属硫蛋白(metallothionein)

是肾组织中与汞结合的主要成分,反复接触汞后,肾内金属硫蛋白和汞均增加,当此种蛋白因与汞结合而耗尽时,即出现肾损害。金属硫蛋白含巯基特别高,1/4～1/3为胱氨酸,而无芳香族氨基酸。金属硫蛋白在肝内合成,但重复接触汞并不导致肝内金属硫蛋白和汞含量的增加。

甲基汞化合物在体内分布较均匀,易通过细胞膜和血脑屏障,易与巯基结合。甲基汞吸收到体内的初期,血液和肝含汞较高,然后逐渐向脑组织转运,最后的顺序是:脑>肝>肾>心>肺,脑中汞含量最高。

汞在中枢神经系统内的分布以脑干最高,依次为小脑、大脑皮质和海马回。大脑灰质中比白质中多。脑干中有些细胞含汞量比邻近细胞高 16 倍,名之为嗜汞细胞。尸检发现,人脑中以小脑含汞量最高,大脑中以白质含量最低,故汞中毒患者的临床症状与小脑细胞损伤一致。兔吸入汞蒸气后发生四肢震颤和痉挛,其小脑和丘脑中含汞量较高。甲基汞也易通过胎盘屏障,使胚胎发育受到影响,而金属汞和无机汞不易通过胎盘屏障。

金属汞能通过血脑屏障损害脑组织,也能分布到甲状腺及垂体,并能长期存留在这些组织器官,引起功能与结构的改变。汞也可分布到口腔、肠黏膜、唾液腺及皮肤,引起口腔炎、直肠炎等。

### (三) 排泄与蓄积

主要经肾由尿排泄和经肝由胆汁排入肠再随粪排出体外,其次可随肠黏膜脱落,及从汗腺、唾液腺、乳腺、毛发和指甲排出。甲基汞在胆汁中以与半胱氨酸络合物的形式存在,大部分能被肠重吸收进入肠肝循环,故甲基汞也以肾排泄为主。肾排出的汞大部分是与低分子蛋白结合的复合物。甲基汞也可在体内转化为无机汞再排出。体内的汞也可通过毛发排出,毛发中的汞含量可反映一段时间内人体汞负荷和环境汞污染的情况。发汞达 400～500 $\mu$g/g时,常伴有神经中毒症状;在 50 $\mu$g/g 以下时一般无症状可见。发汞与血汞成正比,发汞为 50 $\mu$g/g 时,血汞为 200 $\mu$g/L。

汞在人体内代谢比较缓慢,甲基汞在血液中的半衰期为 50～70 天左右,在脑组织中为 240 天左右。汞无机盐的生物半衰期为 40 天左右,金属汞的半衰期为 58 天左右。

## 四、汞的毒性作用及其机理

### (一) 金属汞

金属汞常以蒸气态污染大气,可通过呼吸道进入人体。金属汞易溶于脂质,容易通过生物膜进行转运和分布,也容易通过血脑屏障进入脑组织。金属汞在脑组织被氧化形成二价汞离子后,脂溶性降低,水溶性增强,难以逆向通过血脑屏障而返回血流,从而在脑组织中蓄积,引起损害作用。金属汞在其他细胞和组织中也可氧化成二价汞离子,再转运至肾,经肾由尿排出体外,一般对肾不易造成损害。所以,汞对脑的损伤先于肾,慢性汞中毒首先出现的是神经系统症状。

职业性长期吸入汞蒸气或汞尘可引起慢性汞中毒,其症状主要有体力减退、头晕、头痛、失眠、多梦、记忆力减退等中枢神经系统症状;同时还有精神症状(如胆怯、焦虑、不安、精神压抑、丧失信心等)、意向性震颤(即注意力集中时震颤更明显)。此外,皮肤可出现红斑疹、疱疹、荨麻疹,眼睛可发生汞毒性晶体炎(晶体前出现灰棕色或黄色翳斑)等。

液体汞在胃肠道不易被吸收,一般未见引起中毒。

### (二)无机汞化合物

无机汞化合物包括汞的硫化物、氯化物、氧化物及其他汞盐,只有离子态的汞才能被吸收(通过胃肠道和呼吸道)。汞离子进入血液后迅速分布全身,随之转运聚积于肝和肾,并经肾由尿排出体外。二价汞离子不易通过血脑屏障进入脑,故对脑的危险性较小。由于无机汞不易被吸收,一般不易造成肝、肾的损害。在短期内摄入大量无机汞盐或误食含汞物质,可引起急性汞中毒。

汞的中毒机理主要是由于二价汞离子与蛋白质和酶中的巯基(—SH)反应形成牢固的硫汞键(—SHg—),改变了蛋白质尤其是酶的结构与功能,使细胞代谢紊乱,导致组织器官病变。一般短期的二价汞离子的毒害是可逆的,停止接触,中毒症状可逐渐消失。

### (三)有机汞化合物

#### 1. 有机汞的急性中毒

甲基汞(methylmercury,$CH_3Hg$)属于高神经毒物质,能引起急性、亚急性中毒的甲基汞剂量,对于成人是 20 mg/kg,对于胎儿是 5 mg/kg。

在短期内误服大量有机汞化合物,也可引起急性汞中毒。1956 年和 1960 年伊拉克曾发生因误食乙基汞拌种小麦种子而中毒的事件。1972 年伊拉克发生误食甲基汞处理的小麦种子制成的面包而发生大规模中毒事件,使 6 530 人住院,459 人死亡。

#### 2. 甲基汞的慢性中毒

甲基汞对中枢神经的毒性作用很强,每人每天即使摄入甲基汞 0.005 mg/kg,经几年、十几年的蓄积也能引起慢性中毒。甲基汞化合物慢性中毒的症状主要表现在对中枢神经系统的毒害方面:感觉异常(如口唇和手足末端麻木、刺痛及感觉障碍等)、语言障碍(如说话不清楚、缓慢、不连贯等)、运动失调(如手的动作缓慢、步态不稳、协调运动障碍及意向性震颤等)、向心性视野缩小,重者可呈管状视野、听力障碍(如中枢性听觉障碍,听不见或听不清)等。上述中毒症状出现顺序一般为:感觉障碍→运动失调→语言障碍→视野缩小→听力障碍。此外,如前所述甲基汞对水体的污染和生物富集还可导致当地长期食鱼、贝者发生甲基汞中毒,甚至引起水俣病。

#### 3. 甲基汞对胎儿的致畸作用

孕妇摄入甲基汞可危及胎儿健康,重者可造成流产或死胎,轻者使婴儿成为甲基汞中毒病儿,主要表现为严重的精神迟钝、原始反射(口腔反射、握物反射等)差、协调运动障碍(如共济失调、运动失调等)、生长发育不良、肢体变形、斜视、神经运动性疾病发作等。

### (四)毒性作用机理

#### 1. 汞与巯基结合产生毒性

汞特别是甲基汞,对含硫化物有高度的亲和性,极易与含巯基(—SH)的化合物结合,产生毒性作用。

(1)汞易与含巯基的蛋白质和多肽结合,改变或破坏蛋白质的结构和功能,尤其对一些有生理活性的蛋白质和多肽结构的破坏,导致细胞代谢紊乱。由于体内含巯基最多的物质是蛋白质,而脑内灰质部分含蛋白质多、白质部分含脂肪多,所以汞在脑中分布灰质比白质多。

（2）汞与酶蛋白中的巯基结合：体内大多数酶含有巯基，许多酶的活性中心是由巯基构成的，汞与巯基结合后使酶蛋白的结构和功能发生改变，甚至失去活性，影响生物大分子的合成，抑制 ATP 的产生，从而使细胞代谢紊乱甚至死亡。如细胞色素氧化酶、琥珀酸脱氢酶、乳酸脱氢酶、磷酸甘油变位酶、烯醇化酶、丙酮酸激酶、丙酮酸脱氢酶等活性中心均是由巯基构成的，易于与汞结合而活性降低。

（3）汞可与细胞膜中膜蛋白和膜酶分子中的巯基结合，使膜的完整性受到损伤，改变细胞膜的功能，如可增强 $K^+$ 的通透性和影响糖进入细胞等，从而使细胞功能失常。

2. 汞的脂溶性与毒性

无机汞化合物属水溶性，不易透过血脑屏障和胎盘屏障，主要分布在肾并由尿排出体外，故无机汞可作用于近端肾小管细胞内的线粒体和内质网，并抑制多种酶的活性，使肾受到损害。

有机汞化合物可分为两类：一类为苯基汞和烷氧基汞，在体内易降解为难溶于脂肪的汞离子，其毒理作用类似于无机汞化合物；另一类为烷基汞，如甲基汞、乙基汞、丙基汞等为短链烷基汞，均属脂溶性化合物，易以简单扩散的方式通过生物膜，也易随血流通过血脑屏障进入脑组织。脑细胞富含类脂质，与甲基汞、乙基汞的亲和力很强。甲基汞可以原形蓄积在脑内，以大脑的感觉区和运动区蓄积量较高，尤其在大脑后叶蓄积量最高，致使患者听觉、视觉严重障碍。甲基汞也易于通过胎盘屏障，进入胎儿脑组织，使脑细胞发生退行性病变，影响听觉、视觉和记忆能力，引起一系列中枢神经系统症状和胎儿畸形。

3. 自由基反应与氧化损伤

甲基汞在体内代谢产生的自由基可攻击 DNA，从而导致 DNA 链断裂、碱基与核糖氧化、碱基缺失，以及 DNA-蛋白质交联、蛋白质交联等多种类型的损伤。甲基汞分子中的 C—Hg 键，可在体内代谢转化过程中断裂（均裂）形成自由基，后者与蛋白质、核酸等生物大分子发生自由基反应，导致其结构和功能的破坏。

甲基汞可直接夺取不饱和脂肪酸双键甲基碳上的氢原子而诱发脂质过氧化，甲基汞也可以在代谢转化中产生活性氧种类（ROS）而诱发脂质过氧化，甲基汞还可与抗脂质过氧化物质结合从而降低机体的抗氧化活性，最终引起氧化损伤导致生物膜结构和功能的破坏。生物膜系统损伤是甲基汞中毒作用的中心环节，包括膜结合酶 ATP 酶类活性、膜巯基含量、线粒体膜呼吸酶活性及膜通透性、流动性等损伤。

4. 对神经细胞钙稳态的影响

甲基汞可使大脑、小脑神经细胞内 $Ca^{2+}$ 水平升高，其机制与 N-甲基-D-天冬氨酸受体门控 $Ca^{2+}$ 通道及电压门控 $Ca^{2+}$ 通道有关。$Ca^{2+}$ 是细胞内重要的第二信使，与多种信号转导途径有关，故胞内 $Ca^{2+}$ 水平的增加可导致细胞代谢紊乱，甚至死亡。

5. 对基因表达的影响

甲基汞可诱导大脑神经细胞原癌基因 *c-fos*、*c-jun*、抑癌基因 *p53*、抗凋亡基因 *bcl-2* 等的表达。由于这些基因与多种信号通路有关，并参与细胞周期的调节作用，故这些研究的拓展可从分子水平揭示甲基汞毒性作用的机理，对于甲基汞早期毒性作用的评价和防治具有重要价值。

6. 甲基汞对神经递质的影响

甲基汞对神经系统损害作用的机制之一是影响乙酰胆碱的合成，抑制神经兴奋传导。

δ-氨基-γ-酮戊酸脱水酶参与乙酰基代谢,甲基汞可与该酶的巯基结合,从而影响乙酰胆碱的合成。甲基汞可使脑细胞对胆碱的摄取下降,从而减少乙酰胆碱的合成。甲基汞还可抑制脑突触体对谷氨酸的摄取、增加谷氨酸递质的释放,从而引起谷氨酸递质突触传递过程发生紊乱。

7. 汞毒性作用的其他机理

由于甲基汞的亲脂性强,易集中于细胞膜,对神经细胞膜产生溶解作用。甲基汞还能与大量存在于脑组织中的缩醛磷脂结合,这也可能是引起中枢神经系统损害的原因。

此外,甲基汞可使 DNA 合成受抑、细胞有丝分裂延迟、小鼠骨髓细胞姐妹染色单体互换频率增高等。最近研究发现,腹腔注射氯化汞($HgCl_2$)能刺激去卵巢大鼠子宫增生和过氧化物酶活性增加,表明汞具有环境雌激素样作用。

# 第三节　铅

## 一、铅污染的来源

铅(lead,Pb)是构成地壳的元素之一,含量约为 13 mg/kg。全世界每年消耗铅量约为400 万吨,仅有 1/4 回收利用,其余大部分以不同形式污染环境。铅污染的来源广泛,主要来自机动车废气、工矿企业和含铅的生活用品。汽车使用的含铅汽油,在燃烧中有机铅化合物绝大部分分解成无机铅盐及铅的氧化物,随汽车尾气排出,成为最严重的铅污染源。冶炼、制造及使用铅制品的工矿企业,如蓄电池、铸造合金、电缆包铅等的生产过程中可产生大量铅尘和铅烟。油漆、颜料、农药、陶瓷、塑料、辐射防护材料及空气颗粒物等均含有铅,生活用品如铅印的书刊、塑料容器和包装、儿童玩具、某些饮用水和食品中等也含有铅。铅污染无处不在。

## 二、铅的理化性质

铅是一种银灰色质软的重金属,原子量为 207.19,相对密度为 11.35,熔点为 327.4 ℃,沸点为 1 620 ℃。在 400~500 ℃时可蒸发,形成气溶胶污染环境。铅蒸气在空气中迅速氧化成氧化亚铅($Pb_2O$),并凝集为烟尘。铅在空气中易形成一层氢氧化铅薄膜,使铅不能进一步氧化。铅在水中可在表面形成一层铅盐防止溶解。铅与稀硫酸反应生成一层难溶的铅盐覆盖于表面,可防止继续腐蚀。除乙酸铅、氯酸铅、亚硝酸铅和氯化铅外,一般铅盐都难溶或不溶于水。

铅及其化合物的毒性与其分散度和溶解度有关。硫化铅难溶于水,毒性小。三氧化二铅、氧化铅等较易溶于水,毒性较大。铅蒸气形成的烟,颗粒较小,化学性质活泼,且易经呼吸道吸入,毒性较铅尘大。

### 三、铅的代谢

#### （一）吸收

环境中的铅主要从消化道,其次从呼吸道和皮肤进入人体。进入消化道的铅,成人的吸收率仅 5%~10%,而儿童的消化道对铅的吸收率比较高,1~3 岁幼儿消化道对铅的吸收率为 50%左右。加之,儿童的血脑屏障发育尚不完全,使儿童对铅的毒性作用比成年人更为敏感。

铅在消化道中,主要在十二指肠被吸收,经门静脉到达肝,一部分进入血循环,一部分由胆汁排到肠道,随粪排出。肝细胞能主动吸收血浆中的铅而排入胆汁,因此胆汁中铅浓度可比血浆中高 40~100 倍。

铅进入呼吸道后,一般 25%~30%被吸收入体内,70%~75%随呼气排出。空气中的铅微粒,粒径大于 5 μm 者主要沉着在鼻腔、咽喉部、气管和支气管,小于 2.5 μm 者大部分能到达肺泡。肺泡腔内由于 $CO_2$ 的存在而呈弱酸性,使铅易于溶解,经肺泡弥散进入血循环,或由吞噬细胞吞噬进入淋巴系统。沉积于上呼吸道、气管、支气管的铅微粒也可被绒毛运动推到口腔随痰咳出,或咽入消化道。

#### （二）分布

吸收入血液的铅,大部分(约 90%)与红细胞结合为非扩散性铅,少量为与血浆蛋白结合的结合性铅或可扩散铅(主要为磷酸氢铅和甘油磷酸铅)。可扩散铅的量少但生物活性较大,可通过生物膜,进入中枢神经系统。进入血液中的铅,初期分布于肝、肾、脾、肺、脑中,以肝、肾中含量最高。数周后转移到骨骼、毛发、牙齿等,以磷酸铅的形式在骨中沉积下来。一般认为软组织铅能直接引起毒害作用,硬组织的铅具有潜在毒作用。因此,测定血铅的量可作为诊断铅中毒的主要依据。一般认为,发铅含量可以反映血铅水平,因此发铅可作为铅内暴露水平的重要指标。

#### （三）排泄与蓄积

一项关于发铅和发锌的研究

食入的铅由于消化道吸收很少,大部分从粪便排出,故粪便中的铅含量几乎等于食物中的铅含量。吸收入血液的铅主要经肾由尿排出,小部分随粪便、唾液、乳汁、汗液及月经排出。毛发和指甲也可排出少量铅。正常人每日从粪便排出的铅为 0.02~0.03 g,从尿排出的铅为 0.02~0.08 mg/L。

体内的铅,90%以上蓄积于骨骼内,血液中的铅仅占体内总铅量的 2%。人体内铅的蓄积,一般随年龄增长而增加。据报道,在美国由婴儿到中年,肺铅和肾铅均增加 3 倍,骨铅增加 10 倍。人体内铅的生物半衰期,血铅为 18 天左右,软组织中的铅为 20 天左右,骨铅长达 21 年之久。

### 四、铅的毒性作用及其机理

铅不是生命必需的元素。铅对所有的生物均有毒。由于铅在环境中广泛存在,所以人体各组织器官含有微量的铅。铅是全身性毒物,对全身各个系统和器官均有毒性作用,但以对神经系统和骨髓造血系统的损害最为严重。在铅的轻度中毒或中毒早期,机体损害以功能性损害为主;在严重中毒或中毒晚期则可发生器质性损害,甚至发生不可逆性病变。目前,随着各国环境保护事业的发展,铅对环境的污染水平已从过去的高水平演变为低水平,暴露人群已从过去的职业人群扩展到非职业人群特别是婴幼儿及儿童,毒作用靶器官已由过去关注的造血系统扩展到神经系统。近年来,铅对儿童智力发育和行为的影响已成为铅毒性作用研究的热点。

### (一) 急性中毒

急性铅中毒较少见。当意外摄入大量铅时可发生急性中毒。如含铅餐具(锡器盘、铅壶、彩釉陶器、铅绘料涂里的玻璃器皿等)将大量铅溶出进入食物时,食入后可引起中毒。幼儿啃嚼含铅油漆的玩具和家具等也可引起中毒。服用过量的含铅药物如黑锡丹、樟丹(铅氧化物的一种)等同样可引起中毒。铅对人的最小经口急性中毒剂量约为 5 mg/kg,成人一次口服醋酸铅[$Pb(CH_3COO)_2 \cdot 3H_2O$]2~3 g 可致中毒,致死量约为 50 g。曾有报告,口服铬酸铅(铅黄,$PbCrO_4$)不到 1 g 即引起死亡,误服黄丹(中药名,又名铅丹、铅华等,是纯铅加工而成的四氧化三铅)15.6 g 发生急性中毒,用黄丹治疗癫痫 20 天内共服 5 g 左右发生亚急性中毒。

急性中毒时,患者口内常有金属味、流涎、恶心、呕吐、便秘或腹泻,并有阵发性腹绞痛。神经系统受铅损害可出现中毒性脑病,如狂躁、谵妄、视力减退以至失明、失语、麻痹、幻觉、神志模糊以及剧烈头痛、喷射状呕吐、惊厥等脑水肿症状。急性铅中毒引起的中毒性肾病,可见近端肾小管功能异常,尿中出现氨基酸、葡萄糖等。急性铅中毒对肝可引起中毒性肝炎等。此外,个别急性铅中毒患者可发生麻痹性肠梗阻、消化道出血等。

### (二) 慢性中毒

长期接触低浓度铅污染可引起慢性铅中毒,其主要症状如下:

#### 1. 神经系统

大脑皮质和小脑及运动神经轴突均是铅的主要靶组织,血脑屏障也极易受铅的损害。进入体内的铅可选择性地蓄积在大脑的海马区并对海马区神经细胞产生毒性作用,损害神经细胞的形态和功能,而海马区与记忆功能有密切关系。

(1) 对一般人的危害:职业接触低浓度铅一段时间,当血铅达 0.4~0.6 mg/L 时,就会出现慢性铅中毒,早期常见神经衰弱综合征,表现为头昏、头痛、疲乏、记忆力减退、失眠、易兴奋等,小儿可出现多动症。中度以上的铅中毒者,周围神经发生末梢神经炎,常见运动和感觉异常、伸肌无力甚至麻痹震颤、运动失调等。严重的典型症状可见由桡神经损害引起的腕下垂(图 8-1 右边)。

(2) 对儿童的危害:环境中特别是大气环境中的铅,对儿童智力发育和行为会产生严重影响。胎儿期铅暴露可对胎儿及其出生后产生不利影响,使早产、死胎、低出生体重发生率增加,同时对

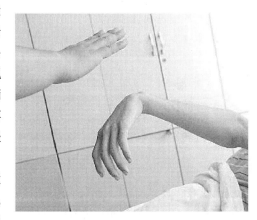

图 8-1　由桡神经损害引起的腕下垂(右下)和正常手腕(左上)

婴幼儿的神经行为和认知能力也会产生有害影响,从而导致儿童智能发育受到损伤。未发育成熟的中枢神经系统对毒物敏感性比较高,且儿童的消化道对铅的吸收率高于成人,加之儿童普遍存在吸吮东西(包括含铅油漆染色的玩具等)的习惯,致使铅对幼儿大脑的损害远比成人严重。早在20世纪70年代,就有研究者发现血铅水平与儿童智商有关联。现今大多数学者认为,血铅浓度每增加40 μg/L,智商下降1;即使是血铅浓度为25 μg/L,也会使儿童学习、记忆能力下降。有人报道,当儿童血铅水平自100 μg/L上升到200 μg/L,其智商(IQ)平均下降约2.6分。有报告指出,对血铅超过600 μg/L的平均9岁的儿童进行观察,几年后发现有智能障碍、痉挛性疾患及行动异常的现象。患铅性脑病的儿童大约有1/4的人留有后遗症,表现为智力障碍、学习低能、精神呆滞及反复的惊厥发作等。有学者认为,儿童的血铅水平无安全范围可言。

(3)对老年人的危害:有研究报告,铅对老年人的学习和记忆能力也有不利影响。

此外,铅还会影响社会行为,铅暴露可引起暴力犯罪和自杀率增加。

2. 心血管系统

铅能抑制血液中δ-氨基乙酰丙酸(又称δ-氨基酮戊酸、3-氨基-丁-酮戊酸)脱氢酶(δ-ALA-D)和血红素合成酶,使血红素合成受到障碍而出现贫血,面色苍白(称"铅容")、心悸、气短、疲劳、易激动及轻度头痛,血象中网织红细胞与点彩红细胞增多。血铅含量增高,儿童比成人更敏感。血铅浓度约为0.4 μg/mL时,有些儿童就可能发生血红素减少。

此外,铅暴露也可引起高血压,这可能是因铅干扰肾小球旁器、刺激骨素分泌,激发肾素—血管紧张素—醛固酮升压系统,导致小动脉平滑肌收缩,血压上升。此外,铅暴露还可引起心脏功能变化,甚至心脏病变。

3. 消化系统

慢性铅中毒患者口内有金属味、恶心、食欲减退、便秘、腹隐痛、齿龈的边缘上有蓝色的铅线等。铅中毒者消化系统的典型症状是腹绞痛,见于中等及较重的中毒病例。发作之前,往往先有一段时间顽固性便秘及腹隐痛。多为突然发作,每次持续数分钟至数小时。痛的性质为阵发性,多在脐周,也有在上、下腹部者。发作时多伴呕吐、脸色苍白、出冷汗。检查为舟状腹,无固定压痛点,似乎按压腹部可稍缓解。发作时,血压常升高,主要是收缩压升高,眼底动脉有痉挛现象,驱铅治疗后症状可逐渐消失。

铅中毒引起的肝损害多见于经口服的铅中毒者,可引起肝肿大、黄疸、甚至肝硬化或肝坏死。这种肝损伤除了铅可直接损害肝细胞外,也可能是肝内小动脉痉挛引起局部缺血所致。

4. 其他

铅对肾有一定损害。慢性铅中毒主要损害肾小管的功能,使肾组织缓慢地发生进行性变性与肾功能下降,偶尔可导致致命性的肾衰竭。铅还可降低机体的免疫功能,使对感染的抵抗力降低。

(三)生殖毒性与致畸作用

铅对生殖可产生直接毒害作用,影响性激素的合成。铅可造成男性不育,在含铅量高的男性精液中,精子穿透卵细胞外层进入卵细胞的能力下降,受精成功率降低,可导致不育。这可能与铅取代了对精子功能非常重要的钙和锌元素有关。铅作业女工中发生死胎、流产、畸形及早产者较多。铅可通过胎盘屏障进入胎儿体内,同时可通过乳汁引起哺乳期婴儿铅中毒。

动物试验显示,大鼠短时间接触小剂量铅,可引起大鼠的睾丸增重、前列腺肥大、精子生成受到破坏、有丝分裂异常、精子异常、精液流动性下降;雌性大鼠的动情期紊乱,卵巢皮质层萎缩,卵细胞异常。交尾前或孕期给大鼠注入铅,往往引起流产或死胎,或胎鼠发育不全。铅可引起小鼠和仓鼠的后代出现中枢神经系统和骨骼畸形。

（四）致癌作用

在动物试验中,铅有明确的致癌性。给大鼠口服或皮下注射铅盐,可引起肾肿瘤,尤其以肾皮质小管上皮癌为常见。铅和动物脑部肿瘤也存在密切关系。四乙基铅可使小鼠发生肝癌。氧化铅和 BaP 对仓鼠有协同致癌作用。但是,人群流行病学调查表明铅与肿瘤发生的联系强度较弱。基于以上实验依据,国际癌症研究机构（IARC）于 1987 年将铅定为 2B 类致癌物,即可能的人类致癌物。

流行病学调查表明,英国铅管工人支气管肺癌校正死亡率较高,铅对 BaP 诱发工人肺癌可能有协同作用。1987—2000 年,全世界进行了 8 次大规模关于铅致癌的流行病学调查,结果表明,环境铅暴露与人肺癌和胃癌的发生密切相关,而与肾和脑肿瘤的联系较微弱。由于调查人群是职业暴露人群,在工作环境中除接触铅以外,还接触砷、镉等重金属,故在此类研究中还不能确切地确定铅的致癌作用。

（五）毒性作用机理

1. 毒理病理学与生化毒理学机理

（1）与巯基结合、降低酶活性

铅可与体内一系列蛋白质、酶和氨基酸内的官能团,特别是与巯基相结合,从多方面干扰机体的生化和生理功能。受铅干扰最严重的代谢环节是抑制呼吸色素（如血红素和细胞色素）的生成,通过抑制线粒体的呼吸和磷酸化而影响能量的产生,以及通过抑制三磷酸腺苷酶而影响细胞膜的运输功能。

在动物试验和临床病例中,可见白蛋白的巯基、氨基和羧基的含量降低,各种酶如过氧化氢酶、红细胞内的 $\delta$-ALA 脱氢酶及红细胞膜 ATP 酶等的活性降低,肝、肾、肠管中葡萄糖-6-磷酸脱氢酶和谷氨酸脱氢酶等活性下降。由于铅对某些代谢酶活性的抑制作用可使色氨酸代谢紊乱,从而导致尿中 5-羟吲哚乙酸排泄增加,以及血浆肾性活素和醛固酮分泌降低等。

（2）影响卟啉代谢、损害造血系统

机体内的甘氨酸与琥珀酸通过一系列酶促生物化学反应,经多个步骤,最后形成原卟啉,再与铁结合形成血红素（图 8-2）。卟啉（porphyrin）是血红素合成过程中的重要中间产物,卟啉代谢紊乱是铅中毒主要和较早的变化。铅可干扰卟啉和血红素合成,从而损害骨髓造血系统,引起铅性贫血。铅对血红素合成过程中的许多酶有抑制作用,其中最敏感的是 $\delta$-氨基酮戊酸（$\delta$-ALA）脱氢酶,使 $\delta$-ALA 形成卟胆原的酶促反应受到抑制;同时铅对亚铁螯合酶（ferrochelatase,又称血红素合成酶）也有抑制作用,阻碍了原卟啉与二价铁的结合,使血红素合成受到干扰,引起低色素贫血。

贫血发生的另一原因是溶血。这是由于正常红细胞膜上的 ATP 酶有控制细胞内外的钠、钾离子浓度的作用,当铅抑制 ATP 酶以后,引起红细胞内 $Na^+$、$K^+$ 和 $H_2O$ 分布失控,导致红细胞皱缩、细胞膜脆性增大,在血液循环中易受损破碎,造成溶血,从而引起溶血性

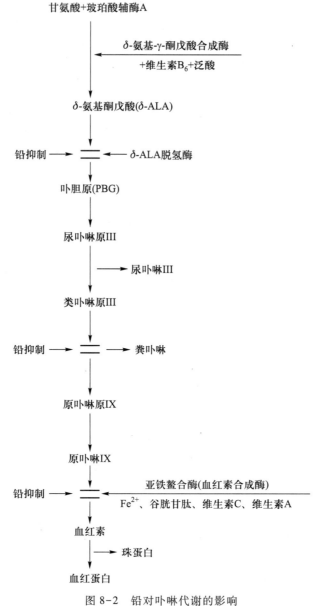

图 8-2　铅对卟啉代谢的影响

引自:顾学箕.中国医学百科全书:毒理学.上海:上海科学技术出版社,1982.

贫血。因此,当血铅含量达 0.6~0.9 mg/L,尿铅达 0.13~0.15 mg/L 时,在显微镜下可见溶血现象和溶血时出现的不成熟红细胞增多。

　　血红素合成受到抑制时,还可导致 $\delta$-ALA 和粪卟啉在血液中的含量增高,并从尿排出。因此,尿中 $\delta$-ALA 和粪卟啉增高是铅中毒的早期征象。

　　(3) 损害神经系统的机理

　　① 引起伸肌麻痹:由于铅能抑制肌酸磷酸激酶,使肌肉内的磷酸肌酸合成受到抑制,导致肌肉失去收缩的动力,从而引起伸肌麻痹。此外,由于铅可引起神经和脊髓前角细胞发生变性,阻碍了伸肌神经冲动的传递,也可造成伸肌麻痹。

② 引起脑损伤:铅可引起血脑屏障损伤,从而使铅随血流进入脑组织,引起小脑和大脑皮质细胞损伤、干扰脑细胞代谢,导致营养物质和氧气供应不足。由于能量缺乏,脑内小毛细血管内皮细胞肿胀,管腔变窄,血流淤滞,血管痉挛,血管硬化,造成脑贫血和脑水肿,发展成为高血压脑病。

③ 对脑发育的影响:孕妇铅中毒可危及胎儿,因为铅能透过母体的胎盘,侵入胎儿体内。特别是胎儿期和婴幼儿期的脑尚处于发育过程中,血脑屏障还未发育健全,对铅有较高的通透性,使铅容易侵入脑组织,对脑发育造成严重影响。这可能是铅作用靶器官随年龄而有所差异(对婴幼儿主要作用于神经系统,对成年人主要作用于造血系统)的主要原因。

（4）引起血管痉挛

铅中毒可致血管痉挛,导致一系列病症。细小动脉痉挛可引起细小动脉硬化;皮肤血管收缩可引起面色苍白的"铅容";肾小动脉硬化与痉挛可引起肾血流量减少,引起中毒性肾病。铅中毒时,腹绞痛、视网膜小动脉痉挛和高血压往往相伴发生,可能都是小动脉痉挛引起。铅中毒引发的高血压脑病也是由于脑血管痉挛、脑贫血和脑水肿引起。

（5）"铅线"与铅绞痛

过量的铅与人体中少量的 $H_2S$ 形成 $PbS$,在牙龈、口唇、颊等处沉积形成灰蓝色的颗粒性"铅线"。铅绞痛时肠管阶段性痉挛或麻痹,可能是由于铅引起交感神经节细胞损伤,导致消化道平滑肌、肠系膜血管发生痉挛,导致腹绞痛、胃肠道出血等症状。

2. 分子毒理学机理

（1）引起脂质过氧化:铅能促进活性氧种类( reactive oxygen species, ROS)的产生,引起脂质过氧化,后者可产生多种自由基和小分子产物,如丙二醛( malondialdehyde, MDA)。脂质过氧化可引起生物膜结构和功能损伤,导致多种病理改变和疾病发生。

（2）引起遗传损伤的分子机理:铅可引起大鼠和小鼠骨髓细胞染色体畸变率增加,也可引起铅中毒工人外周血淋巴细胞染色单体型畸变率增加,这证明铅可引起遗传损伤,其机制如下:第一,由于铅能促进体内产生 ROS 和多种自由基,引起 DNA 氧化损伤和链断裂,导致遗传物质损伤。第二,铅能与一些 DNA 结合蛋白结合,如鱼精蛋白、组蛋白,也能与某些转录因子结合。鱼精蛋白、组蛋白都对 DNA 有保护作用,锌在这些蛋白中的作用主要是稳定结构,当铅替代锌结合于该位点时,蛋白结构发生改变,导致蛋白与 DNA 的结合力下降,使DNA 更容易受到各种诱变剂的攻击而造成损害。第三,铅能抑制细胞 DNA 合成和 DNA 损伤的修复作用。目前认为,铅不能通过直接引起 DNA 突变而致癌,但铅能增加致癌的危险性,因为当机体同时接触其他致癌物时,铅能降低细胞修复 DNA 损伤的能力,从而起到促癌作用。此外,铅对紫外线辐射引起的基因突变有促进作用,表明铅也是一种辅突变剂。

（3）对基因表达的影响:① 细胞凋亡相关基因:bcl-2 和 bax 是一对正负调节细胞凋亡的基因,铅能使有促进凋亡作用的 bax 表达增强,而使抗凋亡作用的 bcl-2 表达减弱,从而导致 bcl-2/bax 比率下降,引起细胞凋亡。文献报道,铅可使大鼠脑细胞 bcl-2/bax 基因表达比率下降,进而诱发脑细胞凋亡。研究发现,脑细胞凋亡率与铅浓度存在剂量-效应关系,而脑细胞凋亡会对神经系统造成损伤,以致影响学习和记忆。② 信号通路相关基因:铅可激活脑细胞中多种重要信号分子的表达如转录因子NF-kB( nuclear factor kB)、氨基末端激酶JNK( JUN amino-terminal kinase)、转录激活蛋白因子AP-1( activator protein 1),从而影响细胞凋亡和多种生理活动,引起细胞代谢紊乱。③ 肿瘤相关基因:铅对原癌基因 c-fos、c-jun 的表达有促进作用,而对抑癌基因 $p53$ 的表达有抑制作用,这些基因与细胞的多种功能有关,也与细胞恶化有关。此外,铅还可影响一些金属蛋白转录因子的表达水平,从而影响机体对金属的解毒作用。

(4)对学习和记忆的影响:多巴胺和谷氨酸系统及 N-甲基天冬氨酸受体(NMDAR)是慢性铅暴露引起神经毒作用的主要对象。这些系统在学习记忆过程中起重要作用,而铅对它们的功能均有毒性作用。

此外,铅对蛋白激酶 C(PKC)的活性有影响,低浓度铅离子可持续激活海马神经元 PKC 的活性,而较高浓度的铅离子可抑制 PKC 的活性。海马神经元 PKC 活性与学习、记忆功能密切,铅离子对 PKC 活性的干扰,可导致学习和记忆功能紊乱。铅也可通过抑制 NO 合酶的活性,降低 NO 的合成速率,影响信号传递和神经递质的调节作用,导致学习、记忆功能损伤。

国内的研究发现,$Pb^{2+}$ 可抑制海马神经元电压依赖性 $K^+$、$Na^+$、$Ca^{2+}$ 通道,造成胞内 $K^+$、$Na^+$、$Ca^{2+}$ 浓度失衡,不仅可破坏神经元细胞膜的电压感应,而且可影响多种信号转导系统的正常运行,导致神经细胞代谢紊乱、细胞结构和功能损伤,从而影响智力的发育和学习、记忆功能。

3. 影响铅毒性作用的生化与分子毒理学机制

(1)基因多态性与个体差异

铅对机体的毒性效应存在个体差异,这是由于在化学物对机体产生损伤时遗传因素有一定作用所致。由于与铅代谢相关基因的多态性,导致不同个体对铅毒性作用的敏感性不同。目前研究发现,有 3 个基因的多态性与个体对铅中毒的易感性有关:第 1 个是 $\delta$-氨基酮戊酸($\delta$-ALA)脱氢酶(又称3-氨基-丁-酮戊酸脱水酶或氨基乙酰丙酸脱水酶,ALAD)基因,ALAD 基因有两种多态形式,其表达产生的不同同工酶对血铅水平和肾功能有不同影响;第 2 个是维生素 D 受体(VDR)基因,其多态性导致对铅在骨质中蓄积的影响不同;第 3 个是血色素沉着症基因,突变后可导致其纯合子发生血色素沉着症,该基因的多态性使不同个体对铅的吸收能力不同。总之,这三个基因的多态性导致个体对铅的吸收、代谢和毒性作用有差异,使一些个体在铅暴露时更容易发生高血铅和铅中毒。相比之下,ALAD 基因多态性对铅毒性的影响较大。在人群中 ALAD 基因有两个等位基因:ALAD1 和 ALAD2,且其遗传表现型有 3 种:ALAD1-1、ALAD1-2 和 ALAD2-2。研究发现,ALAD1-2 和 ALAD2-2 基因型是对铅暴露相对敏感的基因型,携带 ALAD2 等位基因的个体在环境铅暴露下容易发生铅中毒。

(2)铅毒性与钙的关系

铅与钙在体内代谢过程相似。凡是能促进钙贮存和排泄的因素也可影响铅的贮存和排泄。钙与铅在骨盐中可相互取代。高钙饮食能促进铅在骨骼内贮存。当食物中缺钙、血钙降低、酸碱平衡紊乱,或过劳、感染、发热、饮酒、饥饿、外伤等,均可使大量的骨铅转移到血液中,使血铅浓度升高,引起铅绞痛等症状发生。有些曾经患过铅中毒的工人,脱离铅作业若干年后,由于这种骨铅到血液的转移,可发生铅中毒症状的再现。

(3)铅毒性与锌的关系

锌可抑制胃肠道对铅的吸收。饮食中锌含量增加,铅的吸收则呈明显下降,组织中铅含量及铅的毒性也下降。锌对铅引起的 $\delta$-氨基酮戊酸($\delta$-ALA)脱氢酶活性的抑制效应有拮抗作用。国内研究发现,从新生儿到 70 岁,不论男女,头发中的锌和铅含量均呈负相关关系。

# 第四节　镉

## 一、镉污染的来源与生物富集

### （一）镉污染的来源

镉（cadmium，Cd）在自然界中多以硫镉矿存在，并常与锌、铅、铜、锰等矿共存。因此，环境中镉污染的最主要来源是有色金属矿产开发和冶炼排出的废气、废水和废渣。煤和石油燃烧排出的烟气也是镉污染源之一。含镉肥料的施用也存在镉污染问题，如磷肥中含镉量有的可高达1.7 mg/g。此外，镉在电镀、制造合金、焊料、颜料、电池、雷达、电视机荧光屏、半导体元件、照相材料、化肥、杀虫剂、塑料、枪械弹药等生产中被用作原料或催化剂，其在生产过程中可向环境排放含镉废物。

普通人群的镉暴露主要是通过食品摄入，因此防止镉对食品的污染是最有效的措施。提倡不用镀镉器具盛放食品和饮料。烟草中镉含量较高，故应提倡戒烟和控烟。

餐饮具和食品包装也存在镉污染问题，如在上釉的陶器中储存食品，尤其酸性液体食品，可引起明显的镉污染。美国和法国分别在1941年和1946年各自报道了300例镉中毒都是在镀镉容器中调制或存放食品或饮料引起的。

### （二）镉的生物富集

镉可通过食物链而富集，从而导致处于食物链高端的人类健康受到危害。海洋生物对环境中的镉有较强的富集作用，海洋中的浮游植物和软体动物体内能富集大量的镉，使捕食它们的海洋禽类和哺乳动物的肝和肾含镉水平增高。一些陆地生物也可以从环境中富集镉，例如，水稻和烟草对土壤和水中的镉有很强的富集能力，苔藓类、地衣类、真菌类及贝壳类、甲壳类动物能富集大量镉，一些寿命长的哺乳动物的肝和肾也可蓄积镉。但是，在环境镉浓度较低的地区，一般淡水生物和陆地生物体内含镉量低；然而，即使在非污染区，某些大型真菌仍然对环境中的镉有很强的富集能力而使其菌体含有大量的镉，长期食用可对健康造成不良影响。

## 二、镉的理化性质

镉，银白色金属，略带淡蓝光泽。原子量为112.4，相对密度8.65，熔点320.9 ℃，沸点767 ℃。镉蒸气有毒，在空气中可氧化生成氧化镉。在镉化合物中，氧化镉的毒性最大，且可在体内蓄积。

镉主要以+2价形式存在，有时可见+1价。金属镉、氧化镉和氢氧化镉难溶于水；硝酸镉、卤化镉（除氟化镉外）及硫酸镉均溶于水。镉化合物在酸性溶液中易溶解，而在碱性溶液中可形成沉淀。镉及其化合物在酸性的胃液中比在碱性的肠液中溶解度大。

### 三、镉的代谢

#### （一）吸收

镉可经消化道、呼吸道及皮肤吸收。人体消化道对镉的吸收率为 1%~6%，呼吸道吸收率为 10%~40%。由此可知，在相同剂量下人体对空气源的镉污染比饮食源镉污染更为敏感。

一般正常人每日通过饮水摄入镉 0~20 μg，呼吸道吸入 0~1.5 μg。每支卷烟含镉 1~2 μg，故吸烟吸入的镉量相当大，可使肾和其他脏器镉含量明显增加。有人估计，每天吸 20 支烟（平均含镉约 22.7 μg），可吸入到体内 14~16 μg 镉。生产环境中的镉尘和镉烟可经呼吸道进入人体，这些烟尘在呼吸道吸收缓慢，约有 11% 滞留于肺组织。

消化道对镉的吸收率与镉化合物的种类、摄入量、共存的营养物质和化学物质等有关。高钙饮食可使镉在肠道的吸收率降低；钙、铁、蛋白质摄入量低时，镉吸收明显增加；锌与镉化学性质非常相似，锌对镉的吸收可产生竞争抑制作用。维生素 D 也可影响镉的吸收。

#### （二）分布和含量

镉从肠或肺吸收入血液后，主要与含巯基的低分子量（约 10 000）血浆蛋白结合，随血液循环流经全身，选择性地储存于肝和肾，其次为肺、胰腺、甲状腺、肾上腺和睾丸等，而脑、心、肠、骨和肌肉则无镉的存留或贮量甚微。

镉在体内的含量随年龄而增加，新生儿体内镉为痕量，20 岁左右体内开始有镉蓄积倾向，50 岁时体内蓄积最多，60 岁以后渐趋减少。有人报告，成年人体内含镉为 20~30 mg，40~60 岁人体内镉含量达 30 mg，其中约 1/3 贮存在肾（尤以肾皮质的含量最高），1/6 在肝，其余分布在肺、胰、甲状腺、睾丸和唾液腺等处，毛发中镉的浓度较高。

正常人血镉浓度很低，绝大多数人在 10 μg/L 以下，但与镉接触后可增高，停止接触后则恢复正常。血液中的镉大部分在红细胞中，主要与血红蛋白结合，一部分与低分子量的金属硫蛋白结合形成稳定的络合物，血清中的镉只占血镉的 1%~7%。WHO 指出，正常人全血镉一般低于 0.089 μmol/L，个体血镉临界值为 0.178 μmol/L。组织中镉含量，特别是肾镉含量，除随年龄增加外，与居住地区也有密切关系。

#### （三）排泄与蓄积

镉经口进入消化道以后，未被吸收的镉则随粪便排出，而吸收进入血液的镉，主要经肾由尿排出，少量随唾液、乳汁排出。正常人尿镉低于 2 μg/L。

人体对镉的蓄积性很强。吸收后的镉蓄积在细胞中，当镉蓄积到使细胞功能开始改变时（含可逆变化）的含量称为临界含量。当脏器中的全部细胞均达到临界浓度时，则脏器单位重量的平均含镉量称为器官临界浓度。在各器官中首先达到临界浓度的器官称为"靶器官"。在临界浓度所引起的有害效应称为临界效应。长期慢性镉暴露的靶器官是肾。肾皮质首先受损，临界效应是肾小管功能障碍，尿中出现低分子蛋白。一般认为引起临界效应的肾皮质临界浓度为 200 μg/g（湿重）。人群中部分 50 岁以上的人，每日摄入镉 140~260 μg，或累计摄入 2 000 μg 以上时，会引起尿排出低分子蛋白增加。

镉摄入后，如不继续摄入，其含量减少到最初量的一半所需的时间为镉的生物半衰期。不同器官镉的生物半衰期不同,有人报告肾镉的生物半衰期为 18 年,而肝为 6.2 年,全身镉生物半衰期为 10~30 年。

世界卫生组织(World Health Organization,WHO)将肾皮质镉的临界浓度确定为 200 μg/g(湿重)。联合国粮农组织(Food and Agriculture Organization of the United Nations,FAO)/WHO 食品添加剂专家委员会也认为,肾皮质镉超过 200 μg/g 时可能损伤肾。

### 四、镉的毒性作用及其机理

（一）毒性作用

1. 急性毒性

镉对胃肠黏膜有刺激作用,故口服镉化合物可引起呕吐,并可引起腹泻、休克和肾功能障碍。

人在生产环境中大量吸入镉烟尘和蒸气可引起急性镉中毒,口有金属异味,经 4~10 h 潜伏期,出现头晕、头痛、咳嗽、呼吸困难、恶寒、呕吐、腹泻等,20~36 h 可出现肺炎和肺水肿。一般病程8~14 天,死亡率15%~20%。此外,急性镉中毒还可引起肾功能不良。这是由于体内的镉主要集中在肾小管,使金属硫蛋白(metallothionein)耗竭,引起近曲肾小管上皮细胞的线粒体膨胀和变性,使肾小管上皮细胞通透性功能损害,再吸收功能受到影响,从而导致肾功能障碍。患者尿中出现低分子量(1 万~3 万)蛋白质,伴随出现溶菌酶、$\beta_2$-微球蛋白、糖尿、氨基酸尿、高磷酸尿等。

氯化镉对猫的最小催吐剂量为 4 mg/kg。小鼠经口 $LD_{50}$(μg/kg):氧化镉为 72,硫酸镉为 88,氯化镉为 150,硫化镉为 160。家兔经口致死剂量为 150~300 mg/kg。氧化镉烟尘急性吸入毒性以致死浓度(mg/m³)和时间(分钟)乘积(即 $LC_t$ 值)表示如下:小鼠 700,大鼠 500,豚鼠 3 500,兔 2 500,狗 4 000,猴 1 500。从两例因吸入镉烟中毒死亡的病人,估计其 $LC_t$ 值为 2 500~2 900。

2. 慢性毒性

（1）镉对肺、肾、骨的毒性作用

长期吸入镉尘或镉烟可损害肾或肺,主要症状为肺气肿,牙釉出现黄色环,肾小管功能障碍,蛋白尿,体力减退等。一般而论,冶炼工人慢性镉吸入 1 年以上才出现尿镉浓度增加。镉可引起骨软化症、骨质疏松,还可引起痛痛病的发生。

动物试验显示,大鼠慢性吸入氧化镉时,可见间质性肺炎或局灶性肺气肿。家兔慢性镉喂饲试验,可见生长迟缓、低血色素性贫血,尿中有蛋白和管型;病理解剖可见肾间质纤维化伴有肾小球纤维化和肾皮质凝固性坏死、肝坏死及炎症细胞浸润、脾肿大、肺气肿及心脏肥大等。

（2）镉对心血管系统的毒性作用

长期接触低剂量镉可对心血管系统产生毒性作用,可引起贫血、血管内皮细胞功能受损,甚至死亡;也可引起血小板黏附和聚集、凝血活性增加和血栓形成。低剂量镉可引起血管平滑肌细胞增殖,而高剂量镉能抑制平滑肌细胞增殖和引起凋亡。镉对血压的影响也很复杂,低剂量下可引起人群血压升高,而高剂量下反而使血压降低或未见明显影响。动物饲以含镉饲料或腹腔注入醋酸镉可引起高血压,使用络合剂依地酸钠锌(ZnNa₂EDTA)排镉后,血压可恢复正常。镉致血压升高的机理尚未完全阐明。

（3）镉对神经系统的毒性作用

镉对中枢神经系统有毒性作用,且对儿童的影响较成年人严重。慢性职业镉接触可引起嗅觉减退或丧失。镉与儿童智力发育障碍有关,长期暴露于镉污染环境可引起儿童记忆力下降、认知能力的发育减慢。镉可能与帕金森病的发生有关。

（4）镉对生殖系统的毒性作用

镉对雌、雄性生殖系统有明显毒性作用。长期接触低剂量镉可影响女性的排卵和受精过程,引起雌性激素分泌紊乱和暂时性不育。孕妇血液镉水平高可导致胎儿神经管缺损。对接触镉半年以上的150名女工进行调查发现,早产率、死胎率、低体重儿出生率均高于对照组;此外,月经紊乱、闭经及40岁前绝经等的发生率增加。

动物试验证明,镉可引起卵巢和睾丸组织病理学改变、性激素分泌紊乱、性功能障碍、精子畸形及生殖能力下降等。

（5）镉的环境类激素作用

镉是重要的环境内分泌干扰物之一。一般认为,镉与雌激素受体-α(estrogen receptor-α,ERα)的激素结合位点具有较高的亲和力,阻断了雌二醇与其受体结合。用镉饲喂切除卵巢的动物,发现镉可以使动物的子宫内膜增殖和提高乳腺的生长发育速度,同时还可诱导孕酮受体增加,表明镉可以起到雌激素的作用。镉具有雌激素效应的原因可能是由于镉可以模拟雌二醇,通过与ERα上的激素结合位点的相互作用而像雌二醇那样激活ERα。

前列腺结构和功能的维持依赖雄激素,动物阉割后由于雄激素缺乏使其前列腺快速萎缩,如果将镉加入饮用水中喂养,可明显增加阉割动物前列腺和输精囊的干重,表明镉也具有环境类雄激素作用。大量研究证实,雄激素对前列腺癌的发生有促进作用。在一定浓度下,镉通过与雄激素受体(androgen receptor,AR)的结合,模拟雄激素的作用,促进前列腺癌发生。

3. 镉与痛痛病

痛痛病是首先发生在日本富山县神通川流域的一种举世皆知的主要由于镉污染引起的公害病。因为病人患病后全身非常疼痛,终日喊痛不止,因而取名"痛痛病"(亦称骨痛病,itai-itai disease)。

该病的起因是由于神通川上游锌矿冶炼排出的含镉废水污染了神通川(河),暴露的鱼、虾对河水中的镉大量富集,河水灌溉使镉进入稻田并被水稻吸收和富集。居民长期食用含镉米(每日仅从大米便可摄入300~480 μg镉),并直接饮用被镉污染的神通川的水和食用富集镉的鱼、虾,使过量的镉进入人体,导致痛痛病发生。本病多发生在40~60岁妇女,多产者为多,男性病例少。患者主诉症状为疼痛。

痛痛病一般可分潜伏期、警戒期、疼痛期、骨骼变形期及骨折期等五期。潜伏期一般2~3年,警戒期疼痛逐渐明显,牙颈上出现黄色镉斑,尿中常含蛋白。初起,劳累时腰、手、脚关节痛,休息即消失,疼痛逐渐严重,步行困难,步态摇摆。骨质软化萎缩,可在极轻微活动时产生多发性病理性骨折,致使骨骼畸形,身躯显著缩短(重症者可缩短20~30 cm)。患者运动受限而长期卧床不起,疼痛难忍,睡眠不安,营养不良,最后可消耗至死。和慢性镉中毒一样,痛痛病也是以肾小管损害和骨质软化为主要症状,由于镉沉积于肾使肾小管上皮细胞变性,再吸收能力发生障碍,导致尿镉和尿糖增高,尿中低分子蛋白增多。

镉引起痛痛病的机理之一是,镉对肾功能的损害使肾中维生素 $D_2$ 向维生素 $D_3$ 的转化受到抑制,而后者才是最有效促进肠钙吸收的维生素 D 代谢活化产物。因此,镉对维生素 $D_3$ 生成的抑制,严重影响人体对钙的吸收和成骨作用。同时,镉可使骨胶原肽链上的羟脯氨酸不能氧化产生醛基,妨碍骨胶原的固化与成熟,从而导致骨骼软化、骨质萎缩和疏松、身躯缩短。

4. 镉的致癌、致畸作用

（1）镉的致癌作用

国际癌症研究机构（IARC）于 1993 年明确指出,镉及其化合物是人类和实验动物肺癌的确定致癌物,并把其归类于 I 类致癌物。镉的职业暴露可引起肺癌,也可以对人引起其他多种癌症,例如,前列腺、肾、肝、造血系统、膀胱和胃的癌症。也有报告称镉可引起胰腺癌。动物试验证实,中胚叶组织对镉最为敏感。镉可引起动物横纹肌肉瘤、皮下肉瘤及睾丸间质细胞瘤。慢性镉吸入可引起动物的肺腺癌。

镉致癌的机理尚未完全阐明,研究发现实验动物长期接触低剂量镉也可引起肝脂质过氧化,DNA 损伤,DNA 合成下降,肝细胞凋亡或坏死,原癌基因 $c-myc$、$c-fos$、$c-jun$ 的表达增加,端粒酶活性增高等变化。

（2）镉的致畸作用

镉对胚胎生长发育有明显影响。镉可抑制胚胎细胞分裂和 DNA、蛋白质的合成,也可抑制胸腺嘧啶核苷激酶的活性。镉引起的畸形有多种,以颅脑、四肢和骨骼畸形多见。

（二）毒性作用机理

1. 生物化学毒理学机理

（1）对酶活性的影响

镉可与蛋白分子中的巯基、羧基结合。镉离子可与酶蛋白的羧基（—COOH）结合形成不溶性金属蛋白盐,也可与酶蛋白的巯基（—SH）结合形成稳定的金属硫醇盐,从而使许多酶系统的活性受到抑制和破坏,包括使肾、肝等脏器中多种酶系功能受到损害。

镉可抑制各种氨基酸脱羧酶、组氨酸酶、淀粉酶、过氧化物酶等的活性。镉对亮氨酰基氨肽酶（该酶中的锌被镉置换）活性的抑制,使蛋白质的分解代谢和肾小管再吸收发生障碍。微量镉对呼吸链中酶活性的抑制,能干扰大鼠肝线粒体氧化磷酸化过程。

（2）干扰肾对蛋白质的排出和再吸收

镉对肾小管特别是对近端肾小管有损伤作用,影响近端肾小管的再吸收功能,从而干扰肾对蛋白质的排出和再吸收作用,导致尿蛋白、尿糖、尿氨基酸、尿钙、尿磷等增加。尿蛋白主要是低分子量蛋白,如维生素 A 结合蛋白、$\beta_2$-微球蛋白、溶菌酶及核糖核酸酶等。测定尿中低分子量蛋白可作为镉中毒早期诊断指标之一。镉还可干扰免疫球蛋白的产生和排出,是引起蛋白尿的原因之一。

（3）干扰骨代谢

镉对肾功能的损害,使维生素 D 的活化受到抑制,影响维生素 $D_3$ 的生成,从而妨碍肠对钙的吸收和钙在骨质中的沉积。同时,镉对某些氨基酸氧化酶的抑制,使骨胶原蛋白肽链上的羟脯氨酸不能氧化产生醛基,妨碍骨胶原的正常固化成熟,导致骨软化症的发生。

（4）引发贫血

镉引起贫血的机理,一方面是由于镉在肠道内可阻碍铁的吸收,另一方面由于摄入大量镉后,尿铁明显增加所致。此外,也与镉能抑制骨髓内血红蛋白的合成有关。

(5) 其他

镉可干扰铜、钴和锌在体内的代谢。此外,镉对白蛋白等蛋白质的合成也有抑制作用。

2. 分子毒理学机理

(1) 金属硫蛋白:金属硫蛋白(metallothionein, MT)是 1957 年研究镉的生物化学作用时发现的,它是一类低分子量、富含半胱氨酸的金属结合蛋白,在体内分布非常广泛,以肝、肾、肠和胰为主。MT 具有多种生理功能:参与重金属解毒、自由基清除、应激保护、微量元素代谢、DNA 复制与转录,还可影响蛋白质和能量代谢等。镉是 MT 的最好诱导剂,镉对 MT 基因表达有调控作用,$CdCl_2$ 染毒可引起肾、肝、睾丸细胞 MT 基因表达升高,从而使其 mRNA 水平和 MT 含量增加。

哺乳动物体内的镉绝大部分以 Cd-MT 形式存在,这是镉的贮存形式,也是镉的解毒途径,它使得镉不能与细胞内的生物大分子和细胞器结合,从而起到保护作用。MT 与镉的吸收、转运、蓄积和排泄密切相关。在一定剂量范围内,机体接触镉的剂量越大,对 MT 的诱导作用就越强,血、尿中 MT 水平随之增加。此外,镉对 MT 诱导作用的大小随不同个体而异,存在个体易感性差异。因此,MT 有望成为镉接触、效应和易感性生物标志物。

(2) DNA 损伤和修复:镉可引起 DNA 单链断裂和 8-羟基脱氧鸟苷(8-OHdG)形成,8-OHdG 是 DNA 氧化损伤的标志物。镉在低于引起 DNA 损伤作用的剂量时,即可引起 DNA 修复系统的损害,使 DNA 损伤的修复受到抑制,从而增加了基因突变和细胞癌变的危险性,这可能与镉的致癌作用有关。

(3) 诱导多种基因表达增加:通过研究镉对细胞基因表达的作用来探讨镉的毒性作用和致癌作用是目前镉毒理学研究的热点之一。大量研究表明,镉能诱导体外培养的多种人类和哺乳动物细胞的原癌基因 *c-fos*、*c-myc*、*c-jun* 的表达,激活一些转录调控因子包括使激活蛋白-1(AP-1)的含量增加、活力增强。这些基因的表达产物参与细胞周期调控、刺激细胞增殖,在镉的致癌作用中发挥重要作用。

较高剂量的镉可诱导编码 MT 合成的基因、编码热休克蛋白的基因、介导氧化应激反应的基因的表达,其毒理学意义尚待阐明。

(4) 氧化应激:镉的毒性与氧化损伤密切相关。镉可引起体内羟自由基、超氧阴离子自由基、过氧化氢等活性氧种类(ROS)生成增加,导致肝、肾、睾丸等多种器官和组织发生脂质过氧化。同时,镉可与超氧化物歧化酶(SOD)、谷胱甘肽还原酶(glutathione reductase)的巯基结合,与谷胱甘肽过氧化物酶(GPx)中的硒形成硒镉复合物,取代铜锌超氧化物歧化酶(CuZn-SOD)中的锌而形成 CuCd-SOD,使这些抗氧化酶的活性降低或丧失,镉还可耗竭体内抗氧化物质还原型谷胱甘肽(GSH)。镉的这些毒性作用可降低体内的抗氧化能力,加剧氧化应激作用。氧化应激使生物膜的结构和功能损伤、DNA 损伤、细胞凋亡、基因表达和信号转导等改变。GSH 和 MT 对 ROS 均有清除作用,且 MT 的清除能力可达 GSH 的 100 倍。

(5) 细胞内钙稳态:镉可通过多种途径影响细胞内 $Ca^{2+}$ 水平,导致细胞钙稳态失调。镉可与细胞膜 $Ca^{2+}$-ATP 酶、$Ca^{2+}Mg^{2+}$-ATP 酶的巯基结合,使酶活性丧失,导致进入细胞内的 $Ca^{2+}$ 不能及时排出细胞和不能被细胞内钙池所吸收,造成细胞内钙超载,引起细胞代谢紊乱。

(6) 模拟 $Ca^{2+}$ 而产生代谢紊乱:由于镉和钙的离子半径相近、电荷数相同,使 $Cd^{2+}$ 可模拟

$Ca^{2+}$而与细胞内钙调蛋白（calmodulin，CaM）上的 $Ca^{2+}$结合位点结合，$Cd^{2+}$引起的 CaM 构象变化与 $Ca^{2+}$的作用类似，从而激活某些酶类如蛋白激酶 C，干扰细胞内与钙相关的信号转导系统，对细胞产生毒性效应。通过类似途径，镉可模拟 $Ca^{2+}$而激活 CaM 依赖性核酸内切酶，或者模拟 $Ca^{2+}$而激活钙依赖性磷酸二酯酶等，造成细胞代谢紊乱。镉还可模拟钙与细胞骨架蛋白结合，破坏骨架的完整性；镉还可与钙竞争性结合上皮细胞钙黏蛋白，从而破坏细胞间的连接，增加细胞间的通透性。

（7）细胞凋亡：镉能够引起实验动物肝、肾、睾丸等多种器官和组织的细胞发生凋亡，其机制可能与镉诱导原癌基因表达、增加细胞内钙浓度、诱发氧化应激、激活胱天蛋白酶（casepases）等途径有关。

环境铬污染的
毒性与健康

环境砷污染的
毒性与健康

## 思　考　题

1. 名词解释：重金属，微量元素，汞齐，鸟眼溃疡，痛痛病，可扩散铅，铅线，铅容，双相作用。

2. 论述汞的生物富集及其毒性作用。

3. 简述铅对神经系统的毒性作用及对卟啉代谢的影响。

4. 简述镉的毒性作用及其机理。

电子教案

参考文献

# 第九章　农药与肥料的毒性

本章除对农药的毒性与健康进行论述外,由于近年来发现无机、有机肥料对环境的污染及毒性作用很严重,但其研究内容较少,加之肥料也为农业用品,故作为本章最后一节进行论述。

## 第一节　农　药　概　述

### 一、农药的概念

农药是指用于预防、消灭或者控制危害农业、林业的病、虫、草害和其他有害生物,以及有目的地调节植物、昆虫生长的化学合成或天然来源(如生物性物质)的一种物质或者几种物质的混合物及制剂。农药是常见且重要的环境污染物,一些农药又被称为杀虫剂。

农药环境毒理学是研究农药对人类健康及其生态系统危害与防护的科学,它是环境毒理学的一个分支学科。而农药生态毒理学是研究农药对动物、植物和微生物及其生态系统的危害与防护的科学,它是生态毒理学的分支学科。鉴于农药对人类和非人类生物危害的普遍性和严重性,对一种农药的评价不仅要看它对有害生物的防治效果和提高作物产量的经济效益,更要看它对环境有无污染、对人体健康和非靶标生物有无危害。因此,不论在环境毒理学领域或是在生态毒理学领域,农药均是其主要研究对象。

### 二、农药的分类

根据农药成分的来源,农药可分为① 矿物源农药(无机农药),大多由矿物原料加工制成;② 有机合成农药,即人工合成的有机化合物农药,是当今农药的主体,其药效快、用量少、用途广,但易污染环境,如滴滴涕(DDT)、六六六等;③ 生物源农药,是由生物材料制成的,又分为植物性农药(用植物材料加工制成)和微生物农药(用微生物及其代谢产物制成)。农药按其防治对象,可分为杀虫剂、杀鼠剂、杀螨剂、杀线虫剂、杀菌剂、除草剂、植物生长调节剂等。

### 三、农药的发展

农药或杀虫剂的发展经历了如下几个阶段。古希腊人早在公元前 2000 多年前就开始用硫黄燃烧来做薰剂,对房屋进行消毒。公元约 900 年,我国就开始使用信石、雄磺、硫黄、百部、黎芦等无机化合物及植物提取物用于杀灭害虫。17 世纪 90 年代,欧洲开始用烟草杀虫。1845 年德国开始使用无机磷化合物,1892 年美国开始使用砷酸铅等作杀虫剂。无机农药如砷、汞、铅、铜、钡的化合物和天然植物及其产品为第一代农药。随着 1939 年发现 DDT是有效杀虫剂起,人们开始大量合成和广泛使用各类有机农药用于害虫的防治,这些种类繁多的有机农药被称为第二代农药。由于大量有机农药的生产和滥用,人们逐渐意识到化学农药对环境的严重污染,为了减少化学农药对生态系统及人体健康的影响与危害,科学家们开始探索各种非化学防治方法,开发出众多具生物活性物质的农药新品种。1967 年第一个保幼激素类似物被研制出来,1973 年荷兰合成了灭幼脲,随之,蜕皮激素、抗保幼激素及几丁质合成酶抑制剂等相继用于害虫防治,被称为第三代农药。而行为改性药,如信息素、性诱激素及抗进食剂等则被视为第四代农药。其他对未来农药生产具有指导作用的新型天然产物和脑激素拮抗物被列为第五代农药。此外,微生物农药由于其易于培养和大规模工业化生产、专一性强、经济高效、对人体无害或毒性轻微等优点,已在形成一支新兴的农药产业。

### 四、农药的效益与危害

化学农药的生产和使用给人类带来明显的经济效益,是提高农业产量的重要措施之一。19 世纪下半叶以前,美国约有 90% 以上人口居住于农场,直接从业于粮食和纤维作物的生产,到内战期间美国农村人口与城镇人口基本相当。然而,到 20 世纪 60 年代,美国人口中仅有 5% 直接从事农业生产,而在 20 世纪 90 年代中期这个比例已下降为 3%~4%。这样少数的农业人口可为全部城镇居民提供粮食及所有农产品,其主要原因除农业现代化的发展、肥料和优良品种的采用以外,有机合成农药的发展和大规模使用也是一个不容忽视的因素。

目前世界上化学合成的农药年产量(以有效成分计算)在 500 万吨左右,我国现有农药约 1.4 万种,年产 100 万吨左右。自 2005 年我国农药总产量突破百万吨以来,我国农药年产量稳居世界第一,应用面积居世界第二。在农业生产上农药起着重要的作用,21 世纪我国农业仍需相当数量的农药,故短时期内农药生产不论在我国或是在全球均不会停止。

1962 年美国生物学家卡逊(Rachel Carson)在调查研究了农药使用造成的环境污染状况之后,出版了《寂静的春天》一书,唤醒人们对于农药大规模生产和滥用对生态环境和人类健康造成严重影响的认识。书中所列举的由于化学农药的滥用将可能导致“这里的春天静悄悄”的悲剧,极大地引起了政府部门和社会公众对环境污染问题的关注。环境毒理学这一学科的形成与发展也与农药污染导致人体健康和生态系统受到危害的问题密切相关。

对农药毒理学的长期研究证明:① 农药是一种特殊的生产资料,如不合理使用,可对环境及农产品产生污染,随着食物链的传递,将对非靶标生物甚至对人类健康产生危害。特别是性质稳定的有机化学农药随着物质循环在生态系统之中进行着广泛的传递和转移。

② 农药通过降解、转化作用后所产生的一些产物对生态系统和人类健康都可能带来更大的危害。③ 一些农药属于对人类健康和生态环境危害严重的持久性有机污染物（persistent organic pollutants，POPs）、环境内分泌干扰物或环境致癌物，必须禁止或限制其生产和使用。为此，对农药的研制和应用不仅要关注农药的杀虫效果和经济价值，更要注意农药对人类健康和环境安全的影响问题。

## 第二节　农药的毒性作用

大多数农药是有毒化学物，有的属高毒、剧毒化学物，有的虽然毒性不高，但在环境中的半衰期很长，大多在几十天至几十年，可在生物体中高度富集。这些性质就决定了农药污染对人体健康和生态环境具有极大的危害。农药进入人体内会引起多种毒效应，从急性中毒到慢性影响，从轻微的刺激、损伤到致病、致癌，甚至致死。

### 一、农药中毒途径

农药可经消化道、呼吸道和皮肤等途径进入人体而引起中毒（如图 9-1）。由消化道进入而发生农药中毒的方式主要有误服、误食、自杀性服用农药和食用喷洒农药不久的蔬菜、瓜果等农产品，以及食用因农药中毒死亡的畜禽、水产品等。土壤中残留的农药可向下层移动进入地下水，使饮用者发生中毒。

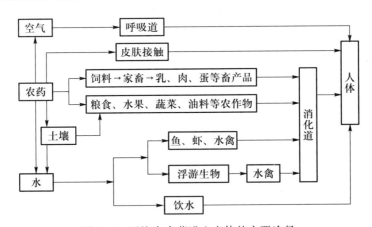

图 9-1　环境中农药进入人体的主要途径

粉剂、熏蒸剂及一些高挥发性高毒农药，易从呼吸道进入人体而引起中毒。农药能溶解在脂肪和汗液中，可以通过皮肤、毛孔进入人体。因此，农药配制、喷具漏水、逆风喷药及防护不当等都能发生因农药经皮进入人体而中毒的可能。飞机喷洒农药、施用农药的挥发，可使非农药职业接触者吸入农药而发生中毒。

通过食物链进入人体是农药对人类健康影响的最主要途径。一般来说，农药首先被植物、水域浮游生物及昆虫所吸收，继之，这些生物被高一级生物所捕食，随着在食物链中的移动,最终导致粮、菜、鱼、肉、蛋、乳等食品污染,被人类食用后在体内积累,不仅可对当代造成慢性危害,还可通过胎盘和哺乳传给下一代,对下一代的健康造成影响。

## 二、农药急性中毒

### (一) 急性中毒概况与中毒症状

急性中毒是指一些毒性较大的农药经消化道、呼吸道或皮肤等途径进入人体,在数分钟至24小时内发生程度不同的中毒症状。据估计,目前发展中国家有5 000万~1亿人大量接触农药,可导致350万~500万人急性农药中毒。据美国国家环境保护局统计,美国近400万农民直接接触农药,导致每年有1万~2万农药中毒者接受治疗。

农药引起的急性毒性大小与人体接触和吸收量的多少有关。接触低毒性、小剂量的农药,中毒症状较轻,表现为:头痛、头昏、无力、恶心、精神差;如接触的农药毒性及剂量均高,可使中毒者产生明显的不适、乏力、呕吐、腹泻、肌颤、心慌等症状;更严重者可出现全身抽搐、昏迷、心力衰竭甚至引起死亡。

### (二) 致急性中毒的农药种类

急性中毒主要发生于高毒农药,尤其是高毒有机磷类农药和氨基甲酸酯类农药。其中,有机磷农药是更容易引起急性中毒的农药,急性有机磷农药中毒的发生率远较有机氯农药高。常见的可引起急性中毒的有机磷农药,如甲胺磷、对硫磷(1605)、甲基对硫磷、甲拌磷及氧乐果等,最常见的是对硫磷、内吸磷的不适当使用造成急性中毒而引起死亡。可引起急性中毒的其他农药有氨基甲酸酯类农药、杀虫脒、百草枯、溴氰菊酯等。

### (三) 农药急性毒性分级

急性毒性是衡量农药毒性强弱的常用指标,农药对哺乳动物的毒性测定,国际上常用的实验动物有大鼠、小鼠、兔、狗和羊等。根据农药对动物的经口 $LD_{50}$、经皮 $LD_{50}$ 和吸入 $LC_{50}$ 数值大小,对农药进行急性毒性分级。中国农药急性毒性共分为5级,如表9-1。

表9-1 我国农药急性毒性分级标准

| 级别 | 大鼠,经口 $LD_{50}/(mg \cdot kg^{-1})$ | 大鼠,经皮 $LD_{50}(4 h)/(mg \cdot kg^{-1})$ | 大鼠,经吸入 $LC_{50}(2 h)/(mg \cdot m^{-3})$ |
|------|------|------|------|
| 剧毒 | ≤5 | ≤20 | ≤20 |
| 高毒 | 5~50 | 20~200 | 20~200 |
| 中毒 | 50~500 | 200~2 000 | 200~2 000 |
| 低毒 | 500~5 000 | 2 000~5 000 | 2 000~5 000 |
| 微毒 | >5 000 | >5 000 | >5 000 |

然而每一种农药的 $LD_{50}$ 数值都不能直接应用于人类,也不能仅以经口 $LD_{50}$ 数值的大小来判断农药对人、畜的安全程度。对于农药生产者和使用者,较多的是经皮及呼吸中毒,所以实际上对使用者来说,经皮或经呼吸的毒性更为重要。高气温可使农药挥发加快、皮肤吸收增加,使暴露者更易于发生急性中毒。

### （四）农药急性中毒案例

农药引起环境污染而导致急性中毒的事件经常发生，举例如下：

#### 1. 农药污染大气而引起急性中毒

1976 年 7 月 10 日意大利一家生产 2,4,5-三氯酚（杀虫剂）的工厂，由于间歇式反应器过热，反应器内蒸气通过泄气阀排入大气，此蒸气随风飘移，覆盖了大约 109 $hm^2$ 市区，造成严重的大气污染。由此造成的直接后果是 134 人被确诊为"氯痤疮"，这是一种严重的皮肤损害。除上述病症之外，患者还感觉头痛、眼部刺激及胃肠道症状。

又据报道，用敌对杀虫烟剂（含有敌敌畏、对硫磷和助燃油剂）烟熏竹林，致使附近村民因吸入而发生急性中毒，除头痛、头晕、胸闷、恶心和呕吐等一般中毒症状外，还呈现多汗、视力模糊和瞳孔缩小等症。

#### 2. 农药污染水体而引起急性中毒

广东省茂名市发生的一起 40 人急性呋喃丹中毒，原因是上游农田施用农药呋喃丹后，残留农药被降雨冲入下游饮用地面水源所致。又如，国外报道，某地 20 $hm^2$ 稻田施用过农药草达灭后，附近饮用水井出现异臭，不久周围 4 家 17 人中有 8 人出现恶心、腹泻、发热、无力等症状，经检测该井水中含草达灭 0.006 mg/L。

#### 3. 住宅及生活环境的农药污染引起急性中毒

在住宅内及其周围使用农药，也可造成室内空气受到农药污染，最常见的原因是杀灭宅内卫生害虫和防治白蚁。例如，在疟疾流行猖獗的国家，曾使用过多种农药来消灭蚊虫，DDT 为使用最多的一类农药。为防治白蚁，通常是将农药施于建筑物地基的土壤中，美国用得最多的是氯丹，氯丹的蒸气可缓慢地传入室内，浓度可达 2~5 $\mu g/m^3$。欧洲各国常用五氯酚和林丹进行木材防腐，用这种木材建造住宅，室内空气会受到污染。据德国的一项调查，在 104 家住宅内，室内空气中五氯酚高达 6 $\mu g/m^3$，989 名接触者尿中五氯酚上升到 44 $\mu g/L$，比对照组高出 3 倍以上。德国因此而禁止将五氯酚用于木材防腐。

#### 4. 生活用品的农药污染引起急性中毒

生活用品也会受到农药的污染，多种皮毛保护剂含有农药，不适当使用也可造成对健康的危害。国外曾有报道，对硫磷污染的牛仔裤和速灭磷污染绒布床单而引起儿童发生急性有机磷中毒。美国曾报道一例"衣源性"农药中毒的流行：一所医院在前后 4 个月时间内，共出现 20 余例住院病人发生急性中毒，其中重症 9 人，2 名新生儿死亡。经查明，院洗衣房使用了一种含五氯酚钠的消毒剂，致使经皮肤接触的人发生急性中毒。

## 三、农药慢性中毒

对于高毒农药的低水平长期接触往往不易产生明显的急性中毒症状，但可对人体产生长期的慢性影响。有的农药如 DDT、六六六等虽然急性毒性不高，但化学性质较稳定，不易分解且可在体内积累，长期被人、畜少量摄食可在体内积累，引起内脏机能受损，影响正常生理代谢过程。农药慢性中毒过程一般起病缓慢、病程较长、缺乏特异性症状，故难于鉴别为农药所致，往往被人们所忽视。

农药慢性中毒，轻者可影响体内多种酶的活性，如胆碱酯酶、肝微粒体酶、谷丙转氨酶、醛缩酶、酸性磷酸酶、碱性磷酸酶和三磷酸腺苷酶等，引起体内生理、生化功能紊乱和病理生理改变;重者可出现临床症状,表现为引发慢性疾病、男性不育症、免疫系统及内分泌系统障碍,甚至癌症。

农药对内分泌系统的影响近几年才引起人们的重视,许多农药被列为环境内分泌干扰物。这些农药可对机体产生激素样作用,使人群内分泌相关肿瘤的发病率升高,并出现出生缺陷、生长发育障碍和生育缺陷(如男性精子数下降和性别比例失调)等不良健康效应。目前被怀疑对人体内分泌产生影响的农药有 60 多种,其中有代表性的如 DDT、敌百虫、林丹、毒死蜱、菊酯杀虫剂及多菌灵等。DDT 及其代谢产物有阻断雄性荷尔蒙的作用。甲氧 DDT 农药对人体具有雌激素的作用。敌百虫能影响精子和卵子的产生,并可使大鼠致癌。林丹很低浓度即可引起人的精子数量减少。菊酯杀虫剂也具有一定的雌激素作用。多菌灵可干扰大鼠精子产生,抑制睾丸发育。

农药中毒
的预防

此外,蓄积在人体内的农药,不仅对本身造成危害,还会通过母体的乳汁进入婴儿体内或从母体胎盘转入胎儿体内,给下一代带来危害。

# 第三节 几种重要农药的毒性作用

## 一、有机氯农药

### (一) 概述

有机氯农药是分子中含有氯元素的有机化合物,种类繁多。自 1939 年发现滴滴涕(化学名为二氯二苯三氯乙烷,又称二二三,dichlorodiphenyltrichloroethanes,DDT)(图 9-2)具有显著的杀虫效果以后,又陆续合成了六六六(分子式 $C_6H_6Cl_6$,化学名为六氯环己烷,hexachlorocyclohexane)、狄氏剂、艾氏剂、异狄氏剂、七氯、毒杀芬等有机氯农药,在早期曾被广泛应用于杀灭农林业害虫及卫生害虫方面。这些有机氯农药其结构稳定、难氧化、难分解、毒性大、易溶于脂肪,不溶或微溶于水,极易在暴露生物体内积累,在人体内也有一定的积累,是一类高效、高毒、高残留的农药。在《关于持久性有机污染物的斯德哥尔摩公约》中它们均被规定为停止或限制使用的持久性有机污染物(POPs)。

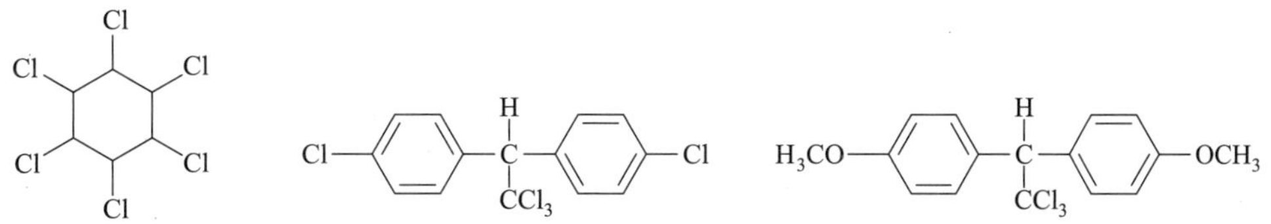

六六六          滴滴涕(DDT)          甲氧滴滴涕(MXC)

图 9-2 典型有机氯农药分子结构式

有机氯农药的使用,虽然对农作物增产和人类卫生条件的改善起了重要作用,但其对环境却造成了严重的污染。它们对环境的污染主要来源于农田的农药使用、农药厂的废水排放及为杀灭或控制卫生害虫的农药使用等。

由于POPs可以长期存在于环境中,所以虽然自20世纪70年代DDT被禁用至今已经半个多世纪,但DDT对环境的污染仍然很严重。从此可知,即使根据斯德哥尔摩公约一些POPs(包括有机氯农药)被禁用了,但是其对环境的污染仍将长期存在,预防环境中有机氯农药和其他POPs对人类健康的危害仍将是长期而艰巨的任务。

新一代有机氯农药甲氧滴滴涕[methoxychlor,MXC,化学名为1,1,1-三氯-2,2-双(对-甲氧苯基)乙烷],分子式为$C_{16}H_{15}Cl_3O_2$,结构式如图9-2所示。MXC对氧化剂和紫外光稳定,是广谱杀虫剂。MXC不仅存在全球范围的污染,而且能对生殖和子代造成不利影响,已成为关注的焦点。

（二）吸收与代谢

有机氯农药可通过消化道、呼吸道及皮肤吸收而进入机体,其中消化道是主要的进入途径。该类农药能在动、植物体内蓄积和富集,并可通过食物链进入人体。

进入体内的有机氯农药,主要贮存于脂肪组织中,其次为肝、肾、脾、脑中,血液最低。此外,母体中的有机氯农药可从乳汁排出,也可经胎盘进入胎儿体内,引起下一代慢性中毒。

在哺乳动物体内DDT可经肝转化生成毒性比DDT低的DDD[2,2-双-(对氯苯基)二氯乙烷]和DDE[2,2-双-(对氯苯基)-1-二氯乙烯]及无毒的DDA[2,2-双-(对氯苯基)乙酸]。图9-3是DDT在体内的代谢转化。DDE很稳定,很难在环境和生物体内进一步转化,可长期蓄积在脂肪组织中,DDT以60%DDE的形式贮存。人体内的DDA是DDT经DDD转化形成的,在人体内DDD及DDA的生成极缓慢,主要以DDT和DDE的形式蓄积于脂肪组织中。DDA易溶于水,可排出体外。

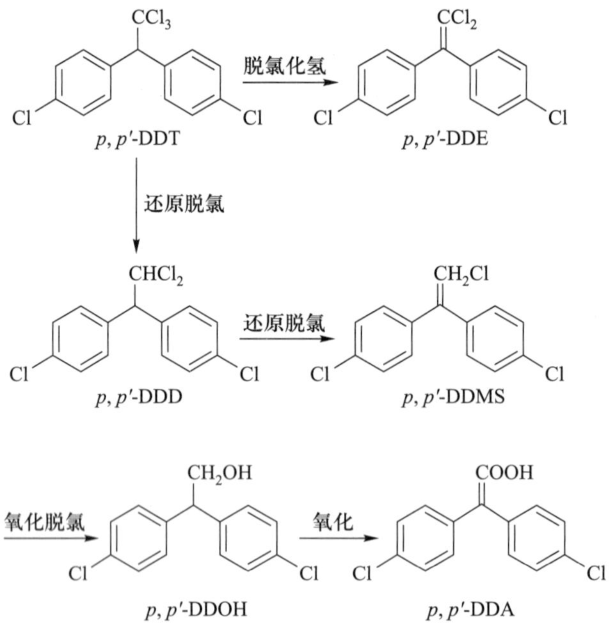

图9-3　DDT在体内的代谢转化

六六六主要蓄积在脂肪组织中,其次为肾、血液、肝、脑。六六六共有甲、乙、丙、丁、戊、已、庚七种异构体,在体内的代谢速率以丙体最快,乙体最慢。因此乙体具有高度蓄积性,而且排泄亦最慢,故人体脂肪中六六六的蓄积量以乙体六六六为最高,占93.5%;反之,在血液中乙体六六六的含量为最低,只占 3.9%,而甲体最高,占 57.1%。六六六的主要分解代谢是脱氯后形成多氯苯或多氯酚,以丙体为例,在酶的作用下经代谢产生三氯苯,与谷胱甘肽结合后排出;或形成三氯环氧苯,最后产生三氯酚,与谷胱甘肽结合后排出。总之,六六六的七种异构体均以氯酚类化合物作为尿中排泄的主要形式(图9-4)。

MXC 对人畜毒性低,在体内易被多功能氧化酶分解而转化为水溶性无毒化学物而排出体外。

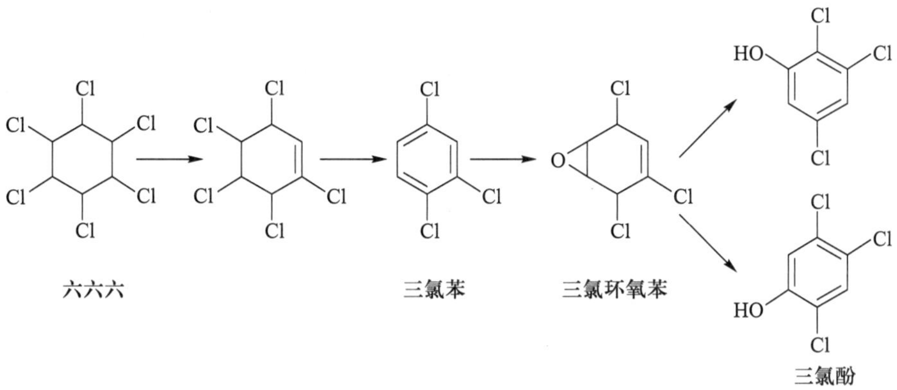

图 9-4　六六六在体内的代谢转化

### (三) 毒性作用

#### 1. 急性中毒

有机氯农药引起的急性中毒主要表现为对中枢神经系统的作用。轻者有头痛、头晕、视力模糊、恶心、呕吐、流涎、腹泻、全身乏力等症状;严重中毒时发生阵发性、强直性抽搐,甚至失去知觉而死亡。当人体摄入的 DDT 达 10 mg/kg 时,即可出现中毒症状;16 mg/kg 时,可出现痉挛。据人体中毒事故分析及对狒狒的试验结果推测,DDT 对人的口服致死量约为 150 mg/kg。估计六六六对人的口服致死量(以 70 kg 体重计算)为 28 g,丙体六六六约为 5 g。有机氯杀虫剂大鼠和人经口急性毒性见表9-2。

表 9-2　有机氯杀虫剂大鼠和人经口急性毒性

| 制剂 | 大鼠经口毒性 $LD_{50}$/(mg·kg$^{-1}$) | | 人经口毒性 | |
|---|---|---|---|---|
| | 雄 | 雌 | 剂量 | 表现 |
| DDT | 113 | 118 | 10 mg·kg$^{-1}$ | 有不适症状,无抽搐 |
| | | | 16 mg·kg$^{-1}$ | 引起抽搐 |
| 林丹 | 88 | 91 | 7~15 g | 成人口服有一定危险 |
| | | | 0.33 g | 儿童有死亡可能 |
| 六六六 | 600 | 600 | 30 g | 成人危险剂量 |
| 氯丹 | 335 | 430 | 6~60 g | 估计致死量 |
| | | | 32 mg·kg$^{-1}$ | 成人出现抽搐,可复原 |
| 七氯 | 100 | 162 | — | — |
| 毒杀芬 | 90 | 60 | 2~7 g | 最小急性致死量 |
| | | | 10 mg·kg$^{-1}$ | 引起抽搐(可恢复),有人无症状 |

急性中毒的动物可见有肝肿大、肝细胞脂肪变性及坏死,并可有肌肉、胃肠道黏膜坏死等病变。

2. 慢性中毒

有机氯农药在人体有蓄积性,对人体有长期慢性毒性效应,主要表现为对肝、肾的损害。DDT 及六六六在慢性毒性试验中,供试动物可见有肝肿大、肝细胞变性及坏死等。慢性中毒的动物常见有不同程度的贫血、白细胞增高和中枢神经性病变。长期小剂量饲养动物,可有体重下降、发育停滞、全身状况不良及脏器的退行性病变等。

3. 诱发肿瘤

DDT 或六六六可以引起实验大鼠或小鼠发生肝肿瘤,也有报道有机氯农药可诱发实验动物发生乳腺癌、胆囊癌、前列腺癌、脑癌、肝癌和血液肿瘤。但是,目前尚没有充分证据证明有机氯农药与人类肿瘤的发生有直接关系。

4. 干扰内分泌

有机氯农药也是主要的环境内分泌干扰物。世界自然基金会 1999 年公布的环境内分泌干扰物共计 125 种,而农药有 86 种,其中又以有机氯农药占很大比重。新一代有机氯农药 MXC 虽然毒性较低,但与 DDT、六六六一样具有环境内分泌干扰物的毒性作用,可引起雄性大鼠睾丸、附睾、精囊、前列腺质量下降,附睾内精子数量和活力降低,并可使雄鼠与雌鼠交配时受孕率下降。MXC 也可引起雌性啮齿类动物发育和生殖毒性,包括胚胎毒性、性早熟、生育力减弱、卵巢萎缩、子宫增重、胎鼠死亡率增高、胎仔数减少等。

（四）毒性作用机理

1. 对神经系统的影响

有机氯农药的主要靶器官是神经系统。DDT 对神经系统的作用,是由于 DDT 可作用于神经元膜类脂质,降低神经元膜对 $K^+$ 的通透性,改变神经元膜电位,抑制神经末梢 ATP 酶活性,尤其对 $Na^+$、$K^+$-ATP 酶的抑制更明显。研究认为,DDT 分子与神经元膜上受体结构互补,是其神经毒作用的基础。DDT 与神经膜上的受体作用时,由于其分子结构中带有对位氯的苯环,在一定的方向以范德瓦耳斯(van der Waals)力插入到受体脂蛋白中,造成膜结构扭曲,而 DDT 结构中的三氯乙烷侧链,则置于膜孔道中,使孔道处于开放状态,以致 $Na^+$ 易透过膜孔道而漏出,引起神经元电生理异常,导致不正常的神经冲动,产生各种症状。六六六、狄氏剂、艾氏剂和氯丹等化合物可刺激突触前膜,引起乙酰胆碱的释放增加,并大量积集在突触间隙。狄氏剂和六六六还可与 γ-氨基丁酸受体结合,产生竞争性拮抗作用,使正常的神经传递受阻,因而产生神经毒作用。

2. 对酶活性的影响

有机氯农药对一些酶有诱导作用,而对另一些酶有抑制作用。

有机氯农药对肝微粒体细胞色素 P-450 等酶系有诱导作用,对脱氯化氢酶也有诱导作用,从而加速 DDT 转化为 DDE 的过程,并影响其他化学物质的代谢。

六六六还能诱导肝中氨基酮戊酸(ALA)合成酶,促进卟啉合成。因此,长期接触六六六的人,有的可患有卟啉症。由于血液中卟啉的增加,皮肤对光过敏或发生痤疮,这种诱导作用以体内蓄积的乙体六六六为最强。

DDT 及其代谢产物 DDE 可以对某些酶的活性产生抑制作用,导致肝细胞脂肪变性、萎缩,甚至死亡。

　　MXC可抑制睾丸和附睾组织抗氧化酶(超氧化物歧化酶、过氧化氢酶、谷胱甘肽还原酶、谷胱甘肽过氧化物酶)的活性,降低抗氧化能力,引起或加剧氧化损伤。

　　3. 干扰内分泌

　　(1)对类固醇激素代谢的影响:有机氯农药通过对代谢酶的诱导作用,可改变雌、雄激素及肾上腺皮质激素的代谢,影响体内各种类固醇激素的水平。此外,DDT的代谢产物DDD还能抑制肾上腺皮质分泌激素,降低肾上腺皮质对促肾上腺皮质激素(ACTH)的反应。

　　(2)环境性激素作用:有机氯农药是主要的环境内分泌干扰物,其生殖毒性主要与其对性激素受体竞争性结合有关。MXC及其代谢物OH-MXC和2,2-双(ρ-羟基苯)-1,1,1-三氯乙烷(HPTE)是人和大鼠雌激素受体[(ER)$_\alpha$]的激动剂,同时却与另一种雌激素受体[(ER)$_\beta$]的亲和力很强,从而拮抗内源性雌激素与(ER)$_\beta$的结合,导致对雌性生殖系统产生毒性。另外,OH-MXC和HPTE也与雄激素受体(AR)的亲和力很强,从而拮抗内源性雄性激素与AR的结合,导致对雄性生殖系统产生毒性。MXC还可以通过对人血白蛋白和性激素结合蛋白等的竞争性结合,减少蛋白质对内源性激素的吸附,从而增强内源性激素的作用。此外,MXC还可引起睾丸和附睾氧化损伤,引起雄性生殖毒性发生。

　　(五) 急性中毒的解救

　　有机氯农药对人体健康的危害主要是慢性毒性作用,急性中毒少见。一般由于在农药生产、运输、贮存和使用过程中造成误服而引起急性中毒,或者由于自杀行为,故意口服而中毒。

　　对于吸入中毒或经皮肤中毒者,应立即脱离中毒现场,脱去污染衣服,用清水或肥皂水清洗皮肤,眼部可用2%碳酸氢钠溶液冲洗。对于口服中毒者可用2%碳酸氢钠溶液洗胃,并及时导泻,但忌用油类泻剂。在救治过程中,要注意对症治疗,对于抽搐者,必要时可在口腔内放置开口器;对于呼吸困难者,应立即吸氧等。

## 二、有机磷农药

　　(一) 概述

　　德国化学家G. 施拉德(Gerhard Schrader)等首先于1941年合成有机磷农药(organophosphorous insecticides)八甲磷和对硫磷。有机磷农药大多数品种为有机磷酸酯类化合物(图9-5),纯品多为油状,少数为结晶固体,色泽由淡黄至棕色,稍有挥发性,除敌百虫和敌敌畏之外大多有蒜臭味。除敌百虫外,有机磷农药一般不溶于水,易溶于有机溶剂如苯、丙酮、乙醚、三氯甲烷及油类,对光、热、氧均较稳定,在酸性条件下稳定,在碱性条件下易分解失效。而敌百虫为白色结晶,能溶于水,遇碱可转变为毒性较大的敌敌畏。

　　有机磷农药具有毒力大、杀虫谱广的特点,多数有机磷农药在自然环境和动、植物体内易于降解,残留期较短。因此比有机氯农药对环境的污染轻,在农畜产品中的残留也较少。

　　有机磷农药杀虫方式有触杀、胃毒、熏杀及内吸等。常用剂型有乳剂、油剂、可湿性粉剂及颗粒剂等。

　　有机磷农药是目前用量最大、种类最多的化学农药,常见的就有数十种之多,如敌百虫(trichlorphon)、敌敌畏(dichlorvos)、乐果(rogor)、对硫磷(parathion,1605)、马拉硫磷(malathion,4049)、辛硫磷等。2008年,我国已经决定禁止甲胺磷、对硫磷、甲基对硫磷、久效磷、磷胺等 5 种高毒有机磷农药的生产、流通和使用。

有机磷分子结构见图 9-5,其中,$R_1$、$R_2$ 为烷氧基、烷硫基、烷基或氨基;$R_3$ 为无机酸基、有机酸基或其他酸性基团。

根据有机磷农药对大鼠的致死毒性($LD_{50}$)的不同,按照世界卫生组织(WHO)对化学物毒性的分级标准,可分为:① 剧毒类($LD_{50} <$ 10 mg/kg),如对硫磷、内吸磷(1059)、甲拌磷(thimet,3911)等;② 高毒类($LD_{50} = 10 \sim 100$ mg/kg),如甲基对硫磷、敌敌畏、氧乐果等;③ 中度毒性($LD_{50} = 100 \sim 1\,000$ mg/kg),如乙硫磷、敌百虫、乐果等;④ 低毒类($LD_{50} = 1\,000 \sim 5\,000$ mg/kg),如马拉硫磷、氯硫磷、杀螟松等。

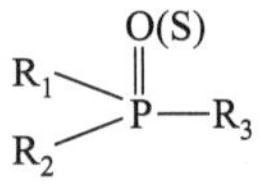

图 9-5 有机磷农药
分子结构通式

### (二) 吸收与代谢

有机磷农药可经呼吸道、消化道及皮肤而进入体内。在有机磷农药的生产和使用过程中,药液易从无损皮肤吸收,故对哺乳动物的经皮毒性较大,此外有机磷农药也可以蒸气、雾、粉尘形态经呼吸道吸入。喷药后未洗手即取食或误食喷药不久的粮食、蔬菜和拌过药的种粮,或食用装药容器盛放的食物等,均可经消化道进入体内而引起中毒。

有机磷农药进入体内以后,可通过血液和淋巴系统运送到全身组织器官,其中以肝含量最多,肾、肺、脑中次之。

有机磷农药进入体内以后,经由多种生物酶催化的生物化学反应而发生降解,其毒性可增加或降低。虽然不同有机磷农药的化学结构及其毒性差别很大,但是其在体内的代谢转化过程有许多相似之处,一般可归纳为四类生物化学反应,即氧化、水解、还原、结合等反应。

#### 1. 氧化反应

进入体内的有机磷农药在细胞微粒体混合功能氧化酶的催化作用下,可进行各种氧化反应而降解,主要有:

(1) 氧化脱硫反应:分子式中含有 P =S 的有机磷农药,在肝细胞微粒体混合功能氧化酶的作用下,进行氧化脱硫反应,使 P =S 转化为 P =O,其抗胆碱酯酶活性增高,毒性增强。这种氧化脱硫反应属于激活有机磷化合物的反应。例如,对硫磷被氧化脱硫成为对氧磷后,半数致死剂量可降低 1/5 ~ 1/4;马拉硫磷转化为马拉氧磷后的抗胆碱酯酶活性可以增加 1 000 倍;乐果转变为氧化乐果,其毒性剧增。凡含有 P =O 的有机磷农药的抗胆碱酯酶活性都较含有 P =S 的为强,这是由于氧原子的负电性大于硫原子,从而促使磷原子的正电性增大,更易与胆碱酯酶的活性中心相结合,进而抑制酶活性。

(2) O-脱烷基反应:进入体内的有机磷农药在混合功能氧化酶的作用下,分子中与氧连接的烷基发生氧化之后再脱去。一般来说,进行 O-脱烷基反应可使有机磷农药毒性降低,如甲基对硫磷脱去一个甲基后可迅速排出体外而降低对机体的毒性作用。由于有机磷农药分子中烷基的不同,其脱除速率也有差别,含有两个乙基的对硫磷比含两个甲基的对硫磷缓慢得多,通过这种反应解毒就很困难。由于在 O-脱烷基反应中脱下的烷基能与血清中含 SH—基的蛋白结合,因此对硫磷中毒的患者各脏器中 SH—基蛋白的含量显著降低,以肾中的下降尤为明显,恢复至正常水平也很缓慢。

(3) S-氧化反应:分子结构中含有硫醚基(—C—S—C—)的有机磷农药,在混合功能氧化酶的催化作用下,进行 S-氧化反应,转化为亚砜型或砜型衍生物,使这些氧化物的毒性增加 5 ~ 10 倍。因此,此反应也是体内有机磷农药的一种激活过程。

2. 水解反应

水解作用是有机磷农药重要的代谢转化方式,某些品种在多种水解酶的催化作用下,通过水解而使其毒性减低。水解酶主要有磷酸酯酶、羧酸酯酶及酰胺水解酶三种。磷酸酯酶能催化有机磷农药分子中的磷酸酯键或硫代磷酸酯键发生水解,生成烷基磷酸或烷基硫代磷酸,这些物质仍能与胆碱酯酶的活性中心结合,具有一定的毒性作用。在水解反应中生成的含羟基的化合物可进一步发生结合反应而转化为可随尿排出的结合产物。例如,对硫磷生成的对硝基苯酚可与硫酸或葡糖醛酸结合后随尿排出,因而可借助尿中对硝基苯酚的排出量来诊断对硫磷中毒和恢复的程度。

哺乳动物体内羧酸酯酶活性很强,可作用于某些有机磷农药分子中的酯键,使其水解而降低其对胆碱酯酶活性的抑制。在哺乳类动物体内酰胺水解酶活性较强,该酶可催化有机磷农药分子结构中酰胺键(—CO—NH—)的水解而降低其对胆碱酯酶活性的抑制作用。由此可见,羧酸酯酶和酰胺水解酶催化的水解反应具有解毒作用。

3. 还原反应与结合反应

有机磷农药还可在体内进行还原反应和结合反应,如对硫磷、苯硫磷等有机磷化合物分子中的硝基,经还原酶催化,可还原为氨基,导致有机磷抗胆碱酯酶的能力下降。

有机磷农药在哺乳动物体内最重要的结合反应,是与硫酸、葡糖醛酸,或谷胱甘肽的结合反应,结合产物的毒性降低,并易于从体内排出。例如,在尿苷二磷酸葡糖醛酸转移酶的催化下敌敌畏与尿苷二磷酸葡糖醛酸(UDPGA)发生结合反应,生成二氯乙基葡糖苷酸、尿苷二磷酸(UDP)、磷酸二甲酯(图 9-6)。

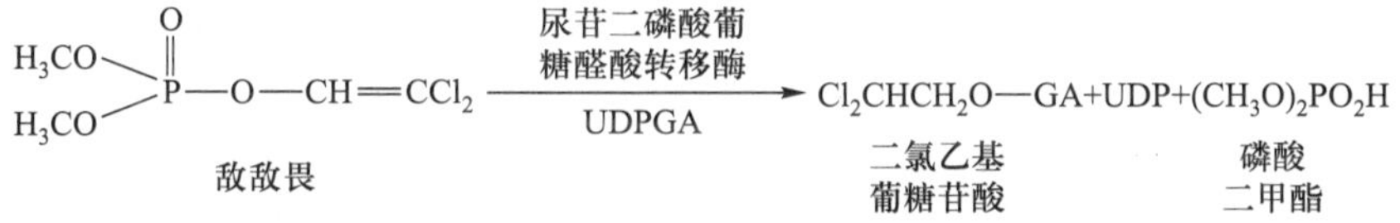

图 9-6　有机磷农药与葡糖醛酸发生结合反应

如同其他有机毒物一样,有机磷农药在体内往往经历多种代谢过程,如对硫磷氧化为对氧磷后,后者又被体内的磷酸酯酶水解而失去毒性,最后转化为对硝基酚、二乙基硫代磷酸酯和二乙基磷酸酯等(图 9-7)。对硝基酚可与葡糖醛酸或硫酸等发生结合反应而解毒,其中一部分可被还原为对氨基酚随尿排出。反应步骤如下:

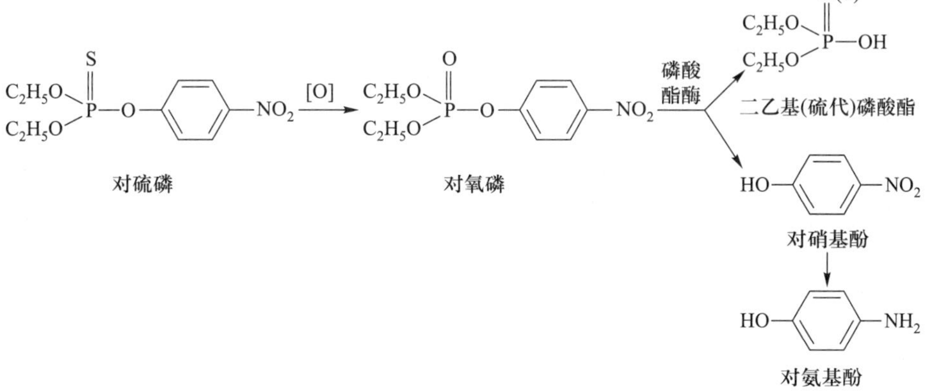

图 9-7　对硫磷在体内经历的多种代谢历程

### （三）毒性作用

人体对有机磷农药较为敏感，如成人的致死量，对硫磷为 15～30 mg，内吸磷为10～20 mg，敌敌畏为 1～2 g，均比对实验动物测得的剂量小。

有机磷农药可对多种器官产生毒性作用，但主要对神经系统产生毒性作用，其中毒特征是胆碱酯酶（cholinesterase，ChE）活性受到抑制，使后续神经元或效应器官过度兴奋，随后可转入抑制，导致神经系统机能失调，从而引起受神经系统支配的心脏、支气管、肠、胃等脏器功能异常。

1. 神经毒作用

（1）急性神经毒性：几乎所有的有机磷农药均可引发急性中毒，其潜伏期因农药的种类、浓度、吸收途径及机体状况而异，经皮肤吸收一般在 2～6 h 发病，呼吸道吸入或口服后一般在 10 min 至2 h发病。年龄不同对有机磷农药的敏感性不同，儿童比成年人更敏感。有机磷农药引发的急性中毒分为以下三种症状：

① M 样症状（毒蕈碱样症状）：M 样症状是外周 M 受体（或称 M 胆碱受体）过度兴奋，使有关效应群功能失常所致。出现恶心、呕吐、腹泻、大小便失禁、瞳孔缩小、视物模糊、流涎、出汗、心率减慢及呼吸困难等。一般轻度中毒多以这些症状为主。

② N 样症状（烟碱样症状）：N 样症状是外周 N 受体（或称 N 胆碱受体）过度兴奋，引起植物神经节兴奋，肾上腺髓质分泌增多及骨骼肌兴奋所致。表现为血压升高、心率增快及肌肉震颤和抽搐等。中度中毒多同时出现上述 M 样和 N 样两方面的症状。

③ 中枢神经症状：中枢神经症状是中枢神经系统内乙酰胆碱蓄积，引起中枢胆碱受体过度兴奋，使中枢功能失调所致。表现为躁动不安、谵妄、惊厥等。过度兴奋又可以转入抑制，即先兴奋后衰竭，出现昏迷、血压下降、呼吸中枢麻痹致使呼吸停止而死亡。严重中毒时，上述的 M 样、N 样及中枢神经症状均可同时出现。

有机磷农药引发的急性中毒的程度与其引起的胆碱酯酶活性抑制和乙酰胆碱水平升高有关。一般急性中毒时血液胆碱酯酶活力水平与中毒程度呈负相关。有机磷农药在低剂量作用时，毒蕈碱样（M）受体兴奋；剂量增加时，M 受体兴奋加强而烟碱（N）受体也开始兴奋；剂量再增加时，可同时引起中枢神经系统及植物神经中的 M 受体和 N 受体兴奋，而后转为抑制。这一系列变化的表现即为临床症状、体征的演化过程，也是划分为轻、中、重度中毒等级的理论基础。

（2）迟发性神经毒性：甲胺磷、乐果、氧乐果、敌敌畏、稻瘟净、马拉硫磷、甲基 1605、敌百虫等有机磷农药可以在引发急性中毒 8～14 天后，引起迟发性多发神经症（delayed polyneuropathy），或称有机磷诱发的迟发性（或称延迟性）神经病（organophosphorus-induced delayed neuropathy）发生，主要表现为肢端麻木、皮肤感觉异常、共济失调，逐渐发展为迟缓性麻痹或轻瘫（paresis）等。组织学检查可见脑、脊髓与坐骨神经等有脱髓鞘变化。该病的死亡率虽然不高，但对健康的影响很严重。

（3）中间综合征：一些有机磷农药如倍硫磷、乐果、久效磷、敌敌畏、甲胺磷等引发的一些重度急性中毒的患者，在急性中毒危象消失后、迟发性神经毒性出现前，可发生一种被称为中间综合征（intermediate syndrome，IMS）的神经毒效应，其主要特征为肌肉无力、呼吸困难等症状，一般无感觉障碍，最主要的危险是呼吸肌麻痹。此时血液中的 ChE 活性持续低下，甚至达到零。

2. 对内脏的毒性作用

有机磷农药可通过血液分布到全身各组织器官,从而对不同脏器产生较强的毒性作用。

(1) 对肝、肾的毒性:有机磷农药在肝发生代谢转化的过程中可产生大量活性氧种类(ROS),引起生物膜脂质过氧化损伤,抗氧化酶(如过氧化氢酶、超氧化物歧化酶、谷胱甘肽过氧化物酶等)活性失常,导致肝细胞损伤甚至死亡。有机磷可抑制多种代谢酶的功能,如抑制 P-450 酶的活性,降低肝的解毒功能。有机磷农药还可进入肠-肝循环,加重对肝的损伤。对硫磷等可引起肾细胞内钙离子浓度增加、细胞膜通透性增高,致使肾小管坏死,导致急性肾功能衰竭。

(2) 对心血管系统的毒性:一些有机磷农药可引起心律失常、心肌收缩力减弱,严重者可发生中毒性心肌炎。其机理可能与农药对血液 ChE 抑制、影响心肌传导功能有关,也可能是通过干扰心肌细胞膜离子通道,直接对心肌产生毒作用造成的。有机磷农药对血液有致溶血作用,还可通过脂质过氧化作用对血管组织造成损伤,影响血管功能。

(3) 对呼吸系统的毒性:有机磷农药对 ChE 的抑制作用可以导致支气管平滑肌收缩、呼吸道分泌物增多、肺通气功能下降。此外,有机磷农药可直接损伤肺毛细血管,导致肺泡上皮细胞破坏、肺泡表面活性物质分泌减少,引起肺水肿、呼吸衰竭等。

3. 低浓度长期暴露引起慢性中毒

有机磷农药对人类的慢性损害,常在从事生产、使用的工人中间流行。主要临床症状表现为血液中胆碱酯酶活性降低及不同程度的植物性神经调节障碍、迷走神经兴奋性增高。长期低剂量接触有机磷农药人员在没有出现临床症状时,就有脑电图、肌电图等的病理生理变化。长期低剂量接触这类农药还可损害视觉功能,表现为近视、眼睑充血、水肿、角膜上皮细胞肿胀等变化。

在低浓度有机磷农药长期暴露下,由于神经系统、血液、组织中胆碱酯酶的抑制、恢复和再生的速度不同,临床表现也不一样,血液胆碱酯酶活力水平与症状、体征轻重之间的表征也缺乏一致性。此外,低浓度有机磷农药暴露,可引起胆碱酯酶活力代偿性增加,神经细胞及效应器官对乙酰胆碱的耐受性也会增加,造成一定限度的适应性。

4. 遗传毒性与生殖发育毒性

敌百虫、敌敌畏及乐果在体内有强烈的烷化作用,可引起 DNA 烷化而使基因发生突变。甲胺磷可引起小鼠骨髓细胞染色体畸变。敌百虫还可使动物良性乳腺瘤发生增多。

一些有机磷农药的低剂量长期暴露对机体具有环境内分泌干扰物的影响。有机磷农药(如敌敌畏、马拉硫磷、甲胺磷等)可通过血-睾屏障,直接作用于精子的形成,干扰精子的生长、发育和能量代谢,引起大鼠和小鼠的精子数减少、活动率下降,从而影响其受孕力和生育力。

某些有机磷农药可引起试验动物精母细胞染色体畸变率增高、胚胎畸形。有的研究报告某些农药职业接触或研制专业人员中存在生殖能力下降的趋势。

(四) 毒性作用机理

上述关于有机磷对内脏的毒性作用和遗传毒性与生殖毒性作用的论述中,对有机磷毒性作用的部分机理已经进行了介绍,例如,关于有机磷引起自由基产生、氧化损伤、DNA 损伤、基因突变、染色体畸变等。为此,这里仅对有机磷神经毒性作用的机理进行论述。

1. 对乙酰胆碱酯酶的抑制

有机磷农药毒性作用特别是急性毒性作用的发生与其对乙酰胆碱酯酶的抑制作用密切

相关。正常生理条件下，当胆碱能神经受到刺激时，其末梢部位即释放出乙酰胆碱，将神经冲动向所支配的效应器官传递。随之，乙酰胆碱迅速被该处组织中的乙酰胆碱酯酶（acetyl-cholinesterase，AChE）所分解，以保证神经生理功能的平衡与协调。乙酰胆碱酯酶具有两个活性部位：带负电荷的阴离子部位（或结合部位）及酯解部位（或催化部位）。正常生理条件下，阴离子部位吸引乙酰胆碱的阳离子活性中心，酯解部位吸引乙酰胆碱的乙酰基，形成复合物。随后复合物中乙酰胆碱的碳氧键断裂，形成乙酰化酶（即乙酰化乙酰胆碱酯酶）和胆碱。由于该乙酰化酶本身带有负电荷，所以很不稳定，易于迅速水解形成乙酸和乙酰胆碱酯酶（AChE）。

有机磷化合物进入机体后，其磷酸基迅速与乙酰胆碱酯酶的活性中心结合，形成磷酰化胆碱酯酶且很难恢复为原酶，从而丧失分解乙酰胆碱的能力，使胆碱能神经末梢部位所释放的乙酰胆碱不能迅速被水解，导致乙酰胆碱蓄积，从而过度地刺激胆碱能神经系统，阻断神经信号的正常传导，使肌肉活动失去协调，引起一系列中毒症状。

正常人体中胆碱酯酶的含量较多，少量有机磷化合物进入体内时，不致发生中毒。当较多的有机磷进入机体时，使脑 AChE 活性下降至正常值的 60% 时，将会出现急性中毒症状，这时血中 AChE 活性也明显下降。但是，如果只有血 AChE 活性下降，而脑 AChE 活性仍然超过 60% 时，则不会出现急性中毒症状。研究发现，有机磷农药不仅可以抑制 AChE 活性，而且对乙酰胆碱受体（acetylcholine receptor，AChR）的功能也有抑制作用。

体内的胆碱酯酶可分为乙酰胆碱酯酶和非特异性胆碱酯酶。乙酰胆碱酯酶主要存在于大脑灰质、红细胞表面、交感神经节和运动终板中，其作用为水解乙酰胆碱；非特异性胆碱酯酶存在于中枢神经白质及血清、肝、肠黏膜下层和一些腺体中，除水解乙酰胆碱外，其他生理功能不详。非特异性胆碱酯酶对有机磷酸酯敏感，抑制后恢复也较快。神经末梢中的乙酰胆碱酯酶恢复也较快，当部分抑制时，第二天基本上即可恢复；当抑制严重时，则可逐日恢复。人红细胞表面的乙酰胆碱酯酶被抑制后，一般不能自行复原，只能待红细胞再生；严重抑制后，要经数月才可复原。乙酰胆碱过量本身也能抑制乙酰胆碱酯酶，使病情加剧。最后，效应器官的过度兴奋可随暴露剂量和时间的增加或发病时间的延长而转为过度抑制。

2. 对神经病靶酯酶的抑制

神经病靶酯酶（neuropathy target esterase，NTE）又称神经毒性酯酶（neurotoxic esterase），是一种膜结合蛋白，能催化戊酸苯酯发生水解反应。有机磷农药可与神经病靶酯酶（NTE）共价结合发生磷酰化，使该酶抑制或老化，导致有机磷诱发的迟发性神经毒性作用（organo-phosphorus-induced delayed neurotoxicity，OPIDN）发生。但是进一步的研究表明，虽然所有引起 OPIDN 的有机磷都能抑制 NTE，但是并不是所有抑制 NTE 的有机磷都能引起 OPIDN，这表明 OPIDN 的诱发是复杂的，可能还有其他的因素或机制在起作用。

3. 中间综合征的发生机理

急性有机磷中毒中间综合征（intermediate syndrome，IMS）发病机制目前尚未完全清楚，一般认为是乙酰胆碱酯酶活性被抑制后，大量的乙酰胆碱蓄积在突触间隙内并持续地作用于突触后膜上的 N 受体，使其失敏，引起神经肌肉接头处的传递发生障碍而出现骨骼肌麻痹所致。也有人认为，在有机磷急性期中毒中乙酰胆碱诱导发生肌肉细胞膜氧化损伤所致。目前多数学者认为，IMS 发病与乙酰胆碱蓄积引起的神经肌肉接头突触后膜的乙酰胆碱受体失敏有关。

（五）急性中毒的解救

有机磷农药急性中毒的原因主要分三种：① 生产性中毒。在有机磷农药制造加工过程中保护措施不严，导致该农药接触皮肤或经呼吸道进入人体引起中毒。② 使用性中毒。配药和喷洒时，药物经操作人员的皮肤或呼吸道途径进入机体引起中毒。③ 生活性中毒。主要由于误服、故意吞服或不慎饮用药物污染的水源及食物而引起中毒。急性中毒症状随有机磷农药的品种、浓度、吸收途径及机体状况而异。

一旦发现有机磷农药急性中毒，应立即使患者脱离中毒现场，并迅速进行抢救。对于皮肤吸收中毒患者，要脱去污染的衣服，用肥皂水彻底清洗污染的皮肤、头发、指甲。眼部如受污染，应迅速用清水或2%碳酸氢钠溶液冲洗。在抢救过程中切勿使用热水，避免使皮肤血管扩张，以防加速毒物吸收。继之，迅速送医院治疗。

对经口中毒者应立即送医院抢救，应尽早导吐，用清水、2%碳酸氢钠溶液或用1∶5 000高锰酸钾溶液洗胃，并可用硫酸钠导泻。洗胃应反复多次进行。对于呼吸肌麻痹、呼吸中枢衰竭等患者，要紧急采取复苏措施。

对有机磷农药中毒的治疗应当以药物治疗为主，要及时正确地服用解毒药，常用的有机磷解毒剂有抗胆碱剂和胆碱酯酶复能剂。抗胆碱剂又称胆碱能神经抑制剂，如阿托品、山莨菪碱等，能拮抗乙酰胆碱的毒蕈碱样作用，提高机体对乙酰胆碱的耐受性，但对烟碱样作用无效，也无复活胆碱酯酶的作用。胆碱酯酶复能剂，如解磷定（PAM）、氯磷定（PAM-Cl）、双复磷（PMO4）等能夺取已与胆碱酯酶结合的有机磷的磷酰基，恢复胆碱酯酶分解乙酰胆碱的能力，又可与进入体内的有机磷直接结合，故对解除烟碱样作用和促使病人苏醒有明显效果，但对毒蕈碱样症状疗效较差。阿托品是目前抢救有机磷农药中毒最有效的解毒剂之一，轻度中毒者可单独给予阿托品；中度或重度中毒者可以用阿托品治疗为主，合并使用胆碱酯酶复能剂（如氯磷定、解磷定等）。此外，在治疗过程中，要对症治疗，特别注意要保持呼吸道通畅。

急性有机磷农药中毒，经及时抢救和治疗一般预后良好。轻、中度中毒一般不会留下后遗症，个别重度中毒预后较差，可引起死亡。

## 三、氨基甲酸酯类农药

（一）概述

氨基甲酸酯类农药（carbamate pesticides）是一类仿生性化学物或模拟物。最初人们发现在西非生长的一种蔓生豆科植物毒扁豆（physostigma benenosum）的种子（咖啡色的小豆）中有一种剧毒物质，于1864年分离得到并称为毒扁豆碱。1925年毒扁豆碱的化学结构被确定，1935年被人工合成。毒扁豆碱是首次发现的天然氨基甲酸酯类化合物。20世纪40年代中后期，第一个真正的氨基甲酸酯类杀虫剂地麦威被合成；1953年，氨基甲酸酯类农药西维因被化学合成并于1957年正式生产，后来成为市场上产量最大的农药产品之一。1954年，Metcalf和Fukuto等合成了一系列脂溶性、不带电荷的毒扁豆碱类似物，如害扑威、异丙威、二甲威、速灭威等被开发成为杀虫剂。之后，化学家们又将肟基引入氨基甲酸酯的分子中，导致具有触杀和内吸活性的高效杀虫、杀螨和杀线虫剂的出现，如涕灭威和杀线威等。到 20 世纪 70 年代,氨基甲酸酯类化合物已发展成为农药(或杀虫剂)中的一个重要方面。

氨基甲酸酯类农药是继有机磷农药后发现的一类新型农药。由于有机氯农药残毒和有机磷农药抗药性问题的出现,氨基甲酸酯类农药的毒性问题逐渐引起人们的重视。该类农药对昆虫有胃毒、触杀、熏蒸等毒作用,而又具有残效短、选择性强、对天敌影响较小等优点。然而,有的氨基甲酸酯类农药属高毒类农药,如涕灭威,FAO/WHO 建议人体日容许摄入量仅为 1 μg/kg。

目前氨基甲酸酯类农药已有数十种,我国常用的有西维因(carbaryl)、呋喃丹、异丙威、残杀威、害扑威、混灭威、速灭威等。氨基甲酸酯类农药分子结构通式如图 9-8(1)。

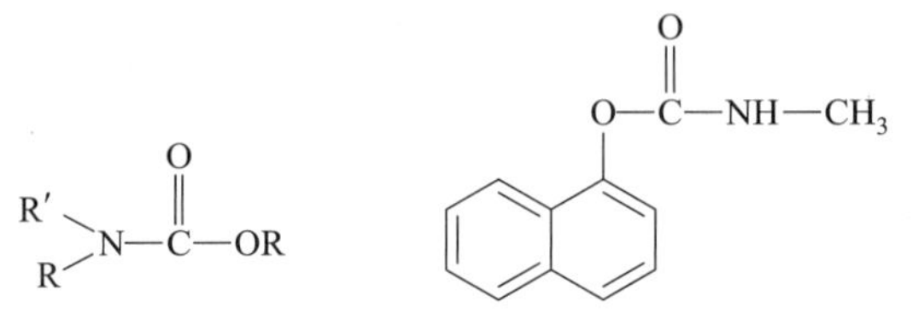

(1)氨基甲酸酯类农药　　　　(2)西维因

图 9-8　氨基甲酸酯类农药分子结构通式(1)和西维因分子结构式(2)

根据 R 取代基团的不同可把氨基甲酸酯类农药分为五类:

① 萘基氨基甲酸酯类:其代表性商品为西维因,化学名为 $O$-(1-萘基)-$N$-甲基氨基甲酸酯。残效期短,毒性低,大鼠经口 $LD_{50}$ 为 250~560 mg/kg,小鼠为 260 mg/kg。

② 苯基氨基甲酸酯类:其代表性商品为叶蝉散(又名灭扑威、异丙威),化学名为 2-异丙基苯基-N-甲基氨基甲酸酯。残效期长,大鼠经口 $LD_{50}$ 为 260~800 mg/kg,小鼠为 150~300 mg/kg。

③ 杂环二甲基氨基甲酸酯类:其代表性商品为异索威(又称异兰、异索兰),化学名为 O-(1-异丙基-3-甲基-5-吡唑基)-N,N-二甲基氨基甲酸酯。剧毒,大鼠经口 $LD_{50}$ 为 10.8 mg/kg,小鼠经口 $LD_{50}$ 为 9.8 mg/kg。

④ 杂环甲基氨基甲酸酯类:其代表性商品为呋喃丹(Furadan 或 Cavbofuran,别名:克百威、虫螨威等),化学名为 O-(2,3-二氢-2,2-二甲基-7-苯并呋喃基)-N-甲基氨基甲酸酯。呋喃丹属高毒农药,对人畜高毒。大鼠经口 $LD_{50}$ 为 5.3 mg/kg。不可用在蔬菜和果树上。FAO/WHO 建议人体每日允许摄入量(ADI)为 0.01 mg/kg。

在各种环境生物中,呋喃丹对鸟类的危害性最大,一只小鸟只要觅食一粒呋喃丹足以致命。受呋喃丹中毒致死的小鸟或其他昆虫,被猛禽类、小型兽类或爬行类动物觅食后,可引起二次中毒而致死。在美国曾发现 30 余起猛禽(鹰、隼、秃鹫)遭呋喃丹二次中毒事故。

呋喃丹在土壤中的残留期较长(降解半衰期为 1~2 个月),其溶解度为 700 mg/L,故在土壤中易于移动。在降水量大、地下水位浅的砂土地区易引起地下水污染,故美国对呋喃丹的使用有地区性限制。

⑤ 氨基甲酸肟酯类:其代表性商品为涕灭威(aldicarb),别名铁灭克(temik)、丁醛肟威。化学名为 O-(甲基氨基甲酰基)-2-甲基-2-甲硫基丙醛肟。涕灭威属高毒农药,对人畜、鱼类、鸟类、蜜蜂高毒,且残效期长。其毒性是呋喃丹的 10 倍,是目前最毒的农药品种之

一。大鼠经口 $LD_{50}$ 为 0.9 mg/kg，小鼠经口 $LD_{50}$ 为 0.3 mg/kg。

### （二）吸收与代谢

氨基甲酸酯类农药可经呼吸道、消化道及皮肤吸收而进入体内，在体内易分解且排泄较快，可经水解、氧化和结合等反应而代谢转化。一般在 24 h 内其摄入量的 70% ～ 90% 以解毒产物葡糖醛酸酯的形式由尿排出。各种氨基甲酸酯类农药由于其化学结构不同，在体内的水解速率也不同。一般说来，氨基甲酸酯的酯键可经水解很快生成 $CO_2$、甲胺和酚类化学物等，含酚基的水解产物再同葡糖醛酸、硫酸或氨基酸发生结合反应形成结合物而排出体外。酚类化学物在哺乳动物体内发生的结合反应，常形成 β-葡糖醛酸甙，也可能形成硫酸盐。一般氨基甲酸酯类农药经代谢转化生成的代谢物比母体化合物毒性较小，但有个别除外。例如，西维因在某些哺乳动物体内可形成潜在危险较大的 O-和 N-葡糖醛酸甙西维因。

### （三）毒性作用

氨基甲酸酯类农药对有机体的毒性作用与有机磷农药相似，其急性中毒症状也与有机磷农药中毒的临床症状相似，具有胆碱能神经过度兴奋的一系列表现。氨基甲酸酯类农药轻度急性中毒，表现为毒蕈碱样症状与轻度中枢神经系统障碍，如头晕、头痛、乏力、视物模糊、恶心、呕吐、流涎、多汗、瞳孔缩小等；中度急性中毒者，除上述症状加重外，还出现肌纤维颤动，但持续时间短，一般在 24 h 内恢复；重度急性中毒时，上述症状加重，并可出现肺水肿、脑水肿、昏迷及呼吸衰竭。西维因还有麻醉作用，剂量大时可引起深度麻醉，甚至引起呼吸困难等。

氨基甲酸酯类农药在体内代谢快，蓄积作用弱，故慢性毒性较低。但是，近年来对其"三致"问题的研究表明，氨基甲酸酯类农药对动物有致畸和致癌作用，但对人有无致畸和致癌作用尚未确定。最近的研究指出，氨基甲酸酯酶类农药对人体与动物具有干扰内分泌功能的毒性作用。有些研究显示，暴露于西维因的男性工人精子中性染色体数目异常、精子总畸形率增加、精子非整倍体率增加、染色体数目畸变率增加，而暴露于这类农药的女性自然流产率增加。动物试验显示，一些氨基甲酸酯酶类农药可引起实验动物动情周期和动情间期延长，卵巢和子宫的重量和健康卵泡的数量减少等。此外，研究也发现，西维因对实验动物的免疫功能也有不利影响。

### （四）毒作用机理

氨基甲酸酯类农药种类多、毒性作用多样，作用机理较为复杂，目前尚未完全阐明，仅简述如下。

#### 1. 抑制胆碱酯酶的活性

氨基甲酸酯类农药的毒作用机理与有机磷农药有相似之处，即二者均能抑制胆碱酯酶的活性，但是二者也有不同。所不同的是，氨基甲酸酯化合物是以整个分子与胆碱酯酶形成疏松复合物，使胆碱酯酶发生氨基甲酰化而失去水解乙酰胆碱的能力；氨基甲酸酯类农药不需要代谢转化可直接抑制胆碱酯酶的活性，一些有机磷化合物需要代谢活化后才对胆碱酯酶具有较强的抑制能力，故潜伏期长。另外，氨基甲酸酯化合物与胆碱酯酶的结合是可逆的，已形成的氨基甲酰胆碱酯酶可自行水解，脱离接触后，能很快恢复胆碱酯酶的活性，从而使该农药引起的临床症状恢复较快。

2. 氧化应激

氨基甲酸酯类农药进入机体后,生成大量的活性氧种类(ROS),引起抗氧化酶类活性异常和非酶类抗氧化物质耗竭,使机体抗氧化状态失衡,导致氧化应激发生,从而引起机体代谢紊乱,内分泌失常,细胞突变,甚至肿瘤发生。

3. 干扰内分泌功能

氨基甲酸酯类农药是一种内分泌干扰物,能通过干扰下丘脑—垂体—性腺轴等方式,导致性激素代谢紊乱,从而引起雄性和雌性的生殖功能异常。

（五）急性中毒的解救

急性氨基甲酸酯农药中毒,经呼吸道或皮肤吸收者,一般在 2~6 h 内发病;经口服中毒者多在 10~30 min 内出现中毒症状。

对于中毒患者要及时采取急救措施,要让中毒者迅速离开中毒环境,脱去污染衣服,用肥皂和温水彻底清洗污染的皮肤、头发和指甲。部分轻度中毒患者,脱离接触后即使不用解毒药,亦可自愈;但如必要时可口服或肌肉注射阿托品 1~2 mg,根据需要重复 1~2 次。对于中毒病症严重者,应当立即送医院抢救,用 2% 碳酸氢钠溶液洗胃,以便清除进入体内的农药。根据病情应注射阿托品,尽快达到阿托品化。

脱离接触并及时处理后,一般在数小时内病情可好转及血液胆碱酯酶活性可恢复,病症严重的病例可迁延 2~3 天。

## 四、拟除虫菊酯类农药

（一）概述

拟除虫菊酯类杀虫剂(pyrethroid insecticides)是 20 世纪 70 年代中期开始大量使用的新型农药,是在天然除虫菊有效成分化学结构的基础上合成的,所以是天然除虫菊酯的模拟物或仿生性化学物,分子结构比较复杂(图 9-9)。至今已有拟除虫菊酯类农药 50 余种,大部分高效、广谱,光稳定性好,生物降解性好,对人、畜低毒,对环境影响小,已占全球杀虫剂市场的 20%。我国常用的有溴氰菊酯(deltamethrin)、氯氰菊酯、氰戊菊酯、氟氯氰菊酯、甲氰菊酯及联苯菊酯等。

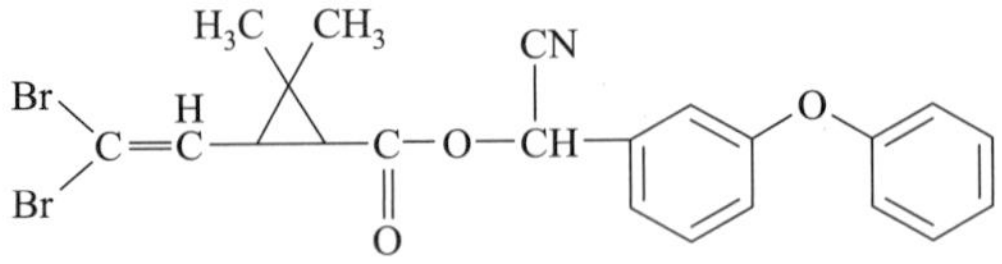

图 9-9　溴氰菊酯分子结构式

（二）吸收与代谢

拟除虫菊酯类杀虫剂可经消化道和呼吸道吸收,经皮肤吸收甚微。吸收后主要分布于脂肪以及神经等组织。在肝内进行生物转化,主要方式是羟化、水解和结合。此类农药在水解代谢过程中产生的醇类可以游离形式排出,酸类如环丙烷羧酸或苯氧基苯甲酸则与葡糖醛酸结合后排出。拟除虫菊酯类农药在体内代谢和排出过程都较快,故在体内无蓄积性。

## （三）毒性作用

对拟除虫菊酯类农药使用不当或大量接触者可引起中毒,中毒症状为:初期有头痛、头晕、恶心、乏力、耳鸣、面部胀麻;严重者有剧烈头痛、视物模糊、入睡困难等中枢神经症状;更严重者可出现肌肉震颤、抽搐、昏迷、精神萎靡、不思饮食等。拟除虫菊酯类农药对水生动植物包括鱼类毒性很大,可使鱼类致死,目前仅乙氰菊酯和醚菊酯对鱼类较安全。

拟除虫菊酯也有一定的亚慢性毒性。亚慢性暴露溴氰菊酯的大鼠和小鼠可见生长缓慢、体重减轻、肝肿大,并见肝、中枢神经和周围神经有病理改变。拟除虫菊酯类农药对雌性大鼠有生殖毒性,并能透过胎盘对胚胎发育产生不利影响。溴氰菊酯有一定的致突变性,且可引起骨髓嗜多染红细胞微核率和睾丸精母细胞染色体畸变率增高。此外,该类农药亚慢性染毒可引起多种生化指标改变,包括对多种酶活性产生抑制作用。对该类农药的慢性毒性作用包括"三致"作用应加强研究,以防后患。

## （四）毒作用机理

拟除虫菊酯类农药属神经毒剂,对中枢神经系统和周围神经系统有毒性作用,其作用机制是多方面的。

### 1. 神经递质

对多种神经递质在突触前体的释放和在突触后体神经递质功能调节有影响,从而干扰神经信号传导。例如,拟除虫菊酯类可抑制神经突触体膜上的乙酰胆碱酯酶的活性,使乙酰胆碱的作用时间延长,引起突触后膜乙酰胆碱受体超兴奋,通过干扰胆碱能突触而导致神经传导严重障碍,出现中毒症状。

### 2. 对生物膜的影响

拟除虫菊酯类农药可对生物膜的流动性产生影响,其原因可能是与该农药对多种膜蛋白的影响有关。研究发现,有些拟除虫菊酯类能改变神经突触细胞膜上的总的 ATP 酶和 $Mg^{2+}$ 依赖的 ATP 酶活性。ATP 酶的活性被认为是一种潜在的评价拟除虫菊酯类农药神经毒性的生物标志物。

### 3. 对离子通道的影响

拟除虫菊酯类农药可延长神经细胞膜钠离子通道的开放时间,从而增大内向 $Na^+$ 电流,使神经细胞膜的离子梯度异常而使神经传导阻滞,引起神经中毒发生。此外,对其他离子通道的功能也有影响。

### 4. 其他作用机理

拟除虫菊酯类农药还可引起神经细胞膜 G 蛋白功能改变,神经细胞 $Ca^{2+}$ 浓度增高及神经细胞凋亡等。目前,其中毒机理尚未完全阐明,较明确的结论尚需进一步研究。

## （五）急性中毒的解救

拟除虫菊酯类农药的生产性中毒往往发生于田间施药时缺乏个人防护的情况下,致使该农药污染衣服后长久与皮肤接触而导致急性中毒。特别是炎热季节,使用药液浓度偏高或喷药时间过长者更易发生。

生产性中毒出现症状的潜伏期为喷药后 1~48 h,多数在 4~6 h 出现。首发症状多为面部皮肤灼痒或头昏。口服中毒者一般于 10 min 至 1 h 后出现症状,主要为上腹痛、恶心或呕吐等。

对于生产性中毒者,应立即脱离现场,送医院急救。对受污染的皮肤用肥皂水反复清洗。口服中毒者宜用 2%~5% 碳酸氢钠或清水洗胃,必要时可导泻。

当拟除虫菊酯类农药与有机磷农药混用而发生中毒时,应先按有机磷中毒进行抢救。如不能排除有机磷中毒时,可用适量阿托品进行试验治疗,密切观察反应,而后根据病情给予对症治疗。

## 五、除草剂

### (一) 概述

除草剂(herbicide)又称除莠剂,是指可使杂草枯死的药剂。除草剂可广泛用于消灭或抑制农田、果园、花卉苗圃、草原,以及铁路、公路沿线等非耕地的杂草、杂树、杂灌木等有害植物。

农田化学除草始于 19 世纪末期,在法国防治葡萄霜霉病时,发现波尔多液能伤害一些十字花科杂草而不伤害禾本科类作物;同期,美、法、德等国发现硫酸和硫酸铜等无机化学物也具有除草作用,并用于小麦播种前农田的除草。1932 年,选择性除草剂二硝酚的发现开创了有机化学除草剂时代。20 世纪 40 年代,既有植物生长调节剂又有选择性除草剂作用的 2,4-滴的出现,大大促进了有机除草剂工业的迅速发展。1971 年,草甘膦被合成,其除草谱广且对环境的危害较小,使除草剂的应用快速发展。1980 年,世界除草剂已占农药总销售额的 41%,超过杀虫剂而跃居第一位。我国除草剂的生产和使用近年来也呈逐渐上升趋势。因此,研究除草剂对人类健康及其生态系统的危害与防护已成为环境毒理学领域迫切而重要的任务。

除草剂种类繁多,主要可分为以下几类:

1. 按化学结构分类

按化学结构可分为无机化学类和有机化学类。无机化学类除草剂如硫酸、氯酸钠、硼砂、砒酸盐、三氯醋酸、硫酸铜等,由于其对环境污染严重和对植物缺乏选择性而现在很少使用。有机化学类除草剂是当前应用最广泛的一类除草剂,根据其化学结构,可分为苯氧羧酸类、苯甲酸类、磺酰脲类、三氮苯类、取代脲类、醚类等多种。

2. 按对植物作用的选择性分类

按对植物作用的选择性可分为① 选择性除草剂,仅对某些植物有致死作用,而对另一些植物没有毒害或毒性很低。如 2,4-D 丁酯、禾草灵、阔叶散、阔草清等。② 灭生性除草剂,对各种植物均有除杀作用,如草甘膦、百草枯、五氯酚钠等。

3. 按在植物体内的移动性分类

按在植物体内的移动性可分为① 内吸传导性除草剂,药剂被根系或叶片等局部吸收后,可传导到植物其他部位,使植物死亡。例如,2,4-D 丁酯、禾草灵、百草敌、扑草净、莠去津、草甘膦等。② 触杀性除草剂,只能杀死与药剂接触的杂草部位,对未接触部分效果较差,如除草醚、百草枯等。

4. 按使用方法分类

按使用方法可分为① 茎叶处理剂,在土壤中易降解或失去活性,而茎叶表面对其易于吸收,适于茎叶处理。例如,禾草灵、百草敌、阔叶散、草甘膦、百草枯等。② 土壤处理剂,在土壤中降解或失活较慢,将除草剂喷洒到土壤上而起到杀草作用,如地乐胺、扑草净、氟乐灵等。③ 茎叶土壤兼用处理剂,可适于茎叶处理,也适于土壤处理,如 2,4-D 丁酯、扑草净、莠去津等。

较早期使用的除草剂有:百草枯(paraquat,PQ)、2,4,5-涕(2,4,5-trichlorophenoxy acetic acid,2,4,5-T)、2,4-D 丁酯、2 甲 4 氯酯及除草醚、西玛津、氟乐灵、敌草隆等。近年来,大量新型、高效、低毒的除草剂被研制和使用,但对它们的毒性作用还缺乏深入研究,因此这里对除草剂毒性作用的介绍仍然以早期使用的除草剂为主。

除草剂对人、畜的急性毒性随其种类不同而差别很大。除草剂中以百草枯对人、畜的毒性最大,造成中毒事故最多。有的除草剂有致癌、致畸、致突变作用,例如,用杀草强喂饲大鼠两年,有一半以上产生了甲状腺肿瘤和其他肿瘤。2,4-D 丁酯和 2,4,5-T 有致畸胎作用。氯苯胺灵可对实验动物诱发皮肤肿瘤。一般认为除草剂的致癌作用主要是由于亚硝胺含量高,以及含有四氯二苯二噁英杂质,后者是一种强致癌物。有的除草剂有环境内分泌干扰物的作用,如莠去津(atrazine)对大鼠子宫和卵巢的生长有抑制作用。

### (二) 几种典型除草剂

#### 1. 百草枯

百草枯(paraquat,PQ),又名对草快、商品名为克芜踪。化学名为二甲基-联吡啶阳离子盐,一般是二氯化物(图 9-10)或二硫酸甲酯。PQ 是灭生性除草剂,误喷雾到农作物可产生药害。PQ 不挥发、易溶于水,对人、畜均有较强的毒性作用,且无特效解毒药,中毒死亡率很高,是除草剂中引起中毒事件最多者。目前已被 20 多个国家禁止或限制使用。我国自 2014 年 7 月 1 日起,撤销 PQ 水剂登记和生产许可、停止生产;2016 年 7 月 1 日停止 PQ 水剂在国内销售和使用。

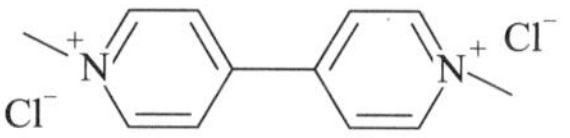

PQ 的吸收、分布和排泄:PQ 可经胃肠道、皮肤和呼吸道吸收。口服是主要中毒途径,口服吸收率为 5%～15%,吸收后几乎不与血浆蛋白结合,2 小时血浆浓度达到峰值,并迅速分布到肺、肾、肝、肌肉、甲状腺等。由于肺泡细胞对 PQ 有主动吸收和蓄积特性,故肺含量最高。15～20 小时后血浆浓度缓慢下降,以原型从肾排出。

图 9-10  百草枯的分子结构

中毒症状:皮肤接触可引起局部炎症、红斑、水疱、溃疡等;眼接触后可引起结膜炎和灼伤;口服后出现口腔、舌、咽、食道黏膜糜烂、溃疡,伴随发热、恶心、呕吐、腹痛、便血、肝功能损害等;呼吸系统损害最为突出,大量口服者 24 h 内迅速出现肺水肿及出血,有的出现肺纤维化。0～14 天后再次出现呼吸困难并发展为急性呼吸窘迫综合征(acute respiratory distress syndrome,ARDS),呼吸衰竭。较重的患者可出现心肌损害,表现为中毒性心肌炎以及发生多种器官功能损害(mutiple organ disfunction,MODS)。

成人致死量估计为 PQ 20% 水溶液 5～15 ml 或 40 mg/kg。如不及时进行综合治疗,PQ 中毒病死率达 50%～80%。成人摄入量 >40 mg/kg 几乎均在短期内死亡;摄入量 20～40 mg/kg 者引起中、重度中毒,多数在 2～3 周内死亡;摄入量 <20 mg/kg 者引起轻度中毒,经积极治疗多能康复。

PQ 的中毒机制:其中毒机制尚不完全清楚。一般认为,PQ 是电子受体,可作用于细胞内的氧化还原反应,产生大量活性氧自由基,引起细胞膜脂质过氧化损伤。由于肺泡 Ⅰ 型和 Ⅱ 型细胞具有主动吸收和蓄积 PQ 的特性,故肺脏损伤较严重。

PQ 中毒的解救:目前尚无特效药物对 PQ 中毒进行解救,也没有特效药物能清除已结合在血浆或组织中的 PQ,所以治疗总体效果不理想。目前,临床上治疗 PQ 急性中毒的方法如下:

对于皮肤接触中毒者,应立即脱去衣服,用肥皂水彻底清洗皮肤;若眼部被污染,可用 2%~4% 碳酸氢钠溶液冲洗。对于口服中毒者,立即采用催吐、洗胃、导泻等方法尽量减少毒物的消化道吸收。为了使已经吸收的毒物加速从体内排出,可采用利尿、血液透析、血液灌流等方法处理。血液灌流只能清除血液中的毒物,对于已进入组织中的 PQ 效果差,对减轻肺纤维化的疗效并不显著。所以,血液灌流要及早进行,6 h 以后血液灌流的效果降低,同时血液灌流可引起血压下降、血小板减少、血尿等不良反应。在肾功能出现衰竭时必须进行血液透析。

目前,对 PQ 中毒的药物治疗主要围绕肺纤维化的预防和抗活性氧自由基治疗。据报道,维生素 C、维生素 E、谷胱甘肽、超氧化物歧化酶(SOD)等抗氧化剂对 PQ 引起的肺损伤有一定预防效果。

2. 其他除草剂

(1) 2,4,5-涕,又名 2,4,5-T,2,4,5-三氯苯氧基乙酸(图 9-11),为苯氧羧酸类除草剂之一种,常用的还有 2,4,5-三氯苯氧基丙酸,它们主要用作农用除草剂和植物生长调节剂。根据适当浓度,可用于防除禾谷类作物田中双子叶植物杂草,防止花蕾和果实脱落及进行化学整枝。大剂量接触可产生急性中毒,主要症状为代谢性酸中毒,恶心、呕吐,继而出现肢端麻

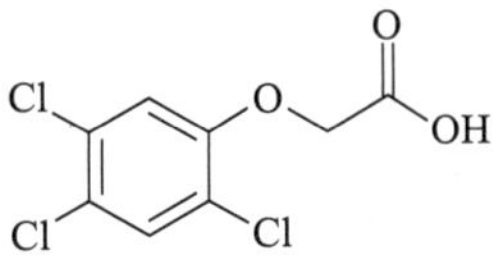

图 9-11　2,4,5-涕的分子结构

木,重者肌肉颤动、抽搐、昏迷、呼吸衰竭。产品中混有杂质二噁英(dioxin)有致癌、致畸变、致突变作用,故许多国家已禁用。

(2) 地乐酚(dinoseb),化学名为 2-异丁基-4,6-二硝基苯酚,又名二硝丁酚,属硝基苯酚除草剂。具有致癌变、致畸变和致突变作用,有环境雌激素作用,可引起男性不育症。此外,它还能对人体免疫系统产生影响和引起白内障。各国对其在农产品的残留规定了严格的限量,不得超过 0.02 mg/kg。

(3) 除草醚(nitrofen)属二苯醚类,对皮肤有致敏作用,脱离接触可恢复正常。如误服可引起中毒,出现高铁血红蛋白症和溶血性贫血,发绀、黄疸等症状。慢性毒作用主要有"三致"作用。我国已停止生产、销售和使用除草醚。

(三) 除草剂的使用和展望

一般认为,我国农业人口较多,人均土地面积不大,可能对除草剂的使用不够普遍。但是,随着我国农业生产的高速发展,除草剂在农田的使用日益广泛。近年来,随着耕作制度的变化和农田杂草抗药性的日趋严重,新型除草剂在农田化学除草中的比例不断增大。

我国在水稻田施用除草剂已有 20 余年,稻田稗草对杀稗剂二氯喹啉酸、莎草和阔叶草对苄嘧磺隆都已产生了抗药性。近年来,韩国研制出的氟吡磺隆可湿性粉剂(韩乐盛)是一种新型磺酰脲类除草剂,对防治水稻田中的稗草和阔叶杂草有良好效果,2007 年已在我国登记。我国研发生产的杀稗剂新品种禾草敌(禾大壮)、禾草丹、吡嘧磺隆、双草醚在水稻田除草剂市场也占有一定的份额。

在麦田除草剂的使用方面,我国在 20 世纪 80 年代初,麦田除草剂品种以丁草胺、二甲四氯、2,4-D丁酯为主,近年来除了新型、高效除草剂品种如绿麦隆、氯磺隆被大量使用外,苯磺隆由于其高效、低毒而被大量使用。另外,进口超高效除草剂巨星、骠马、麦喜、麦佬等品种的需求量呈上升趋势。

国内用于玉米田的除草剂品种较少,特别是苗后茎叶处理除草剂更少,烟灭磺隆在玉米田除草方面应用较多。大豆苗前除草剂中,有异丙草胺、甲草胺和异丙甲草胺,其中以异丙甲草胺为多。

我国已有400多个除草剂登记品种,其中外国公司登记的除草剂品种约有 90 个。目前,在国内除草剂品种中老产品居多,而超高效、低毒、低残留的品种大多集中在国外厂家。对此,我国将加大力度研发除草剂新产品和自主创新产品。为了保护人类和生态环境的安全,对新型除草剂的环境毒理学研究也将进一步加强。

# 第四节 肥料的毒性

## 一、概述

肥料(fertilizer)是指为农作物直接或间接提供养分的物料。高等植物生长发育需要的营养元素有 C、H、O、N、P、K、Ca、Mg、S、B、Zn、Fe、Mn、Mo、Cu、Ni 及 Cl 17 种,有的元素如 Co、Se、V、Si 及稀土元素对植物生长有促进作用,可提高农产品的产量和品质。为了满足植物生长发育对这些元素的需要,就需要施用多种肥料。

根据营养元素的化学形态,肥料可分为人工合成的化肥和天然产生的有机肥(如动植物的排泄物及其残体)。常用的化肥主要包括氮肥(如铵态氮肥和硝态氮肥等)、磷肥(如过磷酸钙、磷矿粉等)、钾肥(如氯化钾、硫酸钾等)、钙肥、镁肥及微量元素肥料等。常用的有机肥主要包括植物残体的堆肥、人和动物的粪尿、腐殖酸类(如泥炭、风化煤等)及菌肥(如固氮菌、钾细菌等)等。

肥料对环境的污染是指由于人为对肥料的滥用,使肥料中的营养元素和有毒有害物质过量进入环境,并超出了农作物吸收利用的能力和环境自然净化的能力,导致营养元素和有害物质在环境中大量积累,从而引起人类健康和人类生态环境受到损害的现象。一般来说,肥料中除了含有农作物的营养元素外,有的还混杂有一些农作物不需要、甚至有毒有害的物质。例如,有些天然矿物肥料(如磷灰石)往往含有一些植物非必需的、甚至有害的重金属化合物;有些人工合成的肥料在化学合成的过程中可能产生一些有毒有害的副产物或在生产过程中通过不同途径受到有毒有害物质的污染。

农药毒性和肥料污染与健康

肥料主要是通过土壤施肥和根外追肥(如叶面喷洒)而与农作物接触,除被作物吸收的部分外,其余部分则进入大气、水体及残留于土壤,如其数量超过环境自净能力,则能导致环境污染。

## 二、肥料污染及其毒害

肥料污染主要是通过破坏生态环境或通过食物链间接对人体健康产生危害,直接的危害作用少,但在特定情况下,肥料对人体健康的直接危害也很重要。

### (一) 肥料大气污染

氮肥的过量施用,引起氮氧化物($NO_x$)污染大气环境,导致消耗臭氧层中的臭氧分子,使紫外线辐射穿透大气层进入生物圈的强度加大,对各种地球生物,包括对人类的生存和发展造成巨大威胁。$NO_x$消耗臭氧分子的化学反应如下:

$$NO+O_3 \longrightarrow NO_2+O_2$$
$$NO_2+O_3 \longrightarrow NO_3+O_2$$
$$N_2O+O_3 \longrightarrow NO_2+[N]+O_2$$

此外,进入大气中的 $NO_x$ 还是造成酸雨沉降的主要原因之一。$NO_x$ 被氧化后形成的 $NO_2^-$、$NO_3^-$ 可与大气中的水汽反应生成亚硝酸和硝酸,导致酸雨形成。酸雨不仅使大片森林破坏、地面植被受损、农作物减产,而且可直接和间接危害人类的健康。酸雨还可引起湖水酸化,使湖中的水生生物,尤其是鱼类的生长发育不良,甚至死亡和种群灭绝,从而间接影响居民的生活与健康。

大量有机肥料的过量施用,可导致温室气体 $CO_2$ 等大量产生,使大气温度增高,生态环境改变,对人类的健康和持续发展也会造成重大影响。

除了上述间接危害之外,各种无机和有机肥料直接和间接向大气释放的 $NH_3$、硫化物、甲醛、甲烷等多种有毒有害气体,对人体健康可造成直接危害。令人不悦的有毒气体也会影响呼吸、刺激神经,不仅有害健康,而且使人心情压抑、狂躁不安,严重影响暴露人群的身心健康。

### (二) 肥料水体污染

肥料污染使水体中氮、磷及其他营养物质增多,造成水体富营养化,引起某些种类的浮游生物大量繁殖,导致水体缺氧,还原性有毒物质剧增,水质恶化,不仅影响水生生物的生长发育,而且人畜饮用此水也会患病,尤其易患消化系统疾病。在富营养化水体中往往蓝藻大量繁殖而成为优势种,在湖泊形成"水华",在近海形成"赤潮"。蓝藻可产生大量藻毒素,对肝、肾等多种器官的功能产生严重影响,甚至可诱发肝癌等疾病(详见第六章)。

氮肥施用过量导致水体硝酸盐(nitrate)污染,可引起新生婴儿高铁血红蛋白症。

水体富营养化

未经消毒处理的人、畜粪便及污灌的污水均含有大量病毒、病原菌及寄生虫,其对水体的污染不仅危害水生生物,而且饮用此水的人、畜也会感染疾病,危害健康。据统计,人畜共患的传染病有 200 余种。未腐熟的畜禽粪便带有大量病原性微生物,对人体健康危害很大。例如,某畜牧场排放的污水中含有大肠杆菌 30 余万个/mL,即使在经过沉淀的污水中也含有蛔虫卵近 200 个/L 和毛首线虫卵 100 多个/L。1988 年春夏之交,上海市约有 30 万人感染甲型肝炎,其原因与食用被甲肝病毒污染的毛蚶有关;其源头是粪便中的甲肝病毒对毛蚶养殖水体的污染,最终导致甲肝病毒对毛蚶的污染。

### （三）肥料土壤污染

#### 1. 硝酸盐污染

硝酸态氮肥施用过量可以直接引起土壤的硝酸盐污染。硝酸盐是植物的营养物质,很容易被农作物吸收,并可在体内还原为亚硝酸盐。粮食作物生产期较长,可把吸收到体内的硝酸盐转化为蛋白质,而生产期较短的蔬菜,特别是叶菜类,体内过剩的硝酸盐来不及转化为蛋白质而以硝酸盐的形式进入食物链,再通过食物链进入人体并转化为亚硝酸盐,在胃液的酸性条件下亚硝酸盐可与食物中的胺类化合物反应生成强致癌物亚硝胺类化合物,对健康造成危害。

肥沃的土壤含有大量的硝化细菌,可将铵态氮肥和有机肥中的氮转化为硝酸盐和亚硝酸盐,然后被农作物吸收而进入人体,也可在农作物体内与胺类化学物反应(酸性条件下)生成亚硝胺类化合物,再通过食物进入人体。

#### 2. 重金属污染

肥料对土壤的重金属污染可通过农作物进入人体造成健康危害。含重金属元素的肥料,如矿物肥料、微量元素肥料、污水灌溉及不合格的畜禽粪便,用于蔬菜、水果、茶叶及粮食作物生产(尤其是根外施肥)可直接导致重金属在农作物体内残留,使食物的重金属超标,对食用者的健康造成危害。

#### 3. 氟污染

一些天然磷肥含氟较多,对这类磷肥的施用,可导致氟对土壤的污染,使农作物体内含氟增高。虽然氟是人体必需的微量元素,但是如果摄入过多则对健康会造成危害。茶树对氟的富集能力很强,茶叶含氟一般为 $10\sim200$ mg/kg,在氟污染严重的土壤生长的茶树,其叶氟可高达 $1\,000$ mg/kg,长期饮用高氟茶水,可引起氟斑牙,甚至氟骨病。

#### 4. 有机物污染

有机肥过量施用可导致土壤有机物过多。在土壤微生物的作用下,有机物分解可产生大量温室气体 $CO_2$ 对大气环境造成污染,对含氮有机物的生物降解可形成大量 $NO_x$ 污染大气加剧对臭氧分子的消耗。此外,土壤中的硝化细菌可将有机肥中的氮转化为硝酸盐和亚硝酸盐,通过食物链对健康造成危害。

因此,一些发达国家已开始对农田有机肥施用量加以限制。例如,加拿大规定每公顷农田每年施用厩肥(以含氮计)不得超过 100 kg,比利时规定玉米地不得超过 225 kg、草地不得超过 250 kg。总之,有机肥的施用量应根据土壤性质尤其是土壤有机物背景值、土壤微生物状况、作物利用能力及有机肥中的 C、N 含量及当地气象因素等具体情况制定。

#### 5. 致病生物污染

有机肥、污泥及污水中往往含有大量病毒、病原菌和寄生虫等可对人体致病的生物,如果未经充分腐熟或灭菌处理就施入土壤,这些致病生物就可污染土壤,并可在土壤中长期存活,当人在农田劳作时就可与之接触并发生感染而致病。

土壤是农作物生长的基础。人类生存所必需的食品主要来自这些农作物产品。因此,土壤中的多种污染物均可通过食物链而进入人体,影响人体健康。由此可见,研究土壤污染与净化规律,实施土壤清洁计划,发展土壤卫生学,使土壤保持良好的清洁状态,是人类社会得以持续健康发展的重大问题之一。

## 思 考 题

1. 名词解释：农药残留，毒蕈碱样症状，烟碱样症状，中间综合征，迟发性多发神经症。
2. 简述农药在生物体内残留的原因及其对食品安全的影响。
3. 农药对人体健康有哪些危害？
4. 论述有机氯农药的毒性作用及其机理。
5. 比较有机磷农药和氨基甲酸酯类农药在毒性作用及其机理方面有何异同。
6. 试论拟除虫菊酯类农药的毒性作用及其机理。
7. 除草剂对人体健康有哪些危害？
8. 试论肥料污染对人体健康的危害。

电子教案

参考文献

# 第十章　环境化学致癌物

　　癌症是严重威胁人类健康和生命的疾病,死亡率很高。癌症的病因很复杂,有遗传因素和环境因素等。近 30 多年来的肿瘤流行病学研究,确立了人类肿瘤发生中起主导作用的是环境因素的观点,一般认为人类癌症有 80%~90% 由环境因素引起;而在环境因素引起的肿瘤中,80% 以上为环境化学因素所致。因此,肿瘤是一类环境相关性疾病,研究环境化学致癌物的致癌作用机理及其防护是环境毒理学工作者的重要任务。

　　对环境化学物致癌作用的研究已有多年的历史,18 世纪末期以来,不少医生就已注意到职业和生活接触化学物质可引起多种癌症。1775 年英国外科医生波特(Percival Pott)报告,在扫烟囱工人中阴囊癌发生较多,并提出其原因可能是煤烟尘,把癌症与环境化学污染物联系在一起。1895 年德国 Rehn 报告染料厂工人发生职业性膀胱癌,怀疑是化学物质所引起。1945 年英国 Case 对染料工业膀胱癌进行流行病学调查,证实 $\beta$-萘胺、联苯胺的致癌性。1960 年以来,对环境化学致癌物的研究更加广泛和深入,已鉴定、评价了数千种化学物质的致癌性。因此,环境化学致癌物成为环境毒理学的主要研究对象之一。本书在第三章对环境化学物致癌作用及其机理已经做了详细论述,有一些环境化学污染物(如农药、二噁英等)、物理因素(如紫外线、电离辐射等)及生物因素(如病毒、细菌、寄生虫等)的致癌性已经在相关章节进行了介绍。本章仅对当前人们最为关注的而在其他章节未涉及的重要环境化学致癌物,如多环芳烃及其他有机化学致癌物、环境无机化学致癌物及生物源化学致癌物等进行论述。

## 第一节　多环芳烃

　　化学致癌研究的最重大的突破之一是英国 Kennaway 和 Cook 等人在 1928—1929 年间发现人工合成的多环芳烃——二苯并蒽(即 1,2,5,6-二苯并蒽)有致癌性。1915 年日本学者用煤焦油多次涂抹兔耳诱发皮肤癌成功。1932 年 Cook 等从煤焦油中分离出多环芳烃,并诱发出小鼠皮肤癌,发现苯并(a)芘(BaP)具有更强的致癌性,首次从环境中分离出化学致癌物,这使煤烟中煤焦油的致癌作用得到了最后证实。由于 BaP 是第一个被发现的多环芳烃致癌物,且致癌性很强,故常被作为多环芳烃致癌物的代表。

多环芳烃(polycyclic aromatic hydrocarbons,PAHs)中的许多化合物具有强致癌性和诱变性。目前已发现的致癌性PAHs及其衍生物已有400多种。至今,PAHs及其衍生物仍然是数量上最多的一类致癌物,在总数已达1 000多种的致癌物中,PAHs占1/3以上。此外,它是分布最广的环境致癌物。大量研究表明,空气、土壤、水体及植物等都受到了PAHs及其衍生物的污染。在空气中的PAHs大多数被吸附在颗粒物上,特别是<5 μm的颗粒物上。

不仅现代工业(尤其是焦化及石化工业)增加了PAHs对环境的污染,而且现代交通工具——汽车、飞机等各种机动车辆所排出的尾气中也含有相当数量的PAHs。因此,在交通频繁的街道,PAHs的污染也颇为严重。PAHs也是与人类生活关系最密切的环境致癌物。在人类日常生活中的某些活动及某种嗜好常常与PAHs的产生有密切关系。例如,吸烟便是产生PAHs的重要途径,近年来已被证实吸烟是诱发人类肺癌的重要因素。又如,在油脂类食物的煎、烤、熏等烹调过程中也有致癌性PAHs的产生,并被认为是某些地区胃癌发病率增高的主要原因之一。不仅工业城市,就是在某些偏僻山区也由于当地居民用室内火炉取暖和不当的烹调习惯,使煤和木材燃烧产生的PAHs弥漫在室内,导致某些呼吸道癌症发病率升高。总之,PAHs是与人类关系密切、分布广泛、对健康威胁极大的环境致癌物,必须予以足够的重视。

## 一、多环芳烃的性质、种类与生成

多环芳烃是指两个以上的苯环连在一起的化合物。两个以上的苯环连在一起可以有两种形式:一种是非稠环型的,苯环与苯环之间由一个碳原子相连,如联苯、联三苯等;另一种是稠环型的,两个碳原子为两个苯环所共有,如萘、蒽等。人们习惯称稠环芳烃(fused-ring aromatic hydrocarbons,FAHs)为PAHs,即PAHs实际上已成为稠环芳烃的同义词,不再包括联苯类化合物。

### (一) 多环芳烃的理化性质

PAHs大都是无色或淡黄色的结晶,熔点和沸点较高,所以蒸气压很小。PAHs的分子结构稳定,化学性质不活泼,溶液有一定荧光,在光和氧的作用下可发生分解变质,不仅理化性质发生改变,且致癌力也明显下降。多环芳烃在水中的溶解度小,亲脂性强,因而易在生物体内蓄积。

### (二) 环境中多环芳烃的种类

在环境中常见的PAHs有30多种,主要有:茚(In)、萘(Na)、苊(Ac)、芴(Fl)、菲(Ph)、蒽(An)、芘(Py)、荧蒽(Ft)、屈(Ch)、苯并(a)蒽(BaA)、苯并(k)荧蒽(BkF)、苯并(j)荧蒽(BjF)、苯并(b)荧蒽(BbF)、苯并(a)芘(BaP)、苯并(e)芘(BeP)、3-甲基胆蒽(3-MA)、苉(Pic)、苯并(qhi)芘[B(qhi)P]、茚并(1,2,3-Cd)芘[(1,2,3-Cd)P]、苯并(g)苊(BgC)、二苯并(a,c)蒽[DB(a,c)A]、二苯并(a,h)蒽[DB(a,h)A]、晕苯(Cor)A、二苯并(a,l)芘[DB(a,l)P]、二苯并(a,h)芘[DB(a,h)P]、二苯并(a,i)芘[DB(a,i)P]等。

### (三) 多环芳烃及其二次污染物的生成

PAHs的生成与有机质在高温、乏氧条件下的不完全燃烧有极密切的关系,一般认为在800~1 200 ℃供氧不足的有机质燃烧中产生最多。此外,多种微生物和植物在生长过程中能内源性生物合成PAHs,但其数量很少。

PAHs 还可与其他污染物进行化学反应生成有致癌作用的二次污染物,例如,与 $O_3$ 反应可生成多种有直接致突变、致癌变作用的 PAHs 氧化物;与 $NO_2$ 或 $HNO_3$ 经过一系列化学反应可形成 PAHs 衍生物如硝基 PAHs($NO_2$—PAHs)和氨基 PAHs($NH_2$—PAHs),$NH_2$—PAHs 还可再衍生为乙酰氨基 PAHs(NHAC—PAHs),而 $NO_2$—PAHs 具有直接致突变、致癌变作用;与氯发生氯化反应可使多种非致癌性或间接致癌性 PAHs 转化为具有直接致癌活性的 PAHs 氯化衍生物。

## 二、对多环芳烃的吸收

PAHs 可以通过皮肤、呼吸道、消化道等多种途径进入体内,一般以通过皮肤和呼吸道吸收为主。

### (一) 经皮肤吸收

PAHs 污染皮肤后,先以较快的速度进入皮脂腺,然后再向临近组织扩散,一部分可通过细胞间液或微血管系统进入体内。PAHs 进入皮肤的速度随着溶液浓度的增大而加速。但是,当达到一定浓度后,再增大浓度也不能加快进入皮肤的速度。PAHs 进入皮肤的速率与单位面积皮肤中皮脂腺的数量有一定关系,单位面积皮脂腺数量越多,PAHs 的吸收量也就越大,反之越小。

### (二) 经呼吸道吸收

PAHs 经呼吸道吸收的过程由于研究技术上的困难至今还不太清楚。目前的资料大都是取一定量的 PAHs 注入实验动物肺中,然后分析肺中残留的 PAHs 量。其中,有一部分可直接被肺组织所吸收、代谢,还有一部分可经肺排出体外。另外,由于 PAHs 在空气中大都被吸附在颗粒物上,尤其是小于 5 μm 的颗粒物上,可随着颗粒物进入人的呼吸道,故颗粒物的大小和性质对 PAHs 的吸入很重要。单纯注射 BaP 于田鼠肺内,很难使动物发生肺癌。但是,如果将 BaP 吸附在氧化铁粉尘上再注入田鼠肺中便较容易诱发肺癌。这说明粉尘对 BaP 在肺中的吸收、潴留及生物效应起着重要作用。

## 三、多环芳烃的致癌作用及其机理

### (一) PAHs 的致癌作用

长期呼吸 PAHs 污染的空气、饮用 PAHs 污染的水和或食用 PAHs 污染的食物,可引起 PAHs 慢性中毒,且可诱发皮肤癌、肺癌、胃癌、直肠癌及膀胱癌等癌症。研究表明,有些 PAHs 还有免疫毒性、神经毒性、生殖和发育毒性。最近有研究认为,BaP 可能与阿尔茨海默病(AD)的发生有关,对此尚待进一步研究。

不同类型多环芳烃的致癌活性不同,依次为:BaP>二苯并($a,h$)蒽>苯并($b$)荧蒽>苯并($j$)荧蒽>苯并($a$)蒽。BaP 占大气中全部致癌性 PAHs 的 1%~20%。BaP 具有极强的致癌、致畸、致突变性,1983 年被国际癌症研究机构列为人类致癌物。体内 BaP 的代谢产物苯并($a$)芘-7,8-二氢二醇-9,10-环氧化物(BPDE)与 DNA 共价结合形成 BPDE-DNA 加合物(图 10-1)的量与多环芳烃的暴露剂量及暴露时间之间有明显的剂量-反应关系和时间-

反应关系,动物试验也表明该加合物与肺癌发病有剂量-反应关系。因此,BaP 被国内外列为环境污染的监测项目之一。

环境流行病学研究显示,大气 BaP 与皮肤癌或肺癌死亡率呈显著相关。焦炉工人对 PAHs 的暴露水平往往是普通人群的十至数百倍,导致焦炉工人肺癌发病率高。有文献报道,焦化厂作业工人肝癌发病率也较高。煤烟中引起致癌的物质主要是 PAHs,尤其是 BaP。研究证明,接触富含 PAHs 的沥青和煤焦油的工人易患皮肤癌。流行病学调查也发现,北欧冰岛人经常食用含高水平亚硝胺和 PAHs 的烟熏食物,其胃癌发病率高,推测这两种致癌物均与胃癌的发生有关。

动物试验已经证明,BaP 能诱发皮肤癌、肺癌和胃癌等。用小鼠试验表明,BaP 慢性吸入可诱发肝肿瘤,且与此同时肝中 PAHs-DNA 加合物的水平增加。

### (二) PAHs 的致癌机理

关于 PAHs 类的致癌作用机理有不少理论,但主要可归为两大类:一类从生物化学与分子毒理学角度研究和论述,而另一类则从量子化学生物学角度研究和论述,这两类研究的结合将有助于揭示 PAHs 的致癌机理。

在大多数致突变的测试中,作为 PAHs 典型代表的 BaP 均显示有强致突变作用,可引起微生物突变、果蝇突变、精子异常、染色体畸变、姐妹染色单体交换、哺乳动物细胞体外转化、基因突变等。因此,在一系列致突变作用短期测试系统中 BaP 被用作阳性对照。由此可知,PAHs 是一类遗传性致癌物,故不论哪一类关于 PAHs 的致癌机理均与基因突变或 DNA 损伤密切相关。

1. 生物化学与分子毒理学机理

PAHs 致癌的生化与分子毒理学机理的中心思想是:PAHs 经过体内代谢活化成为亲电子终致癌物以后,可与细胞 DNA 分子共价结合,使 DNA 烷基化,形成 DNA 加合物,引起遗传密码发生改变,导致基因突变和染色体畸变,构成癌变的基础。如果损伤的 DNA 不能及时得到修复,则最终导致细胞癌变。对此分别论述如下:

(1) PAHs 体内转化形成终致癌物

多数 PAHs 是间接致癌物(又称前致癌物),它们本身不具致癌活性或致癌活性很小,进入机体后必须先经过代谢活化,才具有致癌作用。PAHs 可在体内多种组织中进行代谢转化,有多种酶参与,其中以微粒体混合功能氧化酶、环氧化物水化酶、谷胱甘肽 $S$-转移酶(glutathione-$S$-transferase,GST)最为重要,它们主要存在于肝、肾、肺、肠等多种组织中。

PAHs 在体内首先经微粒体混合功能氧化酶催化氧化,其中主要是经过混合功能氧化酶组分之一的细胞色素 P-450 混合功能氧化酶系统(cytochrome P-450 system,CYP-450s)中的 CYP-450 1A1 酶催化氧化,生成具有强致癌活性的、亲电子的 PAHs 环氧化物。

PAHs 环氧化物经环氧化物水化酶(epoxide hydrolase,EH)催化转化为 PAHs 二氢二醇衍生物,其中有些失去致癌活性如 4,5-二醇-BaP,而有些则具有很强的致癌活性如 7,8-二醇-BaP,后者可继续氧化生成更强的致癌物 7,8-二醇-9,10-环氧化物,其可形成亲电子性的碳正离子,成为亲电子性终致癌物。

在以上代谢过程中,还有一部分 PAHs 的中间代谢物与谷胱甘肽、葡糖醛酸或硫酸发生结合反应,并以结合物方式排泄,从而对 PAHs 起解毒作用。

以 BaP 为例,BaP 进入机体后只有很少部分随尿或经胆汁随粪排出体外,大部分经肝、肺细胞微粒体中的混合功能氧化酶(MFO)氧化形成环氧化物,再由环氧化物水化酶(EH)水解成二羟基化合物,再由 MFO 进行二次环氧化生成二羟环氧化物,再进一步在 7,8 位上水解,9,10 位上环氧化形成 BaP-7,8-二氢二醇-9,10-环氧化物,是 BaP 的主要终致癌物。其中,反式右旋 7,8-二氢二醇-9,10-环氧 BaP 的致癌活性最强,可与生物大分子如 DNA 的亲核基团发生共价结合,形成 DNA 加合物,引起基因突变,在促癌因素的协同作用下引发细胞癌变(图 10-1)。

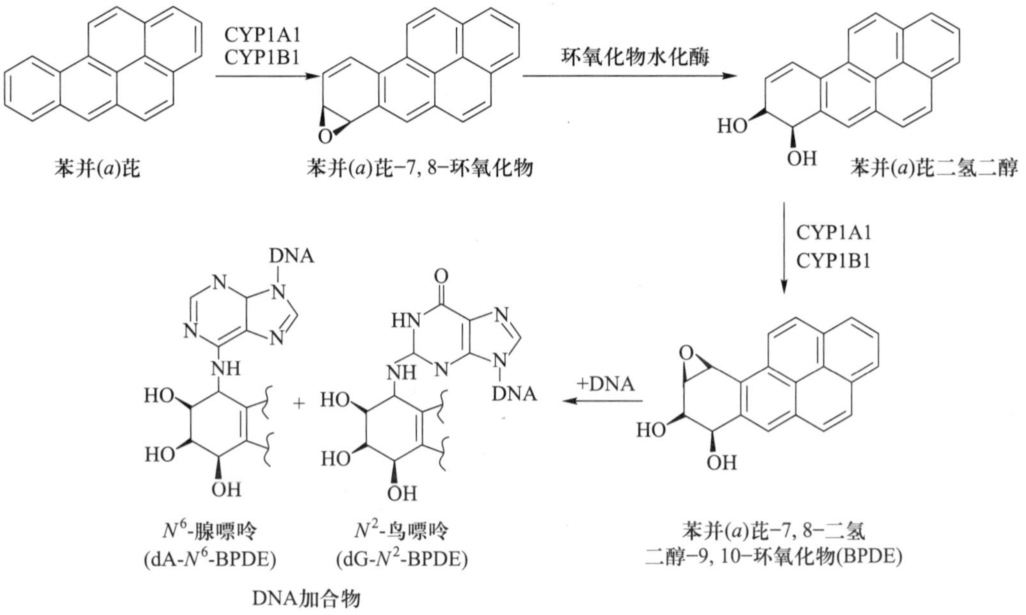

图 10-1  BaP 生物转化与 DNA 加合物的形成

（2）对 CYP-450s 酶活性的诱导致 PAHs 活化加速

细胞色素 P-450 混合功能氧化酶系统(CYP-450s)中的 CYP-450 1A1 酶是 PAHs 在体内代谢转化的最重要的 I 相酶,其活性的强弱对 PAHs 的致癌作用影响很大。BaP 染毒可诱导肝、肺微粒体P-450 酶系中的 CYP1A1/2 mRNA 水平和酶活性升高。由于 CYP-450 1A1 基因存在多态性,所以 PAHs 对 CYP450 1A1 活性的诱导存在遗传性差异。对于 CYP450 1A1 高诱导性基因型的人,该酶活性容易被 PAHs 诱导,从而具有较高的活化 PAHs 的能力,使 PAHs 形成终致癌物的速率增高,导致易发生癌变;而非高诱导型基因型的人,活化 PAHs 的能力较低,使 PAHs 不易诱发癌变。文献报道,CYP450 1A1 高诱导性基因型者肺癌和肠癌的发病率显著高于非高诱导性基因型者。

（3）PAHs 诱发基因突变导致细胞癌变

细胞癌变是由原癌基因的激活和抑癌基因的失活等多种基因的改变所引起的。例如,反式-7,8-二羟-9,10-环氧苯并芘(反式-BPDE)可诱导气管上皮细胞原癌基因 $H-ras$ 突变,从而使该基因激活而过度表达,最终导致细胞癌变。又如,甲基胆蒽可诱导实验动物肺组织细胞原癌基因 $Ki-ras$ 突变,从而使该基因激活而过度表达,最终导致肺肿瘤的发生。$p53$ 是公认的抑癌基因,许多人类和动物肿瘤的发生与该基因突变密切相关。BaP 的终致癌物能与 $p53$ 基因形成 DNA 加合物,导致 $p53$ 基因突变。突变的 $p53$ 基因不但失去了抑制肿瘤细胞增殖的作用,而且具有了癌基因的功能,对细胞的癌变反而起促进作用。例如,BaP 的终致癌物诱发的小鼠皮肤癌和肺癌细胞中的 $p53$ 基因就发生了突变。

此外,PAHs 亲电子终致癌物还可与细胞内 RNA、蛋白质等生物大分子结合形成加合物,这些可在其致癌过程的不同阶段发挥作用。

(4) PAHs 通过对肿瘤相关基因表达的影响而发挥致癌作用

PAHs 既可以对野生型原癌基因和抑癌基因的表达产生激活作用,也可以对突变的原癌基因和抑癌基因的表达产生激活作用。由于原癌基因和抑癌基因的功能均与细胞周期有关,所以它们表达的改变均可以改变机体对细胞增殖的正常调控。例如,PAHs 对 DNA 的损伤可以激活野生型 $p53$ 基因表达而发挥 $p53$ 的抑癌作用,同时 PAHs 也可以通过引起 $p53$ 基因突变并激活突变型 $p53$ 基因表达上调,而使突变型 $p53$ 基因发挥其致癌作用。研究发现,BaP 和 $SO_2$ 对原癌基因和抑癌基因的表达有协同作用。

2. 量子化学生物学理论

从量子化学生物学研究出发,科学家们提出了多种有关 PAHs 致癌机理的理论,其中主要有 K 区理论(K-region theory)和湾区理论(bay region theory)。

(1) K 区理论

认为 PAHs 类化合物主要有两个反应中心,一个相当于菲的 9、10 碳双键,即中菲键,称为 K 区;另一个相当于苯并($a$)蒽的 7、12 碳原子之间,即中蒽位,称为 L 区。很多重要反应都在这两个区进行,这两个区与致癌性有密切的关系。

菲        苯并($a$)蒽        苯并($a$)芘

K 区的电子密度大,有明显的双键性质,可以催化核酸或蛋白质的酮-烯醇互变异构过程,从而使生物大分子发生不可逆改变,并因此诱发基因突变,最终导致细胞癌变。凡具有致癌作用的 PAHs 化合物一般均具有比较活泼的 K 区。但是否具有 L 区,则有两种可能,有些具有 L 区,有些缺乏。如果一种 PAHs 具有致癌作用,而且除具有活泼的 K 区外同时又具有一个 L 区,则这一 L 区必须要不太活泼,这样在接触机体后,不太活泼的 L 区对 K 区具有保护作用,使 PAHs 不致在尚未接触靶组织之前,其 K 区已经与其他组织发生反应,或被代谢而失去活性。如果 L 区过于活泼,则情况相反,在 PAHs 接触靶组织之前已在非靶组织发生反应,使 PAHs 的致癌性减弱或丧失。最突出的例子是苯并($a$)蒽,它有活泼的 K 区,但同时有一个活泼的 L 区,因而使得苯并($a$)蒽失去了或大大地降低了致癌活性。当苯并($a$)蒽的第 7 及 12 位(中蒽位)被甲基取代后生成甲基胆蒽,就降低了 L 区的活泼度,阻止或延缓了甲基胆蒽在体内的代谢失活反应,于是便呈现了较强的致癌活性。

(2) 湾区理论

苯并($a$)芘在生物转化过程中形成一种环氧化物,即二氢二醇环氧苯并($a$)芘。在这一化合物中,以其二氢二醇环氧苯环为一侧,而以芘环为另一侧,就构成一个形如海湾的区域叫湾区。具有此湾区的环氧化物(称"湾区环氧化物")有比较稳定的 $C^{10}$ 位联苯酰位,当环氧环断裂后,$C^{10}$ 位上较易形成碳正离子(图 10-2)。此碳正离子与 DNA 发生反应,与鸟嘌呤环 $C^2$ 上的 N 共价键结合,形成加合物,引起 DNA 突变(图 10-2)。该理论认为湾区对于 PAHs 的致癌作用具有决定性意义。

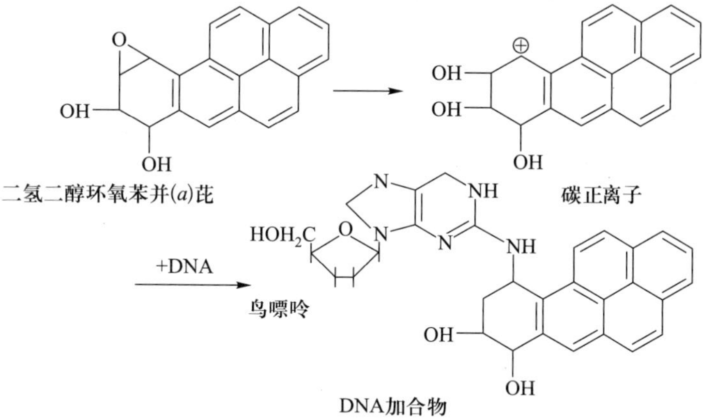

图 10-2 用湾区理论显示苯并($a$)芘与 DNA 形成加合物的反应过程

## 四、影响多环芳烃致癌性的因素

### (一) 多环芳烃的结构与致癌活性

常见的 PAHs 大多由 4~7 个苯环组成。一般由 4~5 个苯环组成的 PAHs 往往具有致癌作用。由 6 个苯环组成者也有一部分为致癌物,由 6 个以上苯环组成者致癌可能性较小。在 PAHs 中,以 BaP 致癌性较强。此外,二苯并($a,h$)蒽和 3-甲基胆蒽等致癌作用也较强。

按致癌性 PAHs 及其致癌性衍生物的化学结构基本上可以分为三类:苯环类 PAHs、芴与胆蒽类 PAHs、杂环类 PAHs。

1. 苯环类 PAHs

(1) 双环芳烃:萘无致癌活性,但其氨基衍生物已证实对膀胱有致癌性。

(2) 三环芳烃:三环芳烃共有两个同分异构体:蒽和菲。它们都没有致癌性。蒽的大部分烷基衍生物也没有致癌性,菲的一些烷基衍生物表现有轻微的致癌性,而菲的环戊基衍生物,其中有不少具有较强的致癌活性,如 $H^{15}$-环戊并($a$)菲的二甲基及三甲基衍生物具有强烈的致癌性。

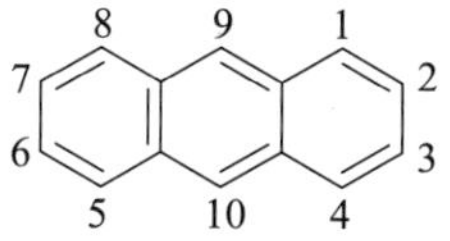

蒽 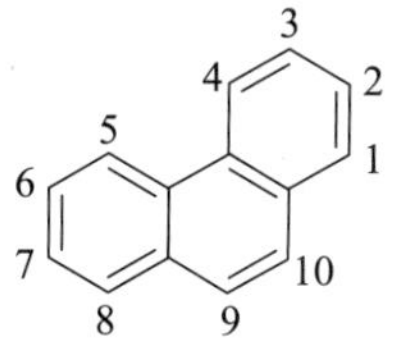 菲 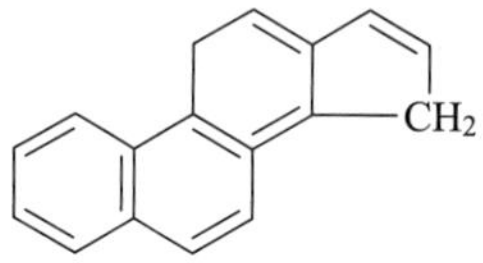 $H^{15}$-环戊并($a$)菲

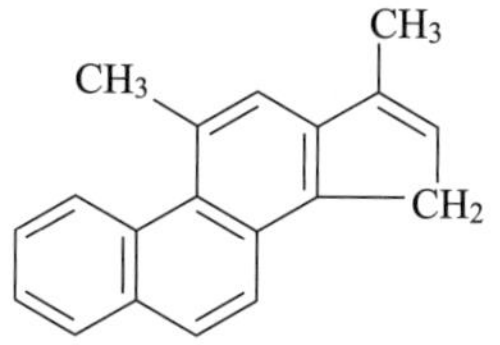

$H^{15}$-11,17-二甲基环戊并($a$)菲 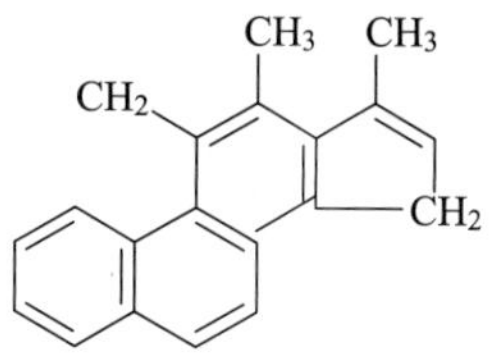        $H^{15}$-11,12,17-三甲基环戊并($a$)菲

（3）四环芳烃：四环芳烃共有六个异构体，其中只有苯并（c）菲具有明确的致癌活性，其余化合物的致癌活性都不太明确。苯并（9,10）菲、芘及并四苯基本确定无致癌性。

苯并（a）蒽是癌引发剂，在没有促癌剂（tumor promotor）的帮助时，它的致癌性不能表现出来。将苯并（a）蒽溶于促癌剂甘油三辛酸（tricaprylin）中对 C57 系小鼠作皮下注射，结果40 只小鼠中 20 只发生了肉瘤。

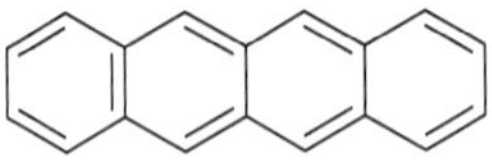

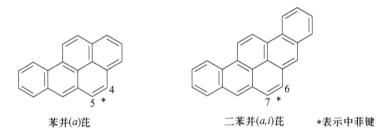

并四苯 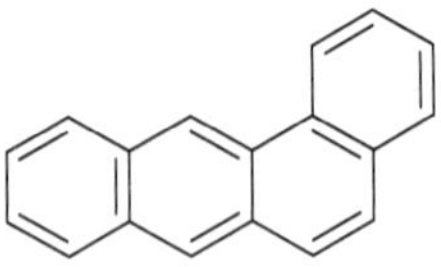　　　　　　苯并（a）蒽 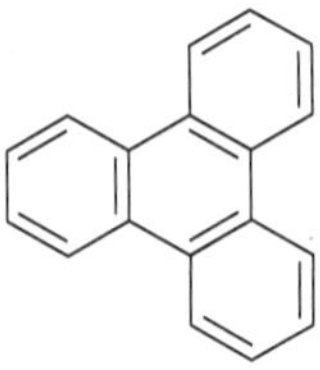　　　　　　苯并（9,10）菲

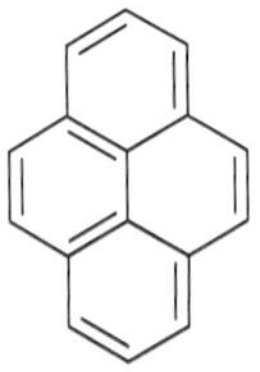

芘 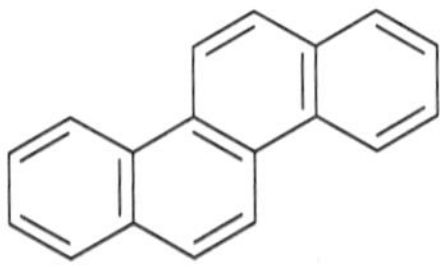　　　　　　苯并（a）菲 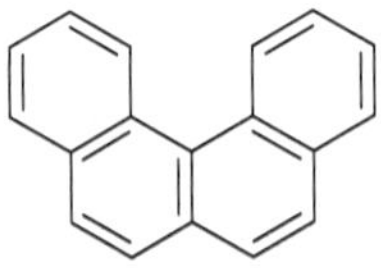　　　　　　苯并（c）菲

（4）五环芳烃：五环芳烃中有些是强致癌物，如苯并（a）芘为特强致癌物，二苯并（a,h）蒽为强致癌物，二苯并（a,c）菲为中强致癌物，二苯并（a,g）菲及二苯并（a,j）蒽为弱致癌物。此类多环芳烃分子中一般具有活泼的中菲键，易发生加合反应。

苯并（a）芘　　　　　　二苯并（a,i）芘　　　*表示中菲键

（5）六环芳烃：以往认为六环或以上的 PAHs，其致癌活性便不明显，但近来的研究表明不少六环芳烃具有致癌性，其中有些致癌活性还相当大，如二苯并（a,h）芘、二苯并（a,i）芘、二苯并（a,j）芘、二苯并（a,l）芘等。六环芳烃的衍生物中也有不少具有致癌性，但其活性通常弱于其母烃。

（6）七环以上芳烃：七环或以上芳烃被研究的很少，一些有轻度致癌活性，如菲并（2,3-a）芘等。在八环及九环芳烃中，只研究了极少数几个化合物，都不能证实它们有致癌性。

2. 芴与胆蒽类 PAHs

（1）芴类：芴类本身无致癌性。它的单苯衍生物——单苯并芴也不能证实有致癌性，但芴的双苯衍生物中有些已被证实具有致癌活性。

（2）胆蒽类：胆蒽是含有苊核的 PAHs，也可看作苯并（a）蒽的亚乙基衍生物。胆蒽类化合物中有的具强致癌性，如 3-甲基胆蒽（3-methylcholanthrene）具有极强的致癌活性，且又具有苯并（a）蒽那样的角状结构。研究发现，具苯并（a）蒽样角状结构的大多有

较强的致癌性,而非角状排列的化合物则没有致癌性。这表明角状结构在致癌过程中具有重要意义。

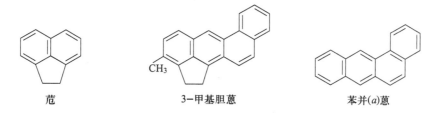

苊　　　　　　　　3-甲基胆蒽　　　　　　　苯并(a)蒽

## (二) 机体状况

### 1. 激素和维生素

研究表明,卵巢激素对 PAHs 诱发乳腺癌有促进作用。母鼠在怀仔期间和哺乳期间不易诱发乳腺癌,可能是由于在此期间体内雌激素的分泌水平较低。

动物试验表明,正常水平的维生素 A 对 PAHs 的致癌性有抑制作用。维生素 E 对癌症的发生也有一定的抑制作用,但效果较弱。

### 2. 机体对 PAHs 的代谢转化作用

体内的谷胱甘肽 $S$-转移酶能催化谷胱甘肽与 BaP 环氧化物发生结合反应,使 BaP 环氧化物的水溶性增加,化学反应活性降低,从而抑制其与 DNA 等生物大分子的结合,使 PAHs 的致癌性减弱。此外,在酶促作用下,BaP 环氧化物与葡糖醛酸或硫酸发生结合反应,并以结合物方式排泄,对 PAHs 也能起到解毒作用。由此可见,机体在缺乏谷胱甘肽、葡糖醛酸或硫酸供体的情况下,或者相关转移酶的活性受抑制的情况下,PAHs 的致癌作用增强。

## (三) 化学污染物的协同作用

大气中的 $O_3$、$NO_2$、$SO_2$ 等化学污染物对 PAHs 的致癌作用具有促癌作用,使 PAHs 的致癌性增强。例如,BaP 可引起人支气管上皮细胞原癌基因和抑癌基因表达发生改变,而 $SO_2$ 可使 BaP 的这些效应显著增强,这提示了 $SO_2$ 可能通过调节基因表达的途径而对 BaP 的致癌作用发挥促进作用。

## 五、对多环芳烃污染的预防控制

为了防止 PAHs 对人体健康的危害,关键的问题是要采用预防为主的方针,积极防止 PAHs 对环境的污染。为此,要改善能源结构,采用清洁能源;改进化石燃料如煤炭、石油的燃烧方式,使燃烧更充分;采用科学的烹饪方式,不用高温食油制作食物,少吃熏、炸、炒的食品;提倡不吸烟,公共场所禁止吸烟。此外,要经常进行 PAHs 的环境监测,对于 PAHs 污染要及时发现和改进。对于接触 PAHs 污染的个人和人群,可以采用对血浆中的 BaP 和 PAHs-DNA 加合物、尿中的 1-羟基芘和 3-羟基芘等 PAHs 生物标记物进行检测的方法,评估 PAHs 的环境污染水平、个人接触水平及进入体内的水平,尽早发现问题,及时解决。

# 第二节　其他环境有机致癌物

除 PAHs 类化合物外,常见的环境有机化学致癌物有芳香族氨基和硝基化合物、$N$-亚硝胺化合物、多氯联苯、生物烷化剂及氯乙烯等,现介绍如下。关于农药、某些持久性有机污染物和环境内分泌干扰物等的致癌问题在相关章节已有论述,这里不再述及。

## 一、芳香族氨基和硝基化合物

苯或其同系物如萘、蒽、联苯等芳香烃环上的氢原子被氨基(—NH$_2$)或硝基(—NO$_2$)取代而形成芳香族氨基化合物或硝基化合物,其代表物如苯胺和硝基苯。氨基或硝基可在芳香烃环上单独取代,也可与卤素(主要是氯)、烃基或羟基一起在芳香烃环上的任何位置作不同取代。

### (一) 芳香族氨基化合物

芳香族氨基化合物在常温下大多为固体或液体,挥发性低,易溶于脂肪,简单的芳香胺微溶于水。这类化合物用途很广,是现代化学工业、国防工业、医药工业等方面不可缺少的原料或化工合成的中间体。

主要污染源为染料、塑料、药品、农药、离子交换树脂、橡胶等工业,以及食用色素、食品抗氧化剂等。在植物及其他有机物燃烧时,环境中也有该类化合物的产生。这类化合物属中等毒到低毒类,可经呼吸道和消化道进入人体,有下列一种或多种毒作用。

(1) 形成高铁血红蛋白:芳香族氨基化合物大多能氧化血红蛋白成为高铁血红蛋白而失去携氧的功能,从而损害中枢神经系统和心血管系统。

(2) 溶血作用:此类化合物高浓度时能引起溶血性贫血,由于血红蛋白被破坏,红细胞内可出现多量变性蛋白小体(赫恩小体)。

(3) 损害肾和膀胱:接触芳香族氨基化合物者,在早期可发生急性化学性膀胱炎,急性中毒者还会损害肾。

(4) 致癌作用:一些芳香族氨基化合物有致癌作用,已确定可引起职业性膀胱癌的有:① 联苯胺(NH$_2$C$_6$H$_4$C$_6$H$_4$NH$_2$),主要用于制造偶氮染料,也用作临床检验试剂。② 萘胺(C$_{10}$H$_7$NH$_2$),包括 $\alpha$-异构体(1-萘胺)、$\beta$-异构体(2-萘胺)。③ 4-氨基联苯(C$_6$H$_5$C$_6$H$_4$NH$_2$)。

芳香胺类化合物还有致肝癌作用,例如,4-氨基联苯、金胺能对人和实验动物引发肝癌,品红在实验动物中也能致肝癌。用苯胺为原料合成的一些食用色素如邻氨基偶氮苯和4-甲基偶氮苯(奶油黄),都因有致癌作用已废弃不用。

芳香族氨基化合物进入体内后需经 $N$-羟化和酯化(如磺化)两个活化过程才具有致癌性。一些啮齿类动物,如大鼠、小鼠,虽有 $N$-羟化酶,但肝的磺基转移酶活性很低,而豚鼠则缺乏 $N$-羟化酶,所以芳香族氨基化合物不能诱发这些动物发生膀胱癌。人和狗这两种酶都具有,故芳香族氨基化合物可引起人和狗发生膀胱肿瘤。

## （二）芳香族硝基化合物

这类化合物大多属于沸点高而挥发性低的液体或固体，易溶于脂肪和有机溶剂。芳香族硝基化合物一般都具有芳香味。含有多个硝基的，爆炸性强，可以作为炸药。污染源主要是染料、炸药、农药、医药、塑料、涂料等化学工业，以废水、粉尘和废气等形式污染环境。

芳香族硝基化合物属中等毒到低毒类。含卤素、氨基、羟基时，则毒性增加；而含有烷基、羧基、磺酸基时，则毒性减弱。一般硝基越多，毒性越强。其主要毒性作用如下：

（1）形成高铁血红蛋白和溶血作用：这类物质大多能氧化血红蛋白为高铁血红蛋白使其失去携氧功能，严重时可引起中枢神经系统兴奋症状及其他神经系统症状，如头痛、头晕、耳鸣、手指麻木等。这类物质有溶血作用，能引起溶血性贫血。

（2）损害肝：这类化合物能造成肝实质性病变，引起中毒性肝炎，肝脂肪变性，甚至急性黄色肝萎缩。

（3）致突变、致癌变作用：2-硝基萘和乙硝基联苯有致癌性，2,4-二硝基萘和2,4,5-三硝基甲苯对动物有致突变作用。

## 二、$N$-亚硝胺类化合物

$N$-亚硝胺类化合物（简称：亚硝胺）多为液体或固体，结构通式为 $\begin{smallmatrix}R_1\\R_2\end{smallmatrix}\!\!>\!\!N\!-\!NO$，可分为烷基、芳香基或环状化合物；$N$-亚硝酰胺的 $R_1$ 为烷基，$R_2$ 为酯基（如—$COOC_2H_5$）或酰氨基（—$CONH_2$）。

$N$-亚硝胺类化合物大多不溶于水，溶于有机溶剂，具有光敏性，在紫外线照射下，发生光解作用。最简单的 $N$-亚硝胺类化合物是 $N$-亚硝基二甲胺（又称二甲基亚硝胺），其结构式为：$(CH_3)_2N\!-\!NO$，其致癌性、致畸变性和致突变性在亚硝胺类化合物中是较强者之一。

### （一）自然界中的存在和生物合成

$N$-亚硝胺类化合物可以出现在食品、烟草、化妆品、除草剂、杀虫剂、橡胶制品和某些药物中。$N$-亚硝胺类化合物在环境中含量不高，但可在人类、动物体内和某些食品及其加工过程中发生生物合成。

自然界中存在有大量亚硝酸盐和硝酸盐，同时也可能存在仲胺（二级胺）。亚硝酸盐和仲胺并不具有致癌作用，但在酸性条件下可以生物合成为 $N$-亚硝胺类化合物。

$$\begin{smallmatrix}R_1\\R_2\end{smallmatrix}\!\!>\!\!NH+HNO_2 \Longleftrightarrow \begin{smallmatrix}R_1\\R_2\end{smallmatrix}\!\!>\!\!N\!-\!NO+H_2O$$

仲胺　　亚硝酸　　$N$-亚硝胺类化合物

事实上不只仲胺类可以合成 $N$-亚硝胺化合物，凡含有 =N— 结构的化合物都可参与上述反应。例如，酰胺类、某些氨基酸、肽类、肌酸、肌酐和氨基甲酸乙酯都可进行 $N$-亚硝胺类化合物的合成。

$$\begin{smallmatrix}R\\R'\text{-}CO\end{smallmatrix}\!\!>\!\!NH+HNO_2 \Longleftrightarrow \begin{smallmatrix}R\\R'\text{-}CO\end{smallmatrix}\!\!>\!\!N\!-\!NO+H_2O$$

酰胺　　　　　　　　$N$-亚硝酰胺类化合物

人体内合成 $N$-亚硝胺类化合物的主要场所是胃。正常情况下人类胃液 pH 为 1～4,这种酸性环境有利于 $N$-亚硝胺类的生物合成。食物、饮水中都可能含有亚硝酸盐或硝酸盐;而胺类可在食物中存在,特别是被细菌或霉菌污染的食物中胺类以及亚硝酸盐含量都较高,这样的食物进入胃中则较易合成 $N$-亚硝胺类化合物。

腌制食品中,硝酸盐可被某些细菌还原为亚硝酸盐。腌制肉制品时,为了使肉呈鲜红色,需向其中加入硝酸钠或亚硝酸钠。我国民间腌肉时加入硝或称土硝的物质,则为一种粗制硝酸盐。在肉中加入的硝酸钠被硝酸盐还原菌还原成为亚硝酸盐,亚硝酸盐在肉类中的乳酸作用下,形成对热稳定的红色亚硝基肌红蛋白,使肉呈鲜红色。同时肉中含有丰富的胺类,亚硝酸盐和胺类这两种亚硝胺合成的前体物同时存在,为亚硝胺生物合成提供了条件。

腌菜和酸菜中的蛋白质可以分解成胺类,蔬菜中含有大量的硝酸盐,在腌制过程中极易被还原成亚硝酸盐,所以腌菜和酸菜中亚硝胺含量较高。

啤酒酿造在发酵过程中形成大量的仲胺,不加蒸馏直接饮用,亚硝胺含量也较高。

### (二) $N$-亚硝胺类化合物的毒性作用

$N$-亚硝胺类化合物对实验动物的 $LD_{50}$ 为 150～500 mg/kg,其急性毒作用主要在肝,引起肝小叶中心性出血坏死;还可引起肺出血,引起腹腔、胸腔出现血性渗出液。此外,对眼、皮肤、呼吸道有刺激作用。$N$-亚硝酰胺类化合物有直接刺激作用,可引起局部组织严重损害,对肝的直接损害主要发生在肝小叶周边部位。

### (三) $N$-亚硝胺类化合物的致癌作用与机理

国际癌症研究机构(IARC)已经把 $N$-亚硝胺类化合物列为人类致癌物。

1. $N$-亚硝胺类化合物对动物肿瘤的诱发及影响因素

(1) 对动物肿瘤的诱发:$N$-亚硝胺类化合物对鱼、小鼠、大鼠、犬和猴等动物的不同组织、器官均有强致癌作用,尤以啮齿类动物(如小鼠、大鼠)最敏感。每日喂饲量 1 mg/kg 或更少时就可致癌,有些仅一次较大剂量就能引起肿瘤。

动物试验发现,各种 $N$-亚硝胺类化合物的致癌程度差异很大,最强的为二甲基亚硝胺和二乙基亚硝胺(二乙基亚硝胺的平均诱癌剂量为 0.6 mg/kg),二乙醇亚硝胺等致癌性较弱,诱癌剂量为600 mg/kg 左右。现已证明,$N$-亚硝胺类化合物主要引起肝、食道、胃等器官的肿瘤,也可诱发脑、大肠、小肠、皮肤、肾、咽喉、肺、鼻腔、胰、膀胱、造血器官、淋巴等的肿瘤。

(2) 影响因素:$N$-亚硝胺类化合物的致癌作用与化学结构、给药途径、药物剂量和动物种类等因素有关。对称的 $N$-亚硝胺类化合物主要引起肝癌,而不对称的 $N$-亚硝胺类化合物特别是有一甲基的亚硝胺主要引起食道癌。致癌性又随烷基碳原子数的增加而减弱。给药途径不同也可诱发不同肿瘤,如内服和静脉注射环状亚硝胺可诱发动物的肝癌或食道癌;但如皮下注射,则主要引起后鼻腔肿瘤。小鼠经口摄入二甲基亚硝胺可导致肝癌,而腹腔注入时则引起血管瘤或肺腺瘤。从剂量来看,长期给予大鼠低剂量的二甲基亚硝胺能产生肝癌,而一次大剂量时则引起肾癌。此外,不同动物种属、动物的年龄、性别和健康状况对致癌作用都有一定影响。

2. $N$-亚硝胺类化合物对人类肿瘤的诱发

$N$-亚硝胺类化合物与人体肿瘤的发生有密切关系:第一,人体除每天均可摄入含 $N$-亚硝胺的前体化合物外,还能在胃及其他器官中合成 $N$-亚硝胺;第二,$N$-亚硝胺化合物对实验动物具有普遍的致癌性,也包括灵长类动物在内;第三,人类亚硝胺中毒的表现与动物中毒类似,有利于把动物实验结果外推到人;第四,流行病学调查结果表明,人类的某些癌症与 $N$-亚硝胺类化合物有关。智利硝石产量居世界首位,农业上大量使用硝酸盐类化肥,使食品中亚硝酸盐含量较高,导致体内合成 $N$-亚硝胺类化合物的机会增多,故认为智利人胃癌死亡率居世界首位可能与此有关。我国河南省林县是世界上食道癌的高发区之一,用高发区的酸菜汤浓缩液或酸菜提取液(含 $N$-亚硝胺类化合物),可以诱发大鼠食道癌。江苏省启东市为肝癌高发区,肝癌病人家的腌菜 $N$-亚硝胺类化合物(主要是二乙基亚硝胺)检出率为 100%,非肝癌病人家检出率为 60%,二者有显著差异,用腌菜提取液饲喂大鼠,85% 诱发出肝癌。

3. $N$-亚硝胺类化合物的致癌机理

$N$-亚硝胺类化合物的致癌机理如图 10-3 所示,$N$-亚硝胺类化合物在混合功能氧化酶的作用下,可生成重氮烷,再经脱烷基作用而形成自由甲基。后者可使细胞的核酸和蛋白质烷基化,尤其可对 RNA 和 DNA 的鸟嘌呤发生烷基化作用。核酸烷化导致 DNA 结构改变和细胞突变,从而引起肿瘤的发生。

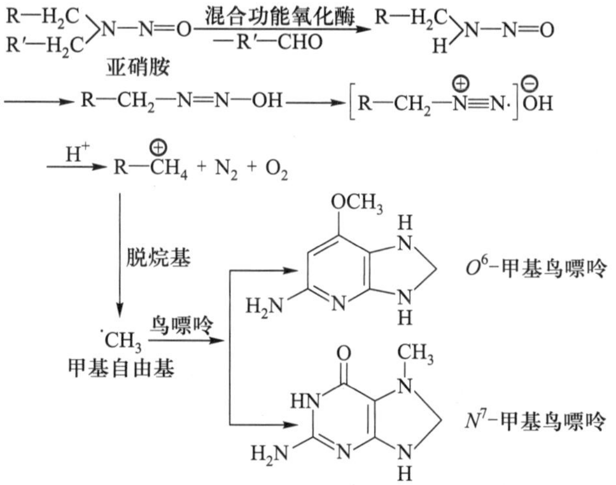

图 10-3 $N$-亚硝胺类化合物在体内的代谢转化

对于 $N$-亚硝酰胺类化合物,一般认为可直接致癌,不需要通过混合功能氧化酶的作用就可生成重氮烷和甲基自由基而引起肿瘤。

## 三、多氯联苯

### (一) 概况

多氯联苯(polychlorinated biphenyls,PCBs)是联苯经过氯化而生成的一种氯化烃化合物,属卤代芳香族化合物。联苯的氯化可导致 1~10 个氢原子被氯取代,形成不同的 PCBs 异构体如 Aroclor1248~1260 系列、Aroclor1016、Clophen A60、phenoclor Dp—6 及 Kanechlor600 等,共计有 209 种 PCBs 异构体。不同异构体之间的毒性差异较大,其中 12 种具有与二噁英结构与毒性相似的 PCBs 被称为类二噁英多氯联苯,也称为有毒多氯联苯。此外,在不同的商品 PCBs 中含有不同量的杂质氯代氧芴和氯代萘,对 PCBs 的毒性也有影响。

目前,在海水、河水、水底质、土壤、大气环境以及动植物体内、人乳和脂肪中都发现有 PCBs 的污染。在北极地区的空气、水和生物体中已检测到这些化合物,表明 PCBs 的污染是全球性的。PCBs 是严重危害人类健康和生态环境的持久性有机污染物和内分泌干扰物。

（二）生物富集

PCBs 的理化特性极为稳定,易溶于脂质而难溶于水,吸收后容易由血液转移到脂肪组织中并储存起来,使之难以排出体外。在水生环境中,低水溶性的化合物很容易进入水生生物体内,并进行生物浓缩,通过食物链或食物网的传递产生生物放大作用,使生物体内累积的浓度比其周围水体的浓度高 3~6 个数量级,导致农作物、乳牛、鱼、蟹等动植物体内 PCBs 含量增高,对人体健康造成危害。海藻类对 PCBs 的富集能力在 1 000 倍左右,虾、蟹类为 4 000~6 000 倍,鱼类可高达数万倍至十余万倍。加拿大在 8.5% 家畜样本中检测到 PCBs,最高到 0.3 mg/kg。越南和印度均在鱼、贝类和粮食、蔬菜、植物油中发现有较高 PCBs 含量。大气中的 PCBs 多随尘粒和雨水降到地面,转入水体与土壤中,也可通过食物链进入人体。

（三）致癌作用

国际癌症组织（IARC）1987 年将 PCBs 归为 2A 类,人类可疑致癌物。长期饲喂含 PCBs 的饲料,可引起大鼠、小鼠肝细胞癌、肝囊腺癌及胃腺癌。日本于 1968 年发生的因食用含有 PCBs 污染的米糠油而中毒的事件中有 16 人死亡,至 1983 年底在该中毒病人中已有 120 人死亡,其中死于癌瘤者 41 人,包括胃癌 8 人、肝癌 11 人、肺癌 8 人。

流行病学调查表明,PCBs 与人类直肠癌和肝癌的发生有一定的联系。美国国家职业安全和卫生研究所调查了 1940—1976 年这段时间内,电容器工厂接触 PCBs 的 2 567 名工人的死亡情况。全部被调查工人至少有 3 个月的 PCBs 接触史。直肠癌和肝癌死亡数超过期望死亡数［分别为 4 观察数/（1.19 期望数）和 3 观察数/（1.07 期望数）］。在直肠癌的死亡总数中,其中工厂女性直肠癌的观察数/期望数比为 3/0.50,$P<0.05$,具有明显差异性。

由于 PCBs 的很多短期致突变试验结果是阴性的,缺乏 DNA 损伤的直接证明,推测 PCBs 是非遗传性致癌物。多数学者认为 PCBs 是促癌物,对癌症的发生有促进作用,且氯取代基愈多促癌作用愈强。PCBs 对多环芳烃类化合物的致癌作用有促进作用,人和白鲸的膀胱癌可能与 PCBs 和苯并（$a$）芘同时暴露有关。迄今尚未发现 PCBs 有致畸作用。

## 四、生物烷化剂

（一）常见的生物烷化剂

生物烷化剂（alkylating agent）是指一类化学性质活泼,能提供烷基使 DNA、RNA 及蛋白质等生物大分子发生烷基化的化学物质。由于它能改变 DNA 中核苷酸的化学结构,所以烷化剂常具致突变性、致癌性和致畸性。生物烷化剂包括有多种化合物,前述的 PAHs 类化合物、芳香族氨基和硝基化合物及亚硝胺化合物等均为生物烷化剂,下述的氯乙烯也被列为间接烷化剂。毒理学研究最常用的烷化剂有 $N$-甲基-$N'$-硝基-$N$-亚硝基胍（NTG）、甲基磺酸乙酯(EMS)、甲基亚硝基脲(NMU)、硫酸二乙酯(DES)、氮芥、乙烯亚胺和环氧乙烷等。在此,仅对生产中常见的生物烷化剂芥子气、氯甲甲醚和双氯甲醚等的致癌作用简要介绍。

### (二) 芥子气

芥子气(sulfur mustard)又名二氯乙硫醚($ClCH_2CH_2SCH_2CH_2Cl$)。第二次世界大战期间日本大量生产此种化学毒剂,最高产量每日达 450 t,直至战败投降后停止。自 1952 年后,在生产芥子气工厂工作过的工人中,陆续发现肺癌和其他呼吸道癌。至 1969 年底,在 3 021 名工人中,共发现 48 例;而在 140 名直接生产工人中,有 33 例,发病率为 23.6%,潜伏期 10 年左右。

### (三) 氯甲甲醚和双氯甲醚

氯甲甲醚(chloromethyl methyl ether)($ClCH_2OCH_3$)和双氯甲醚(bischlormethyl ether, $ClCH_2OCH_2Cl$)均为无色液体,极易挥发,具有乙醚气味。易溶于乙醇和醚。吸入为剧毒,经口和经皮吸入,属高毒。小鼠吸入 6 h 半数致死浓度为 25 mg/m$^3$。工业品的氯甲甲醚中含有 0.5%~0.7% 的双氯甲醚。在实际生产中氯甲甲醚和双氯甲醚较难分离。氯甲甲醚主要用于生产阴离子交换树脂及用作氯甲基化剂的原料。双氯甲醚主要用于生产驱蚊剂八氯二丙醚,曾用于蚊香生产等。

氯甲甲醚和双氯甲醚对皮肤和结膜有强烈的刺激性。人接触 9.87 mg/m$^3$ 浓度的氯甲甲醚,眼和咽喉有轻度刺激;达到 98.7 mg/m$^3$ 时即不能忍受。由于该类化合物在细胞内或细胞表面分解,放出氯化氢和甲醛,故可引起化学性肺炎和肺水肿。一次吸入量稍多即可引起剧咳、气急、甚至短暂的哮喘发作。接触较多量后有咽喉肿痛及结膜充血等表现。长期接触可发生慢性支气管炎,其程度与接触浓度有关。

氯甲甲醚和双氯甲醚都是强致癌物,后者致癌作用极强,大鼠慢性毒性试验吸入 0.47 mg/m$^3$,肺部即可发生肿瘤。工人接触氯甲甲醚和双氯甲醚的浓度和年限与肺癌的发生呈正相关关系,且癌瘤发展较快,转移也较早。国际癌症研究机构(IARC)将二者均列为人类致癌物,靶器官为肺。

## 五、氯乙烯

氯乙烯(vinyl chloride)为无色、略有芳香气味的气体,微溶于水,溶于乙醇、植物油,极易溶于乙醚、四氯化碳,分子式为 $CH_2\!\!=\!\!CHCl$。在工业上,氯乙烯主要用作制造聚氯乙烯(PVC)塑料的单体。2007 年我国 PVC 年产量约为 971 万 t,超过全球产量的 1/10,成为世界性生产大国。在我国存在着庞大的氯乙烯职业接触人群。

氯乙烯主要经呼吸道进入人体,也可经皮肤进入。氯乙烯在体内的生物转化途径主要取决于其空气中的浓度:低浓度时通过肝乙醇脱氢酶的催化而转化为氯乙醇,高浓度时经肝细胞微粒体混合功能氧化酶作用转化为氯乙烯环氧化物、氯乙醇和氯乙醛,再转化为氯乙酸,随尿排出体外。上述各种代谢产物在体内可与半胱氨酸或谷胱甘肽结合,再进一步进行生物转化。人于 10.4 g/m$^3$ 浓度下 5 分钟尚无不适,30 g/m$^3$ 时有头晕、恶心、呕吐等,180 g/m$^3$ 以上时可出现麻醉症状。慢性中毒表现为:肝损害最常见,患者出现上腹部不适,食欲减退和乏力等,肝活检在显微镜下可见明显的结缔组织增生,神经系统症状主要为神经衰弱综合征。

氯乙烯是确认的人类致癌物（Ⅰ级），可引发肝血管肉瘤等，不仅氯乙烯作业工人而且在氯乙烯工厂周围或从事 PVC 加工工作的人群中也发现肝血管肉瘤发病率增高，这提示长期接触低浓度氯乙烯的人群会发生肝血管肉瘤。接触氯乙烯工人其他部位肿瘤也有增高趋势，提示氯乙烯是一种多器官致癌剂。已有多项研究证明，氯乙烯接触人群的外周血淋巴细胞微核率增加，且随着接触年限的增加而升高。研究还发现，在接触人群中，女性的平均微核细胞率明显高于男性。

动物试验表明，大鼠、小鼠吸入氯乙烯后都能引起肝血管肉瘤和其他肿瘤，并可通过胎盘影响胎鼠，对初生仔鼠也有致癌性和致突变性。氯乙烯是一种活性较低的小分子化合物，其致癌作用主要来自其在肝内的代谢活化的中间产物。氯乙烯主要通过细胞色素 P-450 酶系的 CYP2E1 的催化作用转化为氯乙烯环氧化物。氯乙烯环氧化物可与 DNA、RNA 等生物大分子形成加合物，导致基因突变和细胞癌变。最近有报道，细胞色素 P-450 酶系的 CYP2E1 基因型和 CYP2D6 基因型的多态性变化可能与氯乙烯致染色体损伤有关。

$$H_2C = CHCl + 1/2O_2 \xrightarrow{\text{环氧化酶}} H_2C - CHCl$$
$$\text{氯乙烯} \qquad\qquad\qquad \text{氯乙烯环氧化物}$$

式中环氧化酶主要指 CYP2E1。

# 第三节　环境无机致癌物

环境化学致癌物中除有机致癌物外，还包括有大量环境无机致癌物，目前研究较多的有重金属或类金属化合物和石棉等，现介绍如下。

## 一、重金属和类金属

重金属、类金属和肿瘤的关系，大致可分为三类：① 确认致癌物：镍、铬、砷、镉、铁（氧化铁）等；② 可疑致癌物：铍、钴、钛、锌等；③ 有促癌作用者：铜、锰、铅等。有些动物试验发现，摄入过多的硒有致癌作用，而流行病学调查表明低剂量的硒有抗癌作用。

（一）镍及其化合物

镍（nickel，Ni）在自然界中的存在很广泛。接触镍的作业主要有采矿、冶炼、合金、不锈钢、磁铁、电镀、化工、石油提炼、染料、硬币铸造及原子能工业等。

1. 必需微量元素与毒性作用

镍是人体必需的微量元素，人体含镍量约 10 mg，一般成人每天通过食物、水、空气进入的镍量为 0.3～0.5 mg。镍对细胞 DNA 和 RNA 结构的稳定，对一些重要酶（如胰蛋白酶、精氨酸酶）的活化，对铁、锌在体内的代谢，对人体的正常生长等都是必不可少的。但是，如果进入体内的镍过多，镍与细胞内的生物大分子相互作用，从而产生多种毒性效应。镍是一种多器官性毒物,可对肝、肾、肺、心血管等产生毒性作用。吸入羰基镍可在 10 min 左右引起急性中毒,表现头晕、头痛、胸闷、恶心、呕吐;继之出现高烧、呼吸困难、胸部疼痛等症状;吸入高浓度羰基镍则可引起急性化学性肺炎,导致肺水肿、呼吸和循环衰竭而死亡。

### 2. 致癌作用及其机理

动物试验证明,镍及其化合物有致癌性,并发现一般不溶性镍化合物,如羰基镍、硫化镍、碳酸镍以及微小的镍尘有致癌性,而易溶于水的硫酸镍、硫酸铵镍等一般不致癌或致癌作用较弱。镍对人主要诱发呼吸道癌(鼻窦癌、鼻咽癌、肺癌等),从开始接触镍到确诊为肺癌,这个过程平均有 20 多年。

动物试验表明,二硫化三镍、羰基镍、氧化镍、硫化镍、金属镍粉,几乎都能诱发肿瘤,其致癌性主要由镍化物的溶解性决定。一般来说,不溶性镍化物,例如,硫化镍、二硫化三镍和氧化镍,不易从组织中清除,是成为致癌剂的重要条件。对实验动物吸入、肌注,以及经肾、腹腔、眼球和皮下注入,都可诱发给药部位发生肿瘤;大鼠作气管内注入时,可在用药局部出现肿瘤。而可溶性镍化物,例如氯化镍和硫酸镍则致癌性较弱。

镍的致癌机理,目前还不清楚。文献报道,镍可与细胞 DNA 大分子结合,镍化合物可引起脂质过氧化和 DNA 氧化损伤,还可引起 DNA-蛋白质交联,从而导致基因突变和细胞癌变。

### 3. 对镍污染的预防控制

对职业环境中的镍及其化合物浓度应定期监测,改进镍作业的生产工艺,保护环境免受或减少镍污染,减少工人对镍的接触;在生活中不使用或少使用含镍不锈钢餐具和厨具;牙科治疗中尽量不使用含镍合金。

## (二) 铬及其化合物

铬(chromium, Cr)在自然界分布非常广泛,在地壳的含量排第 10 位。从事冶炼、印染、制革等含铬作业的工人,可通过皮肤和呼吸途径而接触铬。

### 1. 必需微量元素与毒性作用

环境中的铬存在有三价和六价两种价态,三价铬($Cr^{3+}$)是人体必需的微量元素,毒性较小,且对糖尿病有一定治疗作用;而六价铬($Cr^{6+}$)毒性较大,可对多种器官产生毒性作用。

### 2. 对人的致癌作用

国际癌症研究机构(IARC)已经确认六价铬化合物具有致癌性。长期职业铬暴露主要引起呼吸道癌症。六价铬不仅可引起肺癌,尚可引起副鼻窦癌和鼻中隔癌,此外还发现可引起肝癌、食道癌、胃癌等。早在 20 世纪 30 年代,德国就报道铬化合物制造工人肺癌发生率较高。1973 年联邦德国曾报道,在生产铬酸盐和铬颜料的工人中,已发现 200 例肺癌,肺癌发病率与一般居民之比为 21∶1。1985 年我国进行的全国调查发现,铬酸盐生产工人的肺癌发生率是普通人群的 3.58 倍,潜伏期平均为 15.6 年。尤其值得注意的是,铬化合物致癌的潜伏期很长,平均为 20 年,早期很难发现,而且铬致癌又为非特异性,与其他原因所致的肺癌并无差异,所以"铬癌"容易被忽视。

### 3. 动物致癌试验

关于铬的致癌性,过去认为只有六价铬化合物才有致癌作用。然而有些动物试验发现三价铬也有一定致癌作用。动物试验发现,金属铬、焙烧铬矿粉及氧化铬均有致癌活性。目前认为铬化合物的致癌作用除了取决于原子价,六价铬的致癌性远大于三价铬之外,也取决于铬化合物的溶解度,溶于酸而不溶于水的铬酸盐(如铬酸钙)致癌危险最大。

**4. 致突变作用**

与致癌作用相一致,六价铬有较强的致突变作用,而三价铬则甚弱。六价铬化合物可引起鼠伤寒沙门氏菌(组氨酸缺陷型)的某些型(如 TA100)发生明显的突变,且大鼠肝微粒体酶对增加突变没有作用,表明六价铬的致突变和致癌作用无须代谢转化。三价铬(碳酸铬钾和 $CrCl_3$),无论是否加入肝微粒体酶,均未见引起突变。

不同铬化合物对人体外周血淋巴细胞染色体畸变的诱发作用不同,从强至弱依次为:$K_2Cr_2O_7 > K_2CrO_4 > Cr(CH_3COO)_3 > Cr(NO_3)_3,CrCl_3$。

**5. 致癌机理**

一般认为,$Cr^{6+}$ 可引起 DNA 链断裂、DNA-蛋白质交联及 Cr-DNA 加合物形成,导致基因突变和细胞癌变。此外,在细胞内 $Cr^{6+}$ 还原为 $Cr^{3+}$ 的过程中产生的活性氧种类(ROS)和羟基自由基,可攻击 DNA 等生物大分子,导致基因突变和细胞癌变。

六价铬比三价铬具有更强的致突变、致染色体畸变、致癌变作用,这可能除与六价铬在体内发生还原过程中可产生大量活性氧自由基以外,还可能是由于六价铬本身具有强的氧化能力,可直接引起 DNA 和蛋白质氧化损伤之故。

**6. 对铬污染的预防控制**

对铬作业环境要定期监测,对六价铬作业工人要加强个人防护和医学监护;不允许含铬工业废水超标排放,改进含铬作业的工艺,少用或不用含铬材料,对含铬"三废"要回收利用,防治铬对环境的污染。农业灌溉用水和渔业用水中的三价铬和六价铬均不允许超标,以防止铬通过食物链进入人体。严格控制空气环境中三价铬和六价铬浓度,确保居民健康不受铬污染的危害。

## (三) 砷及其化合物

早在 100 多年前,人们就已经认识到类金属砷(arsenic, As)可以引起癌症。1820 年,Paris 就认为英国冶炼厂工人所患阴囊癌由该厂烟尘中的砷所引起。从 20 世纪 90 年代后期开始,由于世界很多地区不断发现地方性饮水高砷暴露可诱发多种癌症,从而引起各国对砷致癌的高度重视。但是,由于无机砷致癌的动物模型一直得不到复制,所以对砷致癌的认识长期处于不确定状态。1973 年,国际癌症研究机构(IARC)的报告就认为无机砷暴露与人类皮肤癌有关,但直到 2009 年 IARC 的报告才把无机砷化合物确定为Ⅰ类人类致癌物。

**1. 砷的致癌作用**

砷与皮肤癌、肺癌、膀胱癌、肝癌、胃肠癌、肾癌、前列腺癌及淋巴瘤和白血病等多种癌症的发生有密切关系,机体的多种器官是砷致癌的靶器官。长期饮用含砷 $\leqslant 0.05$ mg/L 水的人群其癌症风险可高达 1%;长期饮用每升含几百微克无机砷的水,可导致发生皮肤癌、膀胱癌和肺癌的风险增加。文献报道,接触砷以后 10 年左右可发展为肺癌。

**2. 砷致癌的流行病学研究**

关于砷致癌的研究,最早见于对用砷制剂福勒氏液(Fowler 氏液,$NaAsO_3$)治疗牛皮癣而引起皮肤癌的流行病学调查报告。之后,大量的研究证明无机砷化合物可引起多种癌症。用三氧化二砷治疗气喘病可导致 Bowen's 病发生,后者又称原位鳞状细胞癌(squamous cell carcinoma in situ),在临床上具有慢性前癌性皮炎和多发性上皮癌的症状。制造含砷农药或兽药的工人,长期接触,也可见到皮肤损害,而后产生皮肤癌,少数工人还可继发肺癌。从事砷杀虫剂生产的工人、金矿工人及铜、锌等金属冶炼的工人可通过呼吸摄入砷,从而引起皮肤癌、支气管癌和肺癌,还可引起淋巴瘤和白血病。另外,在使用含砷农药的工人中亦发现有肺癌患者,严重接触者呼吸道癌死亡率为一般居民的 7 倍。

20 世纪 40 年代以来,含砷药物或农药的应用虽已大为减少,但在饮水、食品、烟叶中砷是常见的污染物。长期饮用砷污染的啤酒可引起肝癌和肺癌。长期饮用含砷高的饮水,可引起慢性砷中毒和皮肤癌。在中国台湾发现,饮水中砷含量越高,皮肤癌的发病率越高。在阿根廷发现,饮水砷污染后,皮肤癌、肺癌及胃肠癌等的发病率上升。1986 年,有人报道我国台湾西南沿海某地居民饮用含砷井水,对其中 37 个村的 40 421 名当地居民进行了调查,发现有 428 人有砷性皮肤癌,患病率高达 1.059%。

3. 动物致癌试验

虽然砷在流行病学上是确认的致癌物,但绝大多数动物试验都不能证明砷的致癌性。在所有对人类致癌的金属和类金属化合物中,砷是唯一未能通过动物致癌试验证实有其致癌性的元素。有的动物试验甚至证明无机砷化合物有减轻肿瘤发生的作用。这可能是由于砷代谢和毒性作用在人类和实验动物之间存在很大种属差异的缘故。

然而,近来在砷致癌的动物试验中,有的也获得了阳性结果,如 2004 年 IARC 报告二甲基胂酸可致大鼠膀胱癌和小鼠肺癌,但无机砷化合物的动物致癌性仍然缺乏证据。此外,大多数试验证明,三价砷无机化合物能够诱导哺乳类细胞形态转化,并将转化后的细胞接种到裸鼠体内可形成肿瘤。

4. 致癌机理

砷的致癌机理非常复杂,但由于无机砷致癌动物模型难以复制,所以目前砷致癌机理的研究,除了染色体方面的研究外,大多采用体外细胞试验,特别是体外培养的人类细胞株试验。砷致癌机理主要涉及以下几方面:

(1)诱导染色体断裂:大量研究表明,砷是染色体断裂剂,能够诱发染色体断裂,引起染色体畸变、姐妹染色单体互换及微核形成,导致排列在染色体上的基因丢失、重排,从而激活癌基因而引起细胞癌变。

(2)促癌作用:许多试验证明,砷与大多数致癌物不同,不能诱发基因突变,但砷可以促进体内的致突变剂、致癌剂的致突变、致癌变作用,从而导致癌症的发生。

三价和五价无机砷化合物在 Ames 鼠伤寒沙门氏菌/微粒体酶试验中未能引起基因突变,也不能诱发大肠杆菌色氨酸缺陷型菌株发生突变。砷对人和哺乳动物细胞没有致突变性,或仅有极弱的致突变作用。砷化合物对小鼠淋巴细胞胸苷激酶的编码基因(TK)没有或仅有微弱的致突变作用。高浓度的亚砷酸钠才能引起体外培养的中国仓鼠卵巢细胞 CHO 的衍生细胞株(CHO-AS52)的细胞突变频率增加,才能引起该细胞黄嘌呤-鸟嘌呤磷酸核糖基转移酶基因(gpt)缺失和移码突变,表明砷化合物对哺乳类细胞的致突变作用很弱。然而,亚砷酸钠能够促进 UV 照射对大肠杆菌的致突变作用,也能促进 UV 照射或烷化剂对哺乳类细胞染色体断裂和致突变作用,还可促进 DNA 交联剂顺铂、氧化补骨脂素(8-MOP)对 CHO 细胞和人皮肤成纤维细胞的染色体断裂作用和致突变作用。

(3)引起 DNA 氧化损伤:三价砷和五价砷在体内发生相互生物转化的氧化还原过程中可以产生活性氧种类(ROS),同时无机砷在体内代谢过程中可产生二甲基胂(三价砷),二甲基胂可与氧分子反应形成$(CH_3)_2AsOO$,后者和 ROS 可引起 DNA、蛋白质、脂质等生物分子氧化损伤。加之,砷化合物还可抑制多种抗氧化酶类(如 CAT、GPx、SOD),从而导致机体氧化应激反应增强。

（4）抑制 DNA 修复：砷可与 DNA 修复相关酶（如 DNA 连接酶、DNA 修复酶）的巯基结合，降低该酶的活性，从而使细胞 DNA 损伤的修复受到抑制。大量研究表明，低浓度砷即可对细菌和培养的哺乳类细胞 DNA 修复起抑制作用。

（5）刺激 DNA 合成：低浓度无机砷对细胞 DNA 合成的刺激，一方面可能对 DNA 损伤的修复有促进作用，另一方面，在一定条件下也可能激活癌基因的表达，诱发细胞癌变。

（6）致癌分子机理：近年来，砷致癌分子机理的研究表明，砷可通过激活细胞信号转导通路和调节转录因子的表达等途径，使多种肿瘤相关基因表达改变，从而导致癌症发生。砷还可引起 DNA 低甲基化而使原癌基因激活，导致细胞恶化。砷也可引起组蛋白乙酰化、磷酸化和甲基化而使组蛋白的修饰发生改变，从而导致肿瘤相关基因表达改变而造成细胞恶性转化。

此外，与砷代谢相关的基因多态性和代谢酶的多态性与个体对砷致癌的敏感性有密切关系，从而导致在相似砷污染环境中生活的居民有的发生癌症，而有的并不发生癌症。

5. 砷的抗肿瘤作用

自古以来，砷一直是公认的剧毒毒物，但用砷作为药物在医学上也有 200 多年的历史。一些研究者认为砷可能是一种机体必需的微量元素。1988 年，美国国家环境保护局成立了一个科学小组，专门评估砷的潜在重要性。当前，砷剂已经又成为肿瘤治疗研究的热点之一。

1878 年，欧洲医生发现福勒溶液可以有效降低白血病患者的白细胞数量。1939 年，美国医生 Forkner 总结砷治疗白血病的经验，发现三氧化二砷对慢性粒细胞白血病（CML）的治疗是有效的。1973 年，张亭栋等发现三氧化二砷对急性早幼粒细胞性白血病（APL）有明显疗效。1999 年三氧化二砷制剂被中国国家药品食品监督管理局批准为二类新药。2000 年静脉注射三氧化二砷被美国食品和药物管理局批准用于治疗复发 APL。体外研究表明，砷剂是一种广谱抗癌剂，不仅对 APL、CML 有效，而且对其他淋巴和血液系统肿瘤及肺癌、肝癌、胃癌、口腔癌、食道癌、肠癌、宫颈癌、神经母细胞瘤等有较好的抗癌作用。

目前认为砷的抗癌机理与其能够诱导肿瘤细胞凋亡有关。砷诱发癌细胞凋亡的机理可能是：砷通过与酶的巯基结合而抑制酶的活性，使细胞产生氧化损伤，抑制肿瘤细胞增殖，最终引起凋亡。

6. 对砷污染的预防控制

为了预防和控制砷对健康的危害，必须从源头做起，并要根据国家制定的环境质量标准对环境中砷的浓度严格监管。对于进行砷冶炼和含砷产品生产的企业，其"三废"的排放要严格监管，以防砷对空气、水（地表水、地下水）及土壤等环境的污染；对于地方性饮水砷中毒的地区，要进行引水、改水及高砷水治理工作，使居民的饮用水达到合格标准。对于燃煤型砷中毒地区，要改炉、改灶，改变当地不良生活方式，并在家庭生活中尽量放弃使用高砷煤炭。

（四）其他金属元素

有一些金属元素，动物试验表明有一定的致癌性（见表 10-1），但对人有无致癌问题，目前仍在研究中。

表 10-1　一些金属元素对实验动物的致癌作用

| 金属 | 化合物 | 动物 | 方法 | 肿瘤 |
|---|---|---|---|---|
| 钴 | 金属钴、钴粉末 | 大鼠、兔 | 皮下、肌注 | 肉瘤 |
|  | $CoO, CoS$ | 大鼠、兔 | 骨内注入 | 肉瘤 |
| 铜 | $CuSO_4$ | 雏鸡 | 睾丸内 | 畸胎瘤 |
| 铁 | 铁-碳水化合物复合物 | 大鼠、小鼠、兔 | 肌注、皮下 | 肉瘤 |
| 硒 | $NH_4KSe$、$SeO_4^{2-}$ | 大鼠 | 食饵中 | 肝癌、肉瘤、甲状腺瘤 |
| 锌 | $ZnCl_2$ | 大鼠 | 睾丸内 | 睾丸瘤、睾丸间皮细胞瘤 |
|  | $ZnSO_4$ | 雏鸡 | 睾丸内 | 畸胎瘤、绒毛膜上皮癌 |
| 钛 | 金属钛 | 大鼠、小鼠 | 肌注 | 纤维肉瘤、淋巴瘤 |
| 铝 | 铝箔 | 大鼠 | 移植 | 肉瘤 |
| 硅(?)[1] | 玻璃质盖玻片 | 小鼠 | 皮下包埋 | 肉瘤 |
| 银 | 银箔 | 大鼠 | 移植 | 纤维肉瘤 |
|  | 银胶体 | 大鼠 | 静注 | 肿瘤 |
| 汞 | $Hg$ | 大鼠 | 腹腔内 | 纺锤细胞瘤 |

注:① 表示金属成分不定。

## 二、石棉

### (一) 石棉的种类

石棉(asbestos)是一类天然的纤维状硅酸盐矿物的通称,由二氧化硅与铁、镁、钙、钠等金属离子的氧化物结合而成。石棉呈黄绿色或白色,分裂成絮状时呈白色,有丝绢光泽,纤维富有弹性。根据它的化学成分和晶体结构,可分为蛇纹石类和角闪石类。蛇纹石类中主要是温石棉,角闪石类包括青石棉(蓝石棉)、铁石棉、直闪石石棉、透闪石石棉和阳起石石棉。石棉纤维的长度和直径,因不同种类而异,长度从很短到数厘米,甚至 30 cm。温石棉纤维直径为 $0.75 \sim 1.5$ μm,更细的元纤维直径为 $0.02 \sim 0.04$ μm;角闪石纤维直径为 $1.5 \sim 4$ μm。石棉是热和电的不良导体,它的化学性质不活泼,耐酸、耐碱,又极耐热。石棉广泛用于生产耐火材料、建筑材料、填料、垫圈、滤网及汽车刹车片和离合器等,是用途很广的一种矿物。

### (二) 石棉的致癌作用

石棉是一种很强的致癌物,这已为流行病学调查和动物试验所证实,IARC 和 WHO 早已确认石棉为人类致癌物。石棉作业工人长期吸入石棉尘,可诱发石棉肺、肺癌及间皮瘤等疾病。

石棉肺是一种以肺组织弥漫性纤维化病变为主的全身性疾患。石棉在肺内的沉着情况与其种类、形态及纤维的大小有关。进入呼吸道的石棉纤维,其沉降速度与纤维直径的平方成正比,而受长度的影响较小,因此只要直径小于 3 μm,即使长度大于 5 μm,甚至长达 100 μm 的纤维均可进入肺泡,引起肺的纤维化病变。

肺癌可由多种致癌因素引起,故较少作为石棉致癌的特征性肿瘤来研究;而恶性间皮瘤与石棉接触存在明显的相关性,所以被认为是石棉致癌的特征性肿瘤。石棉的致癌问题,在第二次世界大战前,欧洲和北美国家就已提出。我国石棉污染区居民肺癌发病率为一般居民的 6~7 倍,从接触石棉纤维到确诊肺癌,一般要经过 10~15 年,通常在 20 年以上。而从接触石棉到确诊间皮瘤可能要经过 20~25 年,早期很难发现,一旦确诊,患者的生命一般不会超过 2 年。间皮瘤多发于闪石棉作业人员,温石棉作业者少见。例如,青石棉和铁石棉,纤维短、粗、硬而直,似细针样,易穿过肺泡而到达胸膜、腹膜,引发胸腹膜间皮瘤。而温石棉纤维细长而弯曲,吸入后不易随呼吸运动而移动,难以到达胸膜或腹膜。

石棉致癌过程不仅时期很长,而且与作业者实际接触石棉的浓度和接触时间的长短有关。1972 年,英国报道石棉工人肺和胸膜肿瘤发病率与一般居民比较,轻、中度接触和短期接触(2 年以内)者为一般居民的 6~7 倍,2 年以上的严重接触组为 28 倍。我国已将从事石棉生产所引起的石棉肺、肺癌和间皮瘤列为职业病,按职业病进行防治。

(三) 石棉致癌机理

石棉致癌与其可引起细胞染色体异常有关。一定直径和长度的石棉纤维被胸膜间皮细胞吞噬以后,可对细胞有丝分裂过程中染色体的运动产生物理干扰作用,缠绕染色体,几乎累及所有染色体,导致染色体缺失、易位、倒位、重排等结构异常和数目改变,从而使位于染色体上的多种抑癌基因丢失、失活或突变,也使多种原癌基因活化,导致细胞增殖失控、发生恶性转化。

石棉可以诱发细胞产生活性氧种类(ROS),引起脂质过氧化、染色体和 DNA 损伤;还可以刺激巨噬细胞产生 NO 自由基及其衍生物 $NO_2$、$N_2O_3$、$N_2O_4$,导致强致癌物亚硝胺化合物在体内的生成。

石棉可使细胞生长因子及其受体的表达增强,并可刺激细胞释放细胞因子。加之石棉对细胞有丝分裂有直接刺激作用,从而导致细胞增殖,而细胞增殖与细胞癌变和纤维化改变均有密切关系。

最近研究发现,石棉可诱导原癌基因 $K$-$ras$、$c$-$fos$、$c$-$jun$、$c$-$sis$ 及血小板源性生长因子表达增强和 $K$-$ras$ 基因突变;在石棉致肺癌过程中,抑癌基因 $p53$ 突变率较高,突变的 $p53$ 不再具有抑癌作用。这些研究可从基因水平阐述石棉的致癌机理。


# 第四节  生物源化学致癌物


目前研究较多的生物源化学致癌物有黄曲霉毒素和藻毒素等,由于藻毒素已在水环境毒理学一章论述,故在此仅对黄曲霉毒素、黄樟素、苏铁素进行介绍。

### 一、黄曲霉毒素

世界卫生组织（WHO）的癌症研究机构在 1993 年将黄曲霉毒素（aflatoxin，AF）确定为 1 类致癌物，这是一种毒性极强的剧毒物质。

黄曲霉毒素是黄曲霉（*Aspergillus flavus*）生物合成的一类生物毒素。黄曲霉是一种常见腐生真菌，多见于发霉的粮食、粮制品及其他霉腐的有机物上。黄曲霉毒素主要出现于受黄曲霉污染发生霉变的食品中，特别是玉米、花生、大米和其他食品等。据统计，目前世界上至少 25% 的谷物被霉菌毒素污染，其中最为严重的就是黄曲霉毒素污染。黄曲霉毒素也是饲料中存在最普遍、最严重的一种霉菌毒素，它可通过食物链对人体健康造成危害。黄曲霉毒素的分子结构如图 10-4 所示。

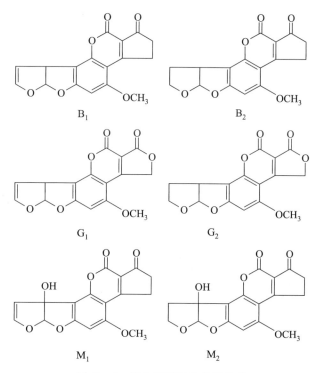

图 10-4 黄曲霉毒素的分子结构

### （一）理化性质

黄曲霉毒素的纯品为无色结晶，分子量为 312~346，难溶于水，易溶于油、甲醇、丙酮和氯仿等有机溶剂，但不溶于己烷、乙醚和石油醚。黄曲霉毒素耐高温，在 280 ℃ 左右才会发生裂解。紫外线对低浓度黄曲霉毒素有一定的破坏性。一般在中性溶液中较稳定，但在强酸性溶液中微有分解，在 pH 为 9~10 的强碱溶液中可迅速分解。

黄曲霉毒素是一类结构类似的化合物，其基本结构都有二呋喃环和香豆素（氧杂萘邻酮）。在紫外线下，都发生荧光，根据荧光颜色、$R_f$ 值（retention factor value，$R_f$）和结构等分别命名为 $B_1$、$B_2$、$G_1$、$G_2$、$M_1$、$M_2$ 等（图 10-4）。在紫外线下，黄曲霉毒素 $B_1$、$B_2$ 发蓝色荧光，黄曲霉毒素 $G_1$、$G_2$ 发绿色荧光。黄曲霉毒素的毒性与结构有关，凡二呋喃环末端有双键的毒性较强并有致癌性,如 $B_1$、$G_1$ 和 $M_1$,二呋喃环末端无双键者,毒性及致癌性都较弱。在天然污染的食品中以黄曲霉毒素 $B_1$ 最为多见。

### (二) 毒性与致癌作用

黄曲霉毒素属于剧毒毒物,其毒性为氰化钾的 10 倍。黄曲霉毒素对人及动物肝脏组织有破坏作用,严重时,可导致肝癌甚至死亡。其中黄曲霉毒素 $B_1$(aflatoxin $B_1$, $AFB_1$)的毒性和致癌性最强,是迄今所知最强的致肝癌物质之一,其诱发肝癌的能力相当于二甲基亚硝胺的 75 倍。此外,黄曲霉毒素 $B_1$ 也可引起胃癌、肾癌、结肠癌等。

动物摄入黄曲霉毒素后,分布在肝中最多,相当于其他器官组织的 5~15 倍;肾、脾和肾上腺中也有分布,血液中含量很少,在肌肉中未能检出。

黄曲霉毒素 $B_1$ 的主要危害表现为肝毒性,可引起肝肿大、细胞变性、脂肪浸润、肝管增生、肝硬化、肝癌甚至死亡。黄曲霉毒素短时间摄入过多,能引起急性中毒性肝炎,临床症状以黄疸为主,还伴有呕吐、厌食、发热、腹水等。流行病学调查表明,肝癌的发生与该地区黄曲霉毒素在饮食中的高含量有关,人摄入的黄曲霉毒素量越多,肝癌发病率也越高。动物试验表明,黄曲霉毒素能在鱼类、禽类及灵长类诱发肝癌。黄曲霉毒素 $B_1$ 对动物的多种系统可以产生直接损害作用,能强烈抑制动物的免疫功能,降低机体对疾病感染的抵御能力。

黄曲霉毒素 $B_1$ 为间接致癌物,在肝细胞内经微粒体混合功能氧化酶催化氧化为具有高致癌活性的 8,9-环氧 $AFB_1$($AFB_1$-8,9-epoxide,AFBO)(图 10-5)。AFBO 能够与 DNA 分子共价结合形成 $AFB_1$-DNA 加合物,继而引起碱基损伤、碱基缺失、DNA 单链或双链断裂、DNA 氧化损伤、姐妹染色单体交换频率增加、碱基错配等遗传损伤,引起 DNA 突变,导致细

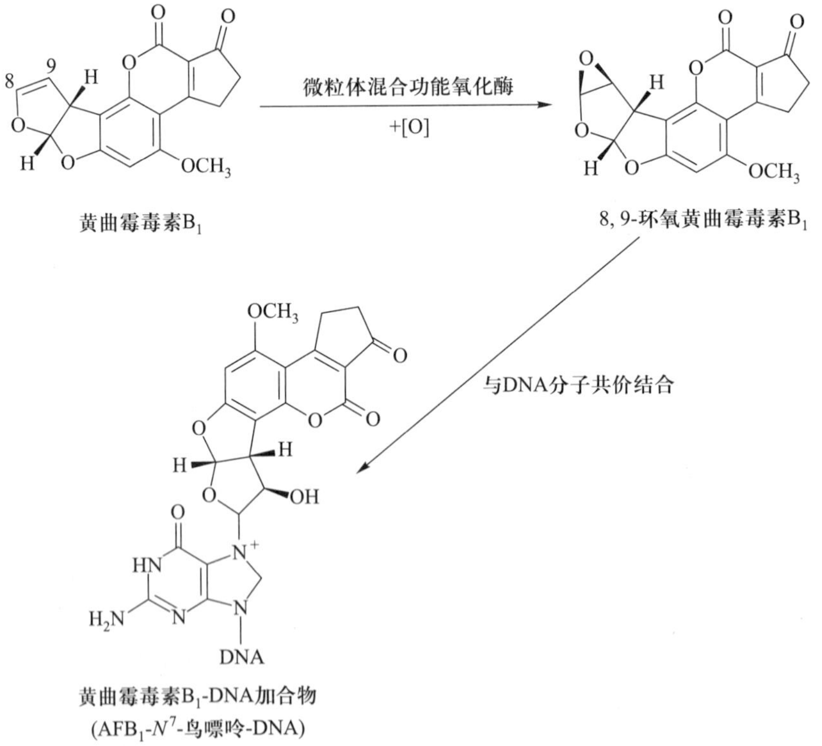

图 10-5  黄曲霉毒素 $B_1$ 的代谢转化及与 DNA 的共价结合

胞癌变。同时，AFB₁还能抑制细胞 DNA、RNA 和蛋白质等生物大分子的生物合成，从而对机体能量和物质代谢、免疫系统等产生不利影响。

在各种黄曲霉毒素中，二呋喃环末端具有双键的黄曲霉毒素 $B_1$、$M_1$ 和 $G_1$ 容易发生环氧化反应，所以具有强的致癌性；而不具有二呋喃环双键的黄曲霉毒素 $B_2$、$G_2$、$M_2$ 等则致癌作用较弱，一般毒性也较低。

此外，还有许多其他霉菌毒素，例如，黄天精、柄青霉素和岛青霉毒素等可使实验动物致癌。

## 二、植物中的致癌物

许多高等和低等植物中自身合成的许多天然物质具有致突变和致癌性，典型的例子是黄樟树中的黄樟素、苏铁植物中的苏铁素及槟榔果中的糖苷等均有较强的致突变和致癌作用。某些植物可以合成强致癌物 PAHs，但由于其含量甚微故尚未引起人们的重视。

### （一）黄樟素

黄樟素（safrole）是无色或浅黄色液体，有樟木气味，易溶于乙醇，能与氯仿、乙醚混溶，不溶于水和甘油。黄樟素属于低毒类生物化学物，有致癌性，半数致死量（大鼠，经口）1 950 mg/kg。黄樟素主要存在于樟叶、桉叶、月桂和生姜的芳香油中，是许多食用天然香精（如黄樟精油，八角精油和樟脑油）的主要成分，在黄樟精油中约占 80%。在用肉豆蔻，日本野姜，加州月桂树等香料制成的香精中也有少量黄樟素存在。黄樟精油常被用作啤酒和其他酒的风味添加成分。黄樟树（*Sassafras albidum*）树根皮也是一种药用滋补茶——黄樟茶的成分。此外，腐烂的生姜中含有较多的黄樟素。黄樟素的化学结构式如下：

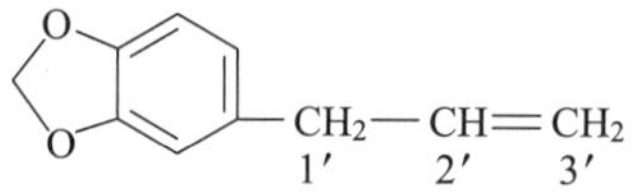

美国食品药物管理局（FDA）的研究指出，黄樟素是啮齿类动物的致肝癌物。在小鼠的饲料中添加 0.04% ~ 1% 的黄樟素，150 天到 2 年可诱发肝癌。黄樟素的类似物——$\beta$-细辛脑（$\beta$-asarone）在高剂量喂饲小鼠的试验中，可诱发结肠癌。因此，在美国不允许黄樟素和 $\beta$-细辛脑作为食物添加剂。

黄樟素进入机体后，可通过三种途径形成致癌衍生物：

（1）黄樟素经混合功能氧化酶催化，在烯丙基的 1 位羟化，形成 1′-羟黄樟素，然后在 2′、3′双键部位环氧化，形成终致癌物 2′,3′-环氧 1′-羟黄樟素。

（2）黄樟素经混合功能氧化酶催化，在烯丙基的 1 位羟化，形成 1′-羟黄樟素，1′-羟黄樟素与乙酸、硫酸或葡糖醛酸结合，形成终致癌物黄樟素乙酸酯、黄樟素硫酸酯或黄樟素葡糖醛酸苷。

（3）黄樟素经混合功能氧化酶催化，直接在烯丙基 2′,3′位双键处环氧化，形成终致癌物 2′,3′-环氧黄樟素。

上述终致癌物与 DNA、RNA 和蛋白质反应，产生共价结合物，使细胞发生突变，甚至癌变。

黄樟树及其
花序彩图

### （二）苏铁素

苏铁植物及
其花序彩图

苏铁素（cycasin）又叫苏铁苷（甲基氮化甲氧糖苷），存在于一些苏铁属植物的果实中，如果在加工其果实淀粉过程中没有将苏铁素完全去除，人和动物食用后就会引起肝损害，引发肝癌。其化学结构为：

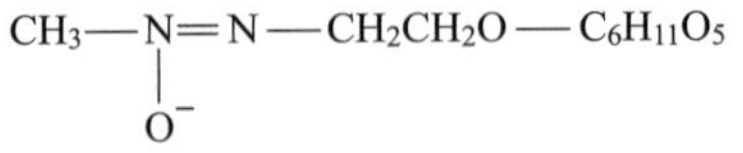

$$CH_3—N=N—CH_2CH_2O—C_6H_{11}O_5$$
$$|$$
$$O^-$$

苏铁素经人和动物的肠道细菌代谢活化成终致癌物甲基氧化偶氮甲醇（methylazoxy-methanol，MAM），是一种烷化剂，其化学结构为：

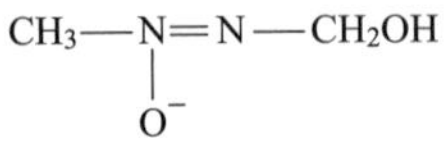

$$CH_3—N=N—CH_2OH$$
$$|$$
$$O^-$$

MAM 可与 DNA 发生共价结合，使鸟嘌呤的 7 位碱基甲基化，形成 DNA 加合物，从而引起基因突变，导致细胞癌变。动物试验证明，MAM 可引起大肠癌发生。MAM 也是一种抗有丝分裂化合物，可引起分裂中的体外培养的脑细胞死亡，也可引起实验动物子代神经行为改变，甚至引起子代头小畸形，这提示了 MAM 对动物有致畸作用。

## 思 考 题

1. 名词解释：多环芳烃，芳香族氨基化合物，石棉肺，生物烷化剂。
2. 论述多环芳烃的致癌作用及其机理。
3. 试论亚硝胺类化合物的致癌作用及其机理。
4. 多氯联苯对健康的危害有哪些？
5. 举例说明重金属和石棉的致癌作用。
6. 试论黄曲霉素的致癌作用及其机理。

电子教案

参考文献

# 第十一章　环境内分泌干扰物

## 第一节　概　　述

环境内分泌干扰物(environmental endocrine disruptors,EEDs)是指能改变健康生物及其子孙或者其群体的内分泌功能,对它们的健康产生不良影响的外源性物质或混合物。20世纪20年代开始,美国和澳大利亚的学者相继报道,吃了霉变饲料的猪或在某些区域牧场放牧的羊出现不育现象。20世纪30年代,有研究发现人工合成的羟基联苯化合物有雌激素样活性。之后,有机氯农药滴滴涕(DDT)也被发现具有雌激素样活性。1962年,美国生物学家卡逊的著名著作 *The Silent Spring*(中译名《寂静的春天》)出版,指出农药可引起内分泌紊乱,引起公众的广泛关注。20世纪80年代以后,世界各地观察到野生生物的生殖发育异常,如雄性雌性化、雌雄同体等。与此同时,越来越多的研究证实,许多化学污染物对生物体的内分泌功能有干扰作用。

### 一、环境内分泌干扰物的分类

按照物理化学性质、来源或用途,环境内分泌干扰物可大致分为四个类别:

第一类是一些持久性有机污染物。它们可通过各种环境介质(大气、水、生物体等)长距离迁移,具有长期残留性、生物蓄积性、半挥发性和高毒性,对人和生物的健康及生态环境产生严重危害。《关于持久性有机污染物的斯德哥尔摩公约》是国际社会鉴于持久性有机污染物对全人类可能造成的严重危害,为淘汰和削减其生成和排放、保护环境和人类免受持久性有机污染物的危害而共同签署的一项重要国际环境公约。至今已有24种应消除或控制的化学物质被列入公约中,分别是艾氏剂、α-六氯环己烷、β-六氯环己烷、氯丹、十氯酮、狄氏剂、异狄氏剂、七氯、六溴联苯、六溴二苯醚和七溴二苯醚、六氯代苯、林丹、灭蚁灵、五氯苯、多氯联苯、四溴二苯醚和五溴二苯醚、毒杀芬、硫丹、六溴环十二烷、滴滴涕、全氟辛基磺酸及其盐类和全氟辛基磺酰氟、多氯二苯并对二噁英、多氯二苯并呋喃和短链氯化石蜡。

第二类是一些环境残留性和生物蓄积性较小的物质,如邻苯二甲酸酯类、苯并(a)芘、五氯酚、三氯生和双酚A等。

环境内分泌干扰物大事记

第三类是一些农药、药品和个人护理产品的组分,如 2,4-D、阿特拉津、乙烯菌核利、左炔诺孕酮、氟西汀、对羟基苯甲酸酯类和环甲基硅氧烷等。

第四类是其他化学物质,如砷、镉、铅、汞和甲基汞等金属及其化合物;异黄酮类、香豆素类和真菌毒素类等天然雌激素。

## 二、环境内分泌干扰物的污染

许多环境内分泌干扰物为脂溶性物质,化学性质稳定,不易被生物降解,可通过食物链富集。例如,鱼体中的二噁英类可达水环境的 10 万倍。研究表明,二噁英在人体的生物半衰期很长,在脂肪组织为 2.9~9.7 年。

### (一) 二噁英类

二噁英类是以二噁英为代表的一类有机氯化合物,包括多氯二苯并二噁英(polychlorinated dibenzo-p-dioxin,PCDD)和多氯二苯并呋喃(polychlorinated dibenzo furan,PCDF),共 210 种。一般将一些呈平面分子结构、毒性特征与二噁英类似的多氯联苯,即共面多氯联苯(coplanar polychlorinated biphenyls,Co-PCBs)也包括在二噁英类的范围内。

我国部分城市或地区的大气二噁英类浓度

二噁英类的毒性因氯原子的取代位置不同而有差异,为了便于比较它们的潜在毒性效应,一般以它们的含量乘以毒性当量系数(toxic equivalency factors,TEFs)得到的毒性当量(toxicequivalent,TEQ)来表示其毒性。目前有两种 TEF,即国际 TEF(I-TEF)和世界卫生组织 TEF(WHO-TEF),相应计算出的 TEQ 分别为 I-TEQ 和 WHO-TEQ。

大气中二噁英类的浓度一般很低,但与农村地区相比,城市、工业区或离污染源较近区域的大气中一般含有较高浓度的二噁英类。目前认为,排放到大气环境中的二噁英类多吸附在颗粒物上,后者沉降到水体和土壤,然后通过食物链的富集作用后进入人体。因此,食物是人体内二噁英类的主要来源。其中,来自鱼贝类、肉蛋类和奶制品的二噁英类占食物摄入量的 78.1%~91.1%。据一些发达国家的估计,一般情况下二噁英的摄入量为 2~6 pg TEQ/(kg·d)。二噁英类可通过胎盘屏障进入胎儿体内,也可以通过哺乳进入婴幼儿体内。在不同国家的监测显示,母乳普遍受到了二噁英类的污染。有调查发现,母乳喂养的婴幼儿的单位体重二噁英类摄入量明显高于成人,平均为 60 pg TEQ/(kg·d)。

我国一些研究检测到的室内尘土中多溴联苯醚的污染

一般人群通过呼吸途径暴露的二噁英类含量是很少的,约为经消化道摄入的 1%。在一些特殊情况下,经呼吸途径暴露的二噁英类含量不容忽视。有调查显示,垃圾焚烧从业人员血中的二噁英类含量为 806 pgTEQ/L,是正常人群水平的 40 倍左右。

### (二) 多溴联苯醚

多溴联苯醚(polybrominated diphenyl ethers,PBDEs)指一组溴原子数不同的联苯醚混合物,有四溴联苯醚、五溴、六溴、八溴、十溴等 209 种同系物,是溴系阻燃剂的一大类。

我国一些地区水中双酚 A 的浓度

我国是多溴联苯醚的生产和使用大国,在水体沉积物、地表水、土壤、大气及室内环境等样本都检测到了多溴联苯醚的污染。多溴联苯醚属于半挥发性有机物,其在空气中往往附着在颗粒物上,随之扩散或沉降。

（三）双酚 A

双酚 A 是有机化工原料,主要用于生产聚碳酸酯、环氧树脂、聚砜树脂、聚苯醚树脂等多种高分子材料。环境中的双酚 A 都是人为来源,其污染是很普遍的。我国一般地表水中的双酚 A 浓度都小于1 μg/L,但是在一些工业区的废水中含有较高浓度的双酚 A。

（四）五氯酚

五氯酚（pentachlorophenol）一般以五氯酚钠的形式使用,主要用作落叶树休眠期喷射剂,以防治褐腐病,也用作除草或杀虫剂,还可消灭钉螺、蚂蟥等有害生物,并可用作木材防腐剂。我国从 20 世纪 60 年代早期开始,为杀灭血吸虫的中间宿主钉螺,曾在南方的一些血吸虫病流行区大量施用五氯酚。五氯酚本身具有环境内分泌干扰作用,其工业产品中还含有较高比例的二噁英类。1991—1993 年我国某地的调查表明,在五氯酚施用地区的各类环境介质、饮用水及食物中均检出了五氯酚。

我国某五氯酚施用地区环境及食物中五氯酚含量

我国一些环境介质中邻苯二甲酸酯类的污染水平

（五）邻苯二甲酸酯类

邻苯二甲酸酯类（phthalate acid esters,PAEs）,又称酞酸酯类,是邻苯二甲酸形成的酯的统称。一般指的是邻苯二甲酸与 4~15 个碳的醇形成的酯。邻苯二甲酸酯类主要用于聚氯乙烯材料,令聚氯乙烯由硬塑胶变为有弹性的塑胶,起到增塑剂的作用。它被普遍应用于玩具、食品包装材料、医用血袋和胶管、乙烯地板和壁纸、清洁剂、润滑油、个人护理用品（如指甲油、头发喷雾剂、香皂和洗发液）等数百种产品中。

## 三、环境内分泌干扰物的常见毒性

环境内分泌干扰物的毒性作用涉及机体的多个方面,主要表现在生殖毒性、神经发育毒性、对甲状腺功能的影响及致癌性等。此外,还有研究报道环境内分泌干扰物暴露与肥胖、代谢综合征、糖尿病,心血管疾病及骨骼疾患的风险增加有关。

（一）环境内分泌干扰物的生殖毒性

有大量的动物实验证据表明,环境内分泌干扰物对生殖系统有显著的影响。表 11-1 汇总了一些环境内分泌干扰物对动物生殖系统的影响。

表 11-1　一些环境内分泌干扰物对哺乳类实验动物生殖系统的影响

| 环境内分泌干扰物 | 效 应 | |
| --- | --- | --- |
| | 雄性 | 雌性 |
| 三丁基锡 | 肛殖距增加、睾丸中的生殖母细胞和支持细胞减少 | 卵巢中的生殖细胞数目减少、胚胎植入后丢失率增高 |
| 邻苯二甲酸酯类 | 乳头存留、睾重减少、肛殖距缩短、隐睾、生殖器发育不全、生育率降低、血浆或睾丸中睾酮水平降低 | 子宫异常、生育率降低 |

续表

| 环境内分泌干扰物 | 效应 | |
| --- | --- | --- |
| | 雄性 | 雌性 |
| 滴滴涕 | 乳头存留、尿道下裂、肛殖距缩短、血浆睾酮水平降低 | 血浆雌激素水平增高、卵巢结构异常 |
| 多氯联苯 | 睾重减少、肛殖距缩短、精子数目减少、血清睾酮水平降低 | 尿道下裂 |
| 铅 | 睾重减少、前列腺增大、精子数目减少、血清睾酮水平降低 | 动情间期延长且不规则、血清促黄体生成素减少 |
| 镉 | 睾重减少、精子活动性降低和数目减少、附睾结构异常 | 动情周期紊乱、阴道开口日龄提前 |

一些学者认为,世界各地男性精子总数和浓度逐年降低的趋势与环境内分泌污染物的人体暴露有关(表 11-2)。

**表 11-2　不同国家男性精子总数和浓度逐年变化趋势的调查结果**

| 国家/地区 | 调查年代 | 调查人数 | 精子总数 | 精子浓度 |
| --- | --- | --- | --- | --- |
| 中国四川 | 2007—2012 | 28 213 | | ↓ |
| 中国湖北 | 2010—2013 | 1 808 | ↓ | ↓ |
| 中国湖南 | 2001—2015 | 30 636 | ↓ | ↓ |
| 中国山东 | 2008—2014 | 5 210 | ↓ | ↓ |
| 奥地利 | 1986—2003 | 7 780 | | ↓ |
| 芬兰 | 1998—2006 | 858 | ↓ | ↓ |
| 法国 | 1988—2007 | 10 932 | ↓ | ↓ |
| 印度 | 1993—2005 | 7 770 | | ↓ |
| 西班牙 | 1985—2009 | 992 | ↓ | ↓ |
| 英国 | 1994—2005 | 4 832 | | ↓ |

### (二) 环境内分泌干扰物的神经发育毒性

环境内分泌干扰物暴露与儿童神经发育障碍有密切关系。铅、多氯联苯暴露儿童的注意缺陷障碍高发。大量的人群研究显示,胎儿期的多氯联苯暴露导致儿童期出现认知缺陷,表现为低智商、执行力、语言能力及视觉识别记忆受损。研究发现,孕期多氯联苯暴露后,新生动物血清中的甲状腺素水平降低,出现甲状腺素缺乏的一系列症状。此外,多氯联苯还可影响神经元的增殖和分化。铅和甲基汞可通过直接的神经毒性、干扰甲状腺功能或者表观遗传机制等影响神经发育功能。甲基汞还可以引起脑中突触部位的抑制性神经递质 γ-氨基丁酸(GABA)蓄积,GABA 受体减少。一项研究分析了 80 例神经管畸形病例和 50 例正常新生儿胎盘中多环芳烃、有机氯农药、多氯联苯和多溴联苯醚等及其代谢产物的含量。结果发现,胎盘中多环芳烃和部分有机氯农药水平与神经管畸形的发生风险存在显著相关性,并有较好的剂量反应关系。

### (三) 环境内分泌干扰物的甲状腺毒性

环境内分泌干扰物对甲状腺的毒性主要表现在干扰血或组织中的甲状腺激素水平。代表性的甲状腺激素干扰物有多氯联苯、溴代阻燃剂、邻苯二甲酸酯类、双酚 A、高氯酸盐及有机氟化合物等。多氯联苯染毒可引起动物血清中总和游离 $T_4$ 水平降低。某些种类的多氯联苯及其代谢产物还可直接干扰甲状腺素受体，进而影响机体的甲状腺功能。碘是体内甲状腺素合成所必需的微量元素。高氯酸盐可与体内碘的转运体结合，干扰甲状腺对碘的摄取。

### （四）环境内分泌干扰物的致癌性

从 20 世纪 40 年代起，人们开始关注在乳腺癌、子宫内膜癌、卵巢癌、睾丸癌、前列腺癌及甲状腺癌等癌症的发病过程中，体内激素水平紊乱所起的作用。典型的内分泌干扰物己烯雌酚与阴道癌和乳腺癌高发有关的发现，以及西方发达国家逐年增加的上述激素相关肿瘤发病率，促使人们越来越关注环境内分泌干扰物与癌症的关系。目前的研究主要集中在环境内分泌干扰物与乳腺癌、睾丸癌和前列腺癌方面。

### （五）环境内分泌干扰物的作用机制

环境内分泌干扰物的种类繁多，结构差异较大，它们对内分泌干扰作用的生物学效应机制还不十分明确。

某些环境内分泌干扰物质或其基团与激素有着相似的化学构象，可与激素受体直接结合。例如，己烯雌酚与雌激素受体结合后，可发挥拟激素作用，增大原有激素的生物学效应。$p,p'$-滴滴伊（$p,p'$-DDE）可竞争性地与雄激素受体结合。二者结合后无生理活性，占据了正常激素的结合位点，使后者无法与受体结合发挥正常作用。

某些环境内分泌干扰物如三丁基锡可通过抑制芳烃化酶而减少雌激素的合成；二噁英、多氯联苯等进入体内后可与芳烃受体结合，诱导细胞色素 P-450 酶表达，从而加快体内雌激素的降解。

某些环境内分泌干扰物如壬基酚、双酚 A 暴露均可引起生殖系统组织的损伤，使输精管、生精管出现退化、坏死，睾丸损伤，从而抑制精子生成过程，导致精子数目下降和质量降低。

某些环境内分泌干扰物还可通过影响胚胎或生长发育期的神经或免疫系统而间接地影响内分泌系统的发育。内分泌功能的异常也会影响神经系统的发育及免疫系统的正常功能。

# 第二节　典型环境内分泌干扰物的毒性

## 一、二噁英类

二噁英类在环境中以混合物的形式存在，其中许多化合物的毒性资料不完全，有致癌性、致畸性及生殖毒性资料的仅限于其中的几种，其中以 2,3,7,8-TCDD 的毒性最强。为了表示不同二噁英类化合物的毒性大小，一般以毒性当量系数来表示，设 2,3,7,8-TCDD 的毒性当量系数为 1，求得其他二噁英类化合物的毒性当量系数。

### （一）二噁英类的一般毒性

二噁英类化合物的毒性当量系数

二噁英类毒性的主要靶组织和器官是皮肤和肝。暴露于高浓度的二噁英类后，可在实验动物和人诱发氯痤疮，表现为皮肤发生过度角化、色素沉着及痤疮。二噁英类可引起实验动物肝实质细胞的增生与肥大，导致肝肿大，严重时可引起肝的变性、坏死及肝功能异常。二噁英类还可引起实验动物卟啉合成的异常，表现为尿卟啉原脱羧酶活性降低及 δ-氨基-γ-酮基戊酸合成酶活性增加。动物尿中粪卟啉和尿卟啉排泄增加。二噁英类引起的急性中毒时，动物在染毒几天内可出现严重的体重丢失，伴有肌肉和脂肪组织的急剧减少，称为废物综合征（wasting syndrome）。慢性毒性实验发现，二噁英类染毒动物血中甲状腺素（$T_4$）降低，垂体甲状腺刺激激素（TSH）分泌增多，甲状腺滤泡细胞肥大和增生，最终出现甲状腺肿瘤。不同种属动物对二噁英的毒性易感性差异较大。各种实验动物中，豚鼠对二噁英的毒性最为敏感，其 $LD_{50}$ 是叙利亚地鼠的 1/5 000（表 11-3）。

表 11-3　二噁英的经口急性毒性

| 物种 | $LD_{50}/(\mu g \cdot kg^{-1})$ | 物种 | $LD_{50}/(\mu g \cdot kg^{-1})$ |
| --- | --- | --- | --- |
| 豚鼠 | 0.6~2.5 | 雄性 C57BL/6 小鼠 | 114~280 |
| 貂 | 4 | 犬 | >300 |
| SD 大鼠 | 22 | 叙利亚仓鼠 | 1 150~5 000 |
| 恒河猴 | <70 | | |

### （二）二噁英类的生殖发育毒性

二噁英类能损害雌性动物的卵巢功能，抑制雌激素的作用，引起动物不孕、胎仔数减少、流产等。实验研究发现，给予怀孕小鼠中毒剂量以下的二噁英类，可使胎鼠产生腭裂、肾盂积水、胸腺和脾萎缩、皮下水肿，以及生长迟缓等。孕期暴露二噁英类对雄性仔鼠的生殖系统影响很大，可出现前列腺变小，精细胞减少、成熟精子退化等。流行病学研究发现，在生产中接触 2,3,7,8-TCDD 的男性工人血清睾酮水平降低，而促卵泡激素和黄体激素增加，这提示其有抗雄激素和使男性雌性化的作用。研究发现，出生前暴露 2,3,7,8-TCDD 可使子代雄鼠的性行为改变。

### （三）二噁英类的致癌性

二噁英类在绝大多数体内和体外致突变试验中都呈现阴性。许多研究也未能证实二噁英类对 DNA 的直接损伤作用。然而，2,3,7,8-TCDD 有极强的致癌作用，可在实验动物诱发出多个部位的肿瘤，但其作为肿瘤起始剂的作用很弱。流行病学研究表明，人群暴露2,3,7,8-TCDD 及其同系物与患癌症的风险增加有关。根据动物实验与人群流行病学研究的结果，1997 年国际癌症研究机构将 2,3,7,8-TCDD 确定为人类致癌物。

### （四）二噁英类的免疫毒性

二噁英类的健康危险度评价

非致死剂量的二噁英类可引起实验动物的胸腺萎缩，主要表现为胸腺皮质中淋巴细胞的减少。胸腺有维持细胞免疫的功能，对于确保 T 淋巴细胞的发育成熟有重要作用。因此,二噁英类对于正在发育的婴幼儿的免疫毒性更强。二噁英类不仅对细胞免疫,而且对机体的体液免疫功能也有抑制作用。实验表明,2,3,7,8-TCDD 染毒动物对微生物感染的抵抗力显著降低。

## 二、多溴联苯醚

多溴联苯醚暴露主要对甲状腺功能和神经发育产生不良影响。

使用多种实验动物的研究均显示,多溴联苯醚染毒后动物外周血中甲状腺素水平降低。多溴联苯醚或其代谢产物可竞争性地与甲状腺素血清转运体结合,干扰甲状腺素的转运。还有研究发现,多溴联苯醚可激活肝中与甲状腺素代谢有关的一系列代谢酶,促进体内甲状腺素的分解。一些人群研究提示,女性血清和母乳中的多溴联苯醚浓度与其体内的甲状腺素和性激素水平异常有显著关联。

动物实验显示,孕期暴露某些种类的多溴联苯醚可导致子代动物成年后脑中乙酰胆碱受体功能紊乱,出现类似尼古丁暴露的症状。孕期多溴联苯醚暴露还可导致雌性子代动物的卵巢和生殖道出现异常。幼年期多溴联苯醚暴露可使动物的初情期延长,生殖系统发育障碍。孕期多溴联苯醚高暴露与新生儿隐睾、低出生体重及发育迟缓等高发有关。

## 三、双酚 A

双酚 A 暴露主要对生殖系统和神经行为产生影响。

孕鼠暴露低剂量的双酚 A 后,所产雄性仔鼠的前列腺增大,伴有雄激素受体数目的增多。上述改变在仔鼠成年后仍存在,提示双酚 A 作用的持久性。双酚 A 可影响卵母细胞的减数分裂。动物实验发现,给予新生雌鼠双酚 A 可导致它们成熟后出现卵巢囊肿。此外,孕鼠暴露双酚 A 后,可观察到雌性仔鼠成年后出现卵巢囊肿。双酚 A 暴露还可影响乳腺的分化和功能,增加其肿瘤样变的风险。还有研究显示,幼年动物的双酚 A 暴露可影响其神经发育、性行为和空间记忆等,增强其焦虑感和攻击性。

已有许多研究探讨了双酚 A 暴露对人群健康的影响,涉及的效应终点有乳腺癌、精子质量、代谢综合征、性成熟、生长发育及神经行为等。有学者调查了 106 名双酚 A 暴露与250 名对照女性职工尿中双酚 A 浓度与体内雌激素浓度的关系。结果表明,尿中双酚 A 浓度增高与女性体内催乳素及黄体酮浓度升高有关,提示双酚 A 暴露可能影响女性体内生殖激素的水平。然而,目前的人群研究多为现况调查,不能得出双酚 A 暴露与效应终点之间的因果关系。

## 四、邻苯二甲酸酯类

邻苯二甲酸酯类的急性毒性较小,亚急性和慢性暴露主要显示生殖和发育毒性。

动物实验显示,邻苯二甲酸酯类具有类雌激素和抗雄激素样作用。孕鼠染毒后,雄性仔鼠可出现睾丸萎缩、隐睾发生率增加、附睾畸形、精子数目减少、尿

环境内分泌
干扰物的
筛查方法

道下裂及输精管、精囊和前列腺异常等。此外,给予孕鼠低剂量邻苯二甲酸酯类后,可引起胚胎生长缓慢,胚胎畸形等。

内分泌干扰物危害健康的案例

人群流行病学研究显示,邻苯二甲酸酯类暴露与生殖系统的异常有关。一项研究以孕妇产前尿中邻苯二甲酸酯类的代谢产物为暴露指标,所生男婴的肛门与生殖器间距离(anogenital distance, AGD)为效应指标,观察了邻苯二甲酸酯类暴露对男性生殖系统的影响。结果发现,胎儿期邻苯二甲酸酯类暴露与男婴 AGD 缩短有关。AGD 是雄激素活性的标志,提示邻苯二甲酸酯类干扰了胎儿期的雄激素功能。

三氯生内分泌干扰效应的研究

有研究以 132 例临床妊娠丢失的病例和 172 例健康孕妇为对象,分析了临床妊娠丢失与孕妇尿中邻苯二甲酸酯代谢物浓度之间的关联。研究发现,病例组尿中邻苯二甲酸乙酯(MEP)、邻苯二甲酸异丁酯(MiBP)和邻苯二甲酸丁酯(MnBP)浓度显著高于对照组。随着尿 MEP、MiBP 及 MnBP 浓度升高,临床妊娠丢失的风险也随之增加。一项研究纳入 430 名 6.1～13.8 岁青少年,随访时间为 18 个月,探讨了学龄期青少年尿中邻苯二甲酸酯浓度与青春期开始及发育之间的关联。结果表明,MnBP 暴露与男孩青春期发育延迟有关,而邻苯二甲酸单乙基己基酯(MEHP)及其代谢物暴露则与女孩胸部发育加快及月经初潮提前有关。

## 思 考 题

1. 名词解释:环境内分泌干扰物,持久性有机污染物。
2. 简述环境内分泌干扰物的种类。
3. 简述不同类型环境内分泌干扰物的主要来源。
4. 简述不同类型环境内分泌干扰物的毒性。

电子教案

参考文献

# 第十二章　环境电离辐射

电离辐射是能使受作用物质的原子或分子发生电离而放出电子的辐射。电离辐射的特点是波长短、频率高、能量大。可以产生电离辐射的放射性粒子种类很多,包括高速带电粒子如 α 粒子、β 粒子及质子,不带电粒子如中子及 X 射线、γ 射线。环境电离辐射是重要的环境物理性污染因素之一,它除来自天然放射性外,还来自采矿、核医学、生活用品、军事及工业生产中放射性物质的辐射。人们与辐射接触的机会越来越多,电离辐射作用于细胞中的各种物质(如 DNA)时,可引起这些物质中原子的电离或激发,导致细胞死亡或变异。对大剂量受照者,将造成急性放射性损伤;对长期、低水平的电离辐射受照者,有可能致癌和发生遗传性疾病。

## 第一节　电离辐射的基本概念

### 一、放射性

目前发现的放射性核素有 2 300 多种,又可分为天然放射性核素和人工放射性核素。放射性核素不断地通过"核裂解"产生新的核素,并释放一种或多种形式具有一定能量的粒子或射线,这一过程即为核衰变。衰变过程中产生的具有一定能量的粒子或射线的物理现象称为放射性。

### 二、电离辐射的剂量单位

辐射剂量的常用单位有吸收剂量、当量剂量和有效剂量。常用辐射剂量的单位及其换算见表 12-1。

1. 吸收剂量

吸收剂量(absorbed dose)是单位质量受照物质所吸收的平均辐射能量,单位是焦[耳]/千克(J/kg),国际单位制(international system of units,SI)单位是戈[瑞](Gy),1 Gy = 1 J/kg。吸收剂量适用于任何类型的电离辐射和任何类型受照物质的辐射量。

表 12-1　常用辐射剂量的单位及其换算

| 辐射（剂）量 | SI 单位名称（符号） | 单位表示式 | 专用单位（符号） | 换算关系 |
|---|---|---|---|---|
| ［放射性］活度 | 贝克［勒尔］（Bq） | 衰变次数/秒（$s^{-1}$） | 居里（Ci） | 1 Ci = $3.7 \times 10^{10}$ Bq<br>1 Bq = $2.703 \times 10^{-11}$ Ci |
| 照射量 | — | 库仑/千克（C/kg） | 伦琴（R） | 1 R = $2.58 \times 10^{-4}$ C/kg<br>1 C/kg = $3.876 \times 10^{3}$ R |
| 吸收剂量 | 戈［瑞］（Gy） | 焦耳/千克（J/kg） | 拉德（rad） | 1 rad = 0.01 Gy<br>1 Gy = 100 rad |
| 当量剂量 | 希［沃特］（Sv） | 焦耳/千克（J/kg） | 雷姆（rem） | 1 rem = 0.01 Sv<br>1 Sv = 100 rem |

2. 当量剂量

为了用同一尺度表示不同类型和能量的电离辐射对人体造成的生物效应的严重程度或发生概率，采用考虑辐射权重因子的当量剂量（equivalent dose）来表示不同类型和能量的射线所产生的生物效应。单位也是 J/kg，SI 单位是希［沃特］（Sv）。

3. 有效剂量

由于各种组织器官对射线的敏感程度不同，为了计算辐射给受到照射的器官和组织带来的总危险，在辐射防护中引入了组织权重因子这一概念。有效剂量（effective dose）是一个既考虑了射线种类又考虑了器官组织权重因子的辐射量。有效剂量的 SI 单位也是 Sv。

## 三、传能线密度和相对生物学效率

传能线密度（linear energy transfer，LET）是指电离辐射通过直接电离作用或次级粒子电离作用，在其单位长度径迹上平均消耗的能量，其单位为焦［耳］/米（J/m）。一般常用千电子伏/微米（keV/μm）表示，1 keV/μm = $1.602 \times 10^{-10}$ J/m。电离辐射生物学效应的强弱与其 LET 密切相关。在一般情况下，射线的 LET 越大，在相同吸收剂量下其生物效应越大。LET 与衡量电离密度的指标（电离比度）成正比，LET 大的射线，电离比度也大，LET 小的射线所产生的电离比度也小。其中，电离比度是指单位长度径迹上形成的离子数。根据 LET，射线可分为高 LET 射线（如中子、质子、α 粒子、碳离子等）和低 LET 射线（如 X 射线、γ 射线、电子线等）。

相对生物学效率（relative biological effectiveness，RBE），也称相对生物学效应。RBE 是指 X 射线（250 kV）引起某一生物效应所需剂量与所观察的辐射引起同一生物效应所需剂量的比值。选择 250 kV X 射线产生的生物效应作为比较基准，并不完全合理，其中并未考虑到能量的单一性和 LET 值，但因其历史原因故而沿用至今。

RBE 主要用来表述在剂量相同时，不同种类电离辐射产生某一特定效应的效率差别。RBE 受很多因素影响，例如，观察生物效应的指标不同，给予剂量时的时间和空间分布不同，受照射体系所处条件不同（细胞培养、氧浓度等），均影响 RBE。某种类型电离辐射的 RBE 越大，其生物学效应越高（表 12-2）。

表 12-2　不同类型电离辐射的相对生物学效率（RBE）

| 辐射类型 | 相对生物学效率 | 辐射类型 | 相对生物学效率 |
|---|---|---|---|
| X、γ | 1 | 快中子 | 10 |
| β | 1 | α | 10 |
| 热中子 | 3 | 重反冲核 | 20 |
| 中能中子 | 5~8 | | |

## 四、电离辐射的种类

### （一）X 射线和 γ 射线

X 射线（X ray）和 γ 射线（γ ray）均由光子组成，本质或物理特性基本相同，在辐射能谱中所占的范围也基本相同，只能从其来源不同加以区分。X 射线是从核外产生的，如医用 X 射线是将电子加速到高能，然后轰击靶而产生的。而 γ 射线是由原子核内部产生的，比如当放射性核素的核衰变成稳定性核素的核时，多余的能量以 γ 射线形式释放出来。

### （二）粒子辐射

粒子辐射（particulate radiation）的粒子是指一些组成物质的基本粒子，或者是剥去、部分剥去轨道电子的带正电荷的原子核，这些粒子具有动能和静止质量，穿透性能相对较差。主要的粒子辐射包括：

1. α 粒子

即氦原子核，由两个质子和两个中子组成，带正电荷，质量是电子的 7 500 倍。铀（$^{234}U$，$^{235}U$ 和 $^{238}U$）、镭（$^{224}Ra$ 和 $^{226}Ra$ 等）、氡及其子体（$^{222}Rn$，$^{218}Po$ 和 $^{214}Bi$ 等）、钚（$^{239}Pu$ 和 $^{238}Pu$ 等）等放射性核素衰变均可产生 α 粒子。α 粒子质量较大，运动较慢，在生物组织中 1 MeV 的 α 粒子只能移动几十微米，有足够时间在短距离内引起介质中较多分子电离。在放射治疗中对杀死癌细胞起到重要作用的 α 粒子，就是用高能中子（大于 20 MeV）和负 π 介子照射组织时，在组织中产生的。

2. β 粒子或电子

β 粒子也称为电子，是带有一个最小单位负电荷的粒子，其质量小。碘（$^{131}I$，$^{129}I$ 和 $^{125}I$ 等）、锶（$^{90}Sr$ 和 $^{89}Sr$）和氚（$^{3}H$）等放射性核素均可释放 β 粒子。因电子的质量小，带负电荷，故在放射治疗中由直线加速产生的能量为几至十几兆电子伏（高能电子）的电子束，主要在组织深部产生最大的电离作用。

3. 中子

中子是质量为 1.009 原子质量单位的不带电粒子，通过组织时不受带电物质的干扰，在质量与能量相同的条件下，中子比带电粒子的穿透力大。中子本身不能被直接加速，通过与元素的原子核相互作用把能量传递给物质。

中子与 X 射线或 γ 射线一样，都是通过产生带电的次级粒子而引起物质分子电离的，但 X 射线和 γ 射线是与核外电子发生作用，而中子只与原子核发生作用。

### 4. 负 π 介子

介子大小介于电子和质子之间,包括 π 介子($\pi^0$,$\pi^+$ 和 $\pi^-$)和 K 介子($K^0$,$K^+$ 和 $K^-$)。一般用加速器加速质子,使其成为高能质子流来轰击重金属靶产生负 π 介子。负 π 介子的质量为电子质量的 273 倍,是质子质量的 1/6。它是高能质子与原子核里的中子碰撞发生核反应的结果。负 π 介子的特性与其他带电粒子相似,靠电离和激发损失其能量,并在组织或介质中穿行一定距离后停止。射程的长短依赖于入射负 π 介子的能量,用改变负 π 介子入射能量的方法可调节其作用的深度,以适合肿瘤治疗。

### 5. 重离子

重离子是指比氢重的原子被剥掉或部分剥掉轨道电子后的带正电荷的原子核。重离子都是带电离子,为直接电离粒子。带电重离子的一些特性对肿瘤放疗十分有利,可是只有将这些重离子加速到几十亿电子伏时才具有临床价值,设备投资巨大。

## 第二节　电离辐射的生物学效应

### 一、概述

生物体是由多种物质构成的,除生物大分子(如蛋白质、核酸等)和无机分子外,水的含量占生物体重量的 70% 左右,有些生物组织(如血液组织)水含量达 90% 以上。电离辐射作用时,生物大分子和水分子均受到作用,受到电离辐射作用的水分子所产生的自由基和活性氧自由基(reactive oxidative species,ROS),又可影响生物大分子。正常生物体内自由基的生成与清除维持着动态平衡,遭受电离辐射后,水分子发生电离而产生大量自由基和 ROS,超出体内对氧化物质的清除能力,这些自由基和 ROS 可影响体内糖类、脂质、核酸、蛋白质等生物大分子的结构和功能。其中,最重要的是 DNA 分子的辐射损伤,这将导致细胞有丝分裂延迟、存活率改变,以及基因突变和染色体变异,最终导致机体出现畸变、癌变等。这些损伤是受照机体各组织器官病理改变发展过程的共同基础。受照射的生物组织、细胞或生物大分子的辐射效应随周围介质中氧浓度升高而增加的特点称为氧效应(oxygen effect)。

水在电离辐射作用下首先沿粒子径迹发生电离和激发,生成水离子($H_2O^+$ 或 $H_2O^-$)、电子($e^-$)和激发态的水分子($H_2O^*$),它们可继续进行反应(图 12-1)生成氧化性极强的羟基自由基($\cdot OH$)、还原性极强的水合电子($e_{aq}^-$)和氢自由基($H\cdot$),以及由此导致的次级产物 $H_2$ 和 $H_2O_2$。由于这些物质自身的氧化性和还原性很强,可与生物分子发生加成、抽氢、歧化、电子俘获、氢传递、聚合、分解等多种反应。

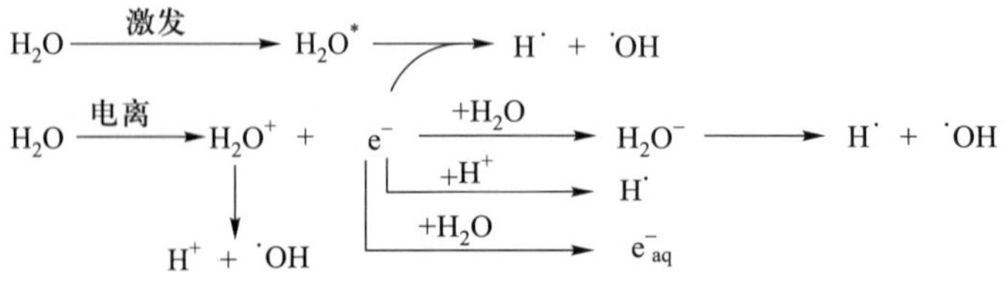

图 12-1　水分子的激发和电离反应

## 二、辐射生物效应的分类及主要影响因素

### （一）辐射生物学效应的分类

辐射生物效应是指电离辐射作用于机体后，其能量传递给机体的分子、细胞、组织和器官所造成的形态结构和功能的变化。在实际工作中，机体受辐射作用时，常将生物效应分类表述。

1. 按照射方式分类

（1）外照射与内照射：辐射源由体外照射人体称外照射（external irradiation）。γ射线、中子、X射线等穿透力强的射线，外照射的生物学效应强。放射性物质通过各种途径进入机体，以其辐射能产生生物学效应者称内照射（internal irradiation）。内照射的作用主要发生在放射性物质途经和沉积部位的组织器官，但其效应可波及全身。内照射的效应以射程短、电离强的α、β射线作用为主。

（2）局部照射和全身照射：外照射的射线照射身体某一部位，引起局部细胞的反应称局部照射（local irradiation）。局部照射时身体各部位的辐射敏感性依次为腹部>胸部>头部>四肢。当全身均匀地或非均匀地受到照射而产生全身效应时称全身照射（total body irradiation）。大面积的胸腹部局部照射也可发生全身效应，甚至导致急性放射病。根据照射剂量大小和不同敏感组织的反应程度，辐射所致全身损伤分为骨髓型、肠型和脑型三种类型。

2. 按照射剂量率分类

（1）急性效应（acute radiation effect）：高剂量率照射，短时间内达到较大剂量，效应迅速表现。

（2）慢性效应（chronic radiation effect）：低剂量率长期照射，随着照射剂量增加，效应逐渐积累，经历较长时间表现出来。

3. 按效应的发生和照射剂量的关系分类

（1）确定性效应（deterministic effect）：指效应的严重程度与照射剂量的大小有关，取决于细胞群中受损细胞的数量或百分率。此种效应存在阈剂量。照射后的白细胞减少、白内障、皮肤红斑脱毛等均属于确定性效应。

（2）随机性效应（stochastic effect）：指效应的发生率与照射剂量的大小有关，这种效应在个别细胞损伤（主要是突变）时即可出现，不存在阈剂量。遗传效应和辐射诱发癌变等属于随机性效应。

此外，还可以按效应出现时间分为早期效应和远期效应，按效应表现分为躯体效应和遗传效应。确定性效应都是躯体效应，而随机性效应可以是躯体效应（辐射诱发癌变），也可以是遗传效应（损伤发生在后代）。

### （二）影响电离辐射生物效应的主要因素

1. 与电离辐射有关的因素

（1）辐射类型：高LET辐射在组织内能量分布密集，生物学效应相对较强。在一定范围内，LET越高，RBE越大。

（2）剂量和剂量率：照射剂量大小是决定辐射生物学效应强弱的首要因素，剂量越大，

效应越强。但对于有些生物学效应,当剂量增大到一定程度后,效应不再增强。另外,在一定剂量范围内,同等剂量照射时,剂量率高者效应强。

(3)照射方式:同等剂量照射,一次照射比分次照射效应强;同样,全身照射比局部照射效应强。

2. 与机体有关的因素

(1)种系差异:由于不同物种解剖结构、生理生化差异及代谢转化的不同,机体对放射性的敏感性不同。一般来说,生物进化程度越高,辐射敏感性越高。

(2)个体遗传学的差异:主要分为代谢能力的遗传多态性、修复能力的个体差异和受体个体差异,例如,着色性干皮病(XP),由于 DNA 损伤修复缺陷从而造成患者对辐射损害高度敏感,可出现严重的皮肤灼伤、神经系统损害甚至皮肤癌。

(3)机体其他因素:① 性别,育龄雌性个体的辐射耐受性稍大于雄性,这与体内性激素含量差异有关。② 年龄,幼年和老年的辐射敏感性高于壮年。③ 生理状态,机体处于过热、过冷、过劳和饥饿等状态时,对辐射的耐受性也降低。④ 健康状况,身体虚弱和慢性病患者,或合并外伤时对辐射的耐受性也降低。⑤ 营养状况和生活方式,当机体营养缺乏,易患疾病。增强自我保护意识,合理膳食包括摄入适量水果蔬菜等抗氧化物质,可有效地增强自身免疫能力。

3. 暴露因素

一般情况下,暴露剂量越大,暴露途径越多元,暴露持续时间越长,暴露频率越大,电离辐射对机体产生的危害越严重。

## 三、电离辐射对生物分子的作用

电离辐射作用于生物分子的能量传递方式为激发传递、电子传递和自由基传递。自由基传递是电离辐射直接作用时能量传递的重要方式。在直接作用过程中,其生物效应和辐射能量沉积发生于同一生物大分子上。此外,电离辐射作用于细胞内水分子产生大量自由基,这些自由基反应性强、寿命很短,电离辐射间接作用时其生物效应和辐射能量沉积发生于不同分子上,辐射能量沉积在水分子上,生物效应发生在生物大分子上。

### (一) 电离辐射对 DNA 的作用

DNA 是细胞生长、发育、繁殖和遗传的重要物质基础,是引起细胞生理、生化改变的关键性物质。DNA 对电离辐射非常敏感,是电离辐射作用的重要靶分子之一。

1. DNA 分子损伤

(1)碱基变化:如碱基环破坏、碱基脱落丢失、碱基替代和形成嘧啶二聚体等。四种碱基的辐射敏感性依次为 T>C>A>G。

(2) DNA 链断裂:射线的直接和间接作用都可以导致 DNA 单链或双链断裂。链断裂的形成可以直接由于脱氧戊糖的破坏或磷酸二酯键的断裂,也可以间接通过碱基的破坏或脱落所致。电离辐射致 DNA 链断裂发生部位是非随机的。辐射敏感性不同的细胞 DNA 链断裂修复能力存在差异。双链断裂常并发氢键断裂,难以修复,是细胞死亡的重要原因。

(3) DNA 交联:电离辐射可引起 DNA 链间、链内和 DNA-蛋白质交联(DPC)。嘧啶二聚体即是一种链内交联,还可发生链间交联。羟自由基是导致 DPC 形成最有效的自由基,而水合电子和超氧阴离子在 DPC 的形成中似乎无作用。DPC 的形成受氧效应、温度和不同的染色质状态影响。

2. DNA 合成抑制

DNA 合成抑制是一个非常敏感的辐射生物学效应指标,受 0.01 Gy 照射即可观察到。小鼠受 0.25~1.25 Gy 射线全身照射 3 h 后,$^3$H-TdR 掺入脾 DNA 的量即明显下降,下降程度与照射剂量成正比。

3. DNA 分解增强

在 DNA 合成抑制的同时,分解代谢明显增强。原因可能是辐射一方面破坏了溶酶体从而使多种能使 DNA 降解的酶释放到细胞质内,另一方面破坏了细胞核的膜结构使 DNA 受到降解酶的攻击。照射后 DNA 代谢产物在尿中排出量明显增多。

4. DNA 表达改变

电离辐射既可以抑制 DNA 的转录和翻译过程,也能促进其转录和翻译,其具体机制非常复杂。

### (二) 电离辐射对线粒体 DNA 的作用

线粒体 DNA(mtDNA)与核基因组 DNA(nDNA)相比,其位置靠近自由基产生部位——线粒体内膜,裸露于内膜上氧化呼吸链产生的大量自由基的环境中,易遭受氧化损伤。同时,mtDNA 缺乏组蛋白的保护和修复系统,损伤后不易被修复。另外,mtDNA 不存在非编码区,氧化损伤造成的 mtDNA 的突变均被转录,导致损伤累积。因此,mtDNA 比 nDNA 突变率高 5~17 倍。当 mtDNA 发生突变时,细胞中突变型和野生型 mtDNA 的比例是决定是否出现生化和临床异常的关键因素。

线粒体变化是电离辐射诱发凋亡的早期事件,包括线粒体膜通道开放、膜电位崩解和细胞色素 C 释放。mtDNA 缺失和变异所产生的后果,可表现为辐射敏感性的变化。目前,线粒体 DNA 辐射敏感性的研究主要是借助于细胞凋亡、细胞集落形成和微核形成等来判断。

### (三) 电离辐射对蛋白质和酶的作用

1. 对蛋白质分子的破坏

蛋白质和酶分子在照射后可发生肽键电离、肽键断裂、巯基氧化、二硫键还原、旁侧羟基被氧化等一级结构的破坏,从而导致蛋白质分子功能的改变。对于蛋白质的二级结构,研究发现电离辐射会导致铜锌超氧化物歧化酶(SOD)蛋白结构中 α 螺旋和 β 折叠的减少,无规则卷曲的增多,同时伴有酶活性的下降。电离辐射后蛋白质结构的变化与它本身某些特殊氨基酸的含量和照射当中有无氧存在密切相关。

2. 对蛋白质合成的影响

辐射对蛋白质生物合成的影响比较复杂,有的被激活,有的被抑制,有的呈双向变化,即先抑制而后增强。在血清蛋白方面,照射后人血白蛋白和 γ 球蛋白含量下降,而 α 和 β 球蛋白含量升高。虽然血清蛋白质成分有升有降,但蛋白质净合成是下降的。

3. 蛋白质分解代谢增强

机体受到照射后,许多蛋白质水解酶活力增加,蛋白质分解代谢增强。如照射后由于溶酶体被破坏,蛋白水解酶释放,促使细胞内和细胞外蛋白质分解增强。在脾脏和胸腺等辐射敏感组织中,溶酶体易被射线破坏,蛋白水解酶被释放。但在肝、肾等辐射不敏感组织中该酶活力无明显变化。另外,照射后机体摄取食物减少,加剧了蛋白质分解代谢,释放大量游离氨基酸。一部分生糖氨基酸通过糖异生作用转化为葡萄糖,一部分代谢为尿素或其他非蛋白氮,整个机体处于负氮平衡状态。尿中氨基酸及其代谢产物(如牛磺酸、肌酸、尿素等)排出量增多。

### (四) 电离辐射对细胞通信和细胞信号转导的作用

细胞通信和细胞信号转导是机体针对内外环境变化,一部分细胞发出信号,另一部分细胞接收信号并将其转变为细胞功能或结构改变,从而适应环境变化的过程。辐射作用于一部分细胞,通过旁效应(bystander effects)促使未受辐射作用的其他细胞发生变化,多数研究认为它与细胞通信有密切关系。辐射诱发的旁效应因照射剂量和其他条件的不同,可以是损伤性效应,也可以是保护性效应。研究发现转化的细胞与邻近的正常细胞可通过细胞间通信而引起前者凋亡,其机制可能与 ROS、活性氮产物和转化生长因子-β(transforming growth factor-β,TGF-β)等及其交互作用有关。另一方面,癌细胞与巨噬细胞间的通信在一定条件下可促进癌细胞的生长和转移,这是由于巨噬细胞分泌 TNFα 等细胞因子促使癌细胞内的核转录因子 NF-kB 向核转移增多,促进癌细胞增殖并使癌细胞分泌巨噬细胞生长因子 CSF-1、环氧合酶2(cyclooxygenase 2,COX-2)等增多,后者又激活巨噬细胞的炎症反应和抗凋亡蛋白 bcl-2 的释放,既有利于癌细胞的生存,又进一步激活巨噬细胞分泌炎性因子。如此形成恶性循环,加速肿瘤增长,促进转移。

### (五) 辐射致癌的分子基础

辐射所致人体细胞的基因突变中,研究较多的有:次黄嘌呤磷酸核糖基转移酶基因(hprt)、T 细胞受体(TCR)、白细胞抗原 A(HLA-A)和红细胞膜血型糖蛋白(GPA)基因等。辐射致癌的细胞学基础是诱发细胞的突变和恶性转化,而细胞突变的分子基础则是基因结构的改变,特别是碱基顺序的改变。辐射能引起 DNA 结构的损伤,使基因发生突变,是辐射致癌的重要分子机制之一。辐射所致 DNA 损伤及在此基础上产生的染色体畸变和重排,构成了辐射致癌的重要基础。

电离辐射对 DNA 的损伤作用,可导致癌基因的激活、抑癌基因的灭活及异常甲基化等表观遗传改变。癌基因激活或扩增会导致过多的转化蛋白形成,从而破坏正常细胞生长、分化与凋亡之间的平衡,最终引起细胞恶性转化与增殖。许多肿瘤的发生和发展与抑癌基因的缺失或突变而丧失功能有关。癌基因的激活与抑癌基因的灭活是细胞恶性转化的两个重要方面,前者多见于血液系统的各种恶性肿瘤,后者多见于实体肿瘤。

## 四、电离辐射对细胞的作用

### (一) 细胞的辐射敏感性

细胞的辐射敏感性(radiosensitivity)与细胞的分化程度成反比,而与细胞的增殖能力成正比。例如,增殖的分裂间期细胞,包括造血干细胞、肠隐窝细胞、表皮生长细胞,细胞的分化程度低、细胞可分裂增殖,对电离辐射的敏感性高。

### (二) 细胞周期的变化

辐射可延长细胞周期,且在细胞周期不同阶段的辐射敏感性不同。处于 M 期的细胞对照射很敏感,可引起细胞即刻死亡或染色体畸变,也可能不立刻影响分裂过程,而使下一周期推迟,或在下一次分裂时子代细胞夭折。细胞周期 $G_1$ 期的早期对辐射不敏感,后期则较为敏感,RNA、蛋白质和酶合成抑制,延迟进入 S 期。S 前期亦较为敏感,直接阻止 DNA 合成,而在 S 期的后期敏感性降低,是由于此时已完成 DNA 合成,即使 DNA 受损亦可修复。$G_2$ 期是对辐射极敏感的阶段,分裂所需特异蛋白质和 RNA 合成障碍,因而细胞在 $G_2$ 期停留下来,称"$G_2$ 阻断",是照射后即刻发生细胞分裂延迟的主要原因。

### (三) 染色体畸变

细胞在分裂过程中染色体的数量和结构发生变化称为染色体畸变(chromosome aberration)。电离辐射是染色体畸变的诱发因素之一,其原因是电离粒子穿透染色体或其附近时,使染色体分子电离发生化学变化而断裂。

1. 染色体数量变化

照射可以引起染色体发生黏着,导致细胞分裂时黏着的染色体不能分离,使两个子细胞中染色体分配不均,生成非整倍体细胞。

2. 染色体结构变化

(1) 染色体型畸变:当细胞 DNA 在复制之前受照射(即细胞处于 $G_1$ 期或 S 期初期受照射),DNA 断裂之后再进行复制,一般可形成染色体型畸变。断片、着丝粒环、双着丝粒体、相互易位、倒位及缺失等畸变属于这一类。电离辐射诱发的畸变以染色体型畸变为主,尤以断片、环和双着丝粒体等畸变多见,在反映辐射效应的程度方面更有意义。

(2) 染色单体型畸变:当细胞 DNA 复制之后受照射(即细胞处于 S 期后期或 $G_2$ 期受照射),发生断裂的 DNA 双螺旋结构已经失去复制的机会。所以只能形成在一个染色单体臂上发生断裂或裂隙的染色单体型畸变,例如单体断片、单体互换等。

### (四) 细胞死亡

1. 间期死亡

细胞受照射后不经分裂,在几个小时内就开始死亡,称间期死亡(intermitotic death),又称即刻死亡。体内发生间期死亡的细胞分为两类:一类是不分裂或分裂能力有限的淋巴细胞和胸腺细胞,受几百毫戈照射后即发生死亡;另一类是不分裂和可逆性分裂的成熟神经细胞、肌细胞和肝、肾细胞等,需要照射几十至几百戈才发生死亡。间期死亡的机理主要是由于 DNA 分子损伤和核酸、蛋白质水解酶被活化,导致染色质降解,组蛋白外溢,发生细胞核固缩、裂解。照射引起膜结构破坏、细胞能量代谢障碍,也是促成间期死亡的因素。

2. 增殖死亡

细胞受照射后经过 1 个或几个分裂周期以后,丧失了继续增殖的能力而死亡,称增殖死亡(reproductive death),也称延迟死亡。体内快速分裂的骨髓细胞受数 Gy 射线照射后数小时至数天内即发生增殖死亡,分裂细胞在受到很大剂量照射后也可发生间期死亡。增殖死亡的机理主要是由于 DNA 分子损伤后错误修复和染色体畸变等原因导致有丝分裂障碍的缘故。

## 五、电离辐射对机体组织器官和系统的作用

电离辐射对组织器官的作用是很广泛的,可以影响到全身所有组织系统。但在一定剂

量水平上,由于组织细胞的辐射敏感性不同,各器官的反应程度也不同。

## (一) 造血器官

造血器官是辐射敏感组织,电离辐射主要是破坏或抑制造血细胞的增殖能力。所以损伤主要发生在有增殖能力的造血干细胞、祖细胞和幼稚血细胞。对成熟血细胞的直接杀伤效应并不十分明显。

小鼠全身有 $1.5 \times 10^6 \sim 2 \times 10^6$ 个造血干细胞,照射 2 Gy,体内残留的造血干细胞约为 $10^{-1}$,照射 4 Gy 约为 $10^{-2}$,照射 6 Gy 则为 $10^{-3}$。小鼠体内残留造血干细胞为 $10^{-3}$ 时,要恢复到原先的造血水平约需 2 周,在此期间动物可能死于感染或其他并发症。故把 6 Gy 作为小鼠死亡的临界值。当受到 >8 Gy 照射后,则需要输入外源性造血干细胞以重建造血功能。正常情况下,血细胞生成有赖于造血微环境和体液因子的支持和调控。照射后造血微环境受到明显的损伤。

## (二) 胃肠道

胃肠道也是辐射敏感器官之一,尤以小肠最为敏感,胃和结肠次之。辐射对胃肠道的影响是多方面的,最显著的是照后早期恶心呕吐、腹泻及小肠黏膜上皮的损伤。辐射对胃肠道的运动、吸收、分泌功能也有影响,如胃排空延迟,胃酸分泌减少;早期小肠收缩和张力增高,分泌亢进,肠激酶活力增强,但吸收功能降低。后期运动、分泌功能都降低。

全身照射或腹部照射都可在照后早期出现恶心呕吐,其出现得快慢、呕吐次数和持续时间长短,都与照射剂量的大小有关。在较大剂量(4~5 Gy)照射后,早期还可出现腹泻,大于 10 Gy 照射可发生多次或频繁腹泻。照射后很快可见隐窝细胞分裂停止,细胞破坏、减少。照射剂量小时,隐窝细胞数轻度减少,且很快修复,对绒毛表面细胞影响不大。照射剂量大时,隐窝破坏,隐窝数减少。更大剂量(>10 Gy)照射时,可使大部以至全部隐窝被破坏,绒毛被覆上皮剥脱,失去屏障功能。

## (三) 神经内分泌系统

神经细胞对辐射不敏感,需很大剂量才能引起间期死亡;但 0.01 Gy 就可出现神经细胞机能改变。在亚致死量或致死量照射后,高级神经活动出现时相性变化,先兴奋而后抑制,最后恢复。植物神经系统也有类似现象,照后初期丘脑下部生物电增强,兴奋性增高,神经分泌核的分泌亦增强。

内分泌腺除性腺外,对辐射亦不甚敏感,在致死剂量照射后垂体、肾上腺、甲状腺等功能都出现时相性变化,初期功能增强,分泌增多,随后功能降低。损伤的极期肾上腺功能可再次升高。低剂量率慢性照射时,肾上腺皮质功能常降低,血浆皮质醇含量和尿中 17-羟类固醇排出量减少。

性腺是辐射敏感器官,睾丸的敏感性高于卵巢。睾丸受 0.15 Gy 照射即可见精子数量减少,照射 2~5 Gy 可引起暂时不育,5 Gy 以上可引起永久不育。睾丸以精原细胞最敏感,其次为精母细胞,精细胞和成熟精子则有较高的耐受力。低剂量率慢性照射者,常出现性功能障碍。

卵巢是没有干细胞、不增殖的衰减细胞群,成年卵巢含有一定数量的不同发育阶段的卵泡。照射破坏部分卵泡可引起暂时不育。卵泡被破坏的同时,可引起明显的内分泌失调,出现月经周期紊乱、暂时闭经或永久性停经。

（四）心血管系统

心脏对辐射的敏感性较低,10 Gy 以下照射所见主要为造血组织损伤引起的出血和感染。10 Gy 以上照射可引起心肌的变化,包括心肌纤维肿胀、变性坏死甚至肌纤维断裂等。

血管方面以小血管较为敏感,尤其是毛细血管敏感性最高。照射后早期即有毛细血管扩张,短暂的血流加速后,即出现血流缓慢。临床可见皮肤充血、红斑。10 Gy 照射后数小时即可出现红斑,照射 1 Gy 则数日后才出现。受损伤器官晚期萎缩,功能降低的原因是由于血管内皮肿胀,空泡形成,基底膜剥离,以致内皮增生突向血管腔,血管壁血浆蛋白浸润,继而胶原沉着,致使管腔狭窄甚至堵塞。

（五）免疫系统

1. 非特异性免疫的变化

（1）表皮黏膜的屏障功能减弱:照射后表皮黏膜通透性增加,杀菌能力减弱。

（2）细胞吞噬功能减弱:由于造血损伤,中性粒细胞和单核细胞急剧减少,残存细胞的吞噬功能和消化异物的功能均降低。

（3）非特异性体液因子杀菌活力降低:照射后血清和体液中溶菌酶、备解素和补体的含量减少,杀菌效价降低。照射剂量越大,下降越快,恢复越慢。

2. 特异性免疫的变化

中枢免疫器官(骨髓、胸腺和类囊器官)或外周免疫器官(淋巴结、脾等)都是辐射敏感器官,且体液免疫较细胞免疫敏感性高。机体受到小于 $LD_{50}$ 的射线照射,则细胞免疫变化不大。大于 $LD_{50}$ 照射时,则细胞免疫和体液免疫都同时受抑制。在免疫活性细胞中,B 淋巴细胞的辐射敏感性高于 T 淋巴细胞,天然细胞毒性淋巴细胞(NK 细胞)对射线不敏感。另外,某些调节免疫功能的细胞因子受照后功能受抑,如小鼠全身照射后,脾生成白细胞介素2 和干扰素的抑制程度都随照射剂量增加而加深。浆细胞具有很高的辐射抗性,即使受数十戈照射,也不影响其分泌抗体。

## 六、电离辐射的致癌效应与遗传效应

（一）辐射的致癌效应

辐射致癌分为细胞突变致癌和非突变致癌,体细胞突变致癌往往是由于辐射导致细胞内原癌基因激活、抑癌基因失活等形成单克隆癌细胞,然后在持续慢性辐射过程中癌细胞的自主性和异型性增加,各种性状得以表达。非突变致癌是辐射所致细胞表观遗传学的变异(如辐射抑制基因甲基化),辐射抑制免疫,辐射致内分泌激素失衡等导致癌症发生。

辐射对人体所有组织器官均可诱发癌症,但它们的敏感性有较大差别。癌症的发生是由辐射诱发的还是由其他因素诱发的,很难区分,只能通过对较大的群体进行辐射流行病学调查来估计。一般地讲,在出生前和婴幼儿时期受照射,其致癌的危险度高于成年时受照射者。年轻女性受照射者,乳腺癌的诱发率较高。妇女甲状腺癌的诱发率为男性的 2~3 倍,除乳腺癌外,其他癌症的发生率两性差别不大。辐射诱发人体癌症有一定的潜伏期,例如,白血病平均 8 年,而其他一些实体癌(如乳腺癌及肺癌)要长 2~3 倍。最短的潜伏期,对急性粒细胞白血病及由镭诱发的骨肉瘤仅约2 年,其他癌症一般为 5~10 年。

## （二）辐射的遗传效应

辐射的遗传效应可通过改变后代的数量和生存质量来体现。遗传效应在后代可表现为性别比例改变、流产或难产、畸胎、死胎、婴幼儿死亡率增高及某些特殊遗传性疾病增加等。电离辐射所致的遗传效应，是由于辐射作用引起生殖细胞基因突变或染色体畸变所造成的。然而，不是所有的基因突变都能显示出明显的遗传效应。显性基因突变可在受照者的近几代，主要是在头两代，显示出明显的遗传效应，其中有的是可威胁生命的严重损伤；而隐性基因突变遗传效应很轻，要经过长时间才能显示出来，一般不会导致受照者第一、二代子体的遗传改变，但在以后各代可能逐渐表现出遗传效应。

## 七、放射性核素内照射生物学效应

放射性核素通过呼吸道、消化道、皮肤及注入等多种途径进入体内后，沉积于体内某些组织器官和系统，其所引起的放射损伤称为内照射损伤。

### （一）放射性核素在体内的代谢

#### 1. 放射性核素进入体内的途径与吸收

核战争时的放射性核素落下灰、放射性战剂及环境中污染的放射性核素，可通过食物、药品、水和空气，经消化道、呼吸道、皮肤和伤口进入体内。

经消化道进入体内的放射性核素中吸收率最高的是碱族元素（钠、钾、铯）和某些非金属元素（碘、碲），可达90%以上；其次是碱土族元素（锶、钡），为10%～40%；镧系和锕系元素的吸收率最低，为0.01%～0.1%。经呼吸道进入体内的气态放射性核素（氡、氚、氙）易经呼吸道黏膜或透过肺泡被吸收入血。粉尘或气溶胶态的放射性核素在呼吸道内的吸收取决于粒径大小及化合物性质。一般粒径越大，附着在上呼吸道黏膜上越多，进入肺泡内越少，吸收率越低。难溶性化合物在肺内溶解度很低，多被吞噬；而可溶性化合物则易被肺泡吸收入血。经伤口和皮肤黏膜沾染放射性核素后，若不及时清洗，放射性核素将通过伤口和皮肤黏膜的渗透、吸收进入体内。在临床核医学治疗过程中，可能通过静脉、腹腔、皮下和肌肉注射，以及通过器官吸入和灌胃方式将放射性核素注入体内。

#### 2. 分布

放射性核素进入体内后，可随血液循环到达各器官组织。不同放射性核素在体内的分布和滞留不同，这与其本身的性质有关。如放射性钠和碘参与体内稳定性 $^{23}Na$ 和 $^{127}I$ 的代谢过程，而如放射性核素 $^{90}Sr$ 和 $^{137}Cs$ 分别参与同族元素钙和钾的代谢过程。根据其在组织和器官中的代谢特点，可分为均匀性分布和选择性分布，选择性分布如亲肝分布、亲骨分布、亲肾分布等。

#### 3. 排出

进入体内的放射性物质可通过胃肠道、呼吸道、泌尿系统、汗腺、唾液腺和乳腺等途径从体内排出。经各种途径进入体内吸收入血的可溶性放射性核素，主要经肾随尿排出，其次为肠道。例如，$^{24}Na$、$^{131}I$、$^3H$ 等进入体内后第1天，尿中排出量占尿总排出量的50%左右，3天内占尿总排出量的90%左右。

### （二）放射性核素内照射的作用特点

（1）不同 LET 和不同 RBE 的辐射作用。LET 不同的辐射源所产生的辐射效应不同，用 RBE 来表示。RBE 是一个相对量,受多因素影响,如辐射品质、剂量率等。即使同一种射线,观察的生物终点不同,得到的 RBE 不同,所以应该选用同一种生物终点来比较 RBE 值。

(2)作用的持续性。放射性核素进入体内,可能由于自身的物理特性及生物半衰期不同,会对机体持续照射,直到放射性核素衰变成稳定性核素为止。有些持续时间短,如氚水,体内摄入时,其生物半衰期仅 10 天;而 $^{239}$Pu 摄入,半衰期长达 24 000 年。

(3)辐射与其他物质的联合作用。当辐射与一些物质同时或先后作用于机体所产生的效应,称为联合作用。

(4)辐射的选择性蓄积。如 $^{131}$I 在体内主要蓄积在甲状腺,从而增强了对甲状腺的损害。

### (三)放射性核素的损伤特点

放射性核素进入体内后,各有其不同的分布和代谢特点,而且其射线在体内持续地照射,直到放射性核素完全衰变成稳定性核素,或完全排出体外时才终止。因此,内照射损伤的临床过程的特点表现在:

(1)有选择性:例如, $^{131}$I 大部分蓄积于甲状腺,对甲状腺损伤最大;而 $^{90}$Sr 主要蓄积于骨骼,对骨骼的影响最严重。

(2)潜伏期长:一般进入体内数毫居里水平时,潜伏期为数月至数年。如马歇尔群岛的居民在核爆炸后 9 年才出现第一例甲状腺异常。

(3)病程发展缓慢。放射性核素进入体内组织后,剂量是逐渐累积的,所以病情发展缓慢,病程较长且分期不明显。

## 八、小剂量外照射生物学效应

### (一)小剂量外照射的概念

小剂量外照射包括:① 一次受到较小剂量的照射。即指一次或在数天内多次受到小剂量的照射,例如,事故性照射或应急照射。② 小剂量慢性照射。即指受到当量剂量限值范围内的长期照射,例如,放射工作者的职业性照射、医疗诊断照射及环境污染照射等。由于能引起轻度放射病的剂量通常为 1 Gy 左右,且大部分小剂量外照射的剂量都低于 1 Gy,其中又以 0.5 Gy 以下者占多数,因此,本节着重讨论一次剂量低于 1 Gy 的外照射或长期接受低剂量率照射所引起的生物学效应。

### (二)小剂量一次照射效应

1. 近期效应

(1)早期临床症状:多在受照后当天出现,持续时间较短,不经治疗一般数天后可自行消失。其表现以头昏、乏力、睡眠障碍、食欲减退、口渴、易出汗等植物神经功能紊乱为主。早期临床症状的发生除受剂量大小的影响外,与机体的精神状态、受照前健康状况及劳累程度等因素有关。

(2)血液学变化:主要变化是外周血白细胞总数和淋巴细胞绝对值减少,且随照射剂量的增加而加重,但是个体间的差异较大。

（3）淋巴细胞染色体畸变：人类淋巴细胞染色体对辐射较敏感，仅为 0.05 Gy 的剂量照射后，早期就可见畸变增多，其畸变率随剂量增加而增高，且畸变可以长期存在。畸变类型以无着丝点畸变为主。

（4）其他指标的变化：生殖系统对辐射也较敏感，表现为精子数量减少，受照射剂量越大，减少越明显，开始恢复的时间也越慢。生化指标方面，受照后早期，表现为尿中氨基酸排出增多和血中白蛋白减少而球蛋白增加等。

2. 小剂量一次照射的医学随访结果

国内学者对一些曾受到数百毫戈事故受照者进行了为期 3~10 年的随访观察，其主要结果为：① 一般健康状况良好，均能从事本职工作或体力劳动，临床检查未发现阳性体征。② 血液学常规检查，白细胞总数、淋巴细胞绝对数、血小板计数及血红蛋白含量等，均在正常值范围内波动。③ 染色体畸变率在受照剂量偏大者体内仍高于正常值水平。④ 生育能力不受影响，所生子女生长发育正常，智力、体力与正常儿童比较未见差异。从上述可见，一次小剂量外照射对机体的影响是轻微的，一般在短期内可自行消失。

（三）低水平电离辐射的兴奋效应和适应性反应

低水平电离辐射（low level radiation）系指低剂量、低剂量率电离辐射。就人群辐射而言，0.2 Gy 以内的低 LET 辐射或 0.05 Gy 以内的高 LET 辐射一般被视为低剂量辐射，当其剂量率在 0.05 mGy/min 以内时，则称为低水平电离辐射。研究发现累积剂量在 0.5 Gy 以下的单次或持续低剂量率的 X 射线、γ 射线辐射，可以诱导产生与大剂量辐射明显不同的效应，可以刺激动物的生长发育、延长动物寿命、提高生育能力，还有增强动物和人体的免疫功能、降低肿瘤发生率等兴奋效应（hormesis）。

低水平辐射预处理的细胞、脏器或整体动物，当它相继接受较大剂量辐射时，能够对损伤产生抗性即适应性反应（adaptive response, AR），尤其在增强 DNA 的修复能力和减轻染色体损伤等方面表现更为明显。适应性反应可以表现在整体水平、细胞水平、亚细胞水平和分子水平，而且不同层次的适应又互相关联。低剂量辐射可激活 DNA 修复酶的活性，在人体和动物试验中观察到程序外 DNA 合成增强，伴有 DNA 聚合酶活性增高，也说明低剂量辐射促进 DNA 损伤的切除修复。除 DNA 修复酶类的激活以外，低剂量辐射还可诱导某些蛋白分子的表达。无论是 DNA 修复酶类的激活或保护性蛋白的诱导，都涉及蛋白质的合成和修饰。适应性反应的诱导与低剂量辐射激活细胞的信号分子有关。低剂量辐射通过 DNA 损伤等途径，活化细胞信号传递通路，使 $[Ca^{2+}]_i$ 增高和蛋白激酶 C 激活，调节蛋白分子的磷酸化/去磷酸化，激活 DNA 修复酶类和诱发保护性蛋白分子及（或）消除抑制性蛋白分子，启动细胞适应性反应，在整体作用条件下则更有系统调节和细胞间反应参与作用。

## 第三节　环境电离辐射的健康毒理效应

电离辐射在环境中广泛存在，本节通过对环境电离辐射来源和天然辐射高本底地区流行病学研究、居室氡及其子体的健康效应，以及切尔诺贝利和日本福岛核电站事故对环境和健康的影响进行介绍,以期对环境电离辐射及其对人类健康的影响有所认识。

## 一、环境电离辐射的来源

### (一) 天然辐射

#### 1. 宇宙辐射

宇宙辐射来自空间,包括多种带电粒子,其来源和能量各不相同。主要来源是太阳,还有超新星的大爆炸。宇宙射线的强度可以随着纬度改变而发生变化。所有这些对外层空间旅行将产生影响,其强度随海拔高度的降低而减弱,在中等纬度地区海平面宇宙射线的电离成分产生的空气吸收剂量平均为 32 nGy/h。商业飞行时人体接受照射的有效剂量大约为 3 μSv/h,全球人口由于空中旅行按人计算的年有效剂量为 2 μSv。

#### 2. 陆地辐射

陆地辐射来自地球表层的长半衰期放射性核素,主要为 $^{40}K$、$^{87}Rb$(半衰期 $4.7\times10^{10}$ a)和 $^{235}U$(半衰期 $7.04\times10^{8}$ a)。$^{238}U$ 和 $^{232}Th$ 系列的放射性核素中许多对人体照射有重要影响。

#### 3. 氡及其子体

氡是惰性气体,在实验室条件下形成化合物的能力较小。近年来对氡及其子体在人体所受天然辐射剂量中的贡献特别重视,认为氡及其子体是人体照射的最重要天然辐射源。在氡及其子体的照射中最重要的是吸入空气中 $^{222}Rn$ 的短寿命子体。室内氡水平可以由房屋下的土壤、建筑材料和室外空气进入而变化。室内空气含 $^{222}Rn$ 及其子体浓度一般高于室外空气。

室外平均氡水平在内陆地区为 10 Bq/m³,沿海地区稍低。由于房屋结构及类型不同,室内氡浓度的差别也很大。总体说来,室内氡浓度高低的顺序是:楼房<平房<窑洞。楼房中楼层越高,室内氡浓度越低。地下室的氡浓度高于地面房屋。近年来各国开发了不少地下建筑,通风是设计中的一个重要问题。若通风不良,室内氡浓度将增高。

#### 4. 萃取工业

地球物质的萃取和加工过程中,其本身或其产品和副产品所含天然放射性核素浓度超出一般水平时,可影响公众天然辐射的照射水平。萃取工业包括燃煤、化石燃料能源、磷酸盐岩的利用、矿砂的开采和粉碎,其所增加的天然辐射的人群剂量,存在很大的不确定性。煤、石油和泥炭等广泛地用于发电。据估算按 1 GW 电力计,三者所致辐射剂量比值是,煤:(泥炭+地热):石油:天然气为20:2:0.5:0.03。全球燃煤发电所致每人年有效剂量约为 2 μSv。

### (二) 人为辐射

#### 1. 能源生产

核能发电量占总发电量的比例从世界范围正在不断增加。许多人误认为核反应堆就是原子弹,因而引起不必要的恐惧心理。实际上核能是目前最安全的能源。燃煤发电对环境的影响大于核电,除造成酸雨和释放化学致癌剂及有毒金属如汞、镉、砷、硒、铅、铷和钒等以外,所排放的放射性核素高于同等发电量核电设施。

2. 核试验

大气层核试验释放含裂变产物的落下灰造成环境污染。大气层核试验最活跃的时期是1952—1963年,1980年以来未进行过大气层核试验。地下核试验造成的环境问题较小,对公众的剂量负担可忽略不计。

3. 医疗照射

由医疗照射所致全球范围的集体有效剂量当量估计为 $2×10^6 ～ 5×10^6$ 人·Sv,其中90%～95%来自诊断 X 射线,牙科 X 射线拍片和核医学对医疗照射集体剂量的占比仅为5%～10%。由医学诊断所致世界范围的每人年有效剂量当量估计值占天然本底年剂量的20%～50%。使用集体有效剂量当量可能导致对危害的过高估计,特别是在有些国家里,大多数接受医疗照射者为老年人群。

4. 职业照射

从事放射工作,如核工业生产、核设施(反应堆、加速器)、科研及医疗等单位的职工,在其职业岗位上可能受到照射。其中较大的人群为核工业生产和医用诊断 X 射线工作者。

5. 放射性核素生产和使用

放射性核素在医疗、教育、科研和工业中已广泛使用,但在这些方面应用放射性核素的环境水平一般不可测,故对其集体剂量只是进行大致的估算。

6. 事故照射

在民用和军用核设施及在放射性物质运输中都曾发生过事故,其中有的造成了相当严重的环境污染。民用核反应堆事故中最著名的是1979年美国三里岛事故、1986年苏联切尔诺贝利事故及2011年日本福岛核电站事故。前两起事故均由技术操作失误造成。

1987年的一项研究表明,美国公众电离辐射的年均暴露总量约82%来源于天然辐射,18%为人为辐射。在后者中,医用 X 射线及核医学是其主要构成部分,约占79%;基础消费品,如烟草、家庭饮水设施、建筑材料及部分烟雾探测器、电视机、电脑显示器等,发出的辐射约占人为辐射的16%;另外,工业上特殊的职业暴露,如放射性微尘及核燃料生产环节产生的辐射,约占人为辐射的5%。

## 二、天然辐射高本底地区流行病学研究

世界各地的天然辐射水平因地理环境因素的影响而各不相同,有些地区的天然辐射水平显著高于世界平均水平,被称为天然辐射高本底地区,其中比较著名的有中国广东省的阳江地区、印度 Kerara 邦、巴西 Guarapari 和 Ataxa-Tapira 地区。

我国广东省阳江市是天然辐射高本底地区,主要是因为地表 γ 辐射量和空气中氡浓度较高。按地表 γ 辐射量,高本底地区(1.87 mSv/a)是对照地区(0.44 mSv/a)的4.25倍,当地长期居住的人口有8万多人,居民由于吸入氡及其子体所致的平均有效剂量(1.75 mSv/a)为对照地区(0.21 mSv/a)的8.33倍,所有天然辐射源照射剂量(内照射+外照射),高本底地区居民(5.9 mSv/a)是对照地区(2.0 mSv/a)的2.95倍。

对高本底地区居民的健康观察和研究发现,高本底地区居民外周血淋巴细胞染色体非稳定性畸变(双着丝粒、环)频率随剂量增加而增长,DNA 出现双链断裂的频率增加,但细胞可以传代的染色体稳定性畸变(易位)频率与对照地区居民无统计学差异,而且遗传性疾病

发生率和癌症的死亡率的长期观察数据均未显示高本底居民与对照地区有统计学意义的差异,反而高本底地区略低于对照。此外,免疫功能测定表明,与对照地区居民比较,高本底地区居民淋巴细胞形态转化率反应性增强。表明人类机体受到小剂量辐射的刺激会出现DNA双链断裂,但通过自身稳定功能自我调节,恢复平衡,未显示健康指标的负效应。

### 三、居室氡及其子体的健康效应

放射性氡及其子体普遍存在于室内外大气中。根据联合国原子辐射效应科学委员会(UNSCEAR)估计,在世界"正常"本底地区每年由于吸入氡及其子体产生的辐射剂量约占人类所受全部天然辐射年有效剂量当量的一半(0.95 mSv)。由于室内氡浓度较高,且人们在室内停留时间一般比在室外长,因此对室内氡及其子体的测量及它们对健康的影响,越来越引起人们的重视。

室内是氡照射的主要场所。室内氡浓度比室外高 2~5 倍,其浓度随地理、环境、季节、天气(温度、湿度、气压、表面风力)及人们在室内的活动而变化。室内氡浓度在不同的国家、不同的地区差异较大。例如,英国室内平均氡浓度约为 18.5 Bq/m³;瑞典为 96.2 Bq/m³;美国各州平均氡浓度从低于 37 Bq/m³ 到大于 296 Bq/m³;我国 7 个省调查的结果,平均氡浓度为 24 Bq/m³,最大值为278 Bq/m³。国际辐射防护委员会(ICRP)公布室内氡水平的频数近似对数正态分布,9 个国家的调查结果在 38~100 Bq/m³。

氡及其子体的主要生物学终点是诱发肺癌,IARC 将其划为 1 类致癌物。病例对照流行病学研究结果提示,暴露 150 Bq/m³ 的氡浓度,相对危险度约为 1.14(95%CI 为 1.0~1.3),与用矿工低累积暴露直接计算的肺癌相对危险度相似。对 11 个矿工流行病学调查的基本数据进行综合分析做出的危险评价表明,肺癌相对危险度与氡暴露水平成直线关系,在总暴露量相同的情况下,长时间低剂量暴露比短时间高剂量暴露的危险度更大。天然环境氡诱发美国公众肺癌占全部肺癌的 10%~14%,英国估算为 6%,我国估算为 15%。

除肺癌外,氡也可以引起支气管癌、鼻咽癌等。研究表明,全世界的白血病、肾癌、黑色素瘤以及一些儿童肿瘤和室内氡暴露有显著性关系。

### 四、切尔诺贝利核电站事故流行病学研究

切尔诺贝利核电站事故是人类核设施迄今发生的最大核事故之一,最主要受灾国是白俄罗斯、乌克兰和俄罗斯。事故造成的直接经济损失和处理事故的开支是巨大的,直接损失中还包括14.4×10⁴ hm² 农田停止生产、49.2×10⁴ hm² 森林土地禁用。

（一）对环境的影响

核电站 4 号反应堆爆炸后,放射性物质持续释放了 10 多天。大量的放射性气体、压缩气溶胶和大量的燃料颗粒被释放到环境中,其中惰性气体占总释放量50%,总的放射性物质达 14 EBq(1 EBq =10¹⁸ Bq),主要是放射性碘(1.8 EBq)、铯(0.085 EBq)、锶(0.01 EBq)、钚(0.003 EBq)等。欧洲超过 20 万 km² 放射性铯活度超过 37 kBq/m²,受影响的居民人口在 500 万以上,其中70%的区域位于白俄罗斯、俄罗斯和乌克兰。早期最重要的放射性核素是放射性碘,后期主要发挥作用的核素是放射性铯。目前许多农作物中放射性铯的含量已

经下降,但森林食品及某些地区的鱼类体内的放射性铯仍保持较高水平,超过某些国家规定的容许浓度,成为人体内照射的主要原因。

在离反应堆 30 km 区域的范围内,照射对受照区域的动植物产生了急性损害作用,并与照射剂量和动植物的敏感性有关,主要表现为松树、土壤中的无脊椎动物和哺乳动物死亡率升高,以及动植物生殖能力丧失。

### (二) 对人类健康的影响

事故中主要有 3 种人群接受了照射:处于核电站隔离区的应急救灾和现场工作人员、从污染区内撤离的当地居民及事故后留在污染区内未迁移的居民。大约 1 000 名应急救灾和现场工作人员接受照射的剂量最高,达到 2~20 Gy,甚至导致了某些工作人员死亡。据统计,其他工作人员接受的照射剂量平均水平为 100 mSv。普通公众接受了外照射(如来自土壤的放射性铯)和内照射(如食品、水和空气的放射性物质)。1986—2005 年,污染地区平均所受的累计有效剂量为 10~30 mSv。在严格控制区平均水平达 50 mSv 或更高,某些居民受照剂量可高达几百毫希。

#### 1. 急性放射病

有 134 名应急救灾人员确诊为急性放射病,其中 28 人在当年死亡。普通公众由于接受照射的剂量比较低,未发生急性放射病和死亡。

#### 2. 肿瘤死亡

专家预测在受到较高水平辐射的 60 万人(包括应急救灾人员、撤离人员和严重污染区的居民)中,由辐射导致的肿瘤死亡率升高约 4%。而在污染地区约 500 万的居民中,由于辐射剂量比较低,肿瘤死亡率增加不超过 1%。

#### 3. 甲状腺癌

放射性碘是事故早期最突出的放射性核素,主要通过污染的空气和食物进入人体,通过血液系统在甲状腺聚集,参与正常代谢。甲状腺剂量随着年龄、地面污染程度和牛奶消耗水平的不同而有很大的波动。据报道,个人甲状腺剂量最高达 50 Gy,平均水平为 0.03 Gy。放射性碘在甲状腺的大量累积可诱发甲状腺癌,其中儿童是最易感人群,甲状腺癌发生率显著升高。1992—2002 年,在白俄罗斯、俄罗斯和乌克兰有 4 000 多例儿童和青少年确诊为甲状腺癌,除报道的 15 名患者死亡外,大多数病例经治疗预后良好。正常情况下甲状腺癌发生很罕见,因此这部分甲状腺癌的发生是因为事故的辐射。

#### 4. 白血病、实体瘤和循环系统疾病

辐射可以诱发白血病、实体瘤发生,较高剂量的辐射影响循环系统。但在事故清理工作人员或儿童中,作为辐射最灵敏的指标之一的白血病并没有增加的科学证据。污染地区居民的实体瘤发生率虽然有所增加,但由于缺乏大规模的流行病学研究和个体剂量评估,发病率增长无统计学意义。不过,也有可能是因为实体瘤发生的潜伏期比较长(一般为 10~15 年,甚至更长),因此现在评估辐射的影响还为时过早,有必要继续对高危人群每年进行体检和医疗处理。

#### 5. 白内障

儿童和应急救灾人员的眼部检查显示白内障的发生可能与辐射相关。资料显示比较低的剂量(如 250 mGy)照射就可以诱发白内障的发生。

### 五、日本福岛核电站事故风险

2011 年,日本东海岸发生近代史上最为严重的一场地震,引发的海啸导致福岛第一核电站发生严重泄漏事故。

世界卫生组织《以初步剂量估算为基础对 2011 年东日本大地震和海啸后的核事故进行健康风险评估》报告指出,考虑年龄、性别和距离核电站远近,福岛县内居住在辐射污染最严重地点的特定人群患某些癌症的风险估计会有所增加,受照女婴实体瘤风险增加约 4%,乳腺癌风险增加约 6%,甲状腺癌风险最多增加 70%(通常情况下,女性一生患甲状腺癌的风险只有 0.75%,而最受影响地点的风险值只比基线值高 0.5%);受照男婴白血病风险增加约 7%。对上述人群有必要进行长期持续监测和卫生筛查,并对高风险人群进行长期健康监测,同时提供必要的后续医疗和支持服务。对于次受辐照污染影响地点的人群而言,其一生癌症风险增加水平只有最高剂量地点人群的一半。对于急救援人员这一特殊群体,约有 2/3 应急救援人员的癌症风险与一般人群一致,另外 1/3 面临的风险有所增加。预计受损核电站释放的辐射剂量不会导致流产、死产及其他影响事故后出生婴儿的身体和精神疾病发病率增加。2013 年,国际专家组对事故的健康风险评估指出,对日本国内外的一般人群而言,预计风险很低,不会观察到癌症患病率上升到高于基线水平。在这些地点以外(即使是福岛县境内),预计不会出现癌症发病率明显增加的情况。

# 第四节　环境电离辐射的安全与防护

随着核能开发,核反应堆、核电站的兴建,以及放射性核素和各种射线装置等人工辐射源在各个领域日益广泛的应用,人类得益,但也可能受到直接或潜在的辐射危害,如医疗照射、事故照射和环境污染等。因此,在发展和应用核能、放射性核素和各种射线装置为人类造福的同时,应研究如何免受或少受电离辐射的危害,保障放射工作人员、公众及其后代的健康和安全,制定有效的防护措施,切实做好放射卫生防护工作。

## 一、放射卫生防护标准

放射卫生防护标准是为控制电离辐射照射以保护工作人员、公众、患者和受检者的健康与安全而制定的卫生标准和技术规范。放射卫生防护标准的主要内容包括各类人员在不同情况下接受辐射照射的限值、控制水平及必须遵循的各种防护要求和行为规范。

我国电离辐射防护基本标准是在遵循实践的正当性、防护的最优化、防护的个人剂量和危险的限制这三个放射防护基本原则的基础上,总结现有的相关科研成果和管理经验,针对各种各样放射性物质对人体可能造成的危险,为有效地保护人民安全与健康而确定的统一放射防护指导准则。在放射卫生防护基本标准的指引下,具体针对各行各业的放射实践,派生出了一系列专项电离辐射防护标准,为各领域实践工作的安全提供技术保障。截至 2011

年 2 月,现行有效的放射卫生防护标准已达 102 项,其中国家标准 28 项,国家职业卫生标准 66 项,卫生行业标准 8 项。

我国第四部放射防护基本标准《电离辐射防护与辐射源安全基本标准》(GB 18871—2002)中的具体要求包括职业照射控制、医疗照射控制、公众照射控制、潜在照射控制、应急照射控制和持续照射控制。其中,对职业照射的控制有重要改变,明确了一些天然辐射的控制要求,突出强调医疗照射的防护。

1. 加强防护可控的天然辐射照射

人们已经注意到天然辐射照射是人类受电离辐射照射的主要来源。GB 18871—2002 明确对一些可控制的天然辐射提出控制的要求。而对于任何本质上不能对照射的大小或可能性进行控制的照射情况,例如,人体内的 $^{40}$K 和到达地球表面的宇宙射线所引起的照射,均不适用于 GB 18871—2002。

2. 突出强调医疗照射的防护

在 GB 18871—2002 中,除规定了控制医疗照射的基本原则外,首次确立了放射诊断和核医学诊断的医疗照射指导水平,把医疗照射的剂量约束概念具体化。在实施医疗照射的过程中除了患者受到医疗照射外,同时也会使放射工作人员受到职业照射,使探视、慰问人员及其家属受到公众照射,对后者 GB 18871—2002 在控制公众照射的条款中予以约束。例如,对接受 $^{131}$I 治疗的患者,要求其体内放射性活度降至 400 MBq 以下后方可出院,以限制对周围公众的照射。我国新基本标准这方面的规定比 IBSS 区分得更清晰。

3. 对公众照射的控制

与实践有关的公众中,关键人群所受到的平均剂量限值见表 12-3。特殊情况,如果连续 5 年的各年平均剂量不超过 1 mSv,则某单一年份的有效剂量可提高到 5 mSv;在患者诊断或治疗期间,慰问者所受的照射不超过 5 mSv;探视食入放射性物质患者的儿童所受的剂量应在 1 mSv 以下。

表 12-3　建议的剂量限值

| 应用 | 器官 | 公众的剂量限值 | 职业人员剂量限值 |
|---|---|---|---|
| 有效剂量 | 全身 | 1 mSv/a | 规定的 5 年内平均 20 mSv/a |
| | | 特殊情况每 5 年平均 1 mSv/a | 任一年内 50 mSv |
| 年当量剂量 | 眼晶体 | 15 mSv | 150 mSv |
| | 皮肤① | 50 mSv | 500 mSv |
| | 手足 | — | 500 mSv |

注:① 指 1 cm² 内皮肤的平均值

4. 对职业照射的控制

新标准中更新了职业照射的定义,有些受天然辐射照射的人员如果其所受照射超出排除或豁免的范围也要纳入职业照射的范畴。例如,航空航天的机组人员所受的宇宙射线的照射及非铀矿山工作人员所受的氡的照射。剂量限值采纳了 ICRP60 号出版物的建议,个人年有效剂量限值由 50 mSv 降至连续五年平均 20 mSv(表 12-3);对孕妇和未成年人加强了保护措施,对 16—18 岁实习生的年有效剂量限值定为 6 mSv(表 12-4)。另外,对放射性工作人员不再按工作条件分类。

表 12-4　16—18 岁有关人员职业照射剂量控制

| 照射剂量 | 平均剂量限值/mSv |
|---|---|
| 年有效剂量 | 6 |
| 眼晶体的年当量剂量 | 50 |
| 四肢(手和足)或皮肤的年当量剂量 | 150 |

5. 对放射性氡的控制

在大多数情况下,住宅中氡持续照射的优化行动水平应在年平均活度浓度为 200 Bq～400 Bq $^{222}$Rn/m³(平衡因子 0.4)范围内,其上限值用于已建住宅氡持续照射的干预,其下限值用于对待建住宅氡持续照射的控制。

工作场所中氡持续照射情况下,达到 500 Bq $^{222}$Rn/m³时宜考虑采取补救行动,达到 1 000 Bq $^{222}$Rn/m³时应立即采取补救行动。

## 二、电离辐射的卫生防护

放射防护的主要目的是使辐照剂量保持在确定性效应的阈值以下以防止其发生,并保证采取所有合理的措施以减少随机性效应的诱发,从而既为保护人类提供适当的防护标准,但又不过分限制有益的引起照射的实践。

### (一) 外照射防护

外照射指体外辐射场对人体产生的照射,主要由 X 射线、β 射线、γ 射线等高能带电离子束引起。外照射防护措施包括以下四种。

1. 时间防护

受照累积剂量的大小与受照时间成正比,缩短放射性物质操作的时间就意味着减少暴露剂量。可见缩短受照时间是简易而有效的防护措施,为此,应避免一切不必要的在辐射场逗留,即使工作需要,也尽量缩短在辐射场逗留时间。

2. 距离防护

暴露剂量与距离成反比,应用距离平方反比定律,将电离辐射源视为点状源,周围介质对电离辐射的吸收很小,甚至可以忽略时,人体受照射的剂量率近似与距离的平方成反比。距离增加 1 倍,剂量率则减少到原来的 1/4。足见距离防护的效果十分显著。在操作辐射源时,采用各种远距离操作器械,使操作者与辐射源之间有足够的距离是十分必要的。但是,进行灵敏精细操作或远距离操作放射性材料,容易引起危险时,尽量不采用此方法。

3. 屏蔽技术

在实际工作中,根据辐射源的种类、用途和操作方式的不同,利用一定厚度的物质可以吸收和减弱射线的原理,采用不同的屏蔽材料,在人体与辐射源或发射器之间设置一定的屏障,使人体受到的辐射剂量尽可能降低甚至完全消除。它是最为有效的一种防护措施。例如,β 辐射常采用低原子序数的铝或有机玻璃;X 射线、γ 射线常采用高原子序数的铅、铁或经济实用的混凝土等材料;中子则采用原子序数较低而含氢较多的物质,如水、石蜡等。

屏蔽防护的原则是既达到防护目的,又不影响实际操作。随着放射性原料的类型和使用量的不断变化,选取的屏蔽材料也要随之变化,并引入了半值层(HVL)标准。HVL 指屏蔽后的受辐射剂量是未屏蔽时辐射剂量的一半时所需要的防护屏蔽材料的厚度。在特殊性放射核素的附录中可查询到 HVL 的相关信息。

4. 控制防护

在不影响照射目的的前提下,放射工作人员应尽可能控制射线的输出面积、输出条件,减少辐射量,降低工作人员及患者的受照剂量,达到防护目的。

（二）内照射防护

放射性核素进入人体内,通过沉积、吸收、转运、滞留和排出对人体产生不同程度的影响。造成内照射的射线主要是 α 粒子和 β 粒子。

内照射防护原则:

1. 设施防护为主,个人防护为辅

必须在符合国家标准的固定防护设施的工作场所中对开放型放射性物质进行操作、储存、运输和废物处理等;依据放射性污染的程度,对工作场所进行选址、分区、分级、建造;操作设备和操作者的个人防护用品应配备齐全,并严格执行操作规程,遵守各项管理制度。

2. 毒性最低,活度最小

在不影响放射性核素使用效果的前提下,选择毒性最低的,并将其放射性活度控制在最小值,降低其造成内照射的危害。

3. 兼顾外照射防护

开放型放射工作场所使用的放射性核素,既能放出 α 粒子、β 粒子,又能放出 γ 射线,因此在考虑通风柜、安全操作综合措施、妥善处理废水和废物的同时,还要采取外照射防护措施,如距离、时间、屏蔽防护。

（三）个人防护措施

根据放射核素或化合物的化学和物理性质及所从事工作具体情况,采取必要的个人防护措施。特别注意防止放射性核素可能经呼吸道、消化道、皮肤或伤口进入体内引起内照射,同时应尽量避免受到过量的外照射。

在日常生活中,我们可以在阳光明媚的情况下,多开窗通风,增加空气流通,降低氡的室内聚集。烟草中含有放射性$^{210}$Po,可释放 α 射线,通过呼吸道进入肺产生损害,因此控制吸烟量,最好戒烟。多吃水果、蔬菜、坚果等含富含维生素 C、维生素 E 的食物,增强机体抗氧化能力,减少电离辐射过程中产生的自由基和活性氧等。

## 三、核辐射事故医学应急处理

核能和核技术应用中,尽管国际组织和各国政府对核技术应用中的安全问题予以了高度重视,建立了完善的组织机构和法规体系,但由于技术故障、管理不善、人为破坏和恐怖袭击等原因,核辐射事故仍时有发生,且时间、地点难以预见。因此,在核辐射事故发生后,要迅速做出反应,不仅要求有完善的应急预案和实施方案,同时要求组建装备精良、反应迅速的专业技术队伍,完善高效的应急组织机构,确保发生核辐射事故后,能快速、有效地展开应急处理。

　　我国核事故应急工作一直受到党中央和国务院的高度重视。发生切尔诺贝利核电厂事故时,我国第一座核电站——秦山核电站尚在建设中。鉴于切尔诺贝利核电厂事故的惨痛教训,我国政府及时制定了《核电厂核事故应急管理条例》(以下简称《条例》),并于1993年8月以124号总理令发布执行。《条例》的发布,标志着我国核事故应急工作从一开始就走上了法制管理的轨道,反映了我国政府对核事故应急工作的高度重视。

　　根据《核事故医学应急管理规定》,我国核事故医学应急组织实行三级制,即国家级、省级和核电厂级。

## 思 考 题

1. 什么是放射性? 电离辐射的剂量单位有哪些?
2. 简述电离辐射的生物学效应。
3. 环境电离辐射的来源及其健康效应。
4. 如何对环境电离辐射进行防护?

电子教案

参考文献

# 第十三章　环境电磁辐射

按照物理学的概念,电磁辐射(electromagnetic radiation)包括电离辐射和非电离辐射。电离辐射的波长较短,能量水平较高,可以引起物质电离,对生物体的损害较大,其发生往往与放射性物质的污染有关。非电离辐射(nonionizing radiation)是指波长大于 100 nm 的电磁波,由于其能量较低,不足以引起水和组织发生电离,因此称为非电离辐射。环境中的非电离辐射主要指紫外线、红外线、可见光、激光、射频辐射和极低频电磁场。由于在环境电磁辐射污染中以环境射频辐射和极低频电磁场污染最为常见,所以一般将"环境射频辐射和极低频电磁场"简称为"环境电磁辐射"。除特指者外,本章也将环境射频辐射和极低频电磁场简称为环境电磁辐射。

## 第一节　环境电磁辐射的概念

如前所述,本章环境电磁辐射主要是指环境射频辐射和环境极低频电磁场。射频辐射(radiofrequency radiation),也称无线电波,其频率在 100 kHz ~ 300 GHz 之间,波长范围为 3 km ~ 1 mm。射频辐射又可进一步分为高频电磁场(high frequency electromagnetic field,频率 100 kHz ~ 299 MHz)和微波(microwave,频率 300 MHz ~ 300 GHz)。射频辐射的波谱划分见表 13-1。极低频电磁场(extremely low frequency electromagnetic field,ELF EMF)的频率小于 300 Hz。日用交流电所产生的磁场频率为 50 Hz 或 60 Hz,又称为工频。

表 13-1　射频辐射的波谱划分

| 名称 | 频率 | 波长 | 频谱 | 波段 |
|---|---|---|---|---|
| 微波 | 300 ~ 30 GHz | 1 mm ~ 1 cm | 极高频(EHF) | 毫米波 |
| | ~ 3 GHz | ~ 10 cm | 超高频(SHF) | 厘米波 |
| | ~ 300 MHz | ~ 1 m | 特高频(UHF) | 分米波 |
| 高频电磁场 | 30 ~ 299 MHz | ~ 10 m | 甚高频(VHF) | 超短波 |
| | ~ 3 MHz | ~ 100 m | 高频(HF) | 短波 |
| | ~ 300 kHz | ~ 1 km | 中频(MF) | 中波 |
| | ~ 100 kHz | ~ 3 km | 低频(LF) | 长波 |

　　高频电磁场、极低频电磁场的计量单位为电场强度（V/m）、磁场强度（A/m）和磁感应强度（tesla，T）。微波的计量单位是功率密度（power density），是指穿过与电磁波的能量传播方向垂直的面元的功率除以该面元的面积，用 $mW/cm^2$ 或 $\mu W/cm^2$ 表示。一般来说，低于 100 MHz 的电磁辐射必须测定电场和磁场，高于 100 MHz 的主要测定功率密度。电磁辐射在其 1/6 发射波长半径范围内形成电磁场区，称为近场区。大于 1/6 发射波长半径以外形成电磁波向外传播，称为远场区。近场区要测定电场和磁场，而远场区以测定功率密度为主。

　　射频辐射的生物效应分为致热效应和非致热效应。1 MHz～10 GHz 的射频辐射可穿过暴露部位表面进入组织深部，吸收能量而产生热作用。进入机体的深度与辐射的频率有关，低频辐射的穿透力强。10 GHz 以上频率的射频辐射基本上在皮肤表面被吸收，穿透力非常弱。衡量射频辐射热作用的计量单位为比吸收率（specific absorption rate，SAR）。它是指单位时间、单位质量所吸收的电磁辐射能量，用 W/kg 或 mW/kg 表示。

# 第二节　环境电磁辐射源和污染状况

　　近几十年以来，电磁辐射广泛应用于社会经济各个领域，并且已深入到日常生活之中，如广播、电视、通信、气象观测、环境监测、导航、火箭、医疗卫生、食品加工、木材加工及家用电器等。电磁辐射给我们的生活带来方便的同时，也带来了环境电磁辐射污染问题。人们在日常生活中无法直接感受到电磁辐射的存在，因而其对人体健康的影响具有隐匿性。

## 一、环境电磁辐射源的类型

　　根据发射的电磁波的强弱不同，环境中的电磁辐射源一般可分为高功率电磁辐射源和低功率电磁辐射源两类。高功率辐射源是指在距辐射源 100 m 处，功率密度达 1 $W/m^2$ 或以上的，如卫星通信系统、气象雷达及 FM 调频广播和电视；低功率辐射源指在距辐射源 100 m 处，主束功率密度低于 1 $W/m^2$，如有线电视系统、警用测速雷达、移动电话及家用微波炉等。我国目前使用的移动电话的发射频率为 872～915 MHz，发射功率为 0.6 W 左右，接受频率在 917～960 MHz。一般对讲机的发射频率为 400～470 MHz，发射功率为 1.5～5 W。

　　按发射高度和发射频率，环境中的电磁辐射源又可分为：① 高空高频电磁辐射源，如电视发射塔、短波通信、微波通信、移动通信、导航等；② 高空低频电磁辐射污染源，如一般的干扰发射塔、电台发射塔等；③ 地面高频电磁辐射污染源，如工业用的高频感应加热设备、射频治疗机、理疗机、微波干燥机等；④ 地面低频电磁辐射污染源，如高压输电线路、送变电站、电力机车运行线路（即电气化铁道、有轨和无轨电车、轻轨地铁）等。

## 二、环境电磁辐射污染状况

　　天然的电磁辐射来自太阳、地球及宇宙辐射和雷电等。天然辐射强度一般较人工辐射低得多。以 ELF EMF 为例，自然环境中的电场和磁场分别为 $10^{-4}$ V/m 和 $10^{-13}$ T，而在

50 kV 高压输电线下的电场和磁场为 1~10 kV/m 和 1~10 μT。普通居民家中的本底电场为 1~10 V/m,磁场一般在1 μT 以下,而电热毯或加热水床可达几个 kV/m,家用电器可产生 100 μT 的磁场。

移动电话使用时,人头部各点与天线轴线的距离在 2~10 cm 之间。据测定,移动电话天线近距离范围内的功率密度在 200~300 μW/cm$^2$ 之间。家用微波炉在正常情况下(无漏能时)距炉门5 cm 处的辐射强度低于 1 000 μW/cm$^2$;如有漏能时,在 5 cm 处可高达 5 000 μW/cm$^2$,距离 183 cm 处为 4 μW/cm$^2$,距 366 cm 时为 1 μW/cm$^2$。

环境的电磁辐射的一个主要来源是无线电和电视广播的发送。美国的调查显示,环境电磁辐射强度平均在 0.002~0.02 μW/cm$^2$ 之间,一般人群所接受的电磁场辐射暴露比从前有显著增加。不同地点、不同高度的建筑物所测得的电磁辐射强度有所差别。一般来说,楼层越高强度越大,无屏蔽的顶部可达 148 μW/cm$^2$。在室内,近窗口地点的强度大于远离窗口的地点。

目前,我国环境中的电磁辐射主要来源于广播电视发射的电磁波。随着广播电视事业的发展,广播电视台及其发射功率在快速增加。通信发射设备也在不断普及和频繁使用。随着我国经济的迅猛发展,工业、科研、医疗应用的高频用电设备也在迅速增加。此外,电力部门高压输电线路的发展,交通运输的电气化也加重了电磁辐射污染。

# 第三节　电磁辐射对人体健康的影响

人们最早对电磁辐射生物作用的认识是观察到强度大于 10 mW/cm$^2$ 时可引起机体体温升高。有学者提出生物组织在电磁场作用下产生"位移"电流、电介质振动和局部感应涡电流而引起组织产热。也有学者提出体温升高是由于极性分子的介电弛张或是离子通过一点阵的运动所致。

用低于 10 mW/cm$^2$ 的电磁辐射长期暴露的实验表明,动物虽不出现体温升高,仍能出现一定的生物效应。为此,目前已提出用电磁场效应、去调制效应、分子效应及生物抽运效应等机理来解释电磁辐射的非致热效应。

一般来说,电磁辐射的生物作用与功率密度成正比。当身体的长轴与 $E$ 场矢量相平行时,全身能量吸收率接近最大,即该波长的入射场有 4/10 被吸收。生物效应的大小并不完全与频率的增高成正比。能引起全身吸收率接近最大值的频率称为共振频率。机体接受同一强度的电磁辐射时,所接受频率是共振频带则生物作用最大。共振频率的频带与生物体的体长有关。一般成人的共振频带为 60~80 MHz,标准人(身长 175 cm)为 70 MHz,1 岁婴儿为 150 MHz。实验动物的共振频率,小鼠为2 000 MHz,大鼠为 600 MHz,家兔为 320 MHz,恒河猴为 300 MHz,狗为 200 MHz。

## 一、对神经系统的影响

机体的中枢神经系统对电磁辐射非常敏感。研究发现,100~120 V/m 调制频率 50 Hz

的电磁辐射,长期暴露可引起大鼠神经行为的改变。用 2 450 MHz 的脉冲微波(SAR 为 1.2 W/kg)辐照大鼠 1 小时后进行水迷宫实验,结果发现辐照组的逃生时间和距离明显增加。还有研究发现,接受 2 450 MHz 的连续波(10 mW/cm²)辐射 7 小时后,大鼠的长时记忆功能没有受到影响,但对新环境或刺激的反应能力下降。低于 1 mW/cm² 的微波作用下,实验动物可出现神经介质水平、血脑屏障的通透性及脑电图(高振幅慢节律)等的改变。

对高频电磁辐射作业人员的调查显示,20 V/m 以下的电场强度就可对记忆能力产生影响。50 Hz 低频电磁场还能影响人体的植物神经功能,暴露者表现为疲劳、神经衰弱、性欲减低、忧郁、郁闷倾向及易激怒等。志愿者实验发现,一次急性暴露 ELF EMF(0.1 Hz 和 0.2 Hz,0.5~1.1 mT)可导致反应时延长,而 50 Hz,10~13 μT 的 ELF EMF 可引起感觉运动反应的潜伏期变化。

## 二、对心血管系统的影响

研究发现,用 0.5 MHz 的微波辐射大鼠,每天 2 h,连续 10 个月,动物出现血压下降的单相反应。高频电磁辐射暴露人员的心电图可出现窦性心动过缓、窦性心律不齐、右束支传导阻滞、左室高电压、室性早搏及房性早搏等。有少数人员自觉心前区疼痛、胸闷等,检查所见可有心浊音界扩大,心尖部可听到异常的收缩期杂音。

## 三、对内分泌功能及代谢的影响

给灭活 BCG 预免疫大鼠照射 10 mW/cm² 的 2 450 MHz 微波,每天 1 h,连续 3 天。结果发现,动物出现血清皮质酮显著升高。用 1 mW/cm²、10 mW/cm² 的 2 450 MHz 微波辐射动物,每天 30 分钟,连续 30 天,可引起动物下视丘和垂体 ACTH 增多,血浆 11-氧皮质类固醇升高。另有研究表明,1 mW/cm² 的电磁辐射可使动物出现暂时性血清甲状腺素水平升高。0.06~0.321 mW/cm² 的辐射可引起动物肾上腺和垂体重量减少,甲状腺重量增加等。

## 四、对免疫功能的影响

用 3 mW/cm² 的 3 000 MHz 微波照射家兔,每天 6 h,连续 6~12 周,照射结束后以金黄色葡萄球菌感染动物。结果发现,照射组家兔对感染的抵抗力明显降低。用 7 mW/cm² 的 3 000 MHz 微波照射体外培养的人淋巴细胞,每天 4 小时。照射 5 天后,照射组淋巴细胞的转化率是对照组的 4 倍。

## 五、对生殖系统和胎儿发育的影响

将 Wistar 孕鼠从怀孕第六天开始分别用 40 mW/cm²、60 mW/cm²、80 mW/cm²、100 mW/cm² 的 2.45 GHz 连续微波照射,每次 60 min,隔日照射,共 6 次。结果发现,微波对孕鼠体重增长、胚胎早期发育、胎鼠发育产生了影响。照射组动物的胚胎吸收率、弯尾、短尾、胎重、胎长、蛛网膜下腔扩大、骨骼等的异常发生率明显高于对照组,其中以 100 mW/cm²

组更明显。微波对生物组织可产生热效应和非致热效应。上述实验中使用的辐射功率密度超过 10 mW/cm$^2$，因此以上效应主要是微波的致热效应所致。

将昆明雄性小鼠分别暴露于 20 mW/cm$^2$、30 mW/cm$^2$、40 mW/cm$^2$ 的 2.45 GHz 连续微波照射，每天一次，每次 30 min，隔日照射共 2 次。结果显示，小鼠被微波照射后第 4 天、10 天、30 天，其精子畸形率明显增高，与对照组的差异有显著性，说明微波对精子生殖细胞影响大且持续时间较长。

用 0.1~1.3 mW/cm$^2$ 的 2.98 GHz 脉冲波照射雌性大鼠，每天 4 h，照射 62~80 天。结果发现大鼠出现动情周期紊乱。用 7~10 mW/cm$^2$ 的 300 MHz 脉冲波照射雌性家兔，每天 3 h，每周 6 天，共 4 周。结果显示，动物出现动情周期时间延长（正常为 2~4 天，暴露组最长为 20 天）、动情后期和间期顺序颠倒，但卵巢和子宫无病理改变。

用 53 GHz 的微波在小鼠孕期的 6~15 天照射，功率密度分别为 1 mW/cm$^2$、3 mW/cm$^2$、5 mW/cm$^2$、8 mW/cm$^2$，每天照射 2 小时。结果发现，大于 3 mW/cm$^2$ 的微波可导致成年仔鼠学习、记忆功能降低，仔鼠脑海马区 M-R 的最大受体结合数明显升高，脑中多巴胺含量显著降低。

国内外的研究很早就注意到电磁辐射对男女生殖功能的影响。研究发现，高频热处理及熔炼作业的男性工人性功能减退，个别工人出现阳痿（电场强度为 400~1 400 V/m）、遗精（场强为 150~480 V/m）。调查发现，对讲机使用者（电场强度为 0.46~1.6 mW/cm$^2$）随使用时间的增加，性功能异常阳性率显著上升，≤5 年组为 7.98%，而 >5 年组为 21.10%。男性志愿者的研究表明，微波照射后血清睾酮浓度下降，而黄体生成素显著升高，这提示了微波可损害睾丸间质细胞合成睾酮的能力。还有调查发现，雷达作业人员血清 17 羟-皮质醇和睾酮含量异常。对高频作业女工的调查发现，暴露人员的月经异常率为 28.3%，显著高于对照的水平（15.9%）。

## 六、电磁辐射的致癌作用

电磁辐射是否有致癌作用近来受到广泛的关注，特别是 1979 年 Wertheimer 和 Leeper 报道输电线产生的电磁场与儿童白血病的发病率有相关性以来，人们通过动物实验及流行病学研究，探讨了电磁辐射与肿瘤发生的关系。

### （一）流行病学研究

瑞典和丹麦的调查显示，磁场强度 ≥0.2 μT 时，儿童白血病的比值比（odds ratio, OR）[①] 是 2.0（95%CI = 1.0~4.1）；磁场强度 ≥0.5 μT 时，OR 是 5.1（95%CI = 2.1~12.6）。新西兰对儿童白血病与电磁辐射之间关系的调查发现，卧室内平均磁场 ≥0.2 μT 时，儿童白血病的 OR 是 15.5（95%CI = 1.1~224）；白天室内磁场 >0.2 μT 时，OR 是 5.2（95%CI = 0.9~30.8）。英国的调查发现，距架空高压线 100 m 内患白血病的相对危险度（relative risk, RR）[②] 为 1.45，50 m 内为 2.0；距变电站 100 m 内的 RR 为 0.99，25 m 内为 1.30。美国对

---

① 比值比（odds ratio, OR）是表示暴露因素与疾病之间关联强度的指标，即暴露者的疾病危险性为非暴露者的多少倍。

② 相对危险度（relative risk, RR）是暴露于某种因素组人群的累积发病率或发病密度与对照组之比，是反映暴露与发病关联强度的指标。OR 与 RR 的含义类似，但用于不同类型研究设计的结果表述。

14 个州职业人员白血病死亡率进行统计分析后发现,电磁辐射暴露是白血病发生的危险因素之一。法国和加拿大的联合调查表明,水力发电工人急性髓细胞性白血病和慢性非淋巴细胞性白血病的发病率明显高于一般人群。美国对 5 个大公司的调查表明,累计暴露于磁场 2~10 年增加脑部肿瘤的死亡率,RR 为 $1.94/\mu T$。芬兰对全国工人白血病和脑部肿瘤与职业的相关性进行分析后发现,电磁辐射暴露者患上述两种肿瘤的危险性增加。英国的类似调查也得出了一致的结论。

手机使用与肿瘤的关系是科学界和公众关注的热点。一项名为 INTERPHONE 的多国合作病例对照研究发现,长时间使用手机(累积使用时间大于 1 640 h)的研究对象中,10% 的人患神经胶质瘤以及听觉系统神经瘤的风险显著增加。丹麦的一项队列研究显示,与不使用手机的人群相比,使用手机时间在 13 年以上的人群患脑肿瘤的 RR 在男性是 1.03(95%CI=0.83~1.27),在女性是 0.91(95%CI=0.41~2.04)。英国的一项对女性手机使用者的追踪研究发现,10 年以上使用者患听觉系统神经瘤的 RR 是 2.46(95%CI=1.07~5.64)。

2009 年启动的 16 国 MOBI-KIDS study 是国际多中心的病例对照研究,对青年人脑部肿瘤的危险因素进行调查。其中,研究重点之一是评估通信技术和其他环境因素与年轻人的脑肿瘤之间的风险。脑部肿瘤是白血病之后,在 25 岁以下青年人中常见的肿瘤类型。脑部肿瘤的危险因素包括电离和非电离辐射暴露、脑肿瘤家族史和一些罕见的遗传疾病。

2010 年启动的欧洲五国 The COSMOS cohort study(手机使用与健康的队列研究)是一项国际性队列研究,研究长期使用手机和其他无线技术可能产生的健康影响。这项研究的目的是对研究对象进行长期的健康监测,以便能够确定是否产生与使用手机和其他无线技术有关的健康问题。该项目由英国的研究团队负责,有来自荷兰、丹麦、瑞典、芬兰和法国的 5 个研究团队参加。该项目是国际上目前最大的有关手机健康影响的队列研究,研究对象总数超过 300 000 名,其中在英国的研究对象就有约 105 000 名。

（二）动物试验研究

给予 C57 小鼠 10 mW/cm²、20 mW/cm²、40 mW/cm² 的 2 450 MHz 连续微波照射,每次 40 min,每天一次共两次。结果发现,照射组小鼠的染色体畸变率、微核率显著高于对照组,呈剂量-反应关系。在 60 Hz、25 mT 的磁场中对 CWF 雌性小鼠进行连续三代的照射后进行病理学检查。结果发现,第一代小鼠中可检出淋巴样组织增生;第二代小鼠中的 5% 出现癌前病变,15.8% 有淋巴样组织增生,还有 4 只在第 418 天出现淋巴瘤。第三代小鼠中的 58% 出现癌前病变或恶性淋巴瘤,还有 30% 出现淋巴样组织增生。用 SAR 分别为 0.6 W/kg 和 1.2 W/kg 的 2 450 MHz 脉冲微波照射大鼠,观察脑细胞 DNA 链断裂的情况。结果发现,照射 4 h 后细胞出现 DNA 链断裂,有明显的剂量-效应关系。研究还发现,1.2 W/kg 的 2 450 MHz 连续微波照射同样可诱发大鼠脑细胞的 DNA 链断裂。

2018 年 11 月,美国国家毒理计划(National Toxicology Program,NTP)公布了手机辐射与癌症关系动物实验研究的最终结果。该研究从胚胎期开始将大鼠持续暴露于美国移动电话系统所使用的两种类型电磁辐射下为期两年。结果发现,辐照组的雄性大鼠中,脑部的恶性胶质瘤及心脏的神经鞘瘤发生率有显著增高。此外,两个脏器的一些癌前病变也显著增多。

## （三）体外试验研究

常规的致突变试验表明,低于 1 mT 的 ELF EMF 暴露没有致突变性。但是,有报道 50 Hz,400 mT 的磁场可诱导人恶性黑色素瘤 MeWo 细胞次黄嘌呤鸟嘌呤磷酸核糖转移酶 (HPRT)基因的突变,60 Hz,10 V/m 的电场也能增加 HPRT 基因的突变频率。还有研究发现,尽管暴露于 50 Hz,5 mT 的磁场 6 周并不诱发细胞 HPRT 基因的突变,但该水平的磁场暴露可显著促进 X 射线照射诱发的 HPRT 基因突变。

促进细胞增殖、诱导细胞的鸟氨酸脱羧酶活性及抑制细胞缝隙连接通信等是促癌物的重要特征。研究发现,不同类型细胞株短期暴露于 ELF EMF 后,可出现显著的鸟氨酸脱羧酶活性升高。低强度(0.05 mT、0.2 mT 和 0.4 mT)的 50 Hz 磁场暴露 24 h 对中国仓鼠成纤维细胞的缝隙连接通信没有影响,但高强度(0.8 mT 和 1.6 mT)的磁场可抑制缝隙连接通信。将骨肉瘤细胞株 TE85 和 MG-63 暴露于 2.3 mT、0.02 mV/cm 的电磁场 30 min 后,细胞 DNA 合成开始增加,24 小时达最高值,与对照相比差异有显著性。使用 Jurkat T 细胞和 TM$_3$ 细胞的实验显示,0.2 μT、60 V/m 的 50 MHz 电磁场暴露 75 min 后即可观察到 ets1 癌基因表达的增强。

综上所述,流行病学和实验研究均不同程度地提示,电磁辐射暴露是肿瘤发生的危险因素,但也有许多研究没有观察到电磁辐射与肿瘤发生的关系。2011 年,国际癌症研究机构 (IARC)综合流行病学和实验研究的结果,将射频电磁场列为 2B 类致癌物,即人类可疑的致癌物(possible human carcinogen)。

## 七、电磁过敏症

电磁过敏症(electromagnetic hypersensitivity)是指可能与低水平电磁辐射暴露有关的一系列非特异性临床症候群。目前认为,这是一种原因不明的非变态反应性过敏症,属于特发性环境不耐受症(idiopathic environmental intolerances,IEI)的一类,故又称为电磁辐射相关的特发性环境不耐受症(idiopathic environmental intolerance attributed to electromagnetic fields,IEI-EMF)。

电磁过敏症患者主要表现为非特异的症状,如头痛、疲劳感、眩晕、失眠、注意力不集中、心悸、恶心,皮肤发红、发热和刺痛感。目前,电磁过敏症还没有国际上统一的诊断标准。因此,不同研究报道的人群患病率差异较大,从 1.5% 至 18% 不等。患者的症状有轻有重,轻者通过有意识地避免电磁辐射暴露使症状得到缓解或消失,而重者可能会严重影响日常生活,甚至不得不辞去某些有电磁辐射暴露的工作,改变生活方式。不同调查都发现,患者中女性多于男性,且在 40 岁以上人群中多见。

# 第四节    环境电磁辐射的防护和管理

控制电磁辐射污染与控制其他类型的污染一样,必须采取综合防治的办法。首先,应通过各种方式向公众普及电磁辐射的基本知识,正确认识电磁辐射的危害并了解其防护措施。

其次,通过合理的区域规划,使电磁辐射污染源远离居民稠密区。对工业集中的城市,特别是电子工业集中城市或电气、电子设备密集使用地区,可将电磁辐射污染源相对集中在某一区域,并对这样的区域设置安全隔离带。电台、电视台等的辐射较强,一般应设置在郊区。绿色植物对电磁辐射具有较好的吸收作用,因此加强绿化是防治电磁辐射污染的有效措施之一。

对于已经进入到环境中的电磁辐射,应采取有效的技术防护措施,减少对人和环境的危害。常用的防护措施有以下几类:

### 1. 屏蔽防护

使用能抑制电磁辐射扩散的材料,将电磁辐射源与周围的环境隔离开来,使辐射能得以限制在一定范围内。具体做法可以是用屏蔽壳体将电磁辐射污染源包围起来,或者用屏蔽壳体将需要保护的区域包围起来。屏蔽材料有多种,一般来说,电场屏蔽首选铜材,而磁场屏蔽则多用铁材。

### 2. 吸收防护

采用对某种辐射能量有强烈吸收作用的材料,敷设于场源的外围。该方法是减少微波辐射危害的有效措施,多用在近场区的防护上。吸收材料的种类也很多,可在塑料、橡胶、胶木、陶瓷等材料中加入铁粉、石墨、木材和水等制成。

### 3. 距离防护

环境中的电场强度和磁场强度与电离辐射源距离的立方成反比。因此,离开电磁辐射源一定距离,就能明显减少暴露的程度。

### 4. 个人防护

对于因工作需要经常接触电磁辐射的人员,可穿戴用屏蔽、吸收材料制作的防护服、防护头盔及防护眼镜。

为减少或避免电磁辐射的不良影响与危害,中华人民共和国环境保护部与国家质量监督检验检疫总局联合发布了《电磁环境控制限值》(GB 8702—2014),2015 年 1 月 1 日起实施。该标准规定了电磁环境中控制公众暴露的电场、磁场、电磁场(1 Hz~300 GHz)的场量限值、评价方法和相关设施(设备)的豁免范围。标准中规定,为控制电场、磁场、电磁场所致公众暴露,环境中电场、磁场、电磁场场量参数的方均根值应满足表 13-2 要求。

**表 13-2 公众暴露控制限值**

| 频率范围 | 电场强度 $E$ /$(\text{V} \cdot \text{m}^{-1})$ | 磁场强度 $H$ /$(\text{A} \cdot \text{m}^{-1})$ | 磁感应强度 $B$ /$(\mu\text{T})$ | 等效平面波功率密度 $S_{eq}$/$(\text{W} \cdot \text{m}^{-2})$ |
|---|---|---|---|---|
| 1~8 Hz | 8 000 | $32\ 000/f^2$ | $40\ 000/f^2$ | — |
| 8~25 Hz | 8 000 | $4\ 000/f$ | $5\ 000/f$ | — |
| 0.025~1.2 kHz | $200/f$ | $4/f$ | $5/f$ | — |
| 1.2~2.9 kHz | $200/f$ | 3.3 | 4.1 | — |
| 2.9~57 kHz | 70 | $10/f$ | $12/f$ | — |
| 57~100 kHz | $4\ 000/f$ | $10/f$ | $12/f$ | — |

续表

| 频率范围 | 电场强度 $E$ /(V·m$^{-1}$) | 磁场强度 $H$ /(A·m$^{-1}$) | 磁感应强度 $B$ /($\mu$T) | 等效平面波功率密度 $S_{eq}$/(W·m$^{-2}$) |
|---|---|---|---|---|
| 0.1~3 MHz | 40 | 0.1 | 0.12 | 4 |
| 3~30 MHz | $67/f^{1/2}$ | $0.17/f^{1/2}$ | $0.21/f^{1/2}$ | $12/f$ |
| 30~3 000 MHz | 12 | 0.032 | 0.04 | 0.4 |
| 3 000~15 000 MHz | $0.22/f^{1/2}$ | $0.000\ 59/f^{1/2}$ | $0.000\ 74/f^{1/2}$ | $f/7\ 500$ |
| 15~300 GHz | 27 | 0.073 | 0.092 | 2 |

注:1. 表中 $f$ 是频率,单位为 MHz;0.1 MHz~3 GHz 频率,场量参数是任意连续 6 min 内的方均根值。

2. 100 kHz 以下频率,需同时限制电场强度和磁场强度;100 kHz 以上频率,在远场区,可以只限制电场强度或磁场强度,或等效平面波功率密度,在近场区,需同时限制电场强度和磁场强度。

3. 架空输电线路线下的耕地、园地、牧草地、畜禽饲养地、养殖水面、道路等场所,其频率 50 Hz 的电场强度控制限值为 10 kV/m,且应给出警示和防护指示标志。

4. 对于脉冲电磁波,除满足上述要求外,其功率密度的瞬时峰值不得超过表中所列限值的 100 倍,或场强的瞬时峰值不得超过表中所列限值的 32 倍。

　　根据我国电磁辐射环境保护工作的管理规定,电磁辐射建设项目,以及单位和个人从事电磁辐射相关活动时,都应当遵守并执行国家环境保护的方针政策、法规、制度和标准,接受环境保护部门对其电磁辐射环境保护工作的监督管理和检查,做好电磁辐射活动污染环境的防治工作。发生事故或其他突然性事件,造成或者可能造成电磁辐射污染事故的单位,必须立即采取措施,及时通报可能受到电磁辐射污染危害的单位和居民,并向当地环境保护行政主管部门和有关部门汇报。

## 思 考 题

1. 名词解释:电磁辐射,电离辐射,非电离辐射,比吸收率。
2. 简述环境电磁辐射源的类型。
3. 什么是电磁辐射的热效应和非热效应?
4. 环境电磁辐射常用的防护措施有几类?

电子教案

参考文献

# 第十四章 环境光和噪声污染

环境光与噪声污染均属于环境的物理性污染因素。光和声都是我们日常生活中必不可少的要素,每一个人从生至死每时每刻都在光和声围绕的环境中生活,所以人们对于它们的存在早已习以为常,对于它们可能造成的污染及所带来的健康问题,往往重视不够。然而,环境光污染与噪声污染对人体的健康危害很大,进一步研究它们对健康的损害及毒性作用机理,对有效防治其对健康的危害有重要意义。

## 第一节 环境光污染

环境光污染(light pollution)是指环境中过量的光辐射,包括可见光、紫外线辐射、红外线辐射等对人体健康的危害,以及对城市交通、生物、环境等方面造成不良影响的现象。自然光、反射太阳光、人造光等都可能造成环境光污染。

自然光主要来源于太阳辐射,主要由紫外线、红外线、可见光等组成。自然光辐射的强弱主要是由阳光中的紫外线强弱决定的。反射太阳光对环境的污染在城市中比较多见。现代建筑多用金属材料、白色涂料、白色瓷砖、玻璃幕墙及合金铝等反光材料进行装修,这些材料在日光照耀下会产生很强的反射光。人造光主要是在现代生活中采用的电光源。虽然人工光源的应用有很大程度的增长,但对人类来说太阳光线仍然是光辐射的主要来源。

适量的光辐射对人体健康是必需的,但如光辐射过量,则能对人体健康、人类生活和工作环境造成不良影响。由于光辐射的穿透性并不很强,所以影响的器官主要是眼睛和皮肤。急性作用主要表现为眼睛的角膜炎和视网膜损伤及皮肤的红斑与烧伤。慢性效应主要为眼睛的白内障和视网膜变性及皮肤的老化和皮肤癌。

### 一、可见光

#### (一) 概述

可见光(visible light)是指 380~770 nm 范围波长的非电离辐射。辐射的波长决定了光的颜色,人眼对可见光谱感知颜色的波长范围为紫:400~440 nm;蓝:440~500 nm;绿:500~570 nm;黄:570~590 nm;橙:590~610 nm;红:610~700 nm。

太阳辐射是可见光的主要来源。光的照度用勒克斯(lx)表示。可见光的强度可因白天不同时间、季节、地理位置而变动。在温带地区,夏天中午的光照度可达 2 400 lx 以上,冬天可达 1 200 lx。

最常见的人工可见光源是白炽灯。白炽灯可见光的辐射量只占总辐射量的 10%,其余90% 为红外线。荧光灯(俗称日光灯)发出的可见光波长主要在 555 nm,在这种灯光下所见物体的颜色与在天然光下所见相似。

（二）可见光的健康效应

照明不足或照明不适当容易造成视觉疲劳或视觉不适,长期在低照度环境中看书或用眼工作,可以导致近视眼。可见光还可以对机体生理功能产生间接的影响。如光作用于眼的光受体细胞,使垂体前叶分泌促性腺激素,使卵巢成熟;或作用于交感神经,使松果体的褪黑素合成减少。另外,光可影响机体的生物节律(昼夜节律),造成睡眠紊乱等。

色光的生物效应因颜色而异。一般来说,红光起兴奋作用,蓝绿光起镇静作用,人对黄色光和黄绿色光感觉最舒适。此外,不同颜色的彩光还可能给人产生不同程度的心理压力。光照与抑郁情绪有关。季节性情感障碍(seasonal affective disorder,SAD)患者在秋冬季节表现出抑郁症非典型症状,且症状反复发作,而病情在春季或夏季会得到缓解。在高纬度地区居住的人群中,SAD 十分普遍,北美地区有 0.8%~2.2% 的人受到 SAD 的困扰。研究提示 SAD 的发生与患者接受光照减少有关。越来越多的人群研究和 Meta 分析表明,光照具有缓解 SAD 患者抑郁症状的作用。光疗被广泛用于临床抑郁情绪的治疗,其不仅可以有效改善患者季节性抑郁,还可缓解非季节性抑郁症状。

反光材料装修的建筑物对太阳光的强烈反射可引起反射光对环境的污染。强烈的反射光可使人出现晃眼、眩晕,甚至引起血压升高、心急燥热、神经衰弱、视觉疲劳、视力下降等不良症状。

人造光过强可引起头晕目眩,食欲不振,视力下降,以致失明等。接触高强度人工光源可引起眼损伤。暴露数微秒到数秒所引起的损伤通常是热作用所致。蓝光可引起视网膜光化学反应,暴露数秒可引起损伤。目前研究表明,蓝光对视网膜色素上皮层的毒性可能与年龄相关性黄斑病变有关。因此,许多屏蔽蓝光的产品如蓝光滤过型人工晶体应运而生,并在临床上广泛使用。然而,随后有研究发现,一定波长的蓝光被长时间屏蔽会诱发使用者出现抑郁表现。已有研究表明蓝光具有缓解抑郁情绪的作用。太阳光中同时存在的可见光和红外线,对视网膜的损伤有协同作用。

当环境光强发生变化时,人眼可通过改变虹膜中视网膜色素的含量,调节感光度以适应光线的强弱变化。在 3 500 流明的亮度以下,人的眼睛都感觉舒适。当直射光或反射光的亮度达 4 000 流明时,人开始眯眼。当光亮度达到 10 000 流明时,眼睛难以睁开,若眼睛暴露在这种光线下过长的时间会造成眼睛损伤,导致暂时失明甚至永久失明。天气晴朗时,雪地所反射的光亮度能高达12 000 流明,如果不采取任何保护措施直视将引起急性角膜结膜炎,称为雪盲症。

有些化合物吸收光后能产生活性产物并能充分地分布到曝光组织(如皮肤、眼睛)。皮肤接触或全身应用这些化合物后,经过低剂量特定波长的光照后,可引起明显的皮肤局部有害反应,主要表现为在光照皮肤处出现红肿、发热、瘙痒、疤疹、脱皮等症状,称为光毒性(phototoxicity)反应(又称光刺激性,photoirritation)。另外,光化学反应所产生的光化学产物(如蛋白质加合物)可引起光变态反应(photoallergy)。光变态反应需经一定的诱导期才发病,皮损可扩展到未被光照的部位,主要表现为皮肤红肿、风团、丘疹、水疱、糜烂等。产生光毒性或光变态反应性的化合物其吸收光波长在自然光范围内(290~700 nm)。

## 二、紫外线

### (一) 概述

紫外线(ultraviolet light,UV)指波长为5~400 nm,介于X射线与可见光之间的辐射。波长5~100 nm的紫外线具有电离辐射作用;波长大于100 nm的紫外线属非电离辐射。波长低于200 nm的紫外线在空气中经过很短的距离就会被吸收,生物学意义不大,而长于此波段的紫外线则可透过真皮、眼角膜,以至晶状体。紫外线按其生物学作用可分为:① 长波紫外线(UVA,320~400 nm)亦称"黑光(black light)"区,具有色素沉着作用,可产生光毒性和光变态反应;② 中波紫外线(UVB,280~320 nm),为红斑区,具有明显的致红斑作用和致角膜、结膜损伤效应及抗佝偻病作用;③ 短波紫外线(UVC,200~280 nm),有明显的杀菌作用和微弱致红斑作用。环境中天然紫外线辐射来源主要是太阳光。太阳光中紫外线的波长和强度随海拔高度、季节、时间而变化。太阳光中几乎全部的UVC和大部分的UVB由于被大气同温层吸收而不能到达地面,到达地面的紫外线主要是UVA和小部分的UVB(>290 nm)。中午,在赤道附近测得的最短波长太阳辐射约为290 nm,在地球上的大部分地区,约为295 nm。近年来,由于大气臭氧层的不断破坏,短波长的紫外线会更多地到达地面。另外,凡表面温度大于1 200 ℃的物体都可能产生紫外线辐射。随着温度升高,紫外线的波长变短,强度增大。常见的人为紫外线辐射源有各种人工紫外线光源(杀菌灯、UVB荧光灯、UVA荧光灯等)、电焊、电炉炼钢等。

### (二) 紫外线的健康效应

适度的紫外线照射对健康是有益的。在275~320 nm的紫外光照射下,人的皮肤下面贮存的7-脱氢胆固醇才可以转化为维生素D,有助于维持正常的钙、磷代谢,防止维生素D缺乏症及儿童佝偻病等。紫外线照射还可兴奋交感-肾上腺系统,促进体内某些激素的分泌,提高非特异性免疫功能。但过量的紫外线照射会对健康造成危害。各种波长的紫外线,特别是UVA同环境化学物相互作用,还可能引起各自单独作用时不会产生的光毒性、光变态反应及光化学致癌作用等。

1. 紫外线对皮肤的影响

一般来说,低强度紫外线的长期暴露,可引起表皮和真皮损伤,导致皮肤改变、纤维性变和弹性组织变性及表皮萎缩,表现为皮肤干燥、粗糙、革样化,皮肤松弛,带有皱纹及不同的色素改变。随着辐射强度的增大,紫外线可引起皮肤发炎、灼伤、色素沉着甚至诱发皮肤癌。

皮肤对紫外线的吸收,随波长而异。波长在200 nm以下,几乎全被角化层吸收而不能进入皮肤深层;波长在220~330 nm之间,可被深部组织吸收。皮肤发生红斑反应和晒黑是皮肤紫外辐射损伤及损伤修复的常见表现。紫外辐射红斑是紫外线照射后皮肤毛细血管扩张的结果,是一种照射炎性反应,它在数小时潜伏期后出现,红斑限于暴露部位。红斑常被认为是 UV 辐射产生危害的一个标志,常用最小红斑剂量(MED)来描述皮肤对紫外线照射的敏感程度。280～320 nm 的 UVB 是引起皮肤红斑的主要成分,297 nm 紫外线的作用最强。紫外辐射红斑的临床表现为接触紫外线后 1～7 h,照射部位可出现红斑,18～24 h 内消退,红斑可转变为色素沉着。接触紫外线 48 h 后色素沉着变得明显,并在几天内逐渐加深。

接触 300 nm 波段的紫外线强辐射,可引起皮肤灼伤。由紫外线引起的皮肤急性炎症又称电光性皮炎,临床表现为在身体的受照部位于照射数小时后皮肤出现界限明显的水肿性红斑,严重的可发生水疱或大疱甚至组织坏死。患部有明显烧灼感和刺痛感,并常伴有全身症状如头痛、疲劳、周身不适等,一般几天内消退并留有色素沉着。

UV 与可见光一样可产生光毒性反应和光变态反应,且 UV 作用要明显地强于可见光。光敏化合物可以是内源性的,即在体内形成,通常是由于异常的代谢形成(例如卟啉),也可以是外源性的,已鉴定出了许多影响全身的光敏剂,如磺胺、四环素、噻嗪类、煤焦油衍生物、补骨脂素等。引起光毒性反应的作用光谱主要在紫外线的长波范围(320～400 nm)。症状在暴露于光的皮肤部位出现,急性期表现为皮肤的烧灼感、痛感,或出现红斑、水肿或疱疹,可在暴露 UV 后很快或数小时后出现。反复暴露时,出现脱屑和苔癣等慢性变化。有些病例出现色素沉着过度,或脱色素变化。光变态反应性接触性皮炎(PACD)是紫外线激发的,由细胞介导的对光敏物质的一种超敏反应,从组织学及发生机制上类似变态反应性接触性皮炎,所不同的是引起光变态反应性接触性皮炎需要紫外线活化才能诱导及激发致敏反应。在致敏期,致敏物与皮肤接触进入皮肤,并在紫外线作用下转化成活性小分子、半抗原,然后与自身蛋白质(包括朗格罕细胞上的蛋白质)结合,并被朗格罕细胞内吞、加工、呈递给 T 细胞,这些 T 细胞增殖形成对半抗原修饰的自身肽特异的辅助性 T 细胞1(Th1)细胞克隆。当再次接触致敏原时,机体出现针对该物质的特异性免疫应答。UV 引起的急性光变态反应性反应,症状与通常的变态反应性接触性皮炎相似,主要表现是疱疹和湿疹样的过程。慢性反应表现为表皮脱落、苔藓样斑块。此外,UV 亦能引起日光性荨麻疹。常见的光变态反应原如氯丙嗪、甲基香豆素等。

紫外线引发皮肤癌是人们关注的重大环境与健康问题之一。动物实验已证实长期接触紫外辐射可引起皮肤癌。人群流行病学调查也证明,过量太阳光照射使皮肤癌发生的危险性增加,浅色皮肤人群皮肤癌的发生率比深色皮肤人群要高,从低日光辐射地区迁移到高日光辐射地区的居民的皮肤癌发生率增加。在皮肤白皙的人中,皮肤癌主要发生在受太阳照射的部位上。在户外活动时间多的人皮肤癌发生率也更高。修复紫外线引起的 DNA 损伤的能力有缺陷时,如患着色性干皮病的人,更易患皮肤癌。有研究显示,臭氧层浓度减少 1%,太阳紫外光辐射量就增加 2%,皮肤癌发病率将增加 7%。有关太阳光的遗传毒性及致癌作用,以前一般认为主要是由于其中的 UVB 成分所致,近来的研究表明,UVA 也发挥重要作用。

2. 紫外线对眼的影响

波长在 250～320 nm 的紫外线,可大量被角膜和结膜上皮所吸收,引起急性角膜结膜炎。角膜对 UV 吸收的最敏感波长为 285 nm,波长小于 290 nm 的 UV 对角膜和其周围的结膜损伤最为严重。光感性角膜炎的潜伏期与接触紫外线的强度成反比,可短至 30 min,长至

24 h，通常为6~12 h。随后会发生结膜炎，经常伴有面部皮肤和眼睑红斑。患者有异物感，并且有不同程度的畏光、流泪和眼睑痉挛。由太阳光引起的雪盲症，主要由大量反射的紫外线照射引发；电弧光引起的称电光性眼炎，是最常见的辐射线眼病，常发生于从事电焊和乙炔焊接或切割作业、碳弧灯和水银灯制版或摄影、紫外线灯消毒等人员。波长大于290 nm的紫外线可穿透至晶体及眼前部的组织。在强紫外光源作用下可引起较深部眼结构的损伤，如295~320 nm波长引起晶体损伤。大量实验研究和流行病学调查显示，紫外线辐射是白内障形成的重要原因。有研究表明，每天多晒太阳1 h，患白内障的可能会增加10%。低纬度、高海拔、沙漠、海洋、雪域地区的白内障发生率明显高于其他地区。UVB和UVA都和白内障的诱发有关。由于白内障致盲占全部失明者一半，是当今世界重要的公共健康问题之一。长时间于露天的环境下工作，眼睛受到强烈的阳光照射，紫外线射入眼睛内部，可使眼睛形成的翼状胬肉。

（三）紫外线的防护

过量紫外线照射的防护，除了减少在烈日下长时间照射外，主要是靠屏蔽防护，戴防护眼镜及在皮肤裸露部位涂抹防晒剂。

UV的穿透力较弱，大多数的衣着都可起到屏蔽作用，在紫外线辐射的环境下作业，应着长袖衣裤，戴宽檐帽，避免穿着反光性强的白色外衣。含有防晒剂的产品，能提供完善的防护作用，防晒剂可分为吸收UV的化合物和阻断UV的化合物两类。防晒剂防护效果的评估，可用太阳防护系数（sun protection factor，SPF）评价。SPF指皮肤应用防护剂前后产生最小红斑剂量（MED）的比值。对紫外线敏感的个体应避免从事紫外线作业，如色性干皮病、血紫质病、光过敏症及白化病患者等。

一般的窗玻璃对小于320 nm波长的UV有良好的阻挡作用。普通的安全眼镜可防护UV对眼的作用。绿色玻璃既可防护UV，又可防护可见光和红外线。蓝色玻璃对UV的防护效果较差。对电焊发出UV的防护，最好用黄绿色镜片。电焊工及其辅助工必须佩戴专门的面罩、防护眼镜，以及适宜的防护服和手套。

## 三、红外线

（一）概述

红外辐射（infrared radiation，IR）即红外线亦称热射线，指波长为760 nm~1 mm范围的电磁波。从物理学角度，红外线可分为近红外线（760 nm~3 μm）、中红外线（3~30 μm）和远红外线（30 μm~1 mm）。根据生物学作用，可分为短波红外线（IR-A，760 nm~1.4 μm）、中波红外线（IR-B，1.4~3 μm）和长波红外线（IR-C，3 μm~1 mm）。

红外辐射由物质内原子和分子振动和旋转而产生。凡温度在绝对零度（-273 ℃）以上的物体，都有红外线辐射。物体的温度愈高，产生红外辐射的辐射强度愈大，波长愈短。例如，当物体温度为1 000 ℃时，波长短于1.5 μm的红外线占5%；当温度升至2 000 ℃，波长短于1.5 μm的红外线可占40%。自然界的红外线辐射主要来自太阳光，太阳类似一个温度高达6 000 K的黑体源，太阳辐射能量中红外线可占46%。到达地面的红外线，主要是波长在770~1 000 nm的近红外线，大于1 000 nm波长的红外线约占20%。日常生活所用的加热器、炽热灯泡等都是丰富的红外线源。在生产环境中,金属加热、熔融玻璃、强红外线光源(发光硅碳棒、碳弧汞气灯、钨灯、氙灯、红外探照灯等)及烘烤和加热设备等是主要的红外线辐射源。

## (二) 红外线的健康效应

红外线的生物效应主要是热效应。红外线穿透组织的能力取决于波长,大多数生物组织对1.5 μm以上波长的红外线是不能透过的,长波(远)红外线只能透入人体组织5 mm左右,大部分被皮肤表层所吸收,引起灼热感;短波(近)红外线可穿透组织30~80 mm,为深部组织所吸收,引起生物学效应。红外线被机体吸收后,引起温度升高,适当的热效应对健康有益,可使局部或全身血管扩张、充血,血流速度加快,促进新陈代谢和细胞增生,有消炎镇痛作用。过量红外线照射会出现组织损伤,近红外线对组织损伤能力比中、远红外线大。红外辐射对机体影响主要是皮肤和眼睛。

1. 红外线对皮肤的影响

红外线照射皮肤时,大部分可被表层皮肤吸收,一部分被反射。人类皮肤对红外线的反射程度取决于波长和人种的肤色。最大反射波长在700~1 200 nm之间。深黑皮肤对红外线的反射低于白皙皮肤。不被反射的红外线,可穿透到皮肤一定的深度。波长大于2 000 nm的红外线,不能透过皮肤并被皮肤表面所吸收;而较短的波长能穿透到皮肤相当深度,对于皮肤有较大透过能力的是0.75~1.5 μm的波长,1 200 nm波长的红外线穿透能力最大。引起皮肤损伤的波长主要是短波红外线。红外线短时间照射皮肤可引起局部皮肤温度升高、血管扩张,出现红斑反应,停止照射后红斑消失。反复照射,局部可出现色素沉着。大剂量红外线短期暴露,使皮肤温度快速升高,可引起痛觉,甚至组织损伤,即烧伤。如短时间暴露于碳弧灯或原子弹爆炸时的非常大剂量红外线,能引起严重烧伤。

过量照射,特别是近红外线(短波红外线)的过量照射,除发生皮肤急性灼伤外,还可透入皮下组织,使血液及深部组织加热。如照射面积较大,照射时间过长,甚至可引起机体过热而出现全身症状。

2. 红外线对眼睛的影响

对眼睛而言,长波红外线可被结膜和角膜所吸收;短波部分,如1 000 nm可以到达视网膜。在角膜、虹膜和晶体之间的眼房水可吸收红外线而使温度升高。虹膜的色素能明显地吸收红外线。天然来源红外线常伴有强的可见光,会引起眨眼和瞳孔反射,减少红外线进入眼内,具有自我防护作用。但一些人工红外线源,没有强光伴随,上述反射不会出现,红外线作用于眼内的机会增大。长期接触红外线,被角膜、晶状体和视网膜吸收,主要引起角膜损伤、白内障或视网膜灼伤。

波长大于1 400 nm的红外线为角膜上皮吸收,对角膜会产生热损伤,出现疼痛、烧灼感和结合膜炎症性充血。波长为3 μm~1 mm的红外线,可以破坏角膜表皮细胞。如烧伤只损及角膜上皮,是可恢复性的;如使角膜蛋白质凝固变性,将引起不可复的角膜混浊。如果变性的范围扩大到瞳孔,即可影响视力。一般是在较强烈的红外辐射作用下才会导致这种损伤。由于角膜的感觉神经末梢对温度升高很敏感,对高强度的红外辐射具有灵敏的闭睑反应,角膜损伤只有在观测核火球或红外线激光刺激等情况下,才会发生。波长小于1 300 nm红外线易为虹膜吸收,引起充血性瞳孔缩小和房水潮红症状。

眼睛经长期反复照射红外线,可发生红外线白内障,多见于工龄长的工人。诱发白内障的波段主要是 0.8~1.2 μm 和 1.4~1.6 μm。由于晶体无神经末梢,对红外线热效应不能觉察,损伤是在不知不觉中产生的。一般两眼同时发生,进展缓慢,初期感觉视物模糊,视力逐渐下降。眼部检查,最初晶状体皮质后部中轴处出现边界清晰的小泡状、点状及线状混浊,随后混浊和空泡逐渐增多,聚合成盘形混浊,最终导致晶状体全部混浊,与老年性白内障相似。

波长<1 μm 的红外线和可见光可到达视网膜,由视网膜色素上皮层吸收。视网膜吸收红外线在短时间内温度即可急剧上升而引起灼伤。红外线通过屈光间质时发生屈折,在黄斑部集中成焦点,使黄斑部红外线强度增高,故红外线视网膜灼伤主要损伤黄斑区。临床表现为注视强烈眩耀的高温热源或光源后,再看其他物体时,初有后遗像眩耀和云雾暗影,随后出现色幻觉或物体异常。注视处中央部有暗影遮蔽,视物模糊不清。职业性损伤多发生于使用弧光灯、电焊、氧乙炔焊的操作工,也可发生于观测日蚀或航空观察哨直视太阳后,或在高山雪地工作受到强烈阳光的反射引起。

### (三) 红外线的防护

对红外线的防护着重是防止对眼睛的损害。对于红外线源,应尽可能密闭或隔热。严禁裸眼观看强光源。操作工应佩戴能有效过滤红外线的防护镜。用钕处理的玻璃呈紫色,几乎完全不透过近红外线。大多数不透过可见光的材料,亦不透过近红外线和多数的远红外线。含氧化亚铁或钴的绿色玻璃亦有防护作用。反射性铝制遮盖物和铝箔制衣服常用于减少红外线暴露和降低熔炼工、热金属操作工的热负荷。接触红外线的人员,应定期检查眼部。

## 四、激光

### (一) 概述

激光(laser)是受激辐射光放大(light amplification by stimulated emission of radiation)的简称。它是一种人造的、特殊类型的非电离辐射,是在物质的原子或分子体系内,因受激发辐射的光得到放大的一种特殊光源。

激光器由产生激光的工作物质、光学谐振腔及能源激励装置三部分组成。产生激光的工作物质即发光物质已达上千种之多。能源激励装置以一定方式向激光工作物质输入能源,使其处于粒子数反转分布状态,光学谐振腔具有使工作物质发出的光通过反射镜多次往返从而使光放大作用。激光器按其工作物质的物理状态,分为固体、气体、液体、半导体、化学和自由电子激光器;按激光波长可分远红外、近红外、可见光、近紫外、真空紫外激光器等;按激光输出方式不同有连续波激光器、脉冲波激光器等;按激励方式分为光激励式、电激励式、热能激励式、核能或化学能激励式激光器。

激光具有亮度高、单色性、方向性强、相干性好等一系列优异特性,可使光能高度集中,有比普通光大得多的光压。自 1960 年第一台红宝石激光器问世以来,在工业、农业、国防、医疗和科学研究中,激光得到广泛应用。如工业上用于激光打孔、切割、焊接、钻孔等;军事和航天事业上用于激光雷达、激光通信、激光测距、激光制导、激光瞄准、激光追踪等;医学上用于眼科、外科、皮肤科、肿瘤科等多种疾病的治疗等。并且激光已进入现代生活领域,包括在一些公共场所和娱乐场所中,因此接触激光的人员和机会也愈来愈多。

### (二) 激光的健康效应

激光对生物组织作用,主要是激光产生的热效应、机械压力效应、光化学效应及电磁场效应所致。长期或超量接触激光,可引起机体损伤作用,激光伤害人体的靶器官主要为眼和皮肤。激光对人体组织的伤害及损伤程度,主要决定于激光的波长、光源类型、发射方式、入射角度、辐射强度、受照面积、受照时间及生物组织对激光的吸收、散热等特性。一般来说,激光辐射产生的效应跟相同波长、相同照射时间和相同辐射强度的普通光源的辐射效应相同。

#### 1. 激光对眼睛的伤害

眼睛是对激光最为敏感的靶器官。激光入射眼内,经眼的光学系统的聚焦作用,可在极短时间、极小面积上能量集中释放,从而引起眼睛的严重损伤。激光对眼睛的损伤部位和程度,受照射激光波长、照射时间、照射剂量、光斑大小及受照部位等因素的影响。一般说来,紫外及远红外波段激光主要损伤角膜,可见与近红外波段激光主要损伤视网膜,而在紫外与可见波段之间,近红外与远红外之间各有一过渡光谱段,可同时造成角膜或视网膜损伤,并可波及眼睛的其他屈光介质如晶状体。

视网膜易受可见光和短波红外线激光的损伤。一般把 400~1 400 nm 的辐射称为光辐射的视网膜伤害波段。角膜和晶状体的折射能力,可使大量光能瞬间聚集在视网膜,使温度剧增,可导致感光细胞凝固、坏死而致失明。中央视区黄斑部对激光最敏感,最易受伤害。视网膜损伤的典型结果是照射区内的盲点。如果盲点是位于中心凹内的损伤引起的,那么就会产生严重视觉障碍,引起视力急剧下降,严重损伤可导致视觉永久性的丧失。周围性盲点除非很大,一般不引起注意。

人眼角膜对 290~315 nm 紫外激光特别敏感。角膜上皮细胞对紫外线最为敏感,照射早期就有疼痛、畏光等症状。临床上表现为急性角膜炎和结膜炎。一旦激光伤及角膜基层,形成乳白色混浊斑,即很难恢复。实际上,凡是紫外激光,不论其波长长短,只要有较长时间的照射,超过损伤阈水平的功率密度,对角膜来说都有损伤作用。红外激光也可灼伤角膜。

人眼晶体可吸收 300~400 nm 紫外激光,尤其对 950~1 050 nm 红外激光吸收尤为突出,可引起晶状体混浊,直至发生白内障。

#### 2. 激光对皮肤的伤害

激光对皮肤的损伤主要由热效应所致,特别是可见及红外激光。轻度损伤表现红斑反应和色素沉着。随着照射剂量增加,可出现水疱,以致皮肤褪色、焦化、溃疡形成。250~320 nm 的紫外激光,可使皮肤产生光敏作用。激光对皮肤的损伤作用除取决于激光功率外,皮肤着色程度、曝光面积和时间对皮肤伤害程度有很大影响。长期接触紫外激光可致皮肤癌的相对危险性增加。皮肤大面积的烧伤可导致严重的体液丢失、毒血症和系统感染。遭受大功率激光辐射时,也能透过皮肤使深部器官受损。激光伤害内脏的特点是损伤分布不均匀,与组织对不同波长光能吸收率不同有关。大功率(10 J 以上)激光照射皮肤可致相应部位的内脏器官损伤。内脏组织伤害主要为烧伤,严重时可出现火山口形凹陷。

### (三) 激光的防护

对激光的防护包括激光器、工作室环境及个体防护三方面。激光器必须配置安全装置,凡光束可能漏射的部位,应设置防光封闭罩;安装激光开启与光束止动的连锁装置等,确保使用安全。工作室围护结构应用吸光材料制成,色调宜暗。工作区采光宜充足。室内不得有反射、折射光束的设备、用具和物件。所有参加激光作业人员,必须先接受激光危害及其安全防护的教育。接触激光人员掌握安全操作规程,建立安全检查制度。激光器工作区内外应制订安全操作规程、确定操作区和危险带,要有醒目的警告标志,建立激光控制区,无关人员严禁入内。激光作业人员应穿防燃工作服和戴护目镜。严禁裸眼观看激光束,严防激光反射至眼睛。工作人员就业前应做健康检查,以眼睛为重点。我国作业场所激光辐射卫生标准(GB 10435—89)中规定了眼直视和皮肤照射激光最大容许照射量。

## 第二节　环境噪声污染

　　环境噪声,是指在工业生产、建筑施工、交通运输和社会生活中所产生的干扰周围生活环境的声音,也就是指来自环境中所有远近不同,方向不同的噪声源,自身发出的或经建筑物反射的噪声组合。环境噪声污染是指所产生的环境噪声超过国家规定的环境噪声排放标准,并干扰他人正常生活、工作和学习的现象。《中华人民共和国噪声污染防治法》是以国家或地方制定的环境噪声排放标准确定的最高限值为界限,界定和区分"环境噪声"与"环境噪声污染"。噪声污染自 20 世纪 70 年代以来已经成为国际公认的四大环境公害之一。大量流行病学研究表明,噪声除了对听觉系统产生特异性损伤,如听力损伤或耳聋外,还影响人们的情绪、睡眠和工作效率,诱发高血压和冠心病,并对神经、消化和生殖等系统产生不良的影响。

### 一、声的基本概念

　　声音是由物体的振动而产生的,我们将振动的物体称为声源。振动在弹性介质(气体、固体和液体)中以波的形式进行传播,这种弹性波称为声波。人们日常听到的声音,通常来自空气所传播的声波。噪声源可分为自然噪声源和人为噪声源两大类。自然噪声非人类所能控制,所以防治噪声主要指防治人为噪声。

　　(一) 声音与噪声

　　声音(sound)的物理学含义,是指振动物体的振动能量在弹性介质中以波的形式向外传播,传到人耳引起的音响感觉。此种振动波称为声波,周期性的振动波所产生的声音为乐声,无规则、非周期性振动波所产生的声音为噪声。从环境毒理学的角度讲,凡是使人厌烦且对人体健康能引起不良效应的声音均称为噪声(noise)。噪声是一类引起人烦躁,或音量过强而危害人体健康的声音。所以,即使优美的乐声在不需要的时候亦可成为噪声,因为此时的乐声往往使人厌烦,干扰人们休息、睡眠、学习、思考和谈话,达到一定强度时可以引起听力损害,或机体出现有害的生理变化和心理变化。

　　(二) 声压、声压级

　　声波在空气中是以纵波的形式传播,使空气产生疏密变化,空气密集时受到压缩,压强增大,空气稀疏时发生膨胀,压强有所减少,这种由于声波的传播而对空气介质产生的压力称为声压(sound pressure),声压越大,声音就越强,声压越小,声音就越弱。声压以 $p$ 表示,其单位是牛顿/米$^2$(N/m$^2$),或帕(Pa),1 N/m$^2$ = 1 Pa。

人耳对声音强弱的主观感觉度量,称为响度。响度的大小与声波能量强弱和频率有关。声波在每秒钟内的振动次数称为频率,频率单位为赫兹(Hz)。对正常人耳刚刚能引起音响感觉的声压(或声强)为 $2 \times 10^{-5}$ Pa,称听阈声压或听阈(auditory threshold),能使人耳产生疼痛的声压称痛阈声压或痛阈,其声压为 20 Pa。从听阈到痛阈声压的绝对值相差 100 万倍,因此,用声压绝对值表示声音的强弱很不方便,为了方便起见,便引出一个成倍比关系的对数量——级,来表示声音的大小,这就是声压级(sound pressure level,SPL),其计量单位是分贝(dB)。分贝是一个相对单位,没有量纲,在噪声测量中是很重要的参量。例如,普通谈话声音为 60~70 dB,载重卡车行驶声音 80~90 dB。

### (三) 响度级

声压级只反映人耳对声音强度的感觉,对音响的感觉不仅与声压级有关,而且与频率有关。为此,设定人耳对音响的主观感觉为响度,其量值为响度级(loudness level),单位为方(phon)。由于能量强度(声压级)相同而频率不同的声波在人耳产生的音响感觉存在差异,为使不同频率的声音产生的音响感觉能相互比较,则以 1 000 Hz 的声音为标准声,以其产生的音响感觉为基准,其声压级分贝值(dB)与响度值(方)一致。以此为标准,人们就把这两个因素结合起来,用实验方法测出感觉一样响的声音的声压级与频率的关系,绘制成声音的等响曲线图(图 14-1)。

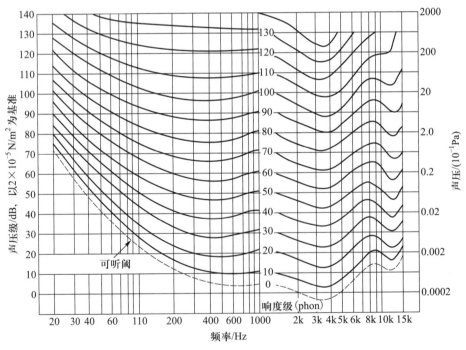

图 14-1  等响曲线

等响曲线图中每一条曲线都标出声压级和频率不同而具有同样响度的声音。例如声压级为 67 dB,频率为 100 Hz 的声音,同声压级为 60 dB,频率为 1 000 Hz 的主观感觉是一样响。等响曲线图最下面的曲线是听阈曲线,最上面的曲线为痛阈曲线。两者之间是正常人听觉器官可以听到的全部声音。

在实际应用中,人们为了准确地评价噪声对人体的影响,在等响曲线中分别选出代表高、中、低三种强度的曲线,即 100 phon、70 phon、40 phon 三条曲线,并根据这三条曲线,模拟人耳的听觉制造出噪声测定仪(即声级计)。在测量噪声的声级计中设置了几种滤波器,即根据人耳的感音特性,模拟 100 phon、70 phon、40 phon 等响曲线,设计了"A""B""C"三种频率计权网络,分别测出的声级为 A 声级(高)、B 声级(中)和 C 声级(低)三种强度值,分别以 dB(A)、dB(B)、dB(C)表示。A 声级能较好地反映人对噪声的主观感觉,当接受噪声通过时对人的听觉器官不敏感的低频部分有较大的衰减,中频衰减次之,高频不衰减,因此,A 网络测得的噪声值较为接近人的听觉器官的感觉,故国际标准化组织(ISO)推荐 A 声级用作噪声卫生学评价的指标,单位为dB(A)。

## 二、环境噪声的来源及特点

### (一)环境噪声的来源

#### 1. 交通噪声

交通噪声是机动车辆、铁路机车、机动船舶及航空运输器等交通运输工具在运行中产生的噪声。交通噪声是城市环境中分布最广泛,危害较大的噪声源,是城市噪声污染的主要来源,约占城市各种噪声源的 70%。交通噪声随时间而变化,是一种非稳态噪声,其强度既与交通工具种类、数量、行驶速度和行驶状况等交通参数有关,又与城市规划布局、路面宽窄与平整度、地物地貌以及绿化等条件有关。

#### 2. 工业机械噪声

工业机械噪声又称生产性噪声,指工矿企业在生产过程中机械设备运转产生的噪声。生产性噪声根据持续时间和出现的形态,可分为连续声和间断声、稳态声和非稳态声。生产性噪声一般声级比较高,有些作业地点噪声声级可高达 120~130 dB(A),这类噪声的特性因具体设备不同而差别很大。

#### 3. 建筑施工噪声

建筑施工噪声是建筑施工现场各种不同性能的动力机械产生的噪声,其噪声源具有多样性、突发性、冲击性和不连续性等特点。建筑施工现场噪声一般在 90 dB(A)以上,最高达到 130 dB(A)。

#### 4. 社会生活噪声

社会生活噪声是指人为活动产生的噪声,包括文化娱乐场所和商业经营活动中使用的设备、设施产生的噪声,建筑物配套的服务设施产生的噪声,街道、广场等公共活动场所产生的噪声及家庭生活活动产生的噪声等。据统计,社会生活和公共场所噪声占城市噪声的14%。其噪声级可达到 60~80 dB(A)。

### (二)环境噪声的特点

#### 1. 主观性和相对性

一种声音是否是噪声,其危害是大是小,不仅具有一定的客观性,还取决于受害人的生理与心理要素,一般没有绝对标准。同一种声音,对不同的人来说,反应是不相同的。因此环境噪声具有显著的主观性和相对性,在制定环境噪声标准时,应根据不同时间、不同地区和不同行为状态来考虑和制定。

2. 局部性和分散性

噪声污染只局限于噪声源附近地区,随距离增大,噪声强度迅速减弱。噪声污染没有储备性或积累性,噪声源一旦停止发声,噪声立即消失,没有遗留危害作用,这是噪声污染比较容易治理的一个方面。另一方面,噪声源在物业区域内是极为分散的,数量又比较多,如每一辆汽车都可能是一个噪声源,这就难以对噪声源进行集中处理,这是噪声污染难以管理的一面。

### 三、环境噪声对人体健康的影响

耳的生理
结构图

噪声污染不仅滋扰环境,而且是公共健康的一大威胁。2011 年 3 月,世界卫生组织和欧盟合作研究中心公开了一份关于噪声对健康影响的全面报告《噪声污染导致的疾病负担》,指出噪声污染已成为仅次于空气污染的影响人体健康的环境因素,除让人感到烦躁,睡眠不好外,还会引发或触发心脏病、学习障碍和耳鸣等疾病,进而降低人的寿命。噪声对健康的危害包括噪声对听觉系统、神经系统、心血管系统等的不良影响,损害早期多属生理性改变,长期接触较强噪声可引起病理性改变。

(一) 环境噪声对听觉系统的影响

听觉系统是感受声音的系统,噪声危害的评价及噪声标准的制定主要以听觉系统的损害为依据。

1. 暂时性听阈位移

暂时性听阈位移(temporary threshold shift,TTS)指人或动物接触噪声后引起听阈变化,脱离噪声环境后经过一段时间听力可以恢复到原来水平的现象。短时间暴露于强烈噪声,听觉器官的敏感性下降,听阈可上升 10 ~ 15 dB(A),听觉发生暂时性减退,听觉敏感度下降,脱离噪声环境后数分钟内即可恢复正常,这种现象称为听觉适应。听觉适应是一种生理保护现象。较长时间暴露于强噪声,听力可出现明显下降,听阈上升超过 15 ~ 30 dB(A),脱离噪声环境后,需数小时甚至数十小时听力才能恢复,此现象称为听觉疲劳。听觉疲劳多在十几小时内可以完全恢复,属于生理性疲劳,也称之为暂时性听阈位移(TTS)。TTS 的发生、发展和恢复过程与声压级的大小和接触时间的长短有关。接触中等强度[80 ~ 105 dB(A)]噪声,接触时间少于 8 h,TTS 表现为随声压级增高和时间延长而成线性增加;当声压级降到一定程度[75 dB(A)以下],接触时间再长也不发生 TTS。TTS 发生的水平和恢复的速度,反映噪声性听觉适应与听觉疲劳的程度。

噪声引起的听觉疲劳,不仅取决于噪声的声压级,而且还取决于噪声的频谱组成。在噪声线性声压级相同的条件下,噪声频谱中高频部分所占的比例越大,所引起的听觉疲劳越显著。

2. 永久性听阈位移

永久性听阈位移(permanent threshold shift,PTS)是指噪声或其他因素引起的不能恢复到正常水平的听阈升高。长期接触强噪声,听阈不能恢复到原来正常水平,听力下降呈永久性改变,称永久性听阈位移。永久性听阈位移具有病理变化的基础,属于不可恢复的改变。出现这种情况时,听觉器官具有器质性的变化,通过扫描电子显微镜可以观察到听毛倒伏、稀疏、脱落,听毛细胞出现肿胀、变性或消失。在这种情况下,听力损失不能完全恢复,听阈位移是永久性的。根据损伤的程度,永久性听阈位移又分为听力损伤(hearing impairment)或听力损失(hearing loss),以及噪声性耳聋(noise-induced deafness)。

### 3. 噪声性耳聋

噪声性耳聋是由于听觉长期遭受噪声影响而发生的缓慢进行性的感音性耳聋,是导致感音神经性听力损失的第二大主要原因,发病率仅次于老年性耳聋,是完全可预防的不可逆性疾病。早期表现为听觉疲劳,离开噪声环境后可以逐渐恢复,久之则难以恢复,终致感音神经性耳聋。依据 ISO 1964 年规定,500 Hz、1 000 Hz、2 000 Hz 三个频率的平均听力降低 25 dB(A) 称为噪声性耳聋。噪声性耳聋是噪声对听觉器官长期影响的结果,是法定职业病,常见于高度噪声环境中工作的人员,如坦克驾驶员、飞机场地勤人员,常佩戴耳机的电话员和铆工、锻工、纺织工等。近 30 年来,噪声性耳聋的发病率在青少年群体中逐渐增加,使得青少年噪声性耳聋日益受到广泛的社会关注。研究发现,青少年噪声性耳聋是行为相关性疾病,其以青少年群体特有的生理及心理特征为行为基础,并与现代生活方式密切相关。青少年噪声性耳聋的发病率增加的主要原因是日益增加的娱乐性噪声暴露量和薄弱的听力防护措施。

噪声性耳聋的诊断需要有明确的噪声接触史,有自觉听力损失或其他症状,纯音测听为感音性聋,结合动态观察资料和现场卫生学调查,排除其他原因所致听力损失,即可做出诊断。

### 4. 爆发性耳聋

又称急性噪声性听力损伤,多因爆破、火器发射或其他突然发生的巨响所致。当声压很大时,鼓膜内外产生较大压差,导致鼓膜破裂,双耳完全失聪。

## (二) 环境噪声对非听觉系统的影响

### 1. 对神经系统的影响

神经行为功能测试可以作为噪声对机体损伤的早期评价指标。噪声通过听觉器官可作用于大脑皮层和植物神经中枢,反复长时间的刺激,超过生理承受能力,就会对中枢神经系统造成损害,使大脑皮层兴奋与抑制平衡失调,导致条件反射的异常。噪声通过听觉器官传入大脑皮质和植物神经中枢(丘脑下部),引起中枢神经系统一系列反应。长期接触强噪声后,主诉有头痛、头晕、耳鸣、心悸与睡眠障碍等神经衰弱综合征,是最明显的噪声引发病症。调查发现,接触高强度噪声的工人中有的表现情绪不稳,易激怒、易疲倦,称噪声性神经官能症。检查表现大脑皮质功能抑制和兴奋过程平衡失调,脑电图 a 节律减弱或消失,β 节律增强或增加。植物神经中枢调节功能减弱,表现为皮肤划痕试验反应迟钝、血压不稳、血管张力有改变。

噪声对神经系统影响的程度与其强度有关。当噪声在 50~85 dB(A)时,主要表现为头痛和睡眠不好;90~100 dB(A)时,常常表现为易激动,有疲劳感;100~120 dB(A)时,表现为头晕、失眠、记忆力明显下降;噪声增强到 140~145 dB(A)时,不但会引起耳痛,而且还能引起恐惧或全身性紧张感。

### 2. 对心血管系统的影响

在噪声作用下,植物神经调节功能发生变化,表现心率加快或减缓,血压不稳;长期作用多表现为血压升高,外周阻力增加,心电图 ST 段和 T 波呈缺血型变化,对心脏收缩功能有不良影响。流行病学调查已经证实,长期接触高水平噪声可以导致人群中高血压患病率升高,有明确的剂量-反应关系,环境噪声水平增加 15 dB(A)可以使人群中高血压的患病人数增加约 50%。此外,噪声还可以使心肌受损。对于长期接触噪声是否会增加冠心病、脑卒中的发病率和死亡率,目前尚无一致的意见,但普遍认为噪声有可能增加冠心病、脑卒中的发病率和死亡率。噪声可以导致窦性心动过缓、心律不齐、心动过速等,多出现在接触强噪声的早期,是一种一过性的暂时改变。

噪声引起植物神经功能紊乱会使血压波动增大。一些血压不稳定的人接触噪声后,血压变化尤其明显。年轻人接触噪声后,大多数表现为血压降低,而老年人则以升高为多见。有报道,严重噪声听力损失者的血压比正常听力者高,这种明显差别完全是由于噪声引起的。

3. 对消化系统的影响

长期暴露在噪声环境中的人,其消化功能有明显的改变,表现为胃肠功能紊乱,消化能力减弱,食欲减退,消瘦,胃液分泌减少,胃肠蠕动减慢等。研究显示,长期在 80 dB(A)噪声环境中工作的人,胃肠消化功能受到影响,有些人胃的收缩能力只有正常人的 70%,胃酸减少,食欲不振,胃炎、胃溃疡和十二指肠溃疡发病率增高。噪声作业工人消化道溃疡患病率比安静环境的高 5 倍。

4. 对内分泌和免疫系统的影响

人在 85 dB(A)噪声环境下 7 h,某些生化指标发生明显的变化,尿中肾上腺素和环腺苷酸及尿与血清中镁、蛋白质和胆固醇含量显著增高。红细胞中钠和血液中血管紧张肽原酶活性降低,而尿中去甲肾上腺素增加不明显。有研究指出,脉冲噪声对肾上腺的刺激作用较稳态噪声大。

5. 对睡眠的影响

睡眠能够使人的新陈代谢得到调节,大脑得到休息,从而消除疲劳和恢复体力,保证睡眠是人体健康的重要因素。超过 50 dB(A)的噪声就会影响人的睡眠质量和时间,引起脑电图波形的变化。研究结果显示,非脉冲噪声和脉冲噪声惊醒人的阈值在 REM 睡眠期均较低。

6. 对其他生理功能的影响

在噪声影响下,交感神经活性增强,肾上腺皮质激素分泌增加,尿中儿茶酚胺排出量增多。在接触高水平噪声的职业人群中调查证实,长期接触 90 dB(A)以上噪声可以导致妇女月经不正常的比例增高。怀孕期间接触强噪声可以造成妊娠高血压增多,胚胎发育受影响,娩出新生儿体重下降,子代听力和智力下降,甚至导致流产率增高。

7. 对心理方面的影响

突然而又剧烈的声响刺激,可引起惊恐反射。长期接触噪声,会影响学习和工作效率、干扰谈话、妨碍休息或安宁,使人产生厌烦、苦恼、心情烦躁、焦虑不安等心理异常表现。噪声还可以引起神经衰弱综合征,增加人群中精神病的患病率,影响人的操作能力及视觉功能。在某些作业场所,噪声还可掩盖各种信号,易引发工伤事故。

(三) 噪声对人类健康危害的影响因素

1. 噪声强度和频谱特征

噪声强度越大,对人体危害也越大。流行病学研究表明,随着接触噪声强度增大,工人耳鸣、耳聋等检出率也升高。一般来说,80 dB(A)以下噪声所致的听力损失率较低,90 dB(A)以上则听力损失检出率逐渐升高,140 dB(A)的强噪声短期内则可造成永久性听力丧失。通常高频噪声的危害性较低频大。

2. 接触工龄和每天接触时间

噪声强度相同,噪声聋检出率随接触噪声的工龄延长而增高。噪声强度越大,工人出现听力损失的时间越早。有的工作环境噪声强度并不太大,如 80~85 dB(A),但接触时间很长,也可使部分工人出现听力损伤。缩短每天接触时间,则有利于听觉疲劳的恢复。

3. 个体敏感性与个体防护

对噪声敏感和机体健康状态不良者,特别是有耳病者会加重噪声的危害程度。佩戴防声耳塞等可推迟或减轻噪声性听力损伤。

4. 噪声性质

强度和频率经常发生变化的噪声比稳定噪声的危害大。接触脉冲噪声的工人其噪声聋、高血压及中枢神经系统功能失调等检出率均显著高于接触稳态噪声人群。

（四）噪声导致听力损伤的基本病理变化及发病机制

随着对噪声导致听力损伤不断深入的研究,发现听力损伤的发生与内耳多种信号分子的改变有着密切的关系,如包括 caspases、MAPK、Prestin 和 Bcl-2 等在内的多种蛋白分子均与听力损伤的发生发展相关。噪声导致听力损失的机制很复杂,其发生往往是遗传因素和环境因素共同作用的结果。目前普遍被接受的机制主要是噪声的机械、血管和代谢性破坏作用。机械学说认为,耳蜗螺旋器(Corti 器)遭受噪声暴露后,首先引起机械性损伤,高强度噪声引起强烈的内、外淋巴液流动,形成涡流,冲击蜗管,造成前庭膜的破裂、网状膜的穿孔、毛细血管出血、内外淋巴液相混合、Corti 器剪切运动的范围加大,导致不同程度的毛细胞死亡和神经纤维退变;血管学说认为,噪声可诱发内耳血管痉挛或扩张,局部血流灌注减少或血液流速减慢,血液浓缩和血栓形成,微循环障碍,进而导致耳蜗供血不足,缺血缺氧及继发性损伤造成毛细胞和 Corti 器的形态和结构的损伤;代谢学说认为,持续的噪声刺激引起毛细胞和支持细胞酶系统的严重紊乱,耗氧和耗糖量增加,引起氧和能量代谢的障碍,最终干扰耳蜗内部新陈代谢,引起细胞病理学改变,导致细胞代谢性损伤。噪声性耳聋发生的机制除上所述以外,研究发现噪声导致内耳细胞死亡的过程还有很多其他影响因素:比如内耳细胞氧化还原状态的改变及过量自由基的产生,强噪声可以使耳蜗血管纹边缘细胞产生大量自由基,噪声暴露结束后晚期形成的自由基引起毛细胞进一步损伤是形成永久性听阈位移的主要原因。钙离子平衡失调,强噪声暴露后不仅引起传入神经树突钙离子浓度增加,而且引起毛细胞内钙离子聚集,被认为是引起毛细胞死亡及听力损失的原因之一。另外还有神经营养因子缺乏、类谷氨酸兴奋性神经毒性等机制,多种机制在噪声性耳聋发病中相辅相成,共同促成毛细胞和神经纤维的损伤和噪声性听力损失。

## 四、环境噪声危害的防治措施

同水体污染、大气污染和固体废物污染不同,噪声污染是一种物理性污染,噪声的预防主要是控制声源和声的传播途径,以及对接收者进行保护。解决噪声污染问题的一般程序是首先进行现场噪声调查,测量现场的噪声级和噪声频谱,然后根据有关的环境标准确定现场容许的噪声级,并根据现场实测的数值和容许的噪声级之差确定降噪量,进而制定技术上可行、经济上合理的控制方案。

## (一)城市规划措施

合理的规划是控制城市噪声的有效措施。各地在编制城乡建设、区域开发、交通发展和其他专项规划时应该按照国家声环境质量标准要求,将声环境影响评价纳入规划环境影响评价中,合理安排城市功能分区和建设布局,最大限度地减轻环境噪声污染。在新建、改建城市时,对工业区、商业区、居住区、文教区、火车站、机场等都应做出合理配置,按当地主导风向把居住区安排在噪声源的上风侧或最小风向频率的下风侧;城市主要交通干线、机场、火车站等应离居住区一定距离,不宜将医院、学校等需要安静的设施配置在道路两旁;声源与居住区之间应设绿化防护带,防护林对降低环境噪声效果良好,特别是对高频声的衰减效果更好。声源与居住区之间的卫生防护距离见表14-1。

表 14-1　居住区与声源间卫生防护距离

| 声源噪声级/dB(A) | 卫生防护距离/m | 声源噪声级/dB(A) | 卫生防护距离/m |
| --- | --- | --- | --- |
| >100 | 300~500 | 70~80 | 30~50 |
| 90~100 | 150~300 | 60~70 | 20~30 |
| 80~90 | 50~150 | | |

## (二)工程技术措施

环境噪声控制的技术措施主要是控制声源和声的传播。对运转的机械设备和各种交通工具的噪声控制,一是改进结构,提高其中部件的加工精度和装配质量及采用合理的操作方法,以降低声源的噪声发射功率;二是利用声的吸收、反射、干涉等特性采用吸声、隔声、隔振等技术及安装消声器等以控制声源的辐射。

## (三)管理措施

噪声控制立法有法律性和强制性,国家规定《声环境质量标准》及《中华人民共和国噪声污染防治法》。依据立法,管理机构有权要求噪声污染者积极采取治理措施。

## (四)对接收者的防护

对必须在强噪声环境工作的人员,可以采用个体防护的办法降低噪声对健康的危害。主要防护措施有:① 佩戴护耳器,如耳塞、耳罩、防声盔等。② 减少在噪声环境中的暴露时间。③ 根据听力检测结果,适当调整在噪声环境中的工作人员。人的听觉灵敏度是有差别的。如在85 dB(A)的噪声环境中工作,有人会耳聋,有人则不会。可以每年或几年进行一次听力检测,把听力显著降低的人调离噪声环境。

## (五)预防保健措施

加强对接触噪声工人的健康监护。在就业前体格检查中被检出患有听觉器官疾患、中枢神经系统、心血管系统器质性疾患或自主神经功能失调者,不宜参加强噪声作业。定期进行听力检查,对听力下降很显著者,宜及时调离强噪声作业。对于必须进入噪声环境中工作的人员,进行噪声性耳聋易感基因的筛选研究对耳聋的预防具有重要意义。如果能确认噪声性耳聋易感基因,就有可能在噪声性耳聋易感个体暴露于高噪声环境前将其筛选出来,有效减少噪声性耳聋的发生,达到早预防的目的。

# 思 考 题

1. 名词解释:

光污染,光毒性反应,光变态反应,激光,太阳防护系数,噪声,声压,声压级,响度级,暂时性听阈位移,永久性听阈位移。

2. 简述可见光污染的不良生物效应。

3. 试论紫外线照射对健康的影响。

4. 试述激光对健康的影响。

5. 论述环境噪声对健康的影响。

6. 简述环境噪声危害的预防措施。

电子教案

参考文献

# 第十五章 环境生物污染

## 第一节 概　　述

### 一、环境生物污染的概念

环境生物污染(environmental biological pollution)是指由于自然的或人为的原因引起生物性污染物进入环境,并对人类健康与人类生态系统造成危害或威胁的现象。环境生物性污染物(environmental biological pollutant)主要包括对健康有不良影响的动物、植物、微生物,特别是病原微生物及对健康有害的遗传基因、生物毒素等对环境造成污染的生物性因素。基因污染(genetic contamination)主要指在非法转基因动、植物和细菌、病毒中,对人体健康有潜在威胁的遗传基因污染环境的现象。环境动物性污染是指动物体本身及其脱落物、代谢物、排泄物,以及寄生虫、动物毒素等引起的环境污染。环境植物性污染主要指植物花粉、孢子及植物毒素等引起的环境污染。

引起环境生物污染的自然原因包括由于环境变化(如气候变暖)或者某些尚未确知的原因使不良生物(如致病微生物)在人类环境中大量繁殖和传播,也包括通过自然力(如风力、洋流)或带病生物(如鸟类)将不良生物传入人类环境等过程。人为的原因主要指由于人类的生产和生活活动引起不良生物或其基因进入人类环境,例如携带病原体的患者对病原体的传播、人为地对外来有害生物的引进、不科学的动物饲养和水产养殖及人为造成的环境污染直接或间接导致不良生物繁殖和扩散等。

环境生物污染是化学污染和物理污染之外的又一类环境污染。能引起疾病的微生物和寄生虫统称为病原体(pathogen)。其中,常见的致病微生物多为杆菌、球菌、霉菌、酵母菌、放线菌和病毒等,常见的寄生虫有血吸虫、痢疾变形虫、线虫、贾第虫等水体中的寄生虫,以及原虫、蠕虫等土壤寄生虫。本章重点论述环境病原体污染对人体健康的不良影响及其毒理学作用。

### 二、环境生物污染的特点

环境生物污染不仅如化学污染具有广泛性和持久性的特点,而且具有不同于物理污染和化学污染的特点。环境生物污染的主要特点如下：

## 1. 生物活性

环境生物污染物具有生物活性。主要表现在环境生物污染物的产生、排放和造成毒性作用的全过程始终与生物污染物本身或其宿主生物的生命活动有关。

## 2. 增殖性

环境生物污染物可以繁殖或复制，使其数量快速增加。如果是单细胞或多细胞生物在适当的条件下可以自我繁殖；如果是病毒，可以在感染的宿主细胞内进行复制，使其数量迅速增多。

## 3. 变异性

环境生物污染物具有遗传变异的特点，特别是病毒，非常容易发生遗传变异、基因突变，产生新的病毒变异株。例如，新冠病毒不断发生突变，据报道已经产生了数百种变异株，其中有5种变异株对人群健康影响很大，被世界卫生组织定义为"值得关注的变异株"：Alpha、Beta、Gamma、Delta、Omicron 变异株。

## 4. 传染性

与物理性、化学性污染物不同，环境生物污染物具有传染性，感染病原体的人可以通过呼吸道、消化道、皮肤等多种途径传染给其他人。

## 5. 复杂性

物理性污染物或化学性污染物的本质均是粒子或简单分子，而生物性污染物是生物个体或群体，即使最简单的病毒也是多种生物大分子组合的有机体，在物质结构上比物理性或化学性污染物更加复杂，具有物理性或化学性污染物所不具有的特性。

## 6. 特殊性

物理性、化学性污染物的毒性作用是无生命物质与人体相互作用；而生物性污染物的毒性作用是生物与人体的相互作用。因此，环境生物污染物对人体或人群的毒性作用在很多方面不遵守化学毒理学建立的毒理学规律，例如，没有明确定量的剂量-效应关系或剂量-反应关系，也没有明确的阈值问题等。

## 7. 失控性

由于相比于物理或化学运动，生物运动是最高级最复杂的运动，很难预测生物污染物的运动轨迹，即使发现了也很难控制，容易造成失控。例如，对于一个化学中毒的人，只要对这一个人进行管控和治疗就可以了，不必对所有这个地区的人群进行管控。然而，环境生物污染则不同，例如，只要发现1例鼠疫病人，就需要把整个社区或更大范围的区域管控起来。又例如，感染有禽流感的野生飞鸟，它的迁徙、飞翔不受人类控制，所以容易造成失控。

## 8. 隐蔽性

环境生物污染物具有隐蔽性的特点。主要表现在两个方面：

（1）致病性微生物和寄生虫的虫卵大多无色、无味、无光，看不见、摸不着，只有在显微镜下才能看见，而病毒只有在电子显微镜下才能看见，使人很难发现。

（2）人体被生物污染物感染后，抵抗力弱的人就发病，而对于抵抗力强的人，则出现隐性感染，隐蔽性强。例如，新冠病毒无症状感染者，自身没有症状，但是他可以排毒而感染别人，使他携带的病毒在人群中传播。

### 9. 适应性

与物理或化学污染物不同,环境生物污染物属于具有生命活性的生物,因此它只能在它适应的环境中生存状态下才有生物活性。也就是说,由于不同生物污染物对于适宜的生存条件要求不同,所以环境生物污染受环境因素影响很大,在适宜的环境条件下,它可以大量繁殖,而在不适宜的条件下很难繁殖,甚至全部灭绝,依据环境条件而数量变化很大。因此,可以通过改变环境条件、喷洒药物,来预防或杀灭环境生物污染物。

影响环境生物污染物的环境因素可以分为环境无生命影响因素和环境有生命影响因素两类:

(1)环境无生命影响因素:如环境温度、湿度、光照等。

(2)环境有生命影响因素:例如,人群聚集的地方,人口密集的大城市,致病微生物易于传播、感染或流行;而人口密度较小的地方,致病微生物不易于传播、感染或流行。所以,为了预防新冠病毒的传播,提倡居民要少聚集、少扎堆。

### 10. 广泛性

环境生物性污染物分布广泛,可存在于各种环境中,涉及空气、水体、土壤,城市和乡村等。

### 11. 持久性

有些生物污染物可以长期存在于环境中,甚至可以寄生在人、动物和植物体内而与宿主长期共存,使生物污染物的存在具有持久性。例如,真菌的孢子和细菌的芽孢,抵抗力相当强,可长期潜伏于环境中。又如,甲型肝炎病毒可以在海产品体内存活 3 个月。新冠病毒(SARS-CoV-2)由于变异性和适应性强,似有与人类长期共存的可能。科学家甚至担心,随着气候变暖,南北极冰雪消融,其中隐藏的古代的病毒和致病生物可能复活,引起传染病流行。

### 12. 多样性

环境生物污染的多样性包含 2 个含义:

(1)环境生物污染物的种类繁多,来自多种多样的动物、植物、微生物。

(2)在人群中传播或感染的途径多种多样。不同致病生物可以通过水源、食物、空气飞沫、昆虫叮咬、污染的蔬菜或水果等许多途径感染暴露人群。

## 第二节　大气环境的生物污染

大气环境生物污染是指由于自然的或人为的因素引起生物性污染物进入大气环境,并达到一定浓度或数量,使人体健康受到危害或威胁的现象。

### 一、大气环境生物污染的种类

根据污染地点不同,大气生物污染可分为室外大气环境生物污染和室内大气环境生物污染。室外和室内大气生物性污染物或生物性污染因子主要包括细菌、真菌、病毒、寄生虫、花粉及各种变应原等,这些生物污染物主要通过尘埃、飞沫及其形成非常细小的气溶胶粒子进行传播。一般小于 5 μm 的生物气溶胶粒子容易进入呼吸道的深部,危害人体健康。这些有害生物对人的危害程度还取决于微生物或寄生虫的致病性、人的感受性及环境条件三个因素。

大气生物性污染物可通过空气或皮肤接触进行传播,引发多种呼吸道和过敏性疾病,如流感、皮炎、肺炎、过敏性鼻炎、哮喘、霉菌毒素中毒、军团菌病和不良建筑综合征(sick building syndrome,SBS)等,已经成为许多国家的重要公共环境卫生问题之一。2003 年以来,严重急性呼吸综合征(SARS)病毒、禽流感 H5N1 病毒、甲型 H1N1 流感病毒、H7N9 流感病毒传播引起了急性呼吸系统疾病的发生,其病因和防治一直为人们所关注。

不良建筑
综合征

室外大气生物污染来源主要有发酵、制药、食品、制革、毛纺、农业、林业和畜牧业等行业,污水处理厂、污水灌溉站、禽舍、屠宰场等场所及居民生活垃圾所产生的微生物和生物性尘埃,其数量与人和动物的密度、植物数量、土壤、地面铺装情况、气温、湿度、日照、气流、地域与季节等因素有关。研究大气生物污染的种类、浓度和时空分布,对于预防人体减少生物性污染引起的呼吸道黏膜刺激、感染、哮喘、过敏和中毒有重要意义。

室内大气生物污染的来源主要有室外空气流通进入室内、室内场所(居室、厨房、卫生间、办公室、教室、医院、生物医学实验室等)、设备(空调、冰箱、加湿器等)、病人或病原体携带者咳嗽和喷嚏形成的气溶胶传播,以及地毯、被褥、家庭宠物滋生等,室内生物性污染物包括细菌、真菌、病毒、放线菌及其毒素、花粉、螨、寄生虫及其排泄物等,与室外生物性污染物种类基本一致。环境不洁、通风不良、温度适宜、湿度较大、居住拥挤、灰尘较多的室内容易滋生细菌和真菌等微生物。近年来,大内空气生物污染引起的健康问题日益受到重视,并已成为研究热点。

根据污染物类型不同,大气环境生物污染可分为以下 3 类:

(1) 空气微生物及寄生虫污染

飘浮在室内外大气中的微生物主要有细菌、真菌、病毒等。大学校园、菜市场、商业中心、火车站、汽车站、地铁等室外公共场所和居室、办公室、医院病房、实验室等室内空气环境中微生物含量较高。常见致病菌包括金黄色葡萄球菌、溶血性链球菌、脑膜炎双球菌、结核杆菌、百日咳杆菌、军团菌、炭疽杆菌、白喉杆菌、肺炎支原体等。致病病毒包括流感病毒、腺病毒、麻疹病毒、水痘病毒、腮腺炎病毒、风疹病毒及部分肠病毒。致病真菌主要包括链格孢属、枝孢属、曲霉属、青霉属、木霉属、酵母菌属、葡萄穗霉属等属的真菌。有些寄生虫(如螨虫、阿米巴原虫)及其虫卵也可在空气中飘浮,并可随呼吸进入人体引起感染。

(2) 空气变应原污染

变应原(allergen)是经吸入或食入等途径进入体内后能引起特异性免疫球蛋白(IgE)抗体产生并导致变态反应的抗原性物质。空气中的变应原主要有细菌、真菌孢子、嗜温放线菌、阿米巴、尘螨及其代谢物、宠物来源的尘屑和排泄物、植物花粉、飘散在空气中的松毛虫和桑毛虫的毒毛,及飞蛾、蜜蜂、甲虫、蟑螂、蚊蝇的鳞片等,这些变应原借助空气传播,能使易感人群出现过敏症状,如变应性肺炎、鼻炎、哮喘等一些呼吸道的过敏症状和特异性过敏性皮炎。

(3) 生物性尘埃污染

杨、柳、梧桐等绿化植物的种子或叶片生有细毛或绒毛,在种子成熟或秋季落叶时在空中随风飘浮,造成大气生物性尘埃,可引起人的过敏性疾病。

## 二、大气环境生物污染对人体健康的危害及其机理

（一）微生物

1. 真菌

① 分布:室内空气中的真菌主要是霉菌,常见的有青霉属、枝孢属、曲霉属和交链孢属等属的真菌。霉菌在空气的传播主要依靠孢子,遇到温暖和潮湿环境,孢子即可生长繁殖。

室内霉菌污染源主要包括没有定期维修或清洗的室内中央空调系统和汽车空调,通风条件不好及潮湿的办公室、卫生间和家庭厨房,曾发生水浸或漏水的房间,旧房的墙体、地毯和地板下面,发霉或潮湿的吊顶、地毯或其他建筑材料等。空气中的真菌主要随悬浮颗粒物存在。在农场、饲料厂的扬尘中检测出高浓度黄曲霉毒素存在。

② 对人体健康的影响:霉菌可引起恶心、呕吐、腹痛等症状,严重时会导致肠道疾病(如痢疾等);患者可见精神不振,严重者出现昏迷、血压下降等。敏感者吸入霉菌可引起呼吸道过敏症状,轻者出现鼻塞、流涕、打喷嚏症状,重者会使人呼吸困难,喘息不止。患者长期发病可能引起哮喘、肺气肿、肺心病等呼吸道疾病。在成年人中,因霉菌导致的哮喘比花粉及动物皮毛过敏导致的哮喘严重。有毒的霉菌还会导致肺部感染、发烧和虚弱等。霉菌产生的生物毒素对人体健康有严重危害,如黄曲霉毒素可引起肝变性,肝细胞坏死及肝硬化,并致肝癌;黑葡萄穗霉毒素能引起造血组织坏死或造血机能障碍,引起白细胞减少症等。

SBS 是多因素综合作用而导致的,除物理、化学和心理因素外,生物因素包括霉菌、螨虫、皮屑等往往是造成 SBS 的重要因素,产毒真菌黑葡萄状穗霉菌被作为代表菌种广泛用于实验室研究。SBS 发病时的症状主要包括刺激症状、过敏症状和全身性症状。

2. 细菌

（1）军团菌

军团菌病

① 分布:军团菌(legionella)属于军团菌科军团菌属,是一种革兰氏阴性的、需氧的、多形性的非孢子类杆菌。在办公楼、大型商场(超市)、饭店、医院和旅馆等处曾多次从供水系统、淋浴设施和中央空调系统内检测到军团菌的存在,特别在温度较高的人工水环境系统中,军团菌的检出率较高。空气传播是军团菌污染的主要途径,含军团菌的水雾、气雾或气溶胶通过空气吸入后可导致呼吸道感染。

② 对人体健康的危害:军团菌病(legionellsis)是由军团菌引起的以肺部感染为主、可合并肺外多个系统受损的一种细菌感染性呼吸道疾病。临床上军团菌病主要有两种类型:以发热、咳嗽和肺部炎症为主要症状的肺炎型和以发热、头痛、疲倦、畏寒、恶心、干咳、肌痛等症状为主、病情较轻的无肺部炎症的非肺炎型。

③ 发病机理:军团菌是兼性胞内寄生菌,被肺部的单核巨噬细胞吞噬后能在巨噬细胞内存活并繁殖。当细胞裂解,大量军团菌释放出来,导致肺泡上皮和内皮的急性损害,并伴有水肿液和纤维的渗出,影响血氧交换,引起低氧血症和呼吸障碍。释放出来的军团菌同时会感染周围细胞,加重肺泡损伤。空气细颗粒物($PM_{2.5}$)是军团菌传播的重要载体。附着在 $PM_{2.5}$ 上的军团菌可随颗粒物而被吸入细支气管和肺泡内,使军团菌有机会侵染肺泡组织和巨噬细胞,引发炎症,导致军团菌病发生。

（2）金黄色葡萄球菌

① 分布：典型的金黄色葡萄球菌为球形革兰氏阳性菌，直径 $0.8~\mu m$ 左右，显微镜下排列成葡萄串状。金黄色葡萄球菌在自然界中无处不在，空气、水、灰尘及人和动物的排泄物中都可找到。由于人常常为带菌者，致使该病的传播机会大大增加。据报道，在正常人群中的带菌率可达 30%~80%，其中皮肤带菌率为 8%~22%，鼻腔和咽喉部等上呼吸道的带菌率在 40%~50% 甚至 50% 以上。公共场所和室内空气污染源主要是带菌的动物、呼吸道感染的患者等。美国疾病控制中心报告，由金黄色葡萄球菌引起的细菌感染占第二位，仅次于大肠杆菌。美国每年约有 50 万人在医院被金黄色葡萄球菌感染。

② 对人体健康的危害：金黄色葡萄球菌是一种常见的病原体，对人体有很大的危害，是人类化脓感染中最常见的病原菌，可引起局部化脓感染，也可引起肺炎、伪膜性肠炎、心包炎等，甚至败血症、脓毒症等全身感染。葡萄球菌性肺炎是常见的病症，起病急，伴发热、寒战，咳嗽，咳脓痰或脓血痰，胸痛及呼吸困难等。金黄色葡萄球菌性肺炎约占社区获得性肺炎的 2%，及医院获得性肺炎的 10%~15%。婴儿和老年人、住院病人和体质严重虚弱者易得此种疾病。

③ 致病机理：金黄色葡萄球菌的致病力强弱主要与其产生的毒素和侵袭性酶有关。该菌产生的溶血毒素能损伤血小板，破坏溶酶体，引起肌体局部缺血和坏死；该菌产生的杀白细胞素可破坏人的白细胞和巨噬细胞；该菌产生的肠毒素能抵抗胃肠液中蛋白酶的水解作用，引起呕吐和腹泻等症状。侵袭性酶是指某些细菌产生的、与毒力有关的酶，如金黄色葡萄球菌产生的血浆凝固酶使血液或血浆中的纤维蛋白沉积于菌体表面，阻碍体内吞噬细胞的吞噬，即使被吞噬后，也不易被杀死。同时，凝固酶集聚在菌体四周，能保护病菌不受血清中杀菌物质的作用，还可使感染局限化和形成血栓，造成局部组织坏死。

3. 病毒

（1）流感病毒

流感病毒是流行性感冒病毒的简称。它隶属正黏病毒科，是一种 RNA 病毒，人类和动物感染后引起流行性感冒。流感病毒的结构有内层核衣壳（核心、核蛋白和 RNA 多聚酶）、中层内膜蛋白（M 蛋白）、外层包膜，病毒表面有血凝素（H）和神经氨酸酶（N）。流感病毒内层结构包含了存贮病毒信息的遗传物质及复制这些信息必需的酶。

流感病毒根据其核蛋白的抗原性可分为甲型（A 型）、乙型（B 型）、丙型（C 型）三类；根据流感病毒感染的对象，可分为人流感病毒、猪流感病毒、马流感病毒、禽流感病毒。甲型流感病毒的致病性最强，至今甲型流感病毒已发现 16 个血凝素亚型（H1—H16）和 9 个神经氨酸酶亚型（N1—N9），且其经常发生抗原变异，产生 H1N1、H3N2、H5N1、H7N9 等亚型。2004 年的禽流感由 H5N1 引起；2009 年的猪流感由 H1N1 引起；2013 年的禽流感则由 H7N9 引起。2003 年到 2013 年全球共有 15 个国家和地区的 393 人感染禽流感，其中 248 人死亡，死亡率 63%。中国有 31 人感染禽流感，其中 21 人死亡。

流感病毒的生命周期分为 5 个阶段：吸附、膜融合、脱壳、生物合成、释放。流感病毒进入呼吸道，先依靠血凝素特异性识别细胞膜受体并吸附于宿主细胞表面，再经过吞饮作用方式进入胞浆。在胞浆内，病毒包膜与细胞质膜融合，释放出病毒 RNA，在宿主细胞内进行病毒的复制、病毒蛋白的合成及病毒的装配，装配好的病毒经过出芽释放到细胞之外，进而感染附近细胞。

病毒对呼吸道上皮细胞的致病作用包括病毒的直接损伤和机体免疫病理应答,会引起一系列病理反应,如炎症反应、免疫反应、氧化应激和细胞凋亡。

流感病毒主要通过空气中的飞沫、易感者与感染者之间的接触或与被污染物品的接触而传播。一般秋冬季节是其高发期。人流感主要是甲型流感病毒和乙型流感病毒引起的,其临床症状是发热、全身疼痛、乏力、咳嗽和其他呼吸道症状等。

（2）SARS 冠状病毒（SARS-CoV）

2002 年冬到 2003 年春全球爆发的非典型性肺炎,被世界卫生组织命名为重症急性呼吸综合征（severe acute respiratory syndrome, SARS）,为一种由 SARS 冠状病毒（SARS-CoV,下简称 SARS 病毒）引起的急性呼吸道传染病,又称 SARS、传染性非典型肺炎等。在这期间 SARS 病毒感染导致 8 096 例报告病例和 774 例死亡（病死率约为 10%）。SARS 病毒的主要传播方式为近距离飞沫传播或接触患者呼吸道分泌物。然而,如双手触摸被该病毒污染的物体表面再触及口、眼、鼻,亦有可能染病。因此,SARS 冠状病毒也是一种环境生物污染物。

SARS 病毒属于冠状病毒科冠状病毒属,呈球形,直径在 100 nm 左右,是有包膜的单股正链 RNA 病毒。在 SARS 病毒包膜上有许多刺突蛋白（spike protein,S 蛋白）,在电子显微镜下这些刺突蛋白向四周伸出突起,使病毒颗粒似欧洲中世纪帝王的皇冠而得名（图 15-1）。S 蛋白是该病毒的主要抗原成分和病毒与受体结合的部位,同时与病毒引起的细胞融合（cell fusion）有关。SARS 病毒的核衣壳蛋白（nucleocapsid,N 蛋白）是一种重要的结构蛋白,位于病毒颗粒的核心部分,并与病毒 RNA 结合,在病毒的包装等过程中起重要作用。

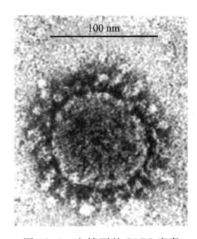

图 15-1　电镜下的 SARS 病毒

非典型性肺炎起病急,以发热为首发症状,偶有畏寒,体温常超过 38 ℃;有咳嗽和胸闷症状,严重者出现呼吸加速、气促和呼吸窘迫,可伴有头痛、肌肉酸痛、全身乏力和腹泻等症状。也有少数病人不以发热为首发症状。SARS 病毒由呼吸道进入人体,在呼吸道黏膜上皮内复制,感染气管上皮细胞、肺泡上皮细胞,并可能对肺组织细胞产生直接的损害作用,促发肺水肿及肺间质和肺实质炎症,部分病人发生肺纤维化,严重者导致呼吸衰竭,甚至死亡。病毒进入血液引发病毒血症,进而对多种组织器官感并破坏脾、外周淋巴结和中央淋巴结和其他淋巴组织中的免疫细胞,可使机体免疫功能受损。肝、心、肾等器官也有一定受累。

预防措施:与 SARS 疑似患者接触时,要认真做好手部的卫生消毒,如用肥皂和水洗手,如果手上没有明显的污染,酒精棉球擦手可以代替洗手。如患者因急性呼吸道感染就诊,应询问其是否接触过 SARS 患者或近期去过 SARS 疫区。如疑似为 SARS 患者,即建议患者用外科面罩罩住口鼻。如果疑似 SARS 患者被收入院,应首先通知疾病控制机构及其相关人员,卫生保健人员与患者接触时须佩戴 N95 口罩,并穿隔离服。护理疑似 SARS 患者时,所有的医护卫生保健人员应戴 N95 口罩,并严格遵守标准预防和接触预防措施,并戴眼罩。

（3）新型冠状病毒

2020—2022 年期间,新型冠状病毒（SARS-CoV-2）感染引起的急性呼吸道综合征在世界范围流行,对人类健康造成严重危害。世界卫生组织(WHO)将这种新型冠状病毒引发的疾病命名为"2019 冠状病毒病"(corona virus disease 2019,COVID-19)。国际病毒分类学委员会(ICTV)将新型冠状病毒命名为严重急性呼吸系统综合征冠状病毒 2 型(severe acute respiratory syndrome coronavirus 2,SARS-CoV-2),以下简称新冠病毒。新冠病毒的主要传播途径是经呼吸道飞沫和密切接触传播,也可以通过中央空调、密闭室内的气溶胶,以及冷冻食品、快递邮件等有病毒污染的物件传播,所以新冠病毒也是一种环境生物污染物。

① 冠状病毒的分类:冠状病毒属于冠状病毒科正冠状病毒亚科。根据基因组序列的变异和血清学反应,该亚科的冠状病毒成员分为四个属:即阿尔法(α)、贝塔(β)、伽马(γ)、德尔塔(δ)冠状病毒属。感染哺乳动物的冠状病毒主要为 α、β 冠状病毒属;感染禽类的冠状病毒主要来源于 γ、δ 冠状病毒属。其中,β 冠状病毒分为五个亚属:Embecovirus、Sarbecovirus、Merbecovirus、Nobecovirus 和 Hibecovirus。新冠病毒(SARS-CoV-2)归于 β 冠状病毒属的 Sarbecovirus 亚属。

冠状病毒是有包膜的病毒,具有长度为 26-32 kb 的单股正链 RNA 基因组,其特点是基因重组和突变率均很高,从而导致冠状病毒的基因多态性和生态多样性,使之能够感染从鸟类到鲸鱼的各种宿主。现已发现 7 种冠状病毒可感染人类。人类冠状病毒 229E、OC43、NL63 和 HKU1 每年可引起上呼吸道感染率 10%~30%,但其症状轻,如普通感冒就是冠状病毒引起的。而另外三种冠状病毒,即 SARS-CoV、中东呼吸系统综合征冠状病毒(MERS)和 SARS-CoV-2 能引起严重的人类呼吸道疾病,死亡率较高。

② 新冠病毒的显微结构:新冠病毒颗粒平均直径约为 100 nm,呈球形或椭圆形(图 15-2),其结构与其他冠状病毒类似,即病毒颗粒外包着 2 层脂质的包膜,膜表面有 3 种糖蛋白:刺突蛋白(spike protein,S 蛋白),膜蛋白(membrane protein,M 蛋白),包膜蛋白(envelope protein,E 蛋白)。

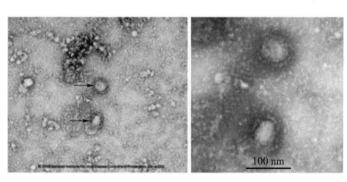

100 nm

图 15-2 新冠病毒的电子显微镜照片

注:箭头所指即新冠病毒,病毒周围呈现多个典型的不规则颗粒突起,符合典型的冠状病毒形态。(照片引自中国疾病预防控制中心官网)

③ 新冠病毒基因组:新冠病毒(SARS-CoV-2)如同其他冠状病毒是单股正链 RNA 病毒,其基因组大小约 30 kb。从全基因序列看,新型冠状病毒与 SARS 病毒同属于冠状病毒的 β 属,两种病毒的基因组序列 80% 相同,同源性很高。其次,两种病毒入侵人体细胞的主要受体都是血管紧张素转化酶 2(angiotensin-converting enzyme 2,ACE2)。

新冠病毒基因组能够编码 29 个病毒蛋白,其中有四种主要的结构蛋白:S 蛋白,核衣壳蛋白（N 蛋白），M 蛋白，E 蛋白。S 蛋白是冠状病毒非常重要的表面蛋白，与病毒的传染能力密切相关。N 蛋白在病毒中含量丰富，是一种高度免疫原性蛋白，参与基因组复制和细胞信号通路调节。S 蛋白和 N 蛋白是新冠免疫检测试剂盒关键原材料，对新冠病毒的诊断和排查具有重要价值。

④ 新冠病毒对宿主细胞的感染过程：在新冠病毒对宿主细胞感染过程的第一步是病毒粒子膜表面的 S 蛋白与细胞的受体蛋白——ACE2 结合以附着在细胞膜上，接着是病毒和细胞膜融合和病毒基因组 RNA 释放到细胞中。随之，宿主细胞质中的核糖体被病毒劫持以产生病毒复制所需要的酶蛋白，从而启动病毒 RNA 复制或转录。新合成的病毒基因组 RNA 和新合成的病毒结构蛋白组装成子代新冠病毒粒子，随后通过胞吐作用释放出宿主细胞外，以启动对另一宿主细胞的新一轮感染。这期间，病毒蛋白可与宿主在免疫反应和发病机制中产生的细胞因子发生交互作用，导致多种病理现象的发生。

⑤ 新冠病毒的变异：新冠病毒基因突变率很高，在感染流行期间，产生了很多突变株。世界卫生组织（WHO）将可能会导致传播力增强、毒力增加、改变疾病严重程度，或对现有的诊断、治疗药物与疫苗等防治手段带来影响的病毒变异株定义为"关切变异株"（variant of concern，VOC）。其中，有 5 种变异株被 WHO 先后确定为"关切变异株"（VOC），依其出现的先后分别是：阿尔法（Alpha，$\alpha$）、贝塔（Beta，$\beta$）、伽马（Gamma，$\gamma$）、德尔塔（Delta，$\delta$）和奥密克戎（Omicron）变异株。在疫性后期，奥密克戎变异株是新冠病毒在全球感染的最主要变异株。

⑥ 新冠病毒对健康的危害：新冠病毒对健康危害的特性和严重程度，随其不同变异株的出现而有很大的改变。新冠病毒原始株及其前期的变异株（如 $\alpha$，$\beta$，$\gamma$，$\delta$ 变异株）对人体健康的危害严重，感染之后常见体征有发热、咳嗽、气促和呼吸困难等。在较严重病例中，可导致严重急性呼吸综合征发生，甚至引起死亡。除了损害呼吸系统之外，还包括免疫系统及其他器官，例如心肌损害、凝血功能异常、肾损伤、肝损害等多种脏器的损害。

随着奥密克戎变异株的出现，新冠病毒原始株及其他前期的变异株（如 $\alpha$，$\beta$，$\gamma$，$\delta$ 变异株）被取代，至 2022 年 2 月，奥密克戎变异株已成为全球范围内的主要流行毒株，在当时上报的新冠病毒基因序列中 98.3% 为奥密克戎变异株。与两年前经常侵犯下呼吸道的新冠病毒原始株和前期的变异株相比，奥密克戎变异株感染以后主要局限于影响上呼吸道而不是肺部，病例分型主要以轻型和普通型为主，症状较轻，该病在国内外的致死率已急剧下降而与流行性感冒相似，已经转化为一种"自限性疾病"。

虽然目前奥密克戎变异株感染后对于大多数人引发的病症较轻，但是其在人群中的传播力和感染力极强，对于老人、特别是 80 岁以上的老年人或有基础病、免疫力弱的人有发展为严重病症的可能，甚至引起死亡。

⑦ 新冠病毒感染的预防与治疗：对于新冠病毒感染引发的疾病目前还没有特异治疗方法，但可以根据患者临床症状进行对症治疗，从而达到加快康复、避免病情加重、降低死亡率的目的。据中医药治疗报道，在新型冠状病毒性肺炎的治疗中，中医药起到了很好的疗效。

预防新冠病毒感染的方法是：早预警、早诊断、早治疗、早隔离感染者，以及注意环境卫生和个人卫生，接种疫苗、勤洗手、戴口罩、保持社交距离，避免去人员聚集的地方等。此外，对于海外疫区食物，特别是冷冻食物及其外包装要加强检疫、严格消毒等。由于该病毒在环境固体附着物表面生存时间较长，且能够污染疫区的污水、空气颗粒物，因此除了要截断

"物一人"传播途径外,对疫区环境进行消杀也是一项重要的预防措施。

值得注意的是,即使新冠病毒变异株奥密克戎引发的疾病症状较轻,但是对于老年人或免疫力低下的体弱者,一旦感染,仍然有发展为重度病患的可能,因此对于他们的感染必须重点预防、及时救治,以免威胁生命健康。

### (二)尘螨

#### 1. 生物学特征

尘螨(dust mites)是一种寄生虫,分类上属于真螨目蚍螨科尘螨属,已记录34种,其中与人类过敏性疾病有关的种类主要有屋尘螨、粉尘螨和埋内欧螨等。尘螨是一种类似蜘蛛及头虱的生物,其体形为椭圆形,身长只有300 μm左右,肉眼看不见,需要借助显微镜才能观察其形态。尘螨生长发育的最适温度为(25±2)℃,最适湿度为80%左右。

#### 2. 分布

尘螨以粉末性物质为食,如动物皮屑、面粉、棉籽饼粉和真菌等,在居室环境的分布最高,亦是人群暴露的主要危险因素。如有充足的食物和水分供给,尘螨可滋生于室内任何场所,比如居室床上用品枕头、褥被,以及床垫、地毯、窗帘、衣服等物品和家具中,甚至在小孩的绒毛玩具里也可繁殖。此外,人们经常停留的场所,如办公室、工作间、学校、托儿所等,都可发现尘螨。

#### 3. 对人体健康的危害

(1)寄生:尘螨可引起人的皮肤损伤,尤其是面部皮肤损伤多见。据调查,从儿童到老人都可感染,成年人对尘螨的感染率高达97.68%。尘螨寄生在人体皮脂腺最丰富部位的毛囊中,常见于额面部,包括鼻、眼周围、唇、前额、头皮,甚至乳头、胸、颈等处,可随皮脂从毛囊中溢出或者自动溢出毛囊,再通过床褥或洗脸巾等物品传播。

(2)引起过敏性疾病:尘螨的排泄物、蜕皮以及其唾液腺分泌的唾液、基节上腺分泌的蛋白质、死亡后体液中的可溶性蛋白是尘螨产生的主要过敏原,会引起人体发生过敏反应,主要有三种临床表现,即尘螨性哮喘、过敏性鼻炎和过敏性皮肤病。病人往往有家族过敏史或个人过敏史。

#### 4. 尘螨致敏的作用机制

在过敏性哮喘发病诱因中体外变应原(又称过敏原)检测中,尘螨居首位,占到55%。尘螨含有多种与哮喘有关的抗原成分(即过敏原),其中屋尘螨I类变应原(group I allergen of *Dermatophagoides pteronyssinus*, Der p1)和粉尘螨I类变应原(group I allergen of *Dermatophagoides farinae*, Der f1)在哮喘的发病机制中起着重要的作用。研究表明,Der p1对人体内辅助性T淋巴细胞(the T helper lymphocyte, Th)有明显的选择性,能促使Th1向Th2转化。Th2细胞能分泌多种细胞因子,例如白细胞介素(interleukin, IL)-3、IL-4、IL-5、IL-6、IL-10、肿瘤坏死因子(TNF)-α及粒-巨噬细胞集落刺激因子(GM-CSF),可促进血液中IgE合成。同时,过敏原也可使黏膜下的肥大细胞和嗜酸性粒细胞的细胞膜变性并诱发IgE抗体附着在细胞膜上,当这些细胞再次遇到尘螨过敏原后,发生特异的抗原抗体反应,导致这些细胞脱颗粒现象发生,从而释放出组胺等多种过敏介质。这些过敏介质可引起气管平滑肌收缩、毛细血管扩张、通透性增强,黏液分泌及组织损伤,从而引发过敏反应。实验证明,过敏性哮喘患者血清IgE水平一般较高。

（三）花粉

1. 分布

花粉是植物的雄性生殖细胞，直径一般在 $30\sim50~\mu m$，是引起花粉症的主要过敏原。我国北方和西北地区的致敏花粉主要是蒿属花粉。此外，还有藜、柏、白蜡、臭椿、松、杨、柳、榆等、禾本科植物及葎草、蓖麻等植物花粉。南方地区除蒿属花粉外，还有苋、藜、木麻黄、苦楝的花粉等。美洲地区的重要致敏花粉是豚草花粉，豚草现已蔓延到欧洲广大地区。

2. 对人体健康的危害

花粉症（pollinosis）是由花粉致敏而引起的呼吸道及眼部过敏的变态反应病。花粉过敏症患者的临床表现因人而异，主要表现为流鼻涕、流眼泪、喷嚏连续发作、鼻阻塞、鼻痒、眼及外耳道发痒等。

目前，全世界的花粉过敏患病率已达到 $5\%\sim10\%$，我国的病人也在逐年增多，一般发病率为 $0.9\%$，流行区可高达 $4.9\%$。花粉症有季节性、地区性及发病时间固定等三个流行特点。花粉症发作与致敏花粉传粉期一致，传粉季节过后症状自然缓解。在某一地区患花粉症的同一患者，若迁移到另一地区，由于脱离了致敏花粉，可能不经任何治疗，症状即可减轻或自行消失。患者每年发病时间固定，相差不过几天，最多十几天。此外，症状的轻重还与气候条件有关。一般来说刮风天气花粉飘散较多，发病症状比阴雨天症状重。

3. 花粉致敏的机制

花粉含有某些特定蛋白质，这些蛋白质是有致敏作用的变应原。如豚草花粉含 20 余种蛋白成分，其中大部分豚草花粉过敏症患者对蛋白 AgE 和 AgK 过敏。AgE 和 AgK 都是酸性蛋白，相对分子质量分别为 37 kD 和 38.2 kD。蒿属花粉至少含 23 种蛋白成分，其中最主要的是分子量为 22 kD 致敏蛋白，可与 $90\%$ 以上病人的血清结合。当过敏体质的人首次接触花粉变应原时，能促进 Th1 向 Th2 转化。Th2 细胞能分泌多种细胞因子，从而引起血清中的抗体 IgE 合成增加。IgE 抗体能附着在组织黏膜下的肥大细胞和嗜碱性粒细胞上，当再次接触这类花粉时，花粉抗原即与上述细胞表面的 IgE 抗体发生抗原抗体反应，导致这些细胞脱颗粒，释放出组胺等多种介质，导致黏膜水肿、血管内液体渗出、分泌物增多、局部刺激和平滑肌收缩等，最终刺激到眼鼻等器官，引起过敏反应，导致打喷嚏、流清水涕及鼻痒和鼻塞等症状。于是对花粉过敏的人就会出现眼、鼻、耳黏膜及皮肤的发痒，对于过敏性鼻炎的患者还表现为打喷嚏、流鼻涕等症状，如过敏发生在支气管黏膜上，病人就会出现哮喘症状。

（四）内毒素

1. 分布

内毒素（endotoxin），原称热原，主要由革兰氏阴性细菌产生，为细菌细胞壁的最外层结构成分，含有脂多糖（lipopolysacc hride，LPS）、磷脂及蛋白质等成分，其中以脂多糖为主，故一般把内毒素与脂多糖视为同一物质。自然界中革兰氏阴性细菌及其内毒素无处不在，在室内灰尘和室外颗粒物等多种环境中检测到内毒素。空气中内毒素主要来源包括农业粉尘、工厂污染水中的气溶胶、采暖系统和空调系统的污染、加湿器生成的水雾、居室环境中的湿气或水渍。

2. 对人体健康的危害

内毒素可使人体和动物致热。直接或间接损害肝，临床上表现为发烧症或持续低血糖症。内毒素还有致敏作用,LPS 可引起迟发型或速发型过敏反应。流行病学调查表明,室内灰尘中细菌内毒素增加了人群患哮喘疾病的危险性,气溶胶中内毒素浓度与哮喘症状的严重程度呈明显的正相关关系。

3. 内毒素的致病机理

① 内毒素进入机体作用于肝细胞,能引起肝细胞损伤,使糖原异生的关键酶(如葡萄糖-6-磷酸酶、糖原合成酶)活性降低,抑制糖原的异生和分解,激活丙酮酸激酶,加速葡萄糖的分解氧化,并产生大量的热量,在临床上表现为发烧症或持续低血糖症。② 引发肝充血、水肿和肝细胞坏死,最终导致肝硬化的发生。③ 引起白细胞和血小板减少,产生出血倾向,严重时可导致休克。④ 引发炎症反应。研究表明,内毒素 LPS 在体内通过与 LPS 结合蛋白(LBP)形成 LPS-LBP 复合物,激活单核-巨噬细胞系统,诱导其分泌多种炎性介质分子如 TNF-$\alpha$、$\beta_2$-干扰素、NO、IL-1、IL-6 及 IL-8 等。然后通过这些介质分子在局部或循环中扩散至其他器官或组织,造成对多种器官系统的破坏及一系列连锁性炎性反应。内毒素可诱导呼吸道组织产生细胞因子或炎性介质(TNF-$\alpha$、NO、IL-4 等),会干扰肺功能,引发呼吸道炎症、气道高反应性和支气管收缩,导致哮喘。

# 第三节　水环境的生物污染

## 一、水环境生物污染及其对健康的影响

### (一) 水环境生物污染

水环境生物污染是指致病微生物、寄生虫等生物进入水体,或某些藻类大量繁殖,使水质恶化,直接或间接危害人类健康或影响渔业生产的现象。人类的生产与生活活动,使大量工业、农业和生活废弃物排入水中,引起水环境生物污染。在此,生产废水主要指屠宰、畜牧、制革和生物制品等工业废水;生活污水指人们在生活中产生的污水,如洗涤衣物、厨房、洗漱沐浴、厕所等排出的污水;此外,还有医院污水和农田灌溉污水等。这些废水除含有大量有机物和无机物外,还含有多种微生物,每毫升污水中含细菌有的可高达几百万个,其中可能含有肠道致病菌、肠道病毒、结核杆菌和各种寄生虫卵。在受到生物污染而又静止不动的水体中生存的一些昆虫,如蚊虫、蚋和舌蝇等可以传播疟疾、乙型脑炎等疾病。

在我国《生活饮用水卫生标准》(GB 5749—2022)中,微生物指标有菌落总数、总大肠菌群数、大肠埃希氏菌、贾第鞭毛虫和隐孢子虫。标准规定,每 100 mL 生活饮用水中不应检出总大肠菌群、大肠埃希氏菌,每毫升生活饮用水中菌落总数的限值为 100 个;每 10 L 生活饮用水中贾第鞭毛虫和隐孢子虫均不得超过 1 个。

### (二) 水环境生物污染对健康的危害

水体受到生物性污染后最常见的危害是居民通过饮用、接触等途径而引起介水传染病的发生,对人体健康造成危害。由于饮用或接触受病原体污染的水而引发的疾病称为介水传染病(water-borne infection disease)。这类疾病包括霍乱、伤寒、痢疾、肝炎等肠道传染病

及血吸虫病、贾第虫病等寄生虫病及钩端螺旋体病等。根据美国疾病控制中心调查显示，1983 年美国介水传染病暴发 39 起，其中贾第鞭毛虫 17 起，甲型肝炎病毒 3 起，沙门氏菌 2 起，志贺氏菌 1 起，弯曲杆菌 1 起，累计病例数为 20 902 人。在第三世界国家中因饮水水质不良而引起各种介水传染病高达 6 亿人次，死亡人数以万计，而儿童中约 50% 的死因与饮水不良有关。自 1958 年至 1984 年，我国共发生水致伤寒暴发流行 353 起，发病率 0.63% 至 78.71%，累计发病 45 535 例。1959 年至 1983 年，全国共发生水致细菌性痢疾暴发流行 157 起，发病率 3.41% 至 55.6%，累计发病 50 934 例，这期间共发生水致传染性肝炎暴发流行 141 起，发病率 11.73% 至 23.56%，累计发病 9 548 例。以上疾病的水致暴发流行，均与环境卫生有关，尤其与粪便和生活污物污染饮用水源有关。解决致病微生物污染的卫生保障措施是饮用水消毒。目前我国用于饮用水消毒的方法主要有氯化消毒、二氧化氯消毒、紫外线消毒和臭氧消毒。

此外，污染生物产生的毒素如藻毒素、黄曲霉毒素等也可污染水体，并对人体健康造成危害。

## 二、水环境中的主要生物污染物

### （一）细菌

细菌污染是涉及面最广、影响最大、问题最多的一种污染。一般来说，在自然界清洁水中，1 mL 水中的细菌总数在 100 个以下，而受到严重污染的水体可达 100 万个以上。典型的细菌种属有：

1. 沙门氏菌属

沙门氏菌属中的伤寒沙门氏菌和副伤寒沙门氏菌分别是伤寒和副伤寒疾病的病原菌。在病人粪便、牲畜粪便、医院污水和屠宰场污水中，均可携带沙门氏菌，可通过不同途径进入井水、河水、沟水、渠水，当饮水未消毒，经粪—口途径传播，可导致人体肠胃炎或伤寒暴发流行。流行区域主要在农村，患者多为青少年。

2. 大肠杆菌

大肠杆菌（Escherichia coli），又被称为大肠埃希氏菌，是一种普通的原核生物，属于革兰氏阴性细菌（G-）。它是人和动物肠道中的常居菌，一般不致病，只有在一定条件下才可引起肠道或尿道等组织器官感染。因此，在相当长的一段时间内，一直被当作正常肠道菌群的组成部分，认为是非致病菌或条件致病菌。直到 20 世纪中期，才认识到一些种类的大肠杆菌对人和动物有病原性，但病情一般较轻，严重程度因人而异，尤其对婴幼儿、老人和免疫缺失病人的健康危害较为严重。

根据不同的生物学特性将致病性大肠杆菌分为 6 类：肠道致病性大肠杆菌（EPEC）、肠道产毒素性大肠杆菌（ETEC）、肠道侵袭性大肠杆菌（EIEC）、肠道出血性大肠杆菌（EHEC）、肠道黏附性大肠杆菌（EAEC）和肠道弥散黏附性大肠杆菌（DAEC）。这些致病性大肠杆菌可随人粪污染而进入水体，如饮用被肠道致病性大肠杆菌（EPEC）污染的水能够引起腹泻、呕吐等病症，病情严重者可危及生命；而肠道产毒素性大肠杆菌（ETEC）能产生肠道毒素而引起严重腹泻。因此，防止致病性大肠杆菌对水体的污染是重要的。

在环境保护方面，大肠杆菌常常用作指示菌进行水体质量的检测和控制，了解水体是否受到人畜粪便的污染,是否有肠道病原微生物存在的可能,从而评价水的质量,以保证水质的卫生安全。

### （二）病毒

一般来说,对水源造成污染的病毒主要有肠病毒、腺病毒、呼肠孤病毒、轮状病毒、诺瓦克病毒、传染性甲型肝炎病毒等,其中人类由粪便排出的病毒达 100 种以上,它们经不同途径污染水源,能传播脑膜炎、胃肠炎、心肌炎、呼吸道疾病、肝炎、脊髓灰质炎、结膜炎等。其中甲型肝炎病毒能够引发急性肝炎、轮状病毒能够引起腹泻,在我国均发生多次流行,且发病人数多,对人民健康造成较大危害,如 1988 年初上海发生了我国最大一次甲型肝炎流行,患者超过 31 万。此外,游泳池池水中的腺病毒可引起游泳者患"红眼病"（眼睛结膜炎）、肠胃炎和呼吸道感染;医院废水中的致病病毒还可通过水污染引起各种相应的传染病。

### （三）寄生虫

引起水环境生物污染的主要寄生虫包括:① 溶组织内阿米巴病原体,又称痢疾变形虫。人体接触粪便污染的饮用水后可引起痢疾。② 兰氏贾第鞭毛虫（简称贾第虫）和隐孢子虫是一些有鞭毛的肠道原虫,经口进入人体后,可引起慢性腹泻、腹痛、腹胀、疲乏等症状。③ 蛔虫、鞭虫、蛲虫、猪肉绦虫、牛肉绦虫、短膜壳绦虫和细粒棘球绦虫等,可通过粪便污染水体,进入人体后可引起相应的疾病。④ 血吸虫卵随病人粪便排入水体,在适宜的条件下生存数小时后,虫卵中的毛蚴即可破卵而出,然后钻入钉螺体内生成尾蚴。尾蚴能钻入人体皮肤或黏膜,引起感染。血吸虫病是一种寄生虫病,可造成急性或慢性肠炎、肝硬化,并导致腹泻、消瘦、贫血与营养障碍等疾患,在我国主要分布于长江下游和洞庭湖、鄱阳湖、太湖流域。

### （四）钩端螺旋体

钩端螺旋体（*Leptospira*）简称钩体,种类很多,可分为致病性钩体及非致病性钩体两大类。致病性钩体能引起人及动物的钩端螺旋体病,简称钩体病。钩体病主要在多雨、鼠类等动物活动频繁的夏、秋季节流行,这与在这个时节水环境被钩体污染严重有关。我国大多数地区都有不同程度的流行,以南方各省最为严重,对人民健康危害很大,是我国重点防治的传染病之一。钩体在宿主体内可以产生多种致病物质,主要的有溶血毒素、细胞毒因子及内毒素样物质等能对肌体引起多种病症,此外钩体还可代谢产生有毒脂类和某些酶类,损害宿主毛细血管壁,使其通透性增加,引起广泛出血,可致血尿、蛋白尿等。

钩体病是一种自然疫源性疾病,也是一种人畜共患性疾病,在野生动物和家畜中广泛流行。钩体在肾的肾小管中生长繁殖,可从尿中排出而污染环境。带菌鼠和猪的尿污染的水源、稻田、小溪、塘水等称为疫水,人在田间劳动、防洪、捕鱼等接触疫水时,钩体能穿过正常或破损的皮肤和黏膜,进入人体。食用被病鼠排泄物污染的食物或饮水时,钩体可经消化道黏膜侵入人体,也可经胎盘感染胎儿引起流产;此外,钩体也可以通过蚊虫等吸血昆虫传播。

一般来说,人群中不同个体对钩体均较易感,但发病率高低与接触疫水的机会和机体免疫力有关。钩体病在发病初期,由于钩体及其释放的毒性产物的作用,出现发热、恶寒、全身酸痛、头痛、结膜充血、腓肠肌痛。随后钩体侵入全身多种脏器,可引起肺出血、胃肠炎、脑膜炎、黄疸及肝肾损害等病症。

水环境中的主要生物污染物除了活的生物体外,还包括这些生物体代谢产生的生物毒素(如藻毒素、黄曲霉毒素等)和这些生物体介导的病毒等。

### 三、水环境生物污染物的毒性作用机理

水环境生物污染物的种类繁多,其毒性作用机理多种多样,目前主要集中在对生物毒素(如藻毒素、黄曲霉毒素)及病毒的毒性作用机理的研究方面,由于藻毒素和黄曲霉毒素已分别在本书水环境毒理学和环境化学致癌物两章详细论述,本节仅对甲型肝炎病毒的毒性作用机理进行介绍。

甲型肝炎病毒(hapatitis A virus,HAV)为小 RNA 病毒科肝炎病毒属,呈球形,直径约为 27 nm,无囊膜。衣壳由 60 个壳微粒组成,呈 20 面体立体对称,有 HAV 的特异性抗原(HAVAg),每一壳微粒由 4 种不同的多肽即 VP1、VP2、VP3 和 VP4 所组成。在病毒复制过程中,病毒核酸可附着于宿主细胞的核糖体上进行病毒蛋白质的生物合成,导致病毒大量繁殖。

甲型肝炎病毒由病人的粪便排出体外后,通过污染的手、水、食物和食具等经口传染,此外,贝类也可传播。HAV 经粪—口途径侵入人体后,先在肠黏膜和局部淋巴结增殖,继而进入血液,形成病毒血症,最终侵入靶器官肝,在肝细胞内增殖。应用狨猴作为实验感染模型研究 HAV 的致病机理发现,早期的临床表现是 HAV 病毒直接对肝的毒性作用,而随后发生的肝组织损害是由于 HAV 病毒对机体免疫应答的损害而引起的。在甲型肝炎的显性或隐性感染过程中,机体都可产生抗 HAV 的 IgM 和 IgG 抗体。前者在急性期和恢复期出现,后者在恢复后期出现,并可维持多年,对同型病毒的再感染有免疫力。

# 第四节    土壤环境的生物污染

土壤是由固体、液体和气体三类物质组成的,其中固体物质包括土壤矿物质、有机质和微生物等。土壤是多种动物、植物和微生物生存的必需环境和良好的载体,也是有害生物生存与繁衍的场所。土壤环境生物污染(soil environmental biological pollution)是指由于人类的生活和生产活动或自然原因造成一个或几个有害生物种群侵入土壤并大量繁殖,引起土壤质量下降,对土壤生态环境和人体健康造成不良影响的现象。

### 一、土壤生物污染物的种类及其对人体健康的影响

(一) 土壤生物污染物的种类

在土壤环境中,凡是有害于土壤生态环境和人体健康的动物、植物、微生物均被称为土壤生物污染物。其种类繁多,但就对人体健康的危害来说,以土壤致病微生物和寄生虫最为重要。

1. 土壤致病微生物

土壤微生物的种类很多,有细菌、真菌、放线菌、藻类和原生动物等。土壤微生物的数量

也很大,1克土壤中就有几亿到几百亿个。1亩地(0.067公顷)耕作层土壤中,微生物的重量有几百斤到上千斤。土壤越肥沃,微生物越多。绝大多数土壤微生物对人类的生产和生活活动是有益的,且土壤微生物也是地球生物圈物质大循环中的主要成员,主要担负着分解者的任务。土壤致病微生物虽然数量和种类占据少数,但是它们对人类的健康能造成很大危害,所以往往是土壤生物污染关注的焦点。这类生物污染物包括细菌、真菌、病毒、螺旋体等微生物,其中致病细菌和病毒带来的危害较大。

土壤中的致病细菌包括沙门氏菌属、志贺氏菌属、芽孢杆菌属、拟杆菌属、梭菌属、假单胞杆菌属、丝杆菌属、链球菌属、分枝杆菌属细菌,以及可引起炭疽、破伤风、恶性水肿、丹毒等疾病的病原菌。

土壤中的致病真菌主要有皮肤癣菌(包括毛癣菌属、小孢子菌属和表皮癣菌属)及球孢子菌。

土壤中的致病病毒主要有传染性肝炎病毒、脊髓灰质炎病毒、人肠细胞病变孤儿病毒和柯萨奇病毒等。

此外,在土壤中还有钩端螺旋体污染。

2. 寄生虫

寄生虫的种类很多,其中土壤中的寄生虫主要包括原虫(protozoon)和蠕虫(helminth)。寄生原虫是单细胞真核生物,包括鞭毛虫、阿米巴、纤毛虫和孢子虫。寄生蠕虫是动物界中的环节动物门、扁形动物门、线形动物门和棘头动物门所属的各种自由生活和寄生生活的动物,习惯上统称为蠕虫,它包括吸虫、绦虫、线虫和棘头虫。土壤中常见的蛔虫(卵)、钩虫(卵)属于线虫。

### (二)土壤生物污染物对人体健康的危害

土壤中致病微生物和寄生虫可经土壤传播疾病,危害人体健康。这些病原体污染土壤后可在土壤中存活一定时间,在一定条件下通过土壤—人途径导致人体患病。国内外因土壤生物污染而爆发的流行病年年皆有发生,其中痢疾、肝炎等最为多见。

1. 致病微生物

进入土壤的病原微生物如伤寒沙门氏菌、副伤寒沙门氏菌、痢疾杆菌及肝炎病毒可传播伤寒、副伤寒、痢疾和病毒性肝炎等疾病。

当人们受伤时,受污染土壤的破伤风杆菌通过接触而使人患破伤风,伤口越深越有利于破伤风杆菌在厌氧环境下生长,甚至可能危及生命。

结核杆菌随病人的痰咳出污染土壤,这些土壤颗粒随风飘浮在空气中,人们通过呼吸而感染肺结核病。

土壤中的毛癣菌、球孢子菌等真菌可引起皮肤感染,引起皮炎和足癣病。

患钩端螺旋体病的猪、牛和羊等动物通过粪尿中的病原体污染土壤,再通过黏膜、伤口和被浸软的皮肤侵入人体,使人致病,引起发热、头痛、肌痛、全身乏力等症状。

2. 寄生虫

土壤中致病的原虫和蠕虫可通过人的手—口途径直接进入消化道或经过食物链进入人体或穿透皮肤侵入人体引起各种寄生虫病。人体感染寄生虫后,可以出现临床症状和体征,也可以没有临床表现,而成为带虫者。如果带虫者感染虫数较少,并且其免疫状态和营养状态良好,寄生虫在机体内可以生存较长的时间而不出现临床症状。然而,当机体的免疫功能下降时,寄生虫的增殖力和致病力可以引起临床上的急性症状,甚至可以致患者死亡。

蛔虫病是由大量的蛔虫虫卵随蛔虫病患者和感染者粪便排出,污染蔬菜及泥土,在适宜的温度、湿度下,约经 2 周,发育为成熟虫卵。虫卵经口到胃,在小肠孵化发育为幼虫。蛔虫病可引起食欲不佳和腹痛等症状。

钩虫及其感染过程示意图

钩虫病就是十二指肠钩虫、美洲钩虫和粪类圆线虫的虫卵在温暖潮湿土壤中经过几天孵育变为感染性幼虫,再通过皮肤穿入人体,寄生于人体小肠而引起的,有贫血、消化道出血、营养不良和胃肠功能失调等临床表现。钩虫病遍及全球,尤多见于热带和亚热带地区,我国各地农村几乎都有发病,病人与带虫者都是钩虫病的主要传染源,特别是以人粪为主要肥料的农村,使农田土壤普遍被钩虫卵污染,当农民赤足下田接触到潮湿的泥土时,极易遭受感染,所以钩虫患者以青壮年的男性农民多见。

土壤中的阿米巴、隐孢子虫、贾第鞭毛虫等原虫的包囊或卵囊污染土壤,经口感染进入人体,在肠道内寄生可导致以肠胃不适、腹泻为主要症状的消化道疾病。

## 二、土壤生物污染物的来源及防治

（一）土壤生物污染物的来源

土壤生物污染的来源主要有以下几个方面:

1. 人类的生活和生产活动将大量含有致病病原体的有害废物、污泥、垃圾等固体废物向土壤表面堆放和倾倒。

2. 未经处理的工业生产废水、城市生活污水、饲养场和屠宰场废水、医院废水等均可能携带大量病原微生物和寄生虫卵,如用以污水灌溉,则可造成土壤生物污染。

3. 未经消毒处理的粪便、医疗污物、患者衣物等均可携带各种病原体,一旦进入土壤就可造成病原体对土壤的生物污染。例如,土壤中阿米巴、隐孢子虫、贾第鞭毛虫等原虫一般均来源于粪便或污水。

4. 患病动物(特别是饲养的禽、兽和宠物)的排泄物及其掩埋在土壤中的尸体也是土壤中致病菌的来源之一,通过动物—土壤—人途径危害人体健康。例如,炭疽杆菌、破伤风杆菌等就是随患病动物的排泄物、分泌物或其尸体进入土壤的。

（二）土壤生物污染的防治

1. 加强土壤生物污染源的管理

对粪便、垃圾和生活污水进行无害化处理是切断土壤生物污染的重要途径。通过采用辐射杀菌、高温堆肥及好气法微生物发酵等方法对垃圾进行处理,采用密封发酵法、药物灭卵法和沼气发酵法等灭菌法处理粪肥,可消灭致病菌和寄生虫卵。生活污水消毒方法主要以加氯消毒、臭氧消毒和紫外线消毒为主。要合理使用粪肥,科学污水灌溉,特别要防止医院废水进入土壤,要及时监测和控制灌溉水质量。此外,还要对感染动物(特别是饲养的禽、兽和宠物)加强管理。

2. 对土壤病原体进行末端治理

采用土壤杀菌剂直接对土壤施药灭菌和杀毒,或运用生物技术利用微生物或植物进行生物防治,消灭土壤病原菌。此外,也可通过改变土壤的理化性质和水分条件来控制土壤病原微生物的繁殖和传播。

## 思 考 题

1. 名词解释:环境生物污染,环境生物污染物,病原体,生物毒素,军团病,花粉症,内毒素。

2. 何谓环境生物污染? 生物污染的特点有哪些?

3. 试论大气环境生物污染的种类、主要生物污染物及其对健康的危害。

4. 试论水环境主要生物污染物及其对健康的危害。

5. 试述土壤生物污染物的种类及对健康的危害。

电子教案

参考文献

# 第十六章 环境健康风险评价

环境健康风险评价（environmental health risk assessment）是环境影响评价中不可或缺的部分，也是环境质量评价中的重要组成部分。近年来由于环境对人体健康影响的事件频发，环境与健康问题越来越受到广泛的关注，从而导致环境健康风险评价研究和应用领域的快速发展。环境健康风险评价目前主要分为工程项目环境健康风险评价和环境污染健康风险评价两类。

## 第一节 工程项目环境健康风险评价

### 一、概述

优良的自然环境是人类生存和繁衍的必要条件。人类社会经济活动所造成的环境因素变化，将会影响人类的生活和工作环境，直接或间接地影响人类健康，甚至威胁到人类的生存。因此从保护人群健康的角度考虑，依据环境质量变化信息、环境毒理学数据和环境流行病学调查资料来预测区域环境质量变化对人群健康的影响并提供预防对策的环境健康风险评价就显得极为重要。

水利工程建设项目环境健康风险评价

为此，必须开展工程项目环境健康风险评价以对大型建设项目实施后可能造成的环境质量变化所带来的人群健康影响及其安全性进行预测、分析和评估。在此，主要介绍对工业建设项目的环境健康风险评价，而对于水利工程项目的环境健康风险评价可扫描本节二维码见电子版。

环境健康风险评价所指的工业建设项目主要包括能够排放污染物对环境产生污染和危害的建设项目，如化工、石油炼制、金属冶炼、火力发电等项目。目前我国工业建设项目环境健康风险评价的重点是大型石化联合项目、排放持久性污染物和重点控制的有机毒物的建设项目及焚烧炉等对健康危害较大的项目。

### 二、评价内容

工业建设项目环境健康风险评价内容包括工业建设项目分析，拟建项目所在区域环境质量现状分析,人口特征分析,背景状况调查,未来污染预测,未来健康影响预测,环境健康风险评价、建议、交流和评估。初评阶段,应着重搜集环境医学与健康的历史和现状资料,论证项目的可行性,得出选址、环境容量和人体污染物暴露水平和健康影响程度的定性和定量结论。有些大型骨干企业、特殊项目及处女地的开发还应进行详评。此时必须开展专题研究,研究中要特别注意搜集流行强度较低、危害较大的疾病资料。通过时间、地点和人群之间的综合分析,编制医学地理图,为规划、设计及防治措施提供依据。

## 三、评价程序

(1)识别健康影响因素:即对拟建工业的生产工艺、原材料、成品中的有害物质,包括耗用量、贮存、运输和流失情况进行调查,弄清拟排放的各种污染物种类和数量,包括正常生产期间连续和间歇排放、无组织排放及生产事故中排放的污染物。对于这些物料和污染物,应尽可能地查明其理化性状,包括易燃性,易爆性,腐蚀性,放射性及急性、慢性毒作用,致癌、致畸、致突变等毒理学资料。

(2)估计健康影响(estimates of health effect):估算项目投产运行后受影响的人群范围和影响的性质和程度。项目实施后人群的健康影响的估计包括:① 该项目未建设前的人群健康状况基线资料,这部分资料需要通过收集当地人群健康状况的统计资料,或进行健康调查;② 项目实施后对健康影响的增量。

通过环境影响评价,即运用污染物扩散模型和评估模型,预测拟建工业项目对周围地区的大气、饮用水、土壤、农作物等环境质量的影响,计算出污染物浓度的增量,在此基础上估计预测范围内人群可能的暴露状况。例如,对于能够引起大气污染的建设项目要收集当地的气象资料,了解混合层高度、逆温层厚度、逆温发生频率等,结合所在区域地貌地形特征选择合适的污染物扩散模型,做出建设项目的大气环境质量影响预测。在此基础上,运用环境流行病学和环境毒理学等资料对拟建项目可能引起的健康风险做出估计,包括人群死亡率、发病率及与该项目相关的主要污染物有关的健康影响指标的变化。如磷肥厂的建设可能带来当地氟化物污染而引起人群氟骨症的发病率增加的程度,及与污染物增量的相关关系。

(3)提出预防措施的建议:在环境健康风险评价书中,应对建设项目提出预防或减轻健康影响的建议。包括:改变选址或修改工艺设计,改用无毒害的原材料,改进有毒有害物料的运输和贮存,消减污染物排放量,杜绝跑、冒、滴和减少无组织排放,强化生产管理、防止生产事故,建立卫生防护带并加以绿化,制定环境监测计划和突发性生产事故的应急救援方案等。在工业项目建成投产后,卫生部门应持续对周围环境质量进行监测和监督,并对周围地区人群的健康状况进行调查,如发现问题,应对生产单位提出进一步做好环境保护和减轻不良影响的建议。

## 四、评价指标

评价工业建设项目对健康的影响常采用流行病学所使用的评价指标,如特征污染物相关疾病的发病率、死亡率等。其引起的非特异性损害或可能的未知损害也可利用其他指标,如人群各种主要疾病的发病率、死亡率、病死率、婴儿死亡率、新生儿死亡率、孕产妇死亡率、流产率、平均预期寿命等。各指标的计算方法参见下述环境污染健康风险评价一节。

运用健康风险评价预测建设项目对人群健康影响时,需要进行危害鉴定、剂量-反应评价、暴露评价和风险表征等四个步骤,对此将在环境健康风险评价法详细介绍。

对于有阈值的化合物,通过危害商(hazard quotient,HQ)反映健康影响情况。危害商是指在一定暴露时间内,化学物质的暴露量与该化学物质对应健康效应的参考剂量之比。

对于无阈值的化合物,通过计算致癌风险(carcinogenic risk,CR)来估计可能的健康影响。致癌风险是指终生暴露于某化学物质而罹患某种癌症的概率。

## 五、评价方法

工业建设项目的健康风险预测是环境健康风险评价的核心目标,只有选择恰当的预测方法才可能做出正确的预测。在 WHO 陆续出版的《环境卫生基准》丛书的污染物专册中,详尽报道了世界各地对各种污染物的毒理学试验、流行病学调查和风险评价的结果,这些资料对环境健康风险评价具有重要参考价值。环境健康风险预测就是在充分利用以上资料的基础上结合建设项目本身的特征做出推测,其基本方法有以下四种。其中,第四种方法,即环境健康风险评价法,应用较为广泛,将做详细论述。

### (一) 专家预测法

专家预测法又称专家会诊法或经验预测法,是有关专家根据评价项目对环境影响的规模,运用环境毒理学和环境流行病学知识预测其对人群健康的影响。

### (二) 趋势外推法

趋势外推法是用环境流行病学方法得到暴露-反应关系的延伸来预测该项目对人群健康的影响,可得到不同时间、空间的发病率曲线或等级图形,用以预测新建工业建设项目对某种健康影响在时间和空间上扩展的可能性。

### (三) 类比法

类比法是利用或参考与拟建项目类型相同的现有项目的环境毒理学和环境流行病学资料来推测拟建项目对周围人群健康的影响。应用该方法时应注意与类比对象的相似性,如项目一般特征的相似性,污染物排放相似性,环境特征的相似性等。

### (四) 环境健康风险评价法

环境健康风险评价法(environmental health risk assessment,EHRA)是利用现代流行病学、环境毒理学及其研究的最新成果,按照一定的准则,对有害环境因素作用于特定人群的有害健康效应进行综合定性和定量评价的过程。对于环境污染对人体健康的影响或危害不仅用"有"或"无","是"或"否"来进行定性表述,还要定量地阐明危害健康的程度。由于目前环境健康风险评价法在国内外较为流行,所以在此对这种评价方法进行详细介绍。值得注意的是,在应用环境健康风险评价法对项目进行评价时,要结合前三种方法(专家预测法、趋势外推法、类比法)协同进行,以便对项目的环境健康风险做出较准确的预测。

环境健康风险评价法不仅适用于工业建设项目和水利工程建设项目的环境健康风险评价,也适用于环境污染健康风险评价,为此详细介绍如下。

在环境健康风险评价中,风险(risk)和危害性(hazard)是较为常见的术语。风险(risk)也被称为危险性或风险度,是指在一定暴露条件下化学物质导致机体产生某种不良效应的概率,即指某种物质在具体的接触条件下,对机体造成损害可能性的定量估计。危害性(hazard)的含意一般指化学物质对机体产生危害的可能性。化学物质的毒性与其危害性并不一定一致。有些毒性大的化学物所具有的危害性可能很小。例如,难以挥发的高毒性化学物,通过呼吸道吸入而引起中毒的可能性很小。

不同的工业建设项目因工艺过程等的不同,可产生不同的环境污染物,分为有阈值化合物(threshold compounds)与无阈值化合物(non-threshold compounds)两类。有阈值化合物一般指非致癌物和非遗传毒性的致癌物,而无阈值化合物一般指遗传毒性化学致癌物。它们的健康风险评价在方法上、指标上有一定区别,故分别进行论述。

当前应用较多的环境健康风险评价方法是我国卫生健康委员会所推荐使用的四步模式法,即危害鉴定、剂量-反应评价、暴露评价和风险表征,其详细过程(图 16-1)论述如下。

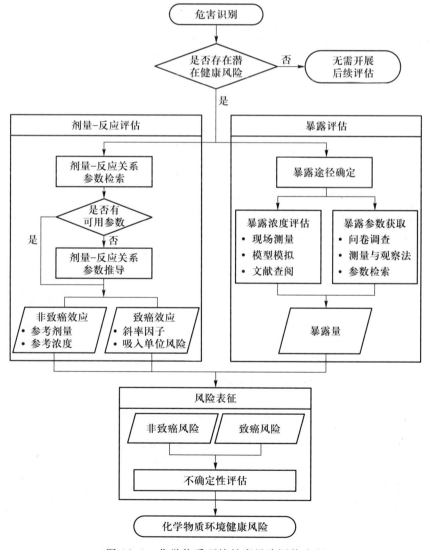

图 16-1　化学物质环境健康风险评价流程

1. 有阈值化合物的健康风险评价

有阈值化合物即已知或假设在一定暴露条件下(即低于阈值的情况下),对动物或人不发生有害作用的化合物。其环境健康风险评价包括以下步骤和方法:

(1) 危害鉴定

危害鉴定属于定性评价,重点是确定某种工业项目带来的环境污染因素(化合物)暴露是否能够产生人群的有害效应及其效应的强度是否构成公共健康问题。流行病学研究、病例报告、临床研究及动物试验研究可提供这些方面的信息。根据以上信息对人群中有害效应及强度予以分析后,估计其危害强度,如果为轻度危害,就没有必要进行定性评价,评价工作可就此终止。

危害鉴定中所利用的流行病学资料需要确实可信方可被采用,只有可靠的流行病学资料才具有相应的应用价值。因为流行病学研究的资料可直接反映人群暴露后所产生的有害影响特征,不需要进行种属的外推,所以是危害鉴定中最有说服力的证据。理想的流行病学研究应具备如下特征:① 有明确的研究目的或假说;② 不同比较对象如暴露人群与非暴露人群,疾病与对照人群的特征清楚且选择恰当;③ 有足够的暴露特征描述;④ 对疾病发生过程有足够长的追踪时间;⑤ 有确定的健康效应发生的原因;⑥ 充分考虑偏倚和混杂因素的影响;⑦ 有能够检出效应的足够研究对象人数;⑧ 采用适当的方法进行数据的收集和分析且对其过程进行清楚的描述;⑨ 足够强的效应及对缺失数据的合理处理方法;⑩ 对研究结果的完整和清晰描述。

然而,由于流行病学研究本身的一些局限性,使其资料在健康风险评价中的实际应用受到了一定的限制。首先,流行病学研究很难得到准确的暴露信息,如化学物质的种类、实际浓度等。当混合暴露存在时,它很难从中确定原因物质。其次,现有的资料往往来源于职业流行病学的研究,所得结果有时很难用于预测对一般人群的影响。职业流行病学的研究对象多数为成年男性,他们对污染物的反应差异比一般人群小得多。例如,现已证明,铅在相对较低的暴露下就能对儿童的神经行为功能产生影响。因此,以往关于铅暴露对职业人群外周神经功能影响的流行病学研究结果会低估铅暴露对儿童的影响。相反,某些情况下成人对一些化学物质的某些效应可能更为敏感。例如有研究表明,与儿童和老人相比,成人在氟和汞暴露后更易产生肾损害。另外,由于流行病学研究做出判断一般需要发病率有 2 倍以上的增加,因而对于一些发病率很低的疾病,常常需要调查大样本的人群。

与流行病学研究资料相比,动物试验研究可较好地控制暴露情况、暴露对象及进行效应的测定等。在当前很难获得理想的流行病学资料的情况下,大部分健康风险评价是依据动物试验研究的资料进行的。在选择动物试验时,应注意在不同剂量时会显示不同的靶器官毒性及在同一剂量时可能产生不同类型的毒效应。理想的动物试验资料应具备以下几点:受试动物的种属能较好地代表人的效应;对实验动物的各种情况(品系、年龄、性别、数量等)及染毒条件应有明确的说明,效应指标明确并有可靠的定量方法,对照组有可比性,有足够的剂量分组等。

然而,动物试验研究也存在着一些局限性,如由于种属差异而向人群外推和由高剂量向人群实际暴露水平外推时产生的不确定性,实验动物的饲养环境和固有的遗传因素造成动物试验研究结果的差异可能明显小于人群中实际出现的差异等。当前科学家正尝试将毒物基因组学(toxicogenomics)的数据应用到健康风险评价的工作中来。

（2）剂量-反应评价

剂量-反应评价是通过人群研究或动物试验资料,确定适合人群的剂量-反应曲线,并由此计算出评价危险人群在某种暴露剂量下的风险基准值即剂量-反应关系参数。有阈值化合物暴露与人群健康效应之间的关系参数以该物质的参考剂量(reference dose,RfD)或参考浓度(reference concentration,RfC)表示。

参考剂量即预期人群一生中出现有害效应的概率极低,或实际上不可检出时,个体或人群的终生暴露水平,以 mg/(kg·d)表示,相当于每日容许摄入量(acceptable daily intake,ADI)。RfD 的计算程序：

① 利用毒理学及流行病学的数据资料求该物质的未观察到有害作用的剂量(NOAEL,或称最大无作用剂量)。如无 NOAEL,可用观察到的最低有害作用剂量(LOAEL)代替。两者都是阈值的替代值。

② 确定不确定性系数(uncertainty factor,UF,原称安全系数)。利用动物毒理学的数据外推到人的有害效应,通常要经历从高剂量到低剂量外推和从动物向人外推的过程。由于种间及种内易感性差异可能会带来误差,用不确定系数(通常是 10×10 = 100)是对上述误差的一种修正。

③ 求 RfD(RfC)

$$RfD = NOAEL(LOAEL)/UF(s)$$

无论是 NOAEL 或 RfD(RfC)值,一般来说是可以通用的,不必从头计算,可参照美国国家环境保护局综合风险信息数据库(IRIS)的最新数据。我国 2021 年发布的指南中指出,根据暴露途径,非致癌效应的剂量-反应关系参数宜区分为：经口摄入途径的 RfD、吸入途径的 RfC、皮肤接触途径的 RfD。根据健康效应,非致癌效应的剂量-反应关系参数宜区分为：慢性效应的 RfD 或 RfC、亚慢性效应的 RfD 或 RfC、急性效应的 RfD 或 RfC。

目前认为经过以上方法计算得到的参考剂量存在一定的缺陷。这是由于 NOAEL(即阈值)只是剂量-反应关系的一个点值,故在推导 RfD 时未考虑该曲线的斜率。为解决上述问题,有学者提出用基准剂量(或基线剂量,benchmark dose,BMD)推导 RfD 法。根据获得剂量-反应关系曲线,计算在某一设定的反应——基准反应(benchmark response,BMR)水平时剂量可信区间的下限值(即 BMD)。其优点是：BMD 是依据剂量-反应关系曲线的所有数据计算获得的,而非仅仅依据一个点值;对于未能直接观察到 NOAEL 的实验结果,仍可通过此类计算求出 BMD。而对于致癌效应目前更推荐基于 BMD 来计算致癌系数。

（3）暴露评价

暴露评价是要回答暴露于环境中的有害物质浓度、暴露途径、暴露持续时间及暴露人群的特征(年龄、性别、职业及其敏感人群等)等问题。暴露可分外暴露和内暴露两大类。

对于外暴露量的估算基本上根据收集到的环境监测结果资料和计算出的每人每日摄入量进行估算。必要时可对环境介质进行补充监测。根据暴露途径的不同,需分别计算经口、经呼吸道及经皮肤的暴露量,以每日平均暴露剂量(average daily dose,ADD)表示,其计算方法详见此页边二维码。

ADD 计算方法

以吸入途径的暴露量计算为例说明如下。

普通成年人空气中化学物质的暴露量,使用下式计算：

$$ADD = \frac{C \times EF \times ED \times ET}{BW \times AT}$$

式中：

　　ADD——日均暴露量,mg/m³;

　　　C——空气中化学物质浓度,mg/m³;

　　EF——暴露频率,d/a;

　　ED——暴露周期,a;

　　ET——暴露时间,h/d;

　　AT——平均时间,h,对于非致癌效应为 ED 对应的小时数,对于致癌效应固定为 613 200,即 70 年对应的小时数。

　　涉及不同场所空气中同一化学物质的暴露评估时,宜分别评估不同场所的化学物质暴露量,再加和获得该化学物质的日均暴露量。评估普通成年人空气中化学物质吸入途径的暴露量应以上式进行计算,当评估儿童等特殊人群时宜使用表 16-1 进行呼吸速率和体重的调整。

表 16-1　我国居民呼吸速率　　　　　　　　　　　　　　单位:m³/d

| 年龄 | 长期暴露 | |
|---|---|---|
| | 男性 | 女性 |
| 1~2 岁 | 4.7 | 5.4 |
| 3~5 岁 | 5.9 | 6.4 |
| 6~8 岁 | 9.1 | 8.1 |
| 9~11 岁 | 10.6 | 9.5 |
| 12~14 岁 | 12.2 | 10.6 |
| 15~18 岁 | 13.5 | 10.8 |
| 19~44 岁 | 13.9 | 11.8 |
| 45~64 岁 | 13.7 | 11.8 |
| >65 岁 | 11.8 | 10.2 |

引自:段小丽.暴露参数的研究方法及其在环境健康风险评价中的应用.北京:科学出版社,2012。

　　内暴露量的估算在剂量-反应评价和风险表征中有更高的应用价值,目前常用方法有:通过测定一定数量人群的头发、尿液和血液等生物样品中污染物的浓度来进行估算,也可根据外暴露测定算出的摄入量进行推算:

　　　　　　　　　　内暴露量 = 摄入量×该物质的吸收率

　　每种物质的吸收率是不同的,同一种物质在消化道或呼吸道等不同部位的吸收率也是不同的,这就需要从专业文献中查出各种吸收率,然后进行推算。

　　(4) 风险表征

　　对于有阈值的化合物的非致癌风险使用 HQ 表征。并且应根据评估目的对化学物质慢性、亚慢性、急性风险分别进行评估。

① 经口摄入途径 HQ,使用下式计算:

$$HQ = \frac{ADD}{RfD}$$

式中:

HQ——危害商;

ADD——日均暴露量,mg/(kg·d);

RfD——参考剂量,mg/(kg·d)。

② 吸入途径 HQ,使用以下公式计算:

$$HQ = \frac{ADD}{RfC}$$

式中:

HQ——危害商;

ADD——日均暴露量,mg/m³;

RfC——参考浓度,mg/m³。

③ 皮肤接触途径 HQ,使用下式计算:

$$HQ = \frac{ADD}{RfD}$$

式中:

HQ——危害商;

ADD——日均暴露量,mg/(kg·d);

RfD——参考剂量,mg/(kg·d)。

对有阈值化合物的非致癌风险加和时,宜分别计算慢性、亚慢性和急性风险。对于同一化学物质的不同暴露途径,宜分别计算各暴露途径的 HQ 后求和,得到危害指数(HI)。

当 HQ≤1 或 HI≤1,表示暴露量未超过不良反应阈值,非致癌风险较低;HQ>1 或 HI>1,表示暴露量超过阈值,非致癌风险较高,应引起关注,并提出改进建议。

2. 无阈值化合物的健康风险评价

无阈值化合物是已知或假设其作用是无阈的,即大于零的所有剂量都可以诱导出致癌反应的化合物。致癌物风险评价方法,各国不尽相同,以下重点介绍我国卫生健康委员会于 2021 年发布的《化学物质环境健康风险评价技术指南》(WS/T 777—2021)中推荐的方法。

(1) 危害鉴定

危害鉴定是对致癌物的危害进行定性评价,回答某环境因素对个体或群体是否有致癌的不良后果。危害鉴定需要有肿瘤流行病学调查及长期动物实验两方面资料,并参考短期测试、药物动力学、比较代谢研究、构-效关系和其他毒理学研究的最新结果。流行病学调查研究是化学致癌定性评价的重要依据。为确定环境污染物与致癌之间的因果关系,需要从大量已有数据与资料中选择合格的研究结果进行分析。对流行病学资料要求和对动物试验资料的要求参见上述有阈值化合物的风险评价。

国际癌症研究机构(IARC)根据人群流行病学研究及动物试验资料中化学物致癌的强度将资料分为 5 组或级。美国国家环境保护局采用 IARC 的资料分级法,综合评定化学物对人的致癌性,将化学物分为①、②、③、④和⑤五组,称为人类致癌物、人类很可能致癌物、人类可能致癌物、不能进行分类和人类可能非致癌物(详见第三章)。

通常凡已定为①、②组的致癌物均应进行风险评价,③组化合物依情况而定,④和⑤组化合物则一般不需要进行风险评价。

(2)剂量-反应评价

剂量-反应评价是致癌物健康风险评价的关键阶段。要求回答致癌物剂量(浓度)与人群致癌反应率之间的定量关系,并根据这一关系估测某给定剂量致癌物的危险水平。

化学致癌物的剂量与致癌反应率之间的定量关系以斜率因子(SF)来表示。斜率因子也就是美国 EPA 致癌物评价组推荐采用的致癌强度系数(carcinogenic potency factor,CPF),其含义是实验动物或人终生暴露于剂量为每日每千克体重 1 毫克致癌物时的终生超额患癌风险。其值为剂量-反应曲线斜率的 95% 下限,以 $[mg/(kg \cdot d)]^{-1}$ 表示。此值越大,则单位剂量致癌物所导致的动物或人的超额患癌率越高,故称为致癌强度系数(也称单位致癌风险)。

计算化学物致癌的斜率因子(SF):首先通过查阅文献或开展研究得到实验动物给药剂量和癌症发生比例,进而基于使用基准剂量模型推导的基准剂量下限,计算化学物对实验动物致癌的 SF,最后结合人与动物的跨物种剂量调整因子,使用实验动物的 SF 推导该化学物对人致癌的 SF。

我国参照美国国家环境保护局的做法计算动物斜率因子,采用线性多阶段模型,设计专门程序(GLOBAL 82 及 86)求动物斜率因子。模型中需要输入的参数有:动物试验各剂量组的有效动物数,各剂量组的终生暴露剂量率 $[mg/(kg \cdot d)]$ (由各组染毒剂量换算而得),各剂量组观察到的带瘤动物(包括良性肿瘤)数及带瘤率等。

将动物斜率因子转换为人的斜率因子依据种属间等效剂量的概念进行转换。传统的方法是假设动物与人对致癌物的易感性是相同的,只按体重进行转换即可。美国国家环境保护局根据人与动物的基础代谢及生理参数均与体表面积有良好相关性,推荐以体表面积进行转换。由于体表面积不易测定,按动物体表面积与(体重)$^{2/3}$ 呈正比,化学物能量转换率与(体重)$^{2/3}$ 呈反比进行转换计算:

$$SF(人) = SF(动物) \times [BW(动物)/BW(人)]^{1/3}$$

式中:BW——体重,kg。

实验动物或人群流行病学的研究资料如能同时具备,可以提高评价结果的可信度。某些致癌物的致癌斜率因子可查阅 IRIS 数据库。不同暴露途径的致癌斜率因子有所不同。现有数据只有消化道及呼吸道两类,皮肤暴露的数据极少,可参照消化道的数据。

(3)暴露评价(同上述有阈值化合物)

(4)风险表征

化学物致癌的风险大小可使用致癌风险(carcinogenic risk,CR)表征。

① 化学物经口摄入途径的 CR,使用下式计算:

$$CR = ADD \times SF$$

式中:

CR——致癌风险;

ADD——日均暴露量,$mg/(kg \cdot d)$;

SF——斜率因子,$kg \cdot d/mg$。

使用以上公式计算所得 CR 大于 0.01 时,则重新使用以下公式计算:

$$CR = 1 - e^{-(ADD \times SF)}$$

式中:

　　CR——致癌风险;

　　e——自然底数;

　ADD——日均暴露量,mg/(kg·d);

　　SF——斜率因子,kg·d/mg。

　　② 化学物经呼吸道吸入途径的 CR,使用以下公式计算:

$$CR = ADD \times IUR \times CF$$

式中:

　　CR——致癌风险;

　ADD——日均暴露量,mg/m³;

　IUR——吸入单位风险,m³/μg;

　　CF——转换因子,取值为 1 000,μg/mg。

　　使用上述公式计算所得 CR 大于 0.01 时,宜重新使用如下公式计算:

$$CR = 1 - e^{-(ADD \times IUR \times CF)}$$

式中:

　　CR——致癌风险;

　　e——自然底数;

　ADD——日均暴露量,mg/m³;

　IUR——吸入单位风险,m³/μg;

　　CF——转换因子,取值为 1 000,μg/mg。

　　③ 化学物经皮肤接触途径的 CR,使用以下公式计算:

$$CR = ADD \times SF$$

式中:

　　CR——致癌风险;

　ADD——日均暴露量,mg/(kg·d);

　　SF——斜率因子,kg·d/mg。

　　使用公式计算所得 CR 大于 0.01 时,则重新使用如下公式计算:

$$CR = 1 - e^{-(ADD \times SF)}$$

式中:

　　CR——致癌风险;

　　e——自然底数;

　ADD——日均暴露量,mg/(kg·d);

　　SF——斜率因子,kg·d/mg。

　　当存在多个途径暴露致癌化合物时,宜分别计算各暴露途径的 CR 后求和,得到累积致癌风险(CCR)。CR 或 CCR 宜采用科学计数法表示。如 CR 或 CCR 为 $1.0 \times 10^{-6}$,表示每 100 万人中有 1 人可能罹患癌症。

　　CR 或 CCR<$1.0 \times 10^{-6}$,致癌风险较低;CR 或 CCR 为 $1.0 \times 10^{-6} \sim 1.0 \times 10^{-4}$,具有一定致癌

风险,应引起关注;CR 或 CCR>1.0×10$^{-4}$,致癌风险较高,宜重点关注。

④ 研究结果合理性分析:与同类型研究比较,与对照人群比较,与动物试验和流行病学研究比较,与历史资料比较等有较好的一致性、符合性时,说明评价结果可信。

⑤ 研究结果不确定性分析:对评价全过程各环节可能存在的不确定性进行具体分析,分析它们对评价结果的影响程度。不确定性分析资料是危险管理决策不可缺少的重要信息及依据。

经过上述健康风险评价后可在一定程度上预测拟建工业项目的健康损害程度,并可以此数据估算未来新建项目所造成的社会效益损失和经济效益损失,亦可作为有关管理部门决策的参考依据。与此同时,对上述评价全过程的不确定性因素应进行综合分析评价,并作为评价报告书的正式内容记录在案。不确定性是健康风险评价中的专业术语,指对所研究的系统目前和将来状态的认识不完全,即对危害的程度或其表征方式认识不充分而产生的风险。由于不确定性的存在,使得对给定变量的大小和出现概率不能做出最好的估算。

此外,为了逐步提高环境健康风险评价的质量,使今后的环境健康风险预测更加科学、规范和有效。目前还要求对拟建项目投产前后的自身资料进行对比,即通过对项目实施前的基线人群健康状况和实施后一段时间的人群健康状况进行比较,获取信息,反馈用于推测其他地区拟建同类工业项目对人群健康的影响。

# 第二节   环境污染健康风险评价

## 一、概述

环境污染健康风险评价(health risk assessment of environmental pollution)又称环境污染健康影响评价(health impact assessment of environmental pollution),是对现有的环境污染包括长时间污染物排放或突发性事故已形成的环境污染对健康造成影响的回顾性评价。

目前,我国环境污染呈现复合型、压缩型、结构型的特点,既有工业污染,也有农业污染和生活污染等。多种污染同时并存,污染源和污染物复杂多样。近年来各种环境污染与健康损害的事件层出不穷。因此进行科学的环境污染健康影响评价,规范环境污染健康损害的调查和评价方法,评估环境污染对人体健康的危害,显得非常重要。我国卫生健康委员会于 2021 年 3 月发布了《化学物质环境健康风险评价技术指南》。这对于科学、正确、公正地评价环境污染对人群健康的损害和环境污染的健康影响事件,维护人民大众健康权益,解决排污单位和受污染人群的争议和纠纷有了统一的规范。

## 二、评价内容

本节重点介绍环境污染健康风险评价法的评价内容,具体包括:前期准备,制定调查方案,环境污染源调查,环境介质调查,健康效应调查,暴露调查,环境污染与健康损害的相关性分析,环境污染与健康损害定量分析,编写调查报告和质量控制。

前期准备即进行资料收集、现场初步调查（了解事发经过,初筛污染因子、初诊患病人群,推测暴露途径）。制定调查方案是在资料收集和现场调查的基础上确立调查方案的具体内容和进行可行性分析。环境污染源调查即采用等标污染负荷法和排毒系数法等确定主要污染源和污染物及其污染水平。健康效应调查要了解人群健康损害的性质、程度和范围。暴露调查是对人体暴露情况进行测量,可采用外暴露和内暴露调查两种方法获取信息。调查报告编写按前言、调查方案、调查内容、调查结果和结论的顺序来写。

## 三、评价程序

环境污染健康风险评价的程序可总结为以下三个阶段。

（1）准备阶段:主要是对提出的健康影响问题进行分析,资料收集,确定评价内容,编制环境污染健康影响评价大纲。

（2）正式工作阶段:主要是对提出的健康影响问题进行现场调查,明确环境质量状况,确定人群健康损害程度,并进行环境污染健康影响评价。

（3）报告书编制阶段:主要是整理和分析已得到的资料、数据,并编制环境污染健康影响评价报告书。

## 四、评价指标

除了可以用发病率、感染率、现患率、病死率、死亡率等常见流行病学指标外,还可以采用以下指标。

（1）流产率:某一年度内每 1 000 名年龄为 15~44 岁妇女流产的估计数。

（2）新生儿死亡率:某一年度内出生的每 1 000 名活产婴儿中寿命在 28 天内的婴儿死亡数。

（3）期望寿命值:同一时期出生的人预期能继续生存的平均年数,是评价人群健康状况的综合指标。

（4）影响遗传的指标:如性别比,死产、死胎、先天性畸形发生率,不孕数等。

## 五、评价方法

环境污染健康风险评价的基本思路是:根据污染区和对照区的环境监测、评价数据和人群健康状况调查、检测结果,采用直接对比分析的方法,将环境污染因子与健康评价指标联系起来,或运用卫生统计学与模糊数学的方法,在控制混杂因素的影响之后,建立健康评价指标与环境污染物浓度之间的剂量-反应关系或模糊对应关系,并据此预测环境污染对人群健康的影响。

依照我国目前的环境污染健康风险评价规范,对于已知人群健康异常和已知环境污染的情况可采用环境污染健康风险评价方法,对于环境潜在（预测性）污染建议采用工程项目环境健康风险评价方法（详见第一节）,这里仅对环境污染健康风险评价方法进行介绍,其主要按以下步骤进行:

环境污染健康
风险评价工作
方案参考图

1. 现场初步调查

现场初步调查的目的是确认现场是否存在环境污染源及污染物,现场人群是否出现明显健康损害。对于一些突发性环境污染事件,现场初步调查的内容包括调查环境污染健康危害的事实经过、性质、起因和特点,收集污染源、污染物、污染途径及暴露水平资料,初步确定主要污染源和污染物。此外还要收集病例的临床特征和分布特征及出现健康危害的高危人群的范围、暴露特征等资料,做好人证和物证的收集取证。

然而,对于大多数慢性污染事件的调查评价,其现场调查的内容则要复杂很多。大体上可以分为三个步骤:

(1)调查准备,其内容包括区域自然环境资料调查、社会环境状况调查、污染源分布及污染物排放情况、环境质量历史检测或调查资料及污染物的识别。

(2)确定调查范围和制定调查方案,其中调查区应为环境介质中某一种或几种环境污染物长期超标,已经造成或可能造成居民健康损害的区域。调查方案应详述具体的调查内容和可行性分析,并且调查方案应随着资料的收集和调查的进行,实时调整、修改,使其不断完善。

(3)环境污染调查,是在调查准备的基础上,按照既定的调查方案进行污染源调查和环境介质调查,从而确定污染因子的来源和各污染因子在人群生活环境中的含量。

污染源调查和评价一般采用等标污染负荷法和污染贡献率计算法。环境介质调查即对大气污染、水污染和土壤污染进行调查,其布点和采样方法应按照相应的国家环境监测技术规范布设和采集;污染因子的检测方法要依据国家或地方环境质量标准或评价标准的要求进行。同时要进行严格的质量控制,以保证环境污染水平监测结果的代表性和可靠性,从而为最后的因果关系判断打下良好基础。

2. 健康效应调查

健康效应调查是对环境污染因子造成的人体生理、生化、结构和功能改变进行定性和定量评价的过程。由于暴露特征(途径、时间、剂量、期限、频率等)、个体健康状况和易感性的不同,暴露于同一环境污染因子的个体可能产生不同的健康效应。大部分人仅出现生理负荷增加,部分人群出现生理代偿性变化,少部分人群出现生理反应异常,只有极少数人出现患病或死亡。在健康效应谱的各个阶段都可以选择相应的指标对人群健康效应进行评价。除了突发性环境污染事件外,一般情况下人群对环境污染因子的暴露常是多途径、低水平、长时期的暴露,其患病和死亡效应需要一定时间才会出现,而且环境污染所引起的这些健康效应既有特异性损害,也有非特异性损害和蓄积效应。因此在健康效应调查过程中,不仅要关注疾病发病率、死亡率,也要关注那些指示体内负荷增加和疾病早期变化的指标。在进行环境污染对人群健康影响的调查时,常采用流行病学指标和生物标志物指标相结合的方法,但目前被公认的有效的生物标志物指标还较少。常用的流行病学指标主要包括发病率、死亡率、病死率、婴儿死亡率、新生儿死亡率、孕产妇死亡率、流产率和平均预期寿命等。生物标志物指标主要包括暴露标志物、效应标志物和易感性标志物三大类。如苯并(a)芘等致癌物接触时引起 DNA 加合物水平增加,DNA 加合物就可以作为暴露标志物和效应标志物在健康效应调查时应用。但近期也有科学家认为 DNA 加合物只能作为暴露标志,而不能作为效应标志,因为 DNA 加合物与基因突变之间并不存在必然关系,而只是可能性较大。

环境污染引起健康效应的调查方法有三种,即通过收集现存资料,或进行问卷调查及医学检查。现存资料的收集一般通过当地医疗卫生部门获得死亡登记、疾病登记、出生登记、缺陷登记、医院记录、医院病历、疾病报告等信息,在此基础上计算人群的发病率、患病率、死亡率等流行病学指标,描述疾病的分布特点,分析可能影响分布的因素。问卷调查也是流行病学调查的基本手段之一,通过问卷可以了解暴露人群的一般情况(性别、年龄、职业、家庭、社会经历、生活习惯、饮食结构、健康状况等),分析暴露人群的暴露情况(暴露途径、剂量、时间、频率等)。也可以通过医学检查的方法来确认人群的健康损害效应,医学检查包括一般情况、体格检查和实验室检查等内容。健康效应调查时对于病例或可疑病例都要有明确的诊断标准,以保证调查数据的准确性。

3. 暴露调查

暴露调查是对人体暴露情况进行测量,这是判断环境污染因子与健康损害之间关联的重要依据。人群的暴露情况可通过外暴露和内暴露水平来反映。

(1) 外暴露水平(external exposure level)

外暴露水平是指与人体接触的环境介质中污染物的浓度或含量水平,可以通过问卷调查、环境监测、个体暴露监测获得。

① 问卷调查:通常情况下,问卷调查被用来了解暴露人群的暴露特征,如性别、年龄、职业(性质、种类、年限、每天工作时间等)、家庭(住址、周围环境、交通情况、燃料情况、日用品等)和生活习惯等。这些都是进行暴露评价和健康损害调查的重要信息。

② 环境监测:环境监测是指采集与暴露人群接触的环境介质样品进行污染物的检测,它测量的是环境介质中的污染物水平,仅能作为一种粗略估计人群外暴露水平的方法。根据环境中污染因子浓度,可将污染区划分为高、中、低暴露区进行分析。在环境污染监测时要注意数据资料收集,分析污染物种类(单一或多种)、开始排污年份、排污规律、排污方式及污染范围。监测环境(空气、水、土壤、食品等)污染水平时要遵循以下原则:正确选择采样点及采样时间;采用标准测定(及分析)方法,从采样、保存到分析测定等全过程都应有质量控制。有标准物质的,应尽量采用标准物质。必要时,应同时监测可能有干扰的环境物质(能引起同类健康损害的其他因素)。如为多种环境污染物共同作用于人体,宜按总接触量计算。若现场已有变更或被破坏,或需要了解既往环境污染水平,可参照同类污染的相应资料,采用模拟试验,或进行估算推测。然后根据环境监测结果估算每人每日通过各种环境介质的日均污染物摄入量。实际上对于环境介质的摄入量等指标的确定应有一定的地区差别,但通常会取一些平均值近似估计,一般认为一个成年男性体重为 $50\sim70$ kg;每人每日饮水量为 $2\sim3$ L;每人每日空气吸入量为 $10\sim15$ m³;每人每日食物摄入量为 1 kg;平均寿命为 70 岁。这样的估算存在较大的误差,目前很多国家开展了暴露参数的研究工作,明确了不同地区各年龄、性别人群的摄入量水平,在进行暴露调查时采用本地人群实际暴露参数将使暴露估计更准确。

③ 个体暴露监测:个体暴露监测是利用特殊的个体采样器,全天记录个人的暴露情况。相对于环境监测,个体监测更接近于机体的真实外暴露水平,因而它的价值更高。但是由于进行个体监测需要专门的仪器,并且耗费时间长,因此通常情况下在暴露调查中并不可能对所有暴露人群都进行个体监测,只能在总人群中随机抽取部分人群进行研究。个体暴露监测可参照美国国家环境保护局发布的两本工作手册 *Exposure Factor Handbook* 和 *Guidelines for Exposure Assessment* 的要求和说明进行测定。

以上监测数据并不能直接作为人群的暴露剂量进行健康效应的因果判断。这是因为污染物在环境中可以发生迁移转化等动态变化,使得人群对于污染物的暴露情况很复杂,往往表现为多途径暴露。为使暴露计算结果更全面真实,有时会选择一定的暴露模型(exposure model)进行暴露估计。根据世界卫生组织的定义,暴露模型可以描述为一个逻辑或者经验的构建,它能够通过输入现存数据来估计个体和群体的暴露水平。暴露模型是间接测量暴露水平的有用工具,能够最大限度地整合利用不同来源和类型的现存资料,综合考虑各种暴露途径并能够预测未来的潜在暴露。

目前,国际上应用的暴露模型可以分为两大类型:一类是环境污染源模型,通过模拟污染物从污染源释放,在特定环境介质中迁移、转化的过程来估计特定环境介质中可能被人体接触的污染物的浓度。美国国家环境保护局暴露评价模型中心提供了目前已经被证实的几种暴露评价模型,包括定量评价地下水污染物迁移模型,地表水污染物迁移模型,污染物食物链迁移模型和综合评价多重暴露的模型,可供参考;另一类是机体摄入量模型,通过模型定量估计机体摄入水、土壤、空气等环境介质中污染物的数量。它们包括饮食暴露模型、职业暴露模型、蓄积模型等。实际工作中根据污染物的性质和人群的暴露途径来选择适当的暴露模型,进行暴露剂量的计算。较为方便的暴露剂量的计算,可参考以下公式进行:

$$ADD = \frac{C \times IR \times EF \times ED}{BW \times AT}$$

式中:ADD——经某种暴露途径对该化合物的日均暴露剂量,mg/(kg·d);

　　$C$——某环境介质中该化合物的浓度,mg/m³(经呼吸道),mg/L(经口);

　　IR——对该环境介质的接触或摄入率,m³/d(经呼吸道),L/d(经口);

　　EF——暴露频率,d/a;

　　ED——暴露持续时间,a;

　　BW——体重,kg;

　　AT——平均暴露时间,d。

(2)内暴露水平(internal exposure level)

内暴露水平是指污染物被吸收进入人体或靶器官的污染物的量。内暴露水平可通过测定人体血液、尿液、乳汁等生物材料中污染物的量来获得。生物材料具有定量测量的特异性与敏感性,可较真实地反映污染物的人体内暴露剂量。在实际内暴露水平监测过程中,要根据环境污染因子在体内的代谢特点和是否便于采集和分析来选择合适的检测指标,同时进行严格的质量控制与质量保证。根据待测物质在机体内的代谢及生物学效应特点,可选择有代表性的人体生物材料(血、发、尿、便、呼出气等)作为生物标志,测定其体内的水平,以准确反映机体的内暴露量。内暴露监测数据即可直接用于人群暴露水平的描述及后续的因果分析。有时也可检测污染现场家禽、家畜、水生生物(组织或脏器)、植物叶子或树木年轮等生物材料,作为辅助性资料。

4. 确定关键污染因子

根据前述的现场调查、健康效应调查和暴露调查结果进行分析,可获得关键污染因子信息,用于最终的病因推断和因果关系判断。关键污染因子应该具备以下特点:是污染源向环境排放的特定污染物;人群居住区环境均受到该污染源排放的污染物污染,并可检测;各年龄、性别的常住人群体内可检出超过非污染区人群体内的明确污染物;各年龄、性别的常住人群健康出现污染物特异性效应和严重的非特异性效应,而非污染区没有该种非特异性效应;人群特异性健康效应可被动物实验和医学证明;该污染区动物也可发现类似的健康损害表现。

5. 病因推断(causal inference)及因果关系判断

一般来讲简单的突发性环境污染事故或单一污染源所致的急性健康损害,其因果关系证明相对简单。根据检测出污染物的浓度、排放强度、人体内的污染物负荷及健康损害指标,即可直接认定环境污染造成受害者健康损害。对于非特异性健康效应的因果判断则比较复杂,需要在流行病学和统计学分析的基础上,结合环境医学和毒理学的理论进行综合判断。

在实际调查中,由于环境污染引起的健康损害往往比较复杂,污染范围广泛,影响因素繁多,各种因素联合作用,具有潜伏性和极大的不确定性,极可能面临着年代久远、时过境迁导致的证据缺失问题。因此,对环境污染引起健康损害关键污染因子的判断应该结合流行病学的方法进行筛选和判断。

流行病学是一门研究暴露与疾病关系的学科,因此流行病学方法对于判断环境污染引起的人体健康损害具有很高的价值,是判断污染因子与人体健康损害之间关联性的首选方法。在流行病学中,病因是指那些作用于疾病发生之前的、在排除其他干扰因素后能使疾病发生概率升高的危险因子。在判断污染因子与健康损害的关联性时,要先判断二者之间是否存在统计学关联。如果在排除了混杂和偏倚的干扰后,两者之间仍然存在显著的统计学关联,并且符合因果关系推断的标准,才能认为该污染因子是引起健康损害的关键因子。

客观上环境污染对健康的损害是一个长期累积作用的连续过程,要想获得充分的因果关系证明,则必须对这个连续过程中的每一个环节都进行科学检测,从而获得一个完整的健康损害因果关系链条的证明,也就是说因果关系的判定还应该包括以下一般性原则:① 污染源向环境排放有明确的污染物;② 人群居住地区的环境均受到该污染源排放的明确污染物污染,污染物可检测,历史上无该污染物污染;③ 人群居住环境(空气、水等)中可检出超过国家有关环境标准的明确污染物;④ 常住人群(包括各种年龄、性别)体内可检出超过非污染区人群体内的明确污染物负荷;⑤ 常住人群(包括各种年龄、性别)健康出现污染物特异性效应或严重的非特异性效应,而其他非污染区没有出现同样结果;⑥ 人群特异性健康效应或严重的非特异性健康效应,可经过动物实验和医学证实;⑦ 该污染区动物也可发现有类似的健康损害出现;⑧ 脱离该污染区,相关症状有所减轻。

在遵循以上原则的基础上,对所获取的资料进行流行病统计学分析,并结合环境医学和毒理学理论进行综合判断。流行病统计学分析时要结合如下八条检验标准作出判断:

(1) 关联的强度(strength of association):关联的强度一般用相对危险度或比值比来衡量。相对危险度越高,则联系的强度越大,研究因素和结局的因果关系可能性越大。当相对危险度很高时,一般可以认为研究因素与结局之间有因果联系。因为这种情况由各种虚假联系和间接联系而致的可能性较小。

(2) 关联的时间顺序(temporality of association):如果可疑因素是疾病的病因,则暴露应在疾病发生之前。但对于一些潜伏期较长的慢性病来说,确定暴露和发病时间的先后顺序并不是一件容易的事。

(3) 剂量-反应关系(dose-response relationship):当研究的可疑致病因子(或特征)可以定量或分级,而且这些因子量的变化影响人群中发病率的相应变化,则二者之间可能存在因果关系。比如研究表明,平均每日吸烟量愈多的人,死于肺癌的概率越大,对判断吸烟与肺癌的因果联系具有说服力。但不出现剂量-反应关系也不能完全排除因果关系,因为有可能存在阈值效应或饱和效应,或者由于暴露水平测定错误等。

(4)关联的一致性(coherence of association):如果在不同人群、不同地区、不同时间由不同的研究者所得到的研究结果相同或类似,即某(些)因素与某病有关联,则这种联系可能是真实的。也有将关联的一致性认为是可重复性。

(5)分布的相符性(distribution accordance):研究的可疑致病因子的分布(即人群分布、时间分布和地区分布)与疾病的分布相符合或基本符合,则它们可能是因果联系。如传播疟疾的按蚊的地区分布与疟疾的地区分布基本符合。

(6)关联的特异性(specificity of association):在传染病的病因研究中,常可确立病原体和疾病的特异性因果关联;而对于非传染病来说,大多情况下不易确立研究因素与疾病关联的特异性。因为大多非传染病的病因复杂,而且常常是一种原因与多种疾病有联系,如吸烟与慢性支气管炎、溃疡病、心血管病等有联系,与肺癌、膀胱癌、口腔癌等也有联系。但认真分析仍可发现其具有一定的特异性联系。如 Dorn 的研究表明,吸烟人群中肺癌观察值(死亡数)与理论值的比(死亡比)高达 9.85,吸烟人群中其他疾病的死亡比通常在 1.09 至 2.0 之间,二者之间相差悬殊,所以可以认为吸烟与肺癌的联系是特异的,尤其是吸纸烟与支气管鳞状上皮癌的联系。

(7)关联的生物学合理性(plausibility of association):在判断因果关系时,应根据已知的生物学和医学知识,以及其他研究证据,来论证研究所得的可疑病因和疾病的因果关系是否具有生物学上的合理性和可阐释性。

(8)实验证据(experimental evidence):可疑致病因子的减少或去除,引起疾病频率的下降,进一步支持因果联系。这种资料多来自实验流行病学,故称实验证据。这种证据由于前因后果的时间关系明确,较少受到偏倚的干扰,所以论证强度较高。

上述内容是病因推断和因果关系确定的一些重要准则,但并非绝对。在对环境污染引起的健康损害效应的病因研究和判定中要掌握其精髓,利用丰富的知识,对众多的研究结果去伪存真,去粗取精,综合分析,灵活运用,以在复杂的病因研究中尽早求得真正的病因,对环境污染的健康损害效应进行正确的评价。例如,我国学者在确定云南省宣威地区肺癌高发的病因时就比较充分地利用了以上一些原则:病例-对照研究中发现,烧烟煤的人群患肺癌的危险性是非烧烟煤人群的 6.05 倍(OR=6.05);居民室内空气中 BaP 浓度与肺癌死亡率之间呈现一定剂量-反应关系;室内空气中 BaP 浓度与食管癌、肝癌等无明显关联性;该地区百余年来当地居民即有使用烟煤的悠久历史;对宣威地区的室内空气污染物进行动物试验证实 BaP 与肺癌之间存在关联性,在这些证据的基础上研究者得出宣威地区肺癌高发特别是女性肺癌高发与室内空气中 BaP 污染密切相关的结论。

## 第三节  环境健康风险的交流和管理

大型工程项目的建设不可避免地会带来环境因素的巨大变化,而环境因素的变化很可能会影响到人群的暴露水平。正是为了了解和控制这种变化可能造成的人体健康影响而开展了环境健康风险评价和环境健康风险管理。当前,对建设项目的健康影响的预测采用健康风险评价的方法是目前国际较为通行的做法。由于评价方法的局限性和人们对环境污染健康损伤效应机制认识的不足,使得健康风险评价存在一定的不确定性。为使各方对于环境污染的健康风险以及其中存在的不确定性达成理解,需要对环境健康风险进行有效的交流,加强对环境污染健康风险的管理。

## 一、环境健康风险交流

### (一)环境健康风险交流的定义和目标

环境健康风险交流(environmental health risk communication)是在环境健康风险评价者、环境健康风险管理者、公众(或受影响者)和其他有关各方之间进行环境健康风险相关因素的信息和观点的交流过程。

环境健康风险交流的根本目标是:

(1)促进所有参与者认识和理解风险分析过程中的具体问题;

(2)在达成和实施风险管理决定时,增强一致性和透明度;

(3)为理解所提出的或实施的风险管理决定提供一个合理的依据;

(4)促进风险分析过程的全面有效性和效率;

(5)当有效的风险信息和教育计划成为风险管理的措施时,推动这些信息和教育计划的制定和传播;

(6)培养公众对安全性的信任和自信;

(7)促进所有各方适当地参与风险交流过程;

(8)各方交流有关风险及其他论题的信息,包括其认识、态度、价值、行为及观念等。

### (二)环境健康风险交流的作用

环境健康风险交流是恰当地明确风险问题以及制定、理解和做出最佳风险管理决策的必要和关键途径。政策制定者、媒体以及公众都期望得到及时有效的风险信息。风险交流的最终目的是实现知识与理解、信任与信用以及合作与对话之间的有效结合。通过风险交流,可以提高人们对于风险的认识,以便在日常生活中采取适宜的行为活动应对环境风险。

### (三)环境健康风险交流的内容

有效的环境健康风险交流是一个系统工作。首先,收集背景资料和需要的信息,接着制作、编辑、传播并发布消息,最后对其效果进行审核和评估。

1. 背景/信息

了解环境健康风险以及相应的不确定性的科学依据;通过风险调查、访问和重点人群讨论等方式,了解公众对风险的看法;找出人们需要的风险信息是什么;关注那些人们认为比风险本身更为重要的相关问题,同时考虑到不同的人对风险的理解会有不同。

2. 准备/组合

避免将新的风险与熟悉的风险比较。因为如果不能正确地表述,比较的结果可能是轻率的且不真实的;认识风险概念中的感情成分并对之做出反应。用同情的语言,而不是只用逻辑语言来说服感情用事的交流对象(听众、观众);采用几种不同的方法来说明风险,切实做到不回避风险问题。解释在风险评定和标准制定中使用的不确定性因素；在所有的交流活动中，保持开放、灵活以及承认公众负有责任；树立一种与风险有关的利益意识。

### 3. 传播/发布

通过可理解的方式来描述危险/利益的信息和控制措施，接受公众并将其作为合法的参与者；分担公众所关心的问题，而不是认为这些问题不合理或不重要而置之不理。将公众所关心的问题像统计资料一样重视；诚实、坦率并且公开地讨论所有的问题；在解释风险评定推导出的统计数据时，应在发布这些数字之前，先说明风险评定过程；综合并利用其他来源可靠的信息；满足媒体的需要。

### 4. 审核/评估

评估风险信息资料和交流渠道的有效性；注重监测、管理以及减小风险的行动；周密计划并评估所做的努力。

### （四）环境健康风险交流的程序

#### 1. 技术数据提供阶段

只是提供技术数据，并从专业角度进行说明，但这样的解释一般很难被理解，也较难被接受。

#### 2. 信息提供阶段

在提供信息的同时，在信息的解释和宣传上下功夫，尽量通俗易懂。但这个阶段由于没有考虑信息接收方的意见，结果信息流动只是单向的，而且往往是按照信息提供方的意愿进行。

#### 3. 相互交流阶段

在此阶段不只提供信息，而且注意倾听公众的意见，并进行认真讨论，从而起到真正交流的目的。

为了达到环境健康风险交流的目的，应该培养专门从事环境健康风险交流的人才，或针对有关人员，特别是从事风险管理的人员进行环境健康风险交流的方法和技术培训。此外，打破部门间的分割，使相关人员共同从事环境健康风险交流的工作；设立为公众提供咨询的有关环境健康风险问题的常设机构或部门。

## 二、环境污染健康风险管理

环境污染健康风险管理（management of health risk of environmental pollution）是指通过鉴别、评价、选择和采取措施，降低环境污染健康风险的过程。它的目的是在充分考虑社会、文化、伦理、政治以及法律等方面因素的情况下，采取科学和高效的综合措施，降低或预防环境健康风险。

环境污染健康风险管理的基本过程如下：① 确定关注的环境问题；② 分析环境问题的健康风险；③ 研究对健康风险进行表述的重要事项；④ 确定实施环境健康风险度管理的主要事项；⑤ 具体实施环境健康风险管理；⑥ 评价环境健康风险管理的结果。

环境污染健康风险的管理也存在许多急需解决的问题。例如，如何科学地确定可接受的环境健康风险程度？如何做到合理的成本效益分析？如何在来自政治和社会的压力中做出符合大多数人利益的决断？只有这些问题得到妥善解决，环境污染健康风险管理才能行之有效，也才能发挥其应有的社会效应。

# 思　考　题

1. 哪些项目需要进行环境健康风险评价？

2. 工程项目环境健康风险评价的目的和方法是什么？

3. 工程项目环境健康风险评价的程序有哪些步骤？

4. 环境健康风险评价内容包括哪些？

5. 环境污染健康风险评价的程序是什么？具体的方法是什么？

6. 环境污染健康风险评价中用于暴露测定的方法有哪些？

7. 环境污染健康风险评价中关键污染因子确定和因果关系判断分别应该遵循哪些原则？

8. 环境污染健康风险管理可分为哪几个具体的过程？

参考文献

# 主要参考文献

[1] 蔡宏道.现代环境卫生学[M].北京:人民卫生出版社,1995.

[2] 蔡宏道.中国医学百科全书　环境卫生学[M].上海:上海科学技术出版社,1987.

[3] 陈学敏,杨克敌.现代环境卫生学[M].2版.北京:人民卫生出版社,2008.

[4] 程元凯.致癌性多环芳烃[M].北京:人民卫生出版社,1979.

[5] 工业毒理学编写组.工业毒理学(上册)[M].上海:上海人民出版社,1976.

[6] 工业毒理学编写组.工业毒理学(下册)[M].上海:上海人民出版社,1977.

[7] 顾学箕.中国医学百科全书　毒理学[M].上海:上海科学技术出版社,1982.

[8] 郭新彪,杨旭.空气污染与健康[M].武汉:湖北科学技术出版社,2015.

[9] 郭新彪.环境健康学[M].北京:北京大学医学出版社,2006.

[10] 郭新彪.环境医学概论[M].北京:北京医科大学出版社,2002.

[11] 国际辐射防护委员会.国际辐射防护委员会1990年建议书[M].李德平,等,译.北京:原子能出版社,1993.

[12] 国家环境保护总局.化学品测试方法[M].中国环境科学出版社,2004.

[13] 金泰廙,王生,邬堂春,等.现代职业卫生与职业医学[M].北京:人民卫生出版社,2011.

[14] 金泰廙.毒理学原理与方法[M].上海:复旦大学出版社,2012.

[15] 金泰廙.职业卫生与职业医学[M].6版.北京:人民卫生出版社,2007.

[16] 赖特·韦尔伯恩.环境毒理学[M].朱琳,译.北京:高等教育出版社,2007.

[17] 李寿祺.毒理学原理与方法[M].2版.成都:四川大学出版社,2002.

[18] 联合国环境规划署,世界卫生组织,国际辐射防护协会.环境卫生基准(14):紫外辐射[M].北京:中国环境科学出版社,1992.

[19] 联合国环境规划署,世界卫生组织,国际辐射防护协会.环境卫生基准(23):激光和光辐射[M].北京:中国环境科学出版社,1990.

[20] 联合国原子辐射效应科学委员会.电离辐射源与效应[M].冷瑞平,等,译.北京:原子能出版社,1996.

[21] 梁友信.劳动卫生与职业病学[M].4版.北京:人民卫生出版社,2000.

[22] 刘树铮.医学放射生物学[M].3版.北京:原子能出版社,2006.

[23] 刘毓谷.卫生毒理学基础[M].2版.北京:人民卫生出版社,1997.

[24] 楼宜嘉.药物毒理学[M].3版.北京:人民卫生出版社,2011.

[25] 孟紫强,张全喜,杨振华.沙尘天气与健康[M].北京:中国环境出版集团,2012.

[26] 孟紫强.环境毒理学[M].3版.北京:高等教育出版社,2018.

[27] 孟紫强.生态毒理学[M].北京:中国环境出版集团,2019.

[28] 孟紫强.生态毒理学基础[M].北京:中国环境出版集团,2023.

［29］孟紫强.大骨节病［M］.太原:山西人民出版社,1984.

［30］孟紫强.二氧化硫生物学:毒理学、生理学、病理生理学［M］.北京:科学出版社,2012.

［31］孟紫强.环境毒理学［M］.北京:中国环境科学出版社,2000.

［32］孟紫强.环境毒理学基础［M］.2 版.北京:高等教育出版社,2010.

［33］孟紫强.环境毒理学基础［M］.北京:高等教育出版社,2003.

［34］孟紫强.生态毒理学［M］.北京:高等教育出版社,2009.

［35］孟紫强.生态毒理学原理与方法［M］.北京:科学出版社,2006.

［36］孟紫强.现代环境毒理学［M］.北京,中国环境出版社,2015.

［37］孟紫强.环境毒物史［M］.北京:中国环境出版集团,2022.

［38］王夔.生命科学中的微量元素［M］.2 版.北京:中国计量出版社,1996.

［39］王淑荣,张巍.日光中紫外线辐射与人类健康的关系及其影响因素［J］.现代预防医学,35(17):3283-3285,2008.

［40］王心如.毒理学基础［M］.6 版.北京:人民卫生出版社,2012.

［41］王振刚.环境医学［M］.北京:北京医科大学出版社,2001.

［42］夏寿萱.放射生物学［M］.北京:军事医学科学出版社,1998.

［43］杨克敌.环境卫生学［M］.7 版.北京:人民卫生出版社,2012.

［44］杨新兴,尉鹏冯,丽华.环境中的光污染及其危害［J］.前沿科学,2013,7(25):11-22.

［45］翟中和,王喜忠,丁明孝.细胞生物学［M］.4 版.北京:高等教育出版社,2011.

［46］张铣,刘毓谷.毒理学［M］.北京:北京医科大学、中国协和医科大学联合出版社,1997.

［47］中国大百科全书·环境科学编委会.中国大百科全书·环境科学［M］.北京:中国大百科全书出版社,2002.

［48］朱万森.生命中的化学元素［M］.上海:复旦大学出版社,2014.

［49］Ahlbom I C,Cardis E,Green A,et al.Review of the epidemiologic literature on EMF and Health［C］.//IC-NIRP ( International Commission for Non-Ionizing Radiation Protection ) Standing Committee on Epidemiology.Environ Health Perspect.2001,109 Suppl 6:911-933.

［50］Baan R,Grosse Y,Lauby-Secretan B,et al.Carcinogenicity of radiofrequency electromagnetic fields［J］.Lancet Oncol.2011,12:624-626.

［51］Ballantyne B,Marrs T,Syversen T.General and Applied Toxicology［M］.3rd ed.New York:John Wiley & Sons,Ltd.,2009.

［52］Battersby S. Clay's Handbook of Environmental Health［M］. Boca Raton:CRC Press,2016.

［53］Campbell P G C, Hodson P V, Welbourn P M, Wright D A. Ecotoxicology［M］. Cambridge:Cambridge University Press, 2022.

［54］Cockerham L G, Shane B S. Basic Environmental Toxicology［M］. Boca Raton:CRC Press, 2019.

［55］Cockerham L G,Shane B S.Basic Environmental Toxicology［M］.Boca Raton-Ann Arbor-London-Tokyo:CRC Press,1994.

［56］Cockerham L.G.,Shane B.S.Basic Environmental Toxicology［M］. Boca Raton:CRC Press,1994.

［57］Dong M H. An Introduction to Environmental Toxicology［M］. Charleston:CreateSpace Independent Publishing Platform,2018.

［58］D'Mello J P F. A Handbook of Environmental Toxicology:Human Disorders and Ecotoxicology［M］. Wallingford:CABI Publishing, 2020.

［59］D'Mello J P F. Introduction to Environmental Toxicology［M］. Wallingford:CABI Publishing, 2020.

［60］Epstein J H.Phototoxicity and Photoallergy［J］.Seminars in Cutaneous Medicine and Surgery,1999,18(4):274-284.

［61］Frumkin H. Environmental Health：From Global to Local［M］. Hoboken：Wiley, 2016.

［62］Fry R. Systems Biology in Toxicology and Environmental Health［M］. Amsterdam：Elsevier Science, 2015.

［63］Gallagher R P,Lee T K.Adverse effects of ultraviolet radiation：A brief review［J］.Progress in Biophysics and Molecular Biology,2006,92：119-131.

［64］Hayes A W, Wang T, Dixon D, Loomis T A. Loomis's Essentials of Toxicology［M］. Amsterdam：Elsevier Science, 2019.

［65］Hayes A W. Principles and Methods of Toxicology［M］.3rd ed.New York：Raven press,1994.

［66］Jacobsen F M,Wehr T A,Sack D A,et al.Seasonal affective disorder：a review of the syndrome and its public health implications［J］.Journal of Public Health,1987,77,57-60.

［67］Jindal T. New Frontiers in Environmental Toxicology［M］. Berlin：Springer International Publishing, 2021.

［68］Johnson B L, Lichtveld M Y. Environmental Policy and Public Health［M］. Boca Raton：CRC Press, 2017.

［69］Kesari K K. Networking of Mutagens in Environmental Toxicology［M］. Berlin：Springer International Publishing, 2019.

［70］Klaassen C D.Casarett and Doull's Toxicology：The Basic Science of Poisons［M］.6th ed.New York：McGraw-Hill Publishers,2001.

［71］Koren H, Bisesi M S. Handbook of Environmental Health, Volume II. Pollutant Interactions in Air, Water, and Soil［M］. Boca Raton：CRC Press, 2017.

［72］Landis W, Sofield R, Yu M H. Introduction to Environmental Toxicology：Molecular Substructures to Ecological Landscapes［M］. 5th ed. Boca Raton：CRC Press, 2017.

［73］Landrigan P J, Etzel R A. Textbook of Children's Environmental Health［M］. Oxford：Oxford University Press,2013.

［74］Lu F C.Basic Toxicology［M］.3rd ed.London：Taylor and Francis,1996.

［75］Luch A. Molecular, Clinical and Environmental Toxicology, Volume 3：Environmental Toxicology［M］. Berlin：Springer Basel, 2012.

［76］Malins D C,Ostrander G K.Aquatic Toxicology：Molecular and Cellular Perspectives［M］.Boca Rato-Ann Arbor-London-Tokyo：CRC Press,1994.

［77］Marquardt H,Schafer S G,McClellan R O,et al.Toxicology［M］.San Diego：Academic Press,1999.

［78］Moeller D W. Environmental Health［M］, 4th ed.Boston：Harvard University Press,2011.

［79］Nriagu J O. Encyclopedia of Environmental Health［M］. Amsterdam：Elsevier Science,2019.

［80］Nriagu J O.Arsenic in the Environment,Part Ⅱ：Human Health and Ecosystem Effects［M］.New York：John Wily & Sons Inc,1994.

［81］Rom W N. Environmental and Occupational Medicine［M］. 3rd ed. Philadelphia：Lippincott - Raven Publishers,1998.

［82］Shaw I, Chadwick J. Principles of Environmental Toxicology［M］. Boca Raton：CRC Press, 2018.

［83］Simon T. Environmental Risk Assessment：A Toxicological Approach［M］. Boca Raton：CRC Press, 2019.

［84］UNSCEAR Report：Health effects due to radiation from the Chernobyl accident,2007.

# 中英文关键词对照

中英文关键词对照

读者意见反馈

为收集对教材的意见建议，进一步完善教材编写并做好服务工作，读者可将对本教材的意见建议通过如下渠道反馈至我社。

咨询电话　400-810-0598

反馈邮箱　hepsci@pub.hep.cn

通信地址　北京市朝阳区惠新东街4号富盛大厦1座
　　　　　高等教育出版社理科事业部

邮政编码　100029

防伪查询说明

用户购书后刮开封底防伪涂层，使用手机微信等软件扫描二维码，会跳转至防伪查询网页，获得所购图书详细信息。

防伪客服电话　（010）58582300